Leitlinien zu Diagnostik und Therapie von psychischen Störungen
im Säuglings-, Kindes- und Jugendalter

Leitlinien zu Diagnostik und Therapie von psychischen Störungen

im Säuglings-, Kindes- und Jugendalter

Herausgegeben von der Deutschen Gesellschaft für Kinder- und Jugendpsychiatrie, Psychosomatik und Psychotherapie, der Bundesarbeitsgemeinschaft Leitender Klinikärzte für Kinder- und Jugendpsychiatrie, Psychosomatik und Psychotherapie und dem Berufsverband der Ärzte für Kinder- und Jugendpsychiatrie, Psychosomatik und Psychotherapie

3. überarbeitete und erweiterte Auflage

Mit 69 Abbildungen und 9 Tabellen

Deutscher Ärzte-Verlag Köln

1. Aufl. 2000
2. Aufl. 2003
3. Aufl. 2007

ISBN 978-3-7691-0492-9

Bibliografische Information der Deutschen Nationalbibliothek
Die Deutsche Nationalbibliothek verzeichnet diese Publikation in der Deutschen Nationalbibliografie; detaillierte bibliografische Daten sind im Internet über http://dnb.d-nb.de abrufbar.
Die Wiedergabe von Gebrauchsnamen, Handelsnamen, Warenbezeichnungen usw. in diesem Werk berechtigt auch ohne besondere Kennzeichnung nicht zu der Annahme, dass solche Namen im Sinne der Warenzeichen- oder Markenschutz-Gesetzgebung als frei zu betrachten wären und daher von jedermann benutzt werden dürfen.

Wichtiger Hinweis:
Die Medizin und das Gesundheitswesen unterliegen einem fortwährenden Entwicklungsprozess, sodass alle Angaben immer nur dem Wissensstand zum Zeitpunkt der Drucklegung entsprechen können.
Die angegebenen Empfehlungen wurden von Verfassern und Verlag mit größtmöglicher Sorgfalt erarbeitet und geprüft. Trotz sorgfältiger Manuskripterstellung und Korrektur des Satzes können Fehler nicht ausgeschlossen werden.
Der Benutzer ist aufgefordert, zur Auswahl sowie Dosierung von Medikamenten die Beipackzettel und Fachinformationen der Hersteller zur Kontrolle heranzuziehen und im Zweifelsfall einen Spezialisten zu konsultieren.

Der Benutzer selbst bleibt verantwortlich für jede diagnostische und therapeutische Applikation, Medikation und Dosierung.
Verfasser und Verlag übernehmen infolgedessen keine Verantwortung und keine daraus folgende oder sonstige Haftung für Schäden, die auf irgendeine Art aus der Benutzung der in dem Werk enthaltenen Informationen oder Teilen davon entstehen.
Das Werk ist urheberrechtlich geschützt. Jede Verwertung in anderen als den gesetzlich zugelassenen Fällen bedarf deshalb der vorherigen schriftlichen Genehmigung des Verlages.

Copyright © 2007 by
Deutscher Ärzte-Verlag GmbH
Dieselstraße 2, 50859 Köln

Umschlagkonzeption: Hans Peter Willberg und Ursula Steinhoff
Titelgrafik: Bettina Kulbe
Satz: Plaumann, 47807 Krefeld
Druck/Bindung: Warlich Druck, 53340 Meckenheim

Präambel

Die Deutsche Gesellschaft für Kinder- und Jugendpsychiatrie und Psychotherapie legt in Zusammenarbeit mit den anderen Verbänden dieses Faches nun die 3. Auflage der Leitlinien für die Diagnose und Behandlung psychischer Störungen von Kindern und Jugendlichen vor. Dies dient dem Ziel, eine zusammenfassende Anleitung zu vermitteln, um Diagnostik und Therapie zu optimieren. Der Blick in die gegenwärtige Literatur zeigt, in welchem Ausmaß Konzepte über psychiatrische Erkrankungen und die sich aus ihnen ergebenden Konsequenzen in unserem Fach noch voneinander abweichen können. Das kann gelegentlich im Sinne der Patienten sein, wird aber deren Belangen bisweilen nicht gerecht. Die amerikanische Gesellschaft für Kinder- und Jugendpsychiatrie (American Academy of Child and Adolescent Psychiatry) hat ihre Leitlinien als „Practice parameters" bezeichnet. Sie kommt mit diesem Begriff dem Anliegen der Leitlinien wahrscheinlich näher als mit der im deutschen Sprachraum üblichen Bezeichnung.

Wie schon in der ersten Auflage aufgeführt, gilt auch weiterhin, dass der empirisch begründete Umgang mit psychischen Störungen dieser Altersstufe ausbaufähig ist. Gründe dafür sind die schmale Basis der Evaluationsforschung in der Psychotherapie, speziell in der Kinder- und Jugendlichenpsychotherapie, und die Vorsicht im Umgang mit Psychopharmaka, die bei Erwachsenen auf Wirksamkeit und Sicherheit gut untersucht sind; für Kinder und Jugendliche mit ihren entwicklungsbedingten Besonderheiten aber fehlen ausreichende Erfahrungen. Das letztgenannte Defizit erklärt sich aus der unterschiedlichen Vorkommenshäufigkeit mancher schwerer psychischer Störungen im frühen Lebensalter und den ethischen Problemen, denen sich Doppelblindstudien bei Minderjährigen gegenübersehen. Die beschriebene Situation rechtfertigt unseres Erachtens die Publikation von Anleitungen für die Praxis.

Die hier vorgestellten Empfehlungen wurden jeweils durch Gruppen von Fachärzten erarbeitet, die in Universitätskliniken, im nicht-universitären klinischen Bereich und in Praxen bzw. Ambulanzen tätig sind. Auf diese Weise sollte sichergestellt werden, dass leichte wie schwere Störungen gleichermaßen berücksichtigt werden. Die von diesen Gruppen nach einem vorgegebenen Schema erarbeiteten Vorschläge, wurden in einer von der Deutschen Gesellschaft für Kinder- und Jugendpsychiatrie und Psychotherapie gebildeten Kommission inhaltlich überprüft. Differenzen wurden im Dialog mit Mitgliedern der drei Fachverbände umfassend erörtert und, wenn notwendig, im Konsens adaptiert. Danach folgte die formale Vereinheitlichung der Entwürfe. Es ist zu hoffen, dass sich damit in den Leitlinien ein ausreichend breites Spektrum fachlicher Erfahrungen niederschlagen konnte. Mit dem jetzigen Schritt werden sie der Fachöffentlichkeit übergeben, die sich damit zum Dialog aufgefordert fühlen soll. Derartige Anleitungen unterliegen schon wegen des Fortschrittes von Diagnostik und Therapie Veränderungen. Der Vorschlag der Kommission bleibt damit bestehen, die Leitlinien nach zwei Jahren erneut zu überprüfen, um dann etwaige Anregungen aus dem Kreis der Kollegen einzuarbeiten und notwendige Korrekturen vorzunehmen.

Dass Leitlinien den Dialog über diagnostische und therapeutische Notwendigkeiten und über deren Zweckmäßigkeit nicht ersetzen können, versteht sich. Im Einzelfall können abweichende Vorgehensweisen oder Heilversuche gerechtfertigt sein. Die Leitlinien sind aber in dem Sinn „bindend", dass sich der Arzt, der häufig von ihnen abweicht, über dieses Vorgehen im Klaren sein und sich seine Gründe dafür bewusst machen sollte. Leitlinien sind auch eine Hilfe für die Vermittlung empirischen Wissens und die kollegiale Kooperation in Qualitätszirkeln. Wo immer möglich, basieren die hier übermittelten Handlungsanleitungen deswegen auf überprüften Erfahrungen. Hinweise auf die einschlägige Literatur sollen das verdeutlichen. Da die empirische Basis schmal ist, wurde eine entsprechend vorsichtige Diktion verwendet, aber nicht auf die Übermittlung von Vorschlägen verzichtet, eben um zur Sammlung überprüfbaren Wissens beizutragen. Es muss nicht ausdrücklich gesagt werden, dass aus den gemachten Vorschlägen wegen des aufgezeigten Rahmens keine forensischen Konsequenzen gezogen werden können. Auch soll der untersuchende und behandelnde Arzt sich durch sie nicht neuen Patientenforderungen gegenübergestellt sehen. Andererseits soll ihm aber eine Handhabe gegenüber den Kostenträgern zur Verfügung stehen, um ihm unter dem verständlichen Sparzwang einen ausreichenden Handlungsspielraum zu sichern.

Die Leitlinien beziehen sich auf bestimmte Störungsbilder. Ihre Anwendung setzt den fachkundigen Umgang mit Kindern und Jugendlichen voraus. Ebenso vorausgesetzt wird die Anwendung diagnostischer Basisregeln, wie etwa der körperlichen Untersuchung, die auch bei psychisch kranken Kindern und Jugendlichen erforderlich ist, die der Einbeziehung der Familie bei Diagnostik und Therapie oder der kontinuierlichen Laborkontrollen bei der Behandlung mit Psychopharmaka. Angegeben werden Art und Umfang des notwendigen Vorgehens, nicht einzelne Behandlungsschritte und Details von Methoden der Diagnostik und Therapie. Auch lassen sich nicht alle Informationen auf alle Stadien, die eine psychische Störung durchläuft, anwenden, sodass die jeweiligen Empfehlungen nach Ausprägung und Verlaufsphase einer Erkrankung zu adaptieren sind. Soweit Jugendhilfemaßnahmen in den Leitlinien angesprochen sind, sind darin verschiedenartige Interventionen von der ambulanten über die teilstationäre bis zur vollständigen außerfamiliären Betreuung mit unterschiedlichen Relationen von pädagogischen und therapeutischen Elementen gemeint.

Dabei befindet sich der Kinder- und Jugendpsychiater in einer relativ günstigen Position, kann er doch viele Störungen quasi in statu nascendi beobachten und ist nicht nur mit dem „Endprodukt" einer individuellen Entwicklungsgeschichte konfrontiert. Das gilt sowohl für psychopathologische Phänomene als auch für die Entwicklung zentralnervöser Funktionen oder für die Lebensumstände, in denen ein Kind oder Jugendlicher sich befindet.

Die vorgelegten Leitlinien folgen entsprechend der kinder- und jugendpsychiatrischen Tradition einem multimodalen Ansatz. Dieses Vorgehen hat sich im Modell einer multiaxialen Diagnostik niedergeschlagen und ist im deutschen Sprachraum Standard geworden. Die Leitlinien folgen keinem bestimmten theoretischen Konzept, sondern sind unter diesem Gesichtspunkt eher als „eklektisch" zu betrachten. Dennoch sind sie nicht frei von einer theoretischen Grundlage. Um überhaupt diagnostische und therapeutische Empfehlungen geben zu können, bedarf es der begründeten Vorstellung, dass sich aus zurückliegendem und gegenwärtigem Verhalten künftiges Verhalten von Kindern, Jugendlichen und Familien voraussagen lässt, also dass Anamnese und Befund Aussagen über den Verlauf von Störungen unter Bedingungen von Behandlung und Nichtbehandlung erlauben.

Neu hinzugekommen sind in dieser 3. Auflage Leitlinien für die Grundlagen der Psychotherapie in diesem Fach, für die Kinder- und Jugendpsychiatrische Untersuchung mit einer Anleitung zur körperlichen Untersuchung sowie eine Leitlinie Rehabilitation. Modifiziert wurden die Kapitel der affektiven Störungen, um Doppelgleisigkeiten zu vermeiden und die Kapitel zu den Ausscheidungsstörungen wurden wesentlich an den derzeitigen Erkenntnisstand angepasst. Fast alle Leitlinien haben neue empirisch gesicherte (und mit römischen Ziffern nach Evidenzgrad gekennzeichnete) Ergänzungen erhalten.

Für die Weiterentwicklung der Empfehlungen wird es wesentlich sein, zu beobachten, wie sie in der Praxis angenommen werden. Dazu sind Studien unabhängiger Partner oder Institutionen notwendig. Sofern Empfehlungen nicht angenommen werden, muss überprüft werden, warum das nicht geschieht, vor allem ob dafür Patienteninteressen oder Kostenbelange ausschlaggebend sind. Die Deutsche Gesellschaft für Kinder- und Jugendpsychiatrie, Psychosomatik und Psychotherapie, der Berufsverband der Ärzte für Kinder- und Jugendpsychiatrie, Psychosomatik und Psychotherapie in Deutschland und die Bundesarbeitsgemeinschaft Leitender Klinikärzte für Kinder- und Jugendpsychiatrie, Psychosomatik und Psychotherapie publizieren diese Empfehlungen mit der Bitte um konstruktive Kritik, sinngemäße Anwendung und Beobachtung der Akzeptanz.

Prof. Dr. Fritz Poustka, Frankfurt/Main
Prof. Dr. Dr. Martin H. Schmidt, Mannheim
November 2006

Autorenverzeichnis

Erstautoren

Prof. Dr. Hedwig Amorosa
Forsterstraße 43
10999 Berlin

Prof. Dr. Dr. Lioba Baving
Zentrum für Integrative Psychiatrie –
ZIP gGmbH
Klinik für Kinder- und Jugendpsychiatrie
und -psychotherapie
Niemannsweg 147
24105 Kiel

Prof. Dr. Bernhard Blanz
Klinik für Kinder- und Jugendpsychiatrie
und Psychotherapie
Friedrich-Schiller-Universität Jena
Philosophenweg 3–5
07743 Jena

PD Dr. med. Hellmuth Braun-Scharm
Facharzt für Kinder- und Jugendpsychiatrie
Abteilung für Kinder- und Jugendpsychiatrie
Virngrund-Klinik
Dalkinger Straße 8–12
73479 Ellwangen

Prof. Dr. sc. hum. Manfred Döpfner
Klinik und Poliklinik für Psychiatrie und
Psychotherapie des Kindes- und
Jugendalters
Universität Köln
Robert-Koch-Straße 10
50931 Köln

Prof. Dr. med. Christian Eggers
Arzt für Kinder- und Jugendpsychiatrie
Rheinische Kliniken Essen
Virchowstr. 174
45147 Essen

Prof. Dr. med. Jörg M. Fegert
Klinik für Kinder- und
Jugendpsychiatrie/Psychotherapie
Universität Ulm
Steinhövelstraße 5
89075 Ulm

Prof. Dr. med. Wilhelm Felder
Universitäre Psychiatrische Dienste Bern
(UPD)
Direktion Kinder- und Jugendpsychiatrie
(DKJP)
Effingerstrasse 12
3011 Bern
Schweiz

Dr. med. Christian Fleischhaker
Universitätsklinikum Freiburg
Abteilung für Psychiatrie und
Psychotherapie im Kindes- und Jugendalter
Hauptstr. 8
79104 Freiburg i. Br.

Prof. Dr. Alexander von Gontard
Klinik für Kinder- und Jugendpsychiatrie
und Psychotherapie
Universitätsklinikum des Saarlandes
66421 Homburg (Saar)

Prof. Dr. med. Beate Herpertz-Dahlmann
Klinik für Kinder- und Jugendpsychiatrie
und -psychotherapie
Universitätsklinikum der RWTH Aachen
Neuenhofer Weg 21
52074 Aachen

Dr. med. Nikolaus von Hofacker
Städt. Klinikum München GmbH, Klinikum
Harlaching
Behandlungseinheit Psychosomatik des
Kindes- und Jugendalters
Sanatoriumsplatz 2
81545 München

PD Dr. med. Dipl.-Psych. Michael Huss
Klinik für Psychiatrie, Psychosomatik und
Psychotherapie des Kindes- und
Jugendalters
Charité Universitätsmedizin Berlin
Augustenburger Platz 1
13353 Berlin

Prof. Dr. Emil Kammerer
Univ.-Kinderklinik
Bereich Psychosomatik
Domagkstraße 3b
48149 Münster

Prof. Dr. Gerd Lehmkuhl
Klinik und Poliklinik für Psychiatrie und
Psychotherapie des Kindes- und
Jugendalters der Universität zu Köln
Robert-Koch-Straße 10
50931 Köln

Prof. Dr. med. Ulrike Lehmkuhl
Charité – Universitätsmedizin Berlin
Campus Virchow-Klinikum
Klinik für Psychiatrie, Psychosomatik und
Psychotherapie des Kindes- und
Jugendalters
Augustenburger Platz 1
13353 Berlin

Prof. Dr. Joost Martinius
Institut und Poliklinik für Kinder- und
Jugendpsychiatrie und Psychotherapie
Nußbaumstraße 7
80336 München

Dr. Michael Meusers
Gemeinschaftskrankenhaus Herdecke
Gerhard-Kienle-Weg 4
58313 Herdecke

Dr. med. Bernd Meyenburg
Abt. für Kinder- und Jugendpsychiatrie
Zentrum der Psychiatrie
Klinikum der Johann Wolfgang Goethe-
Universität Frankfurt am Main
Deutschordenstraße 50
60590 Frankfurt am Main

Dr. med. Martina Pitzer
Klinikdirektorin der Klinik für Kinder- und
Jugendpsychiatrie und Psychotherapie
Städtisches Klinikum Karlsruhe gGmbH
Moltkestraße 90
76133 Karlsruhe

Prof. Dr. Fritz Poustka
Klinik für Psychiatrie und Psychotherapie
des Kindes- und Jugendalters
J.W. Goethe Universität Frankfurt
Deutschordenstraße 50
60590 Frankfurt/M.

Prof. Dr. med. Dr. phil. Helmut Remschmidt
Klinik für Kinder- und Jugendpsychiatrie
und -psychotherapie
der Philipps-Universität Marburg
Hans-Sachs-Str. 6
35039 Marburg/Lahn

Prof. Dr. med. Franz Resch
Zentrum für psychosoziale Medizin
Klinik für Kinder- und Jugendpsychiatrie
Universitätsklinikum Heidelberg
Blumenstraße 8
69115 Heidelberg

Prof. Dr. Aribert Rothenberger
Universität Göttingen
Kinder- und
Jugendpsychiatrie/Psychotherapie
Von-Siebold-Straße 5
37075 Göttingen

Prof. Dr. Dr. Martin H. Schmidt
Zentralinstitut für Seelische Gesundheit
J5 (Forschungsgebäude)
68159 Mannheim

Dr. med. Ingo Spitczok von Brisinski
Kliniken für Psychiatrie und Psychotherapie
des Kindes- und Jugendalters
Rheinische Klinken Viersen
Horionstraße 14
41749 Viersen

Prof. Dr. med. Dr. phil. H.-C. Steinhausen
Zentrum für Kinder- und Jugendpsychiatrie
Universität Zürich
Neumünsterallee 9
8032 Zürich
Schweiz

Prof. Dr. med. Waldemar von Suchodoletz
Institut und Poliklinik für Kinder- und
Jugendpsychiatrie und Psychotherapie
Ludwig-Maximilians-Universität
Nußbaumstraße 7
80336 München

Dr. Karl August Steinberger
Kinder- und Jugendpsychiatrisches
Ambulatorium mit Tagesklinik
Psychosoziale Dienste Wien
Akaziengasse 44–46
1230 Wien
Österreich

PD Dr. Renate Voll
Fachkrankenhaus Neckargemünd
Im Spitzerfeld 25
69151 Neckargemünd

Prof. Dr. Andreas Warnke
Universitätsklinikum Würzburg
Klinik und Poliklinik für Kinder- und
Jugendpsychiatrie und Psychotherapie
Füchsleinstraße 15
97080 Würzburg

Prof. Dr. med. Christoph Wewetzer
Klinik für Kinder- und Jugendpsychiatrie
und Psychotherapie der Städtischen
Kliniken Köln gGmbH
Florentine-Eichler-Straße 1
51067 Köln

Weitere Autoren

PD Dr. med. Dipl.-Päd. M. von Aster, Zürich
PD Dr. med. Dr. rer. nat. T. Banaschewski, Mannheim
Dipl.-Psych. R. Barth, Hamburg
Dipl.-Psych. W. Becht, Klingenmünster
Dr. med. O. Bilke, Lübeck
Dipl.-Psych. S. Bölte, Frankfurt a.M.
Dr. med. A. Brink, Neustadt/Pfalz
PD Dr. med. R. Brunner, Heidelberg
Dr. med. M. Elpers, Berlin
R. Endres
Dr. med. A. Engellandt-Schnell, Heidelberg
Dr. med. E. Englert, Erfurt
PD Dr. med. R. Frank, München
Prof. Dr. med. M. H. Friedrich, Wien
PD Dr. med. Dr. päd. J. Frölich, Stuttgart
Dr. med. U.-J. Gerhard, Jena
U. Gmelin
PD Dr. Dipl. Psych. L. Goldbeck, Ulm
Dipl.-Psych. T. Gruber, Viersen
Dr. phil. J. Haffner, Heidelberg
Prof. Dr. med. J. Hebebrand, Essen
Dr. med. K. Henninghausen, Freiburg
Prof. Dr. med. S. Herpertz, Rostock
PD Dr. med. G. Hinrichs, Kiel
D. Höhne
PD Dr. med. K. Holtkamp, Aachen
Dr. med. T. Jacubeit, Hamburg
Dr. med. H. Kiefl, Regensburg

Dr. med. B. Musaeus-Schürmann, Limburg
Dr. med. G. Niebergall, Marburg
Dr. med. J. Niemeyer, Königslutter
Dr. med. K.-U. Oehler, Würzburg
M. Papoušek
Dipl. Psych. P. Parzer
B. Peters-Wallraf
E. Pfeiffer
E. Plume
Dr. med. U. Rabenschlag, Freiburg
Dr. med. K. Reitzle, Würzburg
Dr. phil. B. Röpcke, Essen
Dr. med. V. Roessner, Göttingen
Dr. med. W. Rotthaus, Bergisch Gladbach
D. Rühl
Dr. med. C. Schaff, Weil der Stadt
Prof. Dr. med. R. Schepker, Ravensburg
Dr. med. G. Schmötzer, Frankfurt
A. Schönberg
Prof. Dr. med. G. Schulte-Körne, München
Prof. Dr. med. M. Schulte-Markwort, Hamburg
C. Staudter, Mannheim
U. Strehlow
Dr. med. C. Wagner-Ennsgraber, Wien
Dr. med. S. Walitza, Würzburg

Dank für Kommentare und konstruktive kritische Anmerkungen an:

Dipl.-Psych. W. Becht, Klingenmünster
Dr. M. Brünger, Klingenmünster
Dr. F. Godenrath, Lüneburg
Dr. D. Holst, Lüneburg
Dr. J. Jungmann, Weinsberg
Dr. A. Kabelitz, Lüneburg
Dr. S. Lieb, Klingenmünster
Dr. A. Naumann, Lüneburg
Dr. Sant'Unione, Wuppertal
Dr. C. Schaff, Weil der Stadt
Prof. Dr. R. Schepker, Ravensburg
Dr. I. Spitczok von Brisinski, Viersen
Prof. Dr. Trott, Aschaffenburg
Dr. M. Wildermuth, Herborn

Herausgeber/Redaktionskomitee

Herausgeber

Deutsche Gesellschaft für Kinder- und Jugendpsychiatrie, Psychosomatik und Psychotherapie

Bundesarbeitsgemeinschaft leitender Klinikärzte für Kinder- und Jugendpsychiatrie, Psychosomatik und Psychotherapie

Berufsverband der Ärzte für Kinder- und Jugendpsychiatrie, Psychosomatik und Psychotherapie in Deutschland

Redaktionskomitee

Federführend
Martin H. Schmidt, Mannheim
Fritz Poustka, Frankfurt/Main

Bernhard Blanz, Jena
Joachim Jungmann, Weinsberg
Gerd Lehmkuhl, Köln
Helmut Remschmidt, Marburg
Franz Resch, Heidelberg
Christa Schaff, Weil der Stadt
Andreas Warnke, Würzburg

Inhaltsverzeichnis

Persönlichkeits- und Verhaltensstörungen aufgrund einer Krankheit, Schädigung oder Funktionsstörung des Gehirns (F07) 1
    Organische Persönlichkeitsstörung (F07.0)
    Postenzephalitisches Syndrom (F07.1)
    Organisches Psychosyndrom nach Schädelhirntrauma (F07.2)
    Sonstige organische Persönlichkeits- und Verhaltensstörungen aufgrund einer Krankheit, Schädigung oder Funktionsstörung des Gehirns (F07.8)

Psychische und Verhaltensstörungen durch psychotrope Substanzen (F1) 13
    Störungen durch Alkohol (F10)
    Störungen durch Opioide (F11)
    Störungen durch Cannabinoide (F12)
    Störungen durch Sedativa und Hypnotika (F13)
    Störungen durch Kokain (F14)
    Störungen durch andere Stimulanzien einschl. Koffein (F15)
    Störungen durch Halluzinogene (F16)
    Störungen durch Tabak (F17)
    Störungen durch flüchtige Lösungsmittel (F18)
    Störungen durch multiplen Substanzgebrauch und Konsum sonstiger psychotroper Substanzen (F19)

Schizophrenie, schizotype und wahnhafte Störungen (F2) 33
    Schizophrenien (F20)
    Schizotype (F21), wahnhafte (F22), akute vorübergehende psychotische Störungen (F23), induzierte wahnhafte Störung (F24) und schizoaffektive Störungen (F25)

Manische und bipolare affektive Störungen (F30, F31) 45
    Manische Episode (F30)
    Bipolare affektive Störung (F31)

Depressive Episoden und Rezidivierende depressive Störungen (F32, F33), Anhaltende affektive Störungen (F34) 57
    Depressive Episoden (F32)
    Rezidivierende depressive Störungen (F33)
    Anhaltende affektive Störungen (F34)

Zwangsstörungen (F42) 73
    Vorwiegend Zwangsgedanken oder Grübelzwang (F42.0)
    Vorwiegend Zwangshandlungen (Zwangsrituale) (F42.1)
    Zwangsgedanken und -handlungen, gemischt (F42.2)

Reaktionen auf schwere Belastungen und Anpassungsstörungen (F43) 87

Dissoziative Störungen, Konversionsstörungen (F44) 99
    Dissoziative Amnesie (F44.0)
    Dissoziative Fugue (F44.1)
    Dissoziativer Stupor (F44.2)
    Trance und Besessenheitszustände (F44.3)
    Dissoziative Bewegungsstörungen (F44.4)
    Dissoziative Krampfanfälle (F44.5)
    Dissoziative Sensibilitäts- und Empfindungsstörungen (F44.6)
    Dissoziative Störungen (Konversionsstörungen), gemischt (F44.7)
    Sonstige dissoziative Störungen (Konversionsstörungen) (F44.8)
    Nicht näher bezeichnete dissoziative Störungen (F44.9)

Somatoforme Störungen (F45) 109
    Somatisierungsstörung (F45.0)
    Undifferenzierte Somatisierungsstörung (F45.1)
    Hypochondrische Störung (F45.2)
    Somatoforme autonome Funktionsstörung (F45.3)
    Anhaltende somatoforme Schmerzstörung (F45.4)
    Sonstige somatoforme Störungen (F45.8)
    Nicht näher bezeichnete somatoforme Störung (F45.9)

Essstörungen (F50) 117
    Anorexia nervosa (F50.0)
    Atypische Anorexia nervosa (F50.1)
    Bulimia nervosa (F50.2)
    Atypische Bulimia nervosa (F50.3)

Nichtorganische Schlafstörungen (F51) 131
    Nichtorganische Insomnie (F51.0)
    Nichtorganische Hypersomnie (F51.1)
    Nichtorganische Störung des Schlaf-Wach-Rhythmus (F51.2)
    Schlafwandeln (F51.3)
    Pavor nocturnus (F51.4)
    Alpträume (F51.5)

Persönlichkeitsstörungen (F60, F61) 141
    Spezifische Persönlichkeitsstörungen (F60)
    Kombinierte und sonstige Persönlichkeitsstörungen (F61)

Abnorme Gewohnheiten und Störungen der Impulskontrolle (F63) 153
    Pathologisches Glücksspiel (F63.0)
    Pathologische Brandstiftung (Pyromanie) (F63.1)
    Pathologisches Stehlen (Kleptomanie) (F63.2)
    Trichotillomanie (F63.3)

Störungen der Geschlechtsidentität (F64) sowie der sexuellen Entwicklung und Orientierung (F66) 167
Störungen der Geschlechtsidentität (F64)
Psychische und Verhaltensprobleme in Verbindung mit der sexuellen Entwicklung und Orientierung (F66)

Intelligenzminderung (F70–79) und grenzwertige Intelligenz 179
Intelligenzminderungen unterschiedlicher Schweregrade (F70–F73)
Hyperkinetische Störung mit Intelligenzminderung und Bewegungsstereotypien (F84.4)

Umschriebene Artikulationsstörungen (F80.0) (Phonologische Störung) 189

Umschriebene Entwicklungsstörungen der Sprache (F 80.1, F 80.2) 197
Expressive Sprachstörung (F80.1)
Rezeptive Sprachstörung (F80.2)

Umschriebene Entwicklungsstörungen schulischer Fertigkeiten (F81) 207
Lese- und Rechtschreibstörung (F81.0)
Isolierte Rechtschreibstörung (F81.1)
Rechenstörung (F81.2)
Kombinierte Störung schulischer Fertigkeiten (F81.3)

Tief greifende Entwicklungsstörungen (F84) 225
Frühkindlicher Autismus (F84.0)
Atypischer Autismus (F84.1)
Asperger-Syndrom (F84.5)
Rett-Syndrom (F84.2)
Sonstige desintegrative Störungen des Kindesalters (F84.3)

Hyperkinetische Störungen (F90) 239

Auf den familiären Rahmen beschränkte Störung des Sozialverhaltens (F91.0) 255

Störungen des Sozialverhaltens (F91.1, F91.2, F91.3, F92) 265
Störung des Sozialverhaltens bei fehlenden sozialen Bindungen (F91.1)
Störung des Sozialverhaltens bei vorhandenen sozialen Bindungen (F91.2)
Störung des Sozialverhaltens mit oppositionellem, aufsässigem Verhalten (F91.3)
Kombinierte Störungen des Sozialverhaltens und der Emotionen (F92.0, F92.8)

Phobische Störungen bei Kindern- und Jugendlichen (F40, F93.1, F93.2) 277
Agoraphobie (F40.0)
Soziale Phobien (F40.1)
Spezifische (isolierte) Phobien (F40.2)
Phobische Störungen des Kindesalters (F93.1)
Störung mit sozialer Ängstlichkeit des Kindesalters (F93.2)

Angststörungen (F41, F93.0) 291
    Panikstörung (F41.0)
    Generalisierte Angststörung (F41.1)
    Angst und depressive Störung, gemischt (F41.2)
    Sonstige gemischte Angststörungen (F41.3)
    Emotionale Störung mit Trennungsangst des Kindesalters (F93.0)

Elektiver Mutismus (F94.0) 303

Bindungsstörungen (F94.1, F94.2) 311
    Reaktive Bindungsstörung des Kindesalters (F94.1)
    Bindungsstörung des Kindesalters mit Enthemmung (F94.2)

Ticstörungen (F95) 319

Enuresis und funktionelle Harninkontinenz (F98.0) 327
    Primäre isolierte Enuresis nocturna
    Primäre nicht-monosymptomatische Enuresis nocturna
    Sekundäre Enuresis nocturna
    Idiopathische Dranginkontinenz
    Harninkontinenz bei Miktionsaufschub
    Detrusor-Sphinkter-Dyskoordination

Enkopresis (F98.1) 343

Regulationsstörungen im Säuglings- und Kleinkindalter (0–3 Jahre) (F98.2 u.a.) 357
    Exzessives Schreien
    Fütterstörung im frühen Kindesalter (F98.2)
    Schlafstörungen

Selbstverletzendes Verhalten und stereotype Bewegungsstörung (F68.1, F98.4) 379
    Artifizielle Störung (F68.1)
    stereotype Bewegungsstörung (F98.4)

Stottern (F98.5), Poltern (F98.6) 393
    Stottern (F98.5)
    Poltern (F98.6)

Suizidalität im Kindes- und Jugendalter 409

Vernachlässigung, Misshandlung, sexueller Missbrauch 423

Sexuell delinquentes Verhalten 437

Leitlinie für die Grundlagen der Psychotherapie im Fachgebiet der Kinder- und Jugendpsychiatrie, Psychosomatik und Psychotherapie 453

Kinder- und jugendpsychiatrische Untersuchung
Mit Anleitung zur körperlichen Untersuchung unter Beachtung ethischer Grundsätze ... 467

Leitlinien Rehabilitation 473

Alphabetische Übersicht über die in den einzelnen Leitlinien behandelten Störungen ... 485

Persönlichkeits- und Verhaltensstörungen aufgrund einer Krankheit, Schädigung oder Funktionsstörung des Gehirns (F07)

1 Klassifikation

1.1 Definition

Das Krankheitsbild umfasst psychische Krankheiten mit nachweisbarer Ätiologie in einer zerebralen Krankheit, einer Hirnverletzung oder einer anderen Schädigung, die zu einer Hirnfunktionsstörung führt. Die Funktionsstörung kann primär sein, z.B. bei Krankheiten, Verletzungen oder Störungen, die das Hirn direkt oder in besonderem Maße betreffen, oder sekundär, z.B. bei Systemerkrankungen oder Störungen, die auf das Gehirn nur als eines von vielen anderen Organen oder Körpersystemen übergreifen.

Wesentliches Merkmal der Störung sind auffällige und tief greifende Veränderungen gegenüber dem prämorbiden Verhalten, die sich auf kognitive Fähigkeiten, Affektlage, Bedürfnisse und Handlungen beziehen. Die Veränderungen können sich stärker auf den kognitiven Bereich erstrecken und äußern sich dann in einer Unfähigkeit oder reduzierten Fähigkeit, eigene Handlungen zu planen und ihre wahrscheinlichen Konsequenzen vorauszusehen, wie beim sog. Frontalhirnsyndrom. Sie können sich aber auch überwiegend im emotionalen Bereich manifestieren, wobei emotionale Labilität, Stimmungsumschwünge, Reizbarkeit, Wut und Aggressionszustände oder auch Apathie im Vordergrund stehen.

Durch Alkohol und andere psychotrope Substanzen verursachte Störungen der Hirnfunktion, die dem Wesen nach zu dieser Gruppe gehören, werden an anderer Stelle klassifiziert (F10–F19). Interventionen und Behandlung können aber weitgehend den weiter unten aufgeführten Leitlinien entsprechen.

1.2 Leitsymptome

Organische Persönlichkeitsstörungen
Der zeitliche Zusammenhang der Persönlichkeitsveränderung mit einer Hirnerkrankung, Hirnschädigung oder Hirnfunktionsstörung muss gegeben sein oder als wahrscheinlich gelten. Darüber hinaus gründet sich die Diagnose auf mindestens 2 der folgenden Merkmale:
- Andauernd reduzierte Fähigkeit, zielgerichtete Aktivitäten über längere Zeiträume durchzuhalten und Befriedigungen aufzuschieben
- Verändertes emotionales Verhalten, das durch emotionale Labilität, flache und ungerechtfertigte Fröhlichkeit (Euphorie, inadäquate Witzelsucht) und leichten Wechsel zu Reizbarkeit oder kurz andauernden Ausbrüchen von Wut und Aggression charakterisiert ist; in manchen Fällen kann Apathie mehr im Vordergrund stehen
- Äußerungen von Bedürfnissen und Impulsen meist ohne Berücksichtigung von Konsequenzen oder sozialen Konventionen (der Patient kann unsoziale Handlungen begehen, wie Stehlen, unangemessene sexuelle Annäherungsversuche, gieriges Essen, oder die Körperpflege vernachlässigen)
- Kognitive Störungen in Form von Misstrauen oder paranoidem Denken und/

oder exzessiver Beschäftigung mit einem einzigen, meist abstrakten Thema (z.B. Religion, Recht und Unrecht)
- Auffällige Veränderungen in der Sprachproduktion und des Redeflusses, Umständlichkeit, Begriffsunschärfe, zähflüssiges Denken und Schreibsucht
- Verändertes Sexualverhalten (verminderte Sexualität oder Wechsel in der sexuellen Präferenz).

Dazugehörige Begriffe sind: Frontalhirnsyndrom, Leukotomiesyndrom, Lobotomiesyndrom, organische Pseudopsychopathie, organische pseudoretardierte Persönlichkeit, Persönlichkeitsstörung bei limbischer Epilepsie.

Postenzephalitisches Syndrom (F07.1)
Führendes Merkmal ist eine häufig bleibende Verhaltensänderung nach einer viralen oder bakteriellen Enzephalitis, die, je nach Alter und Entwicklungsstand, interindividuell variabel ist und, je nach Erreger, auch unterschiedlich verlaufen kann. In manchen Fällen ist die Symptomatik auch teilweise oder ganz reversibel, was einen Unterschied zur organischen Persönlichkeitsstörung darstellt. Im Einzelnen sind folgende Symptome für die Störung charakteristisch:
- Allgemeines Unwohlsein, Apathie oder Reizbarkeit
- Einschränkung kognitiver Funktionen, die sich als Tempoverlangsamung und Lernstörung bemerkbar macht
- Veränderung vegetativer Funktionen (Ess-, Schlaf- und Sexualverhalten)
- Deutliche Einschränkung der sozialen Anpassung und der sozialen Urteilsfähigkeit
- Bleibende neurologische Funktionsstörung wie Lähmung, Taubheit, Aphasie, Apraxie oder Akalkulie.

Organisches Psychosyndrom nach Schädelhirntrauma (F07.2)
Die für das Syndrom kennzeichnenden Veränderungen ergeben sich definitionsgemäß nach einem Schädelhirntrauma ausreichender Schwere (der Schweregrad bemisst sich nach der Dauer des Bewusstseinsverlustes) und umfassen folgende Symptome:
- Vegetative Symptome wie Erschöpfbarkeit, Kopfschmerzen, Schlafstörungen, Schwindel, Wetterfühligkeit
- Einschränkung kognitiver Funktionen wie Konzentrationsstörungen, Gedächtnisstörungen, Verlangsamung des psychischen Tempos und Umstellungserschwernis
- Emotionale Störungen wie Ängstlichkeit, depressive Verstimmung oder Reizbarkeit
- Mitunter auch hypochondrische Befürchtungen, deutlich verringertes Selbstwertgefühl und Flucht in eine Krankenrolle.

Man nimmt an, dass die Symptomatik sowohl durch organische Faktoren als auch durch deren psychische Verarbeitung bedingt ist.

Dazugehörige Begriffe sind: nichtpsychotisches posttraumatisches (organisches) Psychosyndrom, postkommotionelles Syndrom, postkontusionelles Syndrom (Enzephalopathie).

Sonstige organische Persönlichkeits- und Verhaltensstörungen aufgrund einer Krankheit, Schädigung oder Funktionsstörung des Gehirns (F07.8)
Diese Kategorie umfasst eine Reihe von kognitiven und affektiven Persönlichkeits- und Verhaltensstörungen, die den bisher genannten Syndromen nicht zugeordnet werden können. Als noch einigermaßen abgrenzbares Syndrom lässt sich die „rechtshemisphärisch bedingte affektive Störung" herausstellen, die durch eine Einschränkung der Fähigkeit, Emotionen auszudrücken oder zu erkennen, gekennzeichnet ist und die bei

Patienten mit einer rechts-hemisphärischen Störung vorkommt. Diese wirken im ersten Eindruck oft depressiv, in Wirklichkeit sind sie aber nur unzureichend in der Lage, Emotionen auszudrücken.

In die Rubrik F07.8 gehören ferner weitere Störungsmuster:
- Jedes andere umschriebene, aber nur vermutete Syndrom einer Persönlichkeits- oder Verhaltensstörung als Folge einer Krankheit, Schädigung oder Funktionsstörung des Gehirns, das nicht unter F07.0–F07.2 fällt
- Zustandsbilder mit leichter kognitiver Störung, die noch nicht das Ausmaß einer Demenz bei kontinuierlich fortschreitenden Störungen erreicht haben.

1.3 Schweregradeinteilung

Keine bekannt.

1.4 Untergruppen

Die organisch bedingten Persönlichkeits- und Verhaltensstörungen (F07) gliedern sich in folgende Untergruppen auf:
- Organische Persönlichkeitsstörung (F07.0)
- Postenzephalitisches Syndrom (F07.1)
- Organisches Psychosyndrom nach Schädelhirntrauma (F07.2)
- Sonstige organische Persönlichkeits- und Verhaltensstörungen aufgrund einer Krankheit, Schädigung oder Funktionsstörung des Gehirns (F07.8)

Im DSM-IV (American Psychiatric Association, 1994) werden die organisch bedingten Persönlichkeitsstörungen durch die vorherrschende Symptomatik näher beschrieben (affektiv labiler, enthemmter, aggressiver, apathischer, paranoider Typus sowie die Restkategorien anderer, kombinierter und nicht näher bezeichneter Typen).

1.5 Ausschlussdiagnose

- Störungen, die mit erheblicher Beeinträchtigung kognitiver Funktionen und/oder des Sensoriums einhergehen (Demenz, amnestisches Syndrom, Delir: F00–F05)
- Andauernde Persönlichkeitsänderung nach Extrembelastung oder nach psychischer Krankheit (F62.0, F62.1)
- Persönlichkeitsstörungen (F60, F61).

2 Störungsspezifische Diagnostik

Die Bedeutung der Lokalisation von Hirnschädigungen im Kindesalter wird in der Literatur kontrovers diskutiert. Als gesichert kann angesehen werden, dass infolge der Plastizität des kindlichen Gehirns die klassischen hirnlokalen Ausfälle und Syndrome des Erwachsenenalters erst in der Adoleszenz einigermaßen sicher diagnostiziert werden können. Unabhängig von dieser Frage sind die folgenden 6 diagnostischen Maßnahmenbündel durchzuführen:
- Genaue Erhebung der Vorgeschichte unter besonderer Berücksichtigung der Zusammenhangsfrage
- Sorgfältige und vollständige neurologische Untersuchung
- Umfassende klinisch-psychopathologische Untersuchung
- Testpsychologische und neuropsychologische Untersuchung
- Untersuchung mithilfe elektrophysiologischer Verfahren (EEG, evozierte Potenziale) und bildgebender Verfahren (Röntgen, CT, MRT, ggf. Positronen-Emissions-Tomographie)
- Laborchemische Untersuchung, je nach Syndrom bzw. einzelfallspezifischen Verdachtsmomenten.

2.1 Symptomatik

Die Symptomatik der einzelnen Syndrome ergibt sich aus der Anamnese, der Exploration und der klinischen Beobachtung. Sie wird detaillierter und spezifisch erhoben durch die testpsychologische und neuropsychologische Untersuchung, deren Ergebnisse zu jenen der elektrophysiologischen und bildgebenden Verfahren in Beziehung gesetzt werden.

2.2 Störungsspezifische Entwicklungsgeschichte

Befragung von Eltern oder anderen Bezugspersonen:
- Eruieren der prämorbiden Persönlichkeitsstruktur und des prämorbiden Verhaltens durch Befragung von Bezugspersonen, ggf. Heranziehung von externen Beurteilungen durch Lehrer oder Erzieher. Insbesondere Abklärung prämorbider Störungen, die in kausalem Zusammenhang mit der Hirnschädigung stehen können (z.B. Hyperkinetisches Syndrom als möglicher Risikofaktor für ein Schädelhirntrauma)
- Sorgfältige Klärung der Zusammenhangsfrage zwischen dem schädigenden Ereignis (z.B. Tumor, Enzephalitis, Schädelhirntrauma) und der Verhaltens- bzw. Persönlichkeitsveränderung
- Klärung der Bedingungen nach Einsetzen des schädigenden Ereignisses. Dabei geht es um die Verarbeitung der Schädigung durch das Kind, um die familiäre Situation (strukturelle Besonderheiten in der Familie, Reaktionen auf das schädigende Ereignis) und um die schulischen oder beruflichen Anforderungen.

2.3 Psychiatrische Komorbidität und Begleitstörungen

Gehäuft kommen vor: Selbstwertprobleme, depressive Verstimmungen und Versagensängste, mitunter auch hypochondrische Befürchtungen und eine Vielzahl kognitiver Auffälligkeiten.

2.4 Störungsrelevante Rahmenbedingungen

Befragung von Eltern, anderen Bezugspersonen und den Patienten selbst: Die Klärung der störungsspezifischen Rahmenbedingungen erstreckt sich auf 3 Bereiche:
- Bedingungen vor dem schädigenden Ereignis: Hierbei geht es um mögliche zerebrale Vorschädigungen des Kindes, mögliche Verhaltens- oder Persönlichkeitsauffälligkeiten vor dem schädigenden Ereignis und das Lebensumfeld des Kindes oder Jugendlichen in Schule, Familie und Beruf.
- Bedingungen und Folgen im Zusammenhang mit dem schädigenden Ereignis: Erhebungen sind anzustellen über die Art und Schwere des schädigenden Ereignisses (z.B. Hirntrauma), über mögliche neuropsychologische Störungen (Aphasien, Apraxien), über intellektuelle und kognitive Leistungsausfälle sowie über emotionale Störungen und ihre möglichen zerebralen oder psychoreaktiven Komponenten.
- Bedingungen nach dem schädigenden Ereignis: Hier geht es um die Verarbeitung der zerebralen Schädigung oder Funktionsstörung durch das Kind, die familiäre Situation sowie die möglichen schulischen und beruflichen Anforderungen.

2.5 Apparative, Labor- und Testdiagnostik

Apparative Diagnostik
Sie umfasst, sofern keine einschlägigen Vorbefunde vorliegen, die gängigen elektrophysiologischen Verfahren (EEG, evozierte Potenziale) und die modernen bildgebenden Verfahren (Schädelübersichts- und Spezialaufnahmen, CT, MRT, Positronen-Emissions-Tomographie).

Die Indikation ergibt sich aus der Symptomatik und den Entstehungsbedingungen für Hirnschädigungen bzw. Hirnfunktionsstörungen.

Laboruntersuchungen
Sie umfassen neben der allgemeinen Labordiagnostik (Blutbild, Blutzucker, Elektrolyte etc.) störungsabhängig und indikationsgeleitet spezielle Untersuchungsmethoden, die sich vor allem auf die Liquordiagnostik beziehen (Liquor-Zytogramm, Liquor-Elektrophorese).

Psychologische Untersuchung
Die allgemeine testpsychologische Untersuchung erstreckt sich auf die Feststellung des allgemeinen kognitiven Leistungsniveaus (Intelligenz- und Leistungstests) sowie auf den emotionalen Bereich und die Persönlichkeit (objektive und ggf. auch projektive Persönlichkeitstests).

Die spezielle neuropsychologische Untersuchung zielt darauf ab, umschriebene Defizite oder auch besondere Fähigkeiten bzw. Restfähigkeiten zu objektivieren. Hier geht es z.B. um Gedächtnis (Gedächtnistests), Lernfähigkeit und visuomotorische Fähigkeiten (GFT, DCS), Reagibilität und Reaktionszeitverhalten (z.B. Wiener-Determinationsgerät) und um den Versuch (trotz der altersgegebenen Einschränkungen), hirnlokale Syndrome festzustellen. In diesem Sinne kann bei Verdacht auf ein Frontalhirnsyndrom der Object-Sorting-Test durchgeführt werden, bei Verdacht auf Aphasien der Token-Test oder der Aachener-Aphasie-Test (allerdings für Erwachsene entwickelt). Die Konzentration kann mit dem d2-Aufmerksamkeits-Belastungstest oder mit Untertests aus den Wechsler-Skalen überprüft werden. Letztere sollten in jedem Falle zur Kennzeichnung des kognitiven Leistungsprofiles vollständig durchgeführt werden (HAWIK-III, HAWIE-R). Einer differenzierten Prüfung der intellektuellen Fähigkeiten dient auch die Kaufman-Testbatterie (K-ABC).

2.6 Weitergehende Diagnostik und Differenzialdiagnostik

Sie ergibt sich jeweils aus der Symptomatik, dem möglichen Entstehungszusammenhang und der aktuellen Problematik.

2.7 Entbehrliche Diagnostik

- Aufwendige Doppeluntersuchungen
- Bildgebende Diagnostik nur bei bislang ungeklärter Ursache
- Projektive Verfahren
- Familiendiagnostische Verfahren.

3 Multiaxiale Bewertung

3.1 Identifizierung der Leitsymptome

Dieser erste Schritt wird dadurch erschwert, dass die Abgrenzung der einzelnen Untergruppen voneinander aufgrund der sich überlappenden Symptomatik nicht einfach ist. Die Zuordnung der Symptomatik zu den einzelnen Syndromen ergibt sich meist aus der Klärung der Zusammenhangsfrage (s. Abb. 1 und 2).

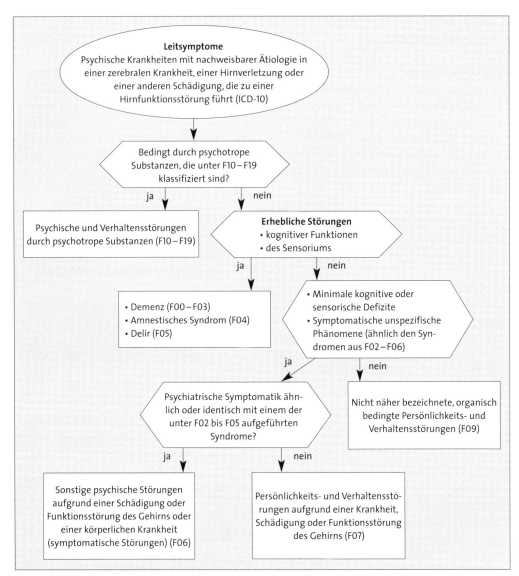

Abb. 1: Diagnostische Kriterien, Klassifikation und Differenzialdiagnosen bei Persönlichkeits- und Verhaltensstörungen aufgrund einer Krankheit, Schädigung oder Funktionsstörung des Gehirns

3.2 Identifizierung weiterer Symptome und Belastungen

Zunächst geht es um die Klärung der Frage, ob vor dem schädigenden Ereignis umschriebene Entwicklungsstörungen (Achse II) oder kognitive Einschränkungen (Achse III) vorhanden waren, die die Symptomatik zusätzlich beeinflusst haben könnten. Dies geschieht über anamnestische Erhebungen und die Hinzuziehung etwaiger Vorbefunde oder schulischer Leistungsnachweise. Weitere organische Faktoren des Gehirns oder anderer Organe (Achse IV), ebenso wie die psychosozialen und familiären Umstände (Achse V) und das Niveau der psychosozialen Anpassung (Achse VI), müssen im Hinblick auf die Erstellung eines Therapieplanes

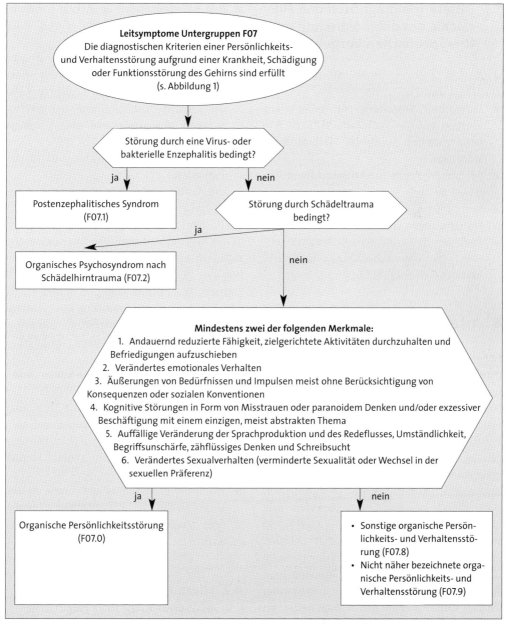

Abb. 2: Klassifikation der Untergruppen nach diagnostischen Kriterien bei Persönlichkeits- und Verhaltensstörungen aufgrund einer Krankheit, Schädigung oder Funktionsstörung des Gehirns

berücksichtigt werden, um insbesondere eine Überforderung des Patienten bzw. seiner Familie durch die Therapie zu vermeiden.

3.3 Differenzialdiagnosen und Hierarchie des diagnostischen und therapeutischen Vorgehens

- Andere hirnorganische Störungen (s. Abb. 1 und 2)
- Prämorbide Störungen mit möglichem Einfluss auf die Symptomatik (z.B. Hyperkinetisches Syndrom, Teilleistungsstörungen)
- Spezifische Persönlichkeitsstörungen (F60–F60.9)
- Kombinierte und sonstige Persönlichkeitsstörungen (F61)
- Andauernde Persönlichkeitsänderungen, nicht Folge einer Schädigung oder Krankheit des Gehirnes (F62).

4 Interventionen

Die organische Persönlichkeitsstörung und ihre Untergruppen sind chronische Syndrome, die einer langfristigen therapeutischen bzw. rehabilitativen Intervention bedürfen, welche vom Alter und Entwicklungsstand des Patienten, vom Schweregrad der Störung, von etwaigen zusätzlichen Komplikationen (z.B. epileptischen Anfällen bzw. der Komorbidität) und von den familiären bzw. psychosozialen Bedingungen des jeweiligen Lebensumfeldes abhängen. Da die möglichen oder auch Erfolg versprechenden Maßnahmen sich bei den einzelnen Untergruppen (Syndromen) stark überlappen, empfiehlt es sich, die einzelnen Interventionsmaßnahmen nach bestimmten Zielbereichen auszurichten, die bei allen Untergruppen (Syndromen) mehr oder weniger ausgeprägt vorkommen können.

4.1 Auswahl des Interventions-Settings

Die Auswahl des Interventions-Settings ist abhängig von

- den zu erwartenden zeitlichen Rahmenbedingungen (Krisenintervention oder langfristige Behandlung)
- dem Schweregrad der Störung (bestimmt durch das Vorliegen neurologischer Ausfallserscheinungen, das kognitive Leistungsniveau und das Niveau der psychosozialen Anpassung an die jeweilige Lebenssituation)
- dem Alter und Entwicklungsstand des Patienten
- den vorhandenen familiären Ressourcen

Ein höherer Schweregrad der Störung bedingt in der Regel auch intensivere therapeutische Maßnahmen, die oft nur in teil- oder vollstationären Einrichtungen erbracht werden können. Die Entscheidung zwischen Klinik und Rehabilitationseinrichtung ist in Abhängigkeit von zeitlicher Perspektive und erforderlicher Behandlungsintensität zu treffen.

Indikationen für eine stationäre kinder- und jugendpsychiatrische Aufnahme
- Diagnostische Abklärung mit Einleitung weitergehender Behandlungsmaßnahmen
- Krisenintervention bei akuter Fremd- oder Selbstgefährdung
- Intensive Behandlung definierter Symptombereiche, die in vertretbarer Zeit Erfolg versprechend durchgeführt werden kann.

4.2 Hierarchie der Behandlungsentscheidung und Beratung

Je nach Auffälligkeitsart und Zielsymptomatik empfiehlt sich ein multimodales Vorgehen. Das übergeordnete Ziel aller Maßnahmen ist, die jeweiligen Patientinnen und Patienten in die Lage zu versetzen, ihren alterstypischen Aufgaben gerecht zu werden. Im Einzelnen geht es dabei um die Förderung in folgenden Zielbereichen:

Kognitiver Bereich

Bei im Vordergrund stehenden Störungen in diesem Bereich können, je nach Alter, Entwicklungsstand und Schweregrad, Übungsprogramme angewandt werden, die sich an entsprechende diagnostische Maßnahmen anschließen und die zur Verbesserung von Einschränkungen in der Konzentrationsfähigkeit, im Gedächtnisbereich, im Lernverhalten, im Denken und im Problemlösen geeignet sind. Entscheidend ist, dass es nicht beim Üben in einer Einzelsituation bleibt, sondern dass der Transfer in eine Gruppensituation oder eine Realsituation mit praktischen Anforderungen gelingt. Letzteres geschieht z.B. bei Jugendlichen im Rahmen einer Berufsfelderprobung mit kontinuierlich steigenden Leistungsanforderungen.

Emotionaler Bereich

Bei ausgeprägter Affektlabilität und starker depressiver Verstimmung empfiehlt sich ein Behandlungsversuch mit Antidepressiva. Ängste und Zwangssymptome lassen sich in der Regel durch Verhaltenstherapie positiv beeinflussen.

Sozialverhalten

Störungen im Sozialverhalten lassen sich erfahrungsgemäß am schwersten beeinflussen. Es lohnt sich jedoch der Versuch, dem Patienten Einsicht in soziale Problemlagen und in die Konsequenzen von Handlungen zu vermitteln. Hierfür existieren soziale Trainingsprogramme, die auf den Abbau unangemessener Verhaltensweisen und den Aufbau von sozialer Kompetenz abzielen. Bei ausgeprägter Aggressivität kann eine medikamentöse Behandlung indiziert sein, insbesondere wenn diese mit fremd- oder selbstgefährdendem Verhalten einhergeht.

Impulskontrolle

Bei Patienten, die ihre Handlungsimpulse unzureichend kontrollieren können, sind Übungen bzw. Behandlungsprogramme empfehlenswert, die auch bei hyperkinetischen Kindern angewandt werden und zum Ziel haben, zwischen Handlungsimpuls und Handlungsausführung eine reflexive Zäsur einzubauen nach dem Motto: „Erst denken, dann handeln". Zusätzlich kann eine medikamentöse Behandlung indiziert sein.

Vegetative Symptome

Vegetative Symptome wie Schlafstörungen oder Essstörungen können, je nach Schwere und Ausmaß, verhaltenstherapeutisch und/oder medikamentös behandelt werden.

Neurologische Ausfallserscheinungen und neuropsychologische Syndrome

Bei neurologischen Ausfallserscheinungen (z.B. Lähmungen) sind, wie auch bei autochthonen neurologischen Erkrankungen, Krankengymnastik und Rehabilitationsmaßnahmen angezeigt. Bei neuropsychologischen Syndromen (Aphasie, Apraxie, Akalkulie) müssen gezielte Übungsprogramme, die den jeweiligen Störungsbereich zum Fokus haben, durchgeführt werden. Bei Vorliegen epileptischer Anfälle ist eine entsprechende antiepileptische Behandlung einzuleiten.

Psychotherapie

Bewährt hat sich hier ein verhaltenstherapeutischer Ansatz mit dem Ziel, möglichst viel Alltagsnähe zu vermitteln und gezielte, symptombezogene Verbesserungen zu erreichen. Ein tiefenpsychologisch fundierter Therapiezugang ist nur in seltenen Fällen gegeben und aussichtsreich.

Medikamentöse Behandlung

Hier ist aufgrund der vorbestehenden oder anzunehmenden Hirnschädigung besondere Vorsicht geboten (z.B. Senkung der Krampfschwelle, paradoxe Wirkungen, Zunahme kognitiver Defizite). Je nach Auffälligkeiten des Patienten kann aber eine Indikation für eine medikamentöse Behandlung gegeben sein.

4.3 Besonderheiten bei ambulanter Behandlung

Bei leichtem Schweregrad der Störung ist, wo immer möglich, eine ambulante Behandlung durchzuführen. Der Schweregrad kann nach der Symptomatik und der Globalbeurteilung der psychosozialen Anpassung (Achse VI) eingeschätzt werden. Ambulante Behandlung beinhaltet:
- Psychotherapeutische und/oder medikamentöse Beeinflussung von Problemverhalten und Symptomen
- Durchführung von Förder- und Trainingsprogrammen
- Einbeziehung der unmittelbaren Bezugspersonen in den Behandlungsplan
- Koordination und Verordnung zusätzlicher Maßnahmen (z.B. Krankengymnastik, Logopädie)
- Beratung über weitere Fördermöglichkeiten (z.B. durch Schule, Jugendamt, Arbeitsamt)
- Aufgrund des oft chronischen Verlaufs Bereitschaft zu langfristiger Betreuung.

4.4 Besonderheiten bei teilstationärer Behandlung

Die teilstationäre Behandlung hat den Vorteil, über einen längeren Zeitraum hochstrukturierte Behandlungsprogramme zu ermöglichen, wobei der Transfer in das häusliche Milieu unmittelbar beobachtet und beurteilt werden kann. Dem stehen folgende Nachteile gegenüber:
- Aufgrund der Grunderkrankung bestehen evtl. größere Schwierigkeiten, den täglichen Milieuwechsel von Familie und Tagesklinik zu verkraften.
- Die Patienten sind für längere Zeit aus dem schulischen bzw. beruflichen Umfeld herausgenommen.
- Die Patienten profitieren evtl. weniger von den in Tageskliniken üblichen Gruppenstrukturen.
- Zeitlich begrenzte Behandlung.

4.5 Besonderheiten bei stationärer Behandlung

Die stationäre Behandlung bleibt, wenn man von Krisenintervention kürzerer Dauer absieht, schweren Fällen mit sehr ausgeprägten neurologischen Ausfallserscheinungen und erheblichen Verhaltensauffälligkeiten vorbehalten, die häufig anschließend einer Rehabilitationsbehandlung bedürfen.

4.6 Jugendhilfe- und Rehabilitationsmaßnahmen

Sie sind immer dann erforderlich, wenn aufgrund von chronischen neurologischen oder neuropsychologischen Folgezuständen sowie extremen kognitiven und/oder emotionalen Auffälligkeiten eine ambulante und teilstationäre Behandlung nicht hinreichend ist, um eine Reintegration in das jeweilige Lebensumfeld zu ermöglichen. Ist zu erwarten, dass durch eine kurzfristige Rehabilitation (bis 6 Monate) eine akzeptable Reintegration in den alterstypischen Lebensbereich erwartet werden kann, so kann Jugendhilfe in Anspruch genommen werden (KJHG); bei chronifizierten Störungen ist die Zuständigkeit des BSHG gegeben.

4.7 Entbehrliche Therapiemaßnahmen

Aufgrund der Vielschichtigkeit des Krankheitsbildes und der Seltenheit im Kindes- und Jugendalter liegen nur unzureichende Wirksamkeitsnachweise einzelner Interventionsmaßnahmen und Behandlungsformen vor. Analogschlüsse aus dem Erwachsenenalter sind nur begrenzt möglich. Nootropika sind bisher einen überzeugenden Wirkungsnachweis schuldig geblieben.

Rein konfliktorientierte, psychodynamische Behandlungsansätze sind in der Regel nicht indiziert.

Generell ist zu allen unter 4. beschriebenen therapeutischen Schritten bzw. Strategien festzuhalten, dass die wissenschaftliche Bewertung ihrer Wirksamkeit bislang weitgehend auf zusammengetragenem Erfahrungswissen respektierter Experten beruht (V).

5 Literatur

Esser G, Schmidt MH (1987) Minimale cerebrale Dysfunktion – Leerformel oder Syndrom? Enke, Stuttgart

Franulic A et al., Organic personality disorder after traumatic brain injury: Cognitive, anatomical, and psychosocial factors. A six months follow-up. Brain Injury (2000), 14, 431–439

Geddes JF et al., Neuropathology of inflicted head injury in children. I. Patterns of brain damage. Brain (2001), 124, 1290–1298

Goodman R (2003) Brain disorders. In: Rutter M, Taylor E (Ed.), Child and adolescent psychiatry, 4. ed., Blackwell, Oxford

Kapfhammer HP, Organisches Psychosyndrom. Internist (2001), 42, 1387–1406

Leviton A, Dammann O, Brain damage markers in children. Neurobiological and clinical aspects. Acta Paediatr (2002), 91, 9–13

Levin HS, Hanten G, Executive functions after traumatic brain injury in children. Pediatric Neurology (2005), 33, 79–93

Limond J, Leeke R, Practitioner review: Cognitive rehabilitation for children with acquired brain injury. Journal of Child Psychology and Psychiatry (2005), 46, 339–352

Lösslein H, Deike-Beth C (2000) Hirnfunktionsstörungen bei Kindern und Jugendlichen. Neuropsychologische Untersuchungen für die Praxis. Deutscher Ärzte-Verlag, Köln

Michaelis R, Niemann G (1999) Entwicklungsneurologie und Neuropädiatrie. Grundlagen und diagnostische Strategien, 2. Aufl. Hippokrates, Stuttgart

Neuhäuser G (1985) Psychische Störungen nach entzündlichen Erkrankungen des Zentralnervensystems. In: Remschmidt H, Schmidt MH (Hrsg.), Kinder- und Jugendpsychiatrie in Klinik und Praxis, Bd. II. Thieme, Stuttgart

Neuhäuser G, Heubrock D (2000) Neuropsychologische Störungen. In: Petermann F (Hrsg.), Lehrbuch der klinischen Kinderpsychologie und -psychotherapie, 4. Aufl., 323–357. Hogrefe, Göttingen

Remschmidt H, Stutte H (1980) Neuropsychiatrische Folgen nach Schädel-Hirn-Traumen im Kindes- und Jugendalter. Huber, Bern, Stuttgart, Wien

Ruf-Bächtinger L (2003) Frühkindliches psychoorganisches Syndrom, POS, ADS, 4. Aufl. Thieme, Stuttgart

Rutter M, Brain damage syndromes in childhood: Concepts and findings. Journal of Child Psychology and Psychiatry (1977), 18, 1–21

Teeter PA, Semrud-Cleikman N (1997) Child neuropsychology. Assessment and interventions for neurodevelopmental disorders. Allyn & Bacon, Boston

Wetterling T (2005) Organische psychische Störungen. Hirnorganische Psychosyndrome. Steinkopff, Darmstadt

Whitaker AH, Birmaher B, Williams D (2001) Traumatic and infectious brain injury in children: Psychiatric sequelae. In: Lewis M (Ed.), Child and Adolescent Psychiatry. 4. ed., 431–447. Lippincott Williams & Wilkins, Philadelphia

Frühere Bearbeiter
Helmut Remschmidt, Klaus Hennighausen

Jetziger Bearbeiter dieser Leitlinie
Helmut Remschmidt, Klaus Hennighausen

Korrespondenzadresse
Prof. Dr. med. Dr. phil.
Helmut Remschmidt
Klinik für Kinder- und Jugendpsychiatrie
und -psychotherapie
der Philipps-Universität Marburg
Hans-Sachs-Str. 6
35039 Marburg/Lahn

Psychische und Verhaltensstörungen durch psychotrope Substanzen (F1)

1 Klassifikation

1.1 Definition

Diese Gruppe umfasst verschiedene Störungen, deren Schweregrad von einer akuten, unkomplizierten Intoxikation und schädlichem Gebrauch bis hin zu psychotischen Störungen oder schweren Abhängigkeitssyndromen reicht.

Die Gemeinsamkeit besteht im Gebrauch einer oder mehrerer psychotroper Substanzen.

1.2 Leitsymptome

Akute Intoxikation (F1x.0)
Ein vorübergehendes Zustandsbild nach Aufnahme von Alkohol oder anderen psychotropen Substanzen mit Störungen von Bewusstsein, kognitiven Funktionen, Wahrnehmung, Affekt, Verhalten oder anderer psychophysiologischer Funktionen und Reaktionen. Eine „akute Intoxikation" sollte nur dann als Hauptdiagnose gestellt werden, wenn zum Zeitpunkt der Intoxikation keine länger dauernden Probleme mit psychotropen Substanzen bestehen. Sonst haben die Diagnosen „Schädlicher Gebrauch" (F1x.1), „Abhängigkeitssyndrom" (F1x.2) oder „Psychotische Störung" (F1x.5) Vorrang.

Schädlicher Gebrauch (F1x.1)
Ein Konsumverhalten, das zu einer Gesundheitsschädigung führt. Diese kann eine körperliche Störung sein, z.B. eine Hepatitis durch Selbstinjektion von Substanzen, oder eine psychische Störung, z.B. eine depressive Episode durch massiven Alkoholkonsum.

Diese Kategorie umfasst aber auch Kinder und Jugendliche, bei denen das Konsumverhalten zu einer signifikanten Entwicklungsbeeinträchtigung führt, die also aufgrund ihres Substanzgebrauchs gravierende negative Konsequenzen in Familie, Schule und in ihren Beziehungen zu Gleichaltrigen mit einer Verschlechterung ihres psychosozialen Funktionsniveaus aufweisen.

Abhängigkeitssyndrom (F1x.2)
Ein entscheidendes Charakteristikum der Substanzabhängigkeit ist der oft starke, gelegentlich übermächtige Wunsch, psychotrope Substanzen oder Medikamente (ärztlicherseits verordnet oder nicht), Alkohol oder Tabak zu konsumieren.

Diese Diagnose soll nur dann gestellt werden, wenn 3 oder mehr der folgenden Kriterien in den letzten 12 Monaten mindestens einen Monat lang gleichzeitig bestanden oder während der letzten 12 Monate wiederholt vorhanden waren:
- Starker Wunsch oder eine Art Zwang, psychotrope Substanzen zu konsumieren
- Verminderte Kontrollfähigkeit bezüglich des Beginns, der Beendigung und der Menge des Konsums
- Auftreten eines Entzugssyndroms (s. F1x.3 und F1x.4) bei Beendigung oder Reduktion des Konsums, entweder in Form substanzspezifischer Entzugssymptome oder durch die Einnahme der gleichen oder einer nahe verwandten Substanz, um Entzugssymptome zu mildern oder zu vermeiden

- Nachweis einer Toleranz: Um die ursprünglich durch niedrigere Dosen erreichten Wirkungen der psychotropen Substanz hervorzurufen, sind zunehmend höhere Dosen erforderlich.
- Fortschreitende Vernachlässigung anderer Vergnügen oder Interessen zugunsten des Substanzkonsums, erhöhter Zeitaufwand, um die Substanz zu beschaffen, zu konsumieren oder sich von den Folgen zu erholen
- Anhaltender Substanzkonsum trotz eindeutiger körperlich, psychisch oder sozial schädlicher Folgen; dabei sollte festgestellt werden, dass der Konsument sich tatsächlich über Art und Ausmaß der schädlichen Folgen im Klaren war oder dass zumindest davon auszugehen ist.

Entzugssyndrom (F1x.3)

Ein Entzugssyndrom kann bei absolutem oder relativem Entzug einer Substanz auftreten, die wiederholt und zumeist über einen längeren Zeitraum oder in hoher Dosierung konsumiert worden ist. Beginn und Verlauf des Entzugssyndroms sind zeitlich begrenzt und abhängig von der Substanzart und der Dosis, die unmittelbar vor dem Absetzen verwendet worden ist. Meistens zeigen sich Schlafstörungen, Gespanntheit, Unruhe, verminderte Impulskontrolle und Affektlabilisierung, vegetative Symptomatik wie Herzklopfen und Schweißausbrüche, gelegentlich Kreislaufbeschwerden. Auch eine deutliche Verschlechterung der Stimmung im Sinne einer depressiven oder gar suizidalen Krise ist möglich. Ein Entzugssyndrom kann durch Krampfanfälle kompliziert werden (F1x.31).

In sehr abgeschwächter Form kann eine Entzugssymptomatik Wochen bis Monate fortbestehen, z.B. in Form von innerer Unruhe, Schlafstörungen und Verlangen nach dem Suchtmittel (Craving). Craving kann jedoch auch längere Zeit nach dem körperlichen Entzug noch durch konditionierte Stimuli ausgelöst werden. Da das Entzugssyndrom einer der Indikatoren des Abhängigkeitssyndroms ist, ist auch Letzteres differenzialdiagnostisch zu erwägen.

Entzugssyndrom mit Delir (F1x.4)

Das klassische Entzugssyndrom mit Delir, z.B. als alkoholbedingtes Delirium tremens, ist bei Jugendlichen selten zu finden, da die Dauer des Missbrauchs für dessen Entwicklung in der Regel zu kurz ist.

Psychotische Störung (F1x.5)

Durch psychotrope Substanzen (u.a. Alkohol, Amphetamine und verwandte Substanzen, Cannabis, Kokain, Halluzinogene, Phencyclidin und psychotrope Alkaloide) können psychische Syndrome induziert werden, die nicht substanzinduzierten psychotischen oder wahnhaften Störungen ähneln oder gleichen. Kennzeichnend sind lebhafte Halluzinationen, typischerweise akustische, oft aber auf mehr als einem Sinnesgebiet, Personenverkennungen, Beziehungs- oder Verfolgungsideen sowie Wahn. Psychomotorische Störungen, wie Erregung oder Stupor, sowie ein abnormer Affekt in Form von intensiver Angst, erheblicher Aggression oder auch Ekstase kommen vor.

Die Symptome treten gewöhnlich während oder unmittelbar (meist innerhalb von 48 Stunden) nach dem Substanzgebrauch auf, gehen typischerweise innerhalb eines Monats zumindest teilweise zurück, innerhalb von 6 Monaten in der Regel vollständig. Wenn eine substanzinduzierte psychotische Störung mehr als 2 Wochen nach dem Substanzkonsum beginnt, ist sie als „Verzögert auftretende substanzbedingte psychotische Störung" (F1x.75) einzuordnen.

In der ICD-10-Kodierung ist für das an dritter Stelle stehende x jeweils die relevante Substanz(klasse) einzusetzen (s. auch 1.4 Untergruppen). Nicht alle der oben genannten Kodierungen sind für alle Substanzen sinnvoll anzuwenden.

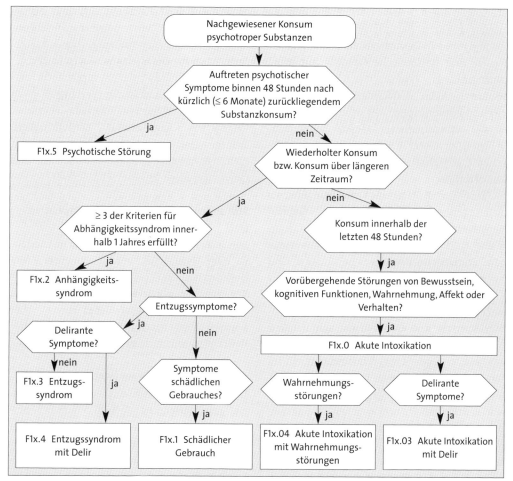

Abb. 3: Leitsymptome – Störungen durch psychotrope Substanzen

1.3 Schweregradeinteilung

Entfällt.

1.4 Untergruppen

Die ICD-10 unterscheidet die nachfolgenden substanzspezifischen Subtypen. Die Beschreibungen der substanzspezifischen Intoxikations- und Entzugssyndrome stützen sich wesentlich auf das DSM-IV.).

Störungen durch Alkohol (F10)

Bei akuter Alkoholintoxikation kommt es zu affektiver Enthemmung, Aggressivität und Affektlabilität, Stand- und Gangunsicherheit und verwaschener Sprache, bei sehr hohen Blutspiegeln zu Sedierung und Bewusstseinsstörung bis hin zum Koma.

Beim Alkoholentzugssyndrom können vegetative Hyperaktivität, Tremor, Schlaflosigkeit, Übelkeit und Erbrechen, flüchtige visuelle, taktile oder akustische Halluzinationen oder Illusionen, psychomotorische Agitiertheit, Angst und Grand-mal-Anfälle auftreten.

Störungen durch Opioide (F11)

Hierzu gehören natürliche (z.B. Morphin, Codein) und halbsynthetische (z.B. Heroin) Opiate und synthetische Opioide mit morphinähnlicher Wirkung (z.B. Methadon, Fentanyl). Auch Medikamente wie Pentazocin und Buprenorphin, die opiatagonistische sowie -antagonistische Effekte aufweisen, gehören zu dieser Klasse, da ihre agonistischen Eigenschaften zu opiatähnlichen Wirkungen führen.

Eine Intoxikation mit Opioiden führt zu anfänglicher Euphorie, zu Apathie, Dysphorie, psychomotorischer Erregung oder Hemmung und beeinträchtigtem Urteilsvermögen. Somatische Begleiterscheinungen sind Miosis (oder Pupillendilatation infolge Anoxie bei schwerer Überdosierung), verwaschene Sprache, Beeinträchtigungen von Aufmerksamkeit und Gedächtnis, Schläfrigkeit bis hin zum Koma und Atemlähmung.

Beim Opioidentzugssyndrom tritt ein intensives Verlangen nach Opioiden auf, weiterhin dysphorische Verstimmung, Unruhe und Irritierbarkeit, unruhiger Schlaf, außerdem physische Beschwerden wie Rhinorrhoe, Niesen, Tränenfluss, „Gänsehaut", Muskelschmerzen oder -krämpfe, abdominelle Krämpfe, Übelkeit und Erbrechen, Diarrhö, Mydriasis, Fieber, Tachykardie oder Hypertonie.

Störungen durch Cannabinoide (F12)

Eine Cannabisintoxikation beginnt in der Regel mit einem Hochgefühl, gefolgt von unangemessenem Lachen und Gefühlen von Großartigkeit, Sedierung und Lethargie, Beeinträchtigungen von Reaktionsgeschwindigkeit, Kurzzeitgedächtnis und Urteilsvermögen, verlangsamtem Zeiterleben. Manchmal kommt es zu Dysphorie, Angst, Misstrauen und paranoiden Vorstellungen. Bei höherer Dosis können auch akustische, optische oder taktile Illusionen oder Halluzinationen bei erhaltener Orientierung, Depersonalisation und Derealisation sowie eine drogeninduzierte Psychose auftreten. Somatische Symptome einer akuten Cannabisintoxikation sind Augenrötung, Appetitsteigerung, Mundtrockenheit und Tachykardie.

Eine Cannabisentzugssymptomatik manifestiert sich in starkem Verlangen nach erneuter Einnahme von Cannabis, Unruhe, Reizbarkeit, Aggressivität, Schlaflosigkeit, Träume mit ungewöhnlichen Inhalten („strange dreams"), Appetitminderung und Gewichtsverlust [Budney et al. 2004].

Störungen durch Sedativa oder Hypnotika (F13)

Die Symptome einer Intoxikation mit Sedativa oder Hypnotika sind denen einer Alkoholintoxikation (s.o.) sehr ähnlich. Auch das Sedativa-/Hypnotika-Entzugssyndrom ähnelt dem Alkoholentzugssyndrom (s.o.). Hier können auch im Kindes- und Jugendalter delirante Symptome auftreten.

Störungen durch Kokain (F14)

Die Einnahme von Kokain führt zu Euphorie, gesteigerter Energie und Vigilanz, grandiosen Überzeugungen oder Aktionen, aber auch Aggressivität und Affektlabilität. Es können repetitives und stereotypes Verhalten, akustische, optische oder taktile Illusionen oder Halluzinationen bei erhaltener Orientierung sowie paranoide Vorstellungen auftreten. Mit Abklingen der Wirkung kommt es zu Erschöpfung und depressiver Verstimmung. Somatische Symptome einer Intoxikation sind Tachykardie (manchmal Bradykardie), kardiale Arrhythmie, Hypertonie (manchmal Hypotonie), Mydriasis, psychomotorische Unruhe (manchmal Verlangsamung), Schwitzen oder Frösteln, Übelkeit und Erbrechen, Muskelschwäche, Schmerzen in der Brust, zerebrale Krampfanfälle, Verwirrtheit und Koma.

Das Entzugssyndrom ist gekennzeichnet durch die Entwicklung einer dysphorischen und depressiven Stimmung bis hin zu Suizidalität, begleitet von starker Müdigkeit und

Ermattung, lebhaften und unangenehmen Träume, Insomnie oder Hypersomnie, Appetitsteigerung und Agitiertheit, seltener psychomotorische Verlangsamung.

Störungen durch andere Stimulanzien (F15)
Eine Intoxikation mit Stimulanzien (u.a. Amphetaminen, Ecstasy) hat sehr ähnliche psychische, Verhaltens- und somatische Effekte wie eine Kokainintoxikation, Stimulanzien weisen jedoch eine längere Wirkungsdauer und stärkere periphere sympathomimetische Effekte auf. Besonders das Rauchen hoher Dosen Amphetamin (z.B. „ice", eine besonders reine Form des Metamphetamins), das „Sniefen" von Crystal oder die intravenöse Applikation kann mit äußerst aggressivem und gewalttätigem Verhalten einhergehen. Es können auch zeitweilige starke Angst und Verwirrung, paranoide Vorstellungen und psychotische Episoden („Speedfilm") auftreten.

Das Entzugssyndrom ist sehr ähnlich wie bei Kokainentzug (s.o.).

Störungen durch Halluzinogene (F16)
Bei den Halluzinogenen handelt es sich um eine inhomogene Gruppe von Substanzen, zu der auch LSD gehört; einige Autoren zählen auch Ecstasy dazu.

Psychische Effekte von Ecstasy (Methylen-Dioxy-Methyl-Amphetamin MDMA, häufig gemischt mit weiteren Substanzen) sind Euphorie und ein Gefühl der Nähe zu anderen Menschen, außerdem stimulierende Effekte (gesteigerte Energie, Überwachheit und Hyperaktivität) und halluzinogene Effekte (akustische, optische oder taktile Illusionen oder Halluzinationen, Depersonalisation und Derealisation, paranoide Vorstellungen und Beziehungsideen), manchmal auch dysphorisch-ängstliche Reaktionen. Überwiegend sympathikoton vermittelte somatische Symptome sind Tachykardie, Hypertonie, Mydriasis, Schwitzen oder Frösteln, Tremor und Verschwommensehen. Es können Muskelkrämpfe, Rhabdomyolyse, Hyperthermie, Herzrhythmusstörungen, akutes Leber- oder Nierenversagen, epileptische Anfälle und intrakranielle Blutungen auftreten. Nach Abklingen der Ecstasy-Wirkung kann es zu tagelanger depressiver Verstimmung, Ängstlichkeit, Reizbarkeit, Kopfschmerzen, Schlafstörungen und Gedächtnisstörungen kommen; auch ein Persistieren der psychischen Störungen ist beschrieben.

LSD (*L*ysergs*ä*ure*d*iethylamid) führt zu einem qualitativ veränderten Bewusstseinszustand mit verändertem Erleben von Zeit, Umwelt und der eigenen Person, verändertem affektiven Erleben (Glücksgefühle, Traurigkeit oder Angst), akustischen, optischen oder taktilen Illusionen oder Halluzinationen, Beziehungserleben und paranoide Vorstellungen bis hin zu „Horrortrips" mit erheblichen selbst- und fremdgefährdenden Fehlhandlungen. Diese sind diagnostisch abzugrenzen von „Flashbacks", episodisch auftretenden Nachhallzuständen (F16.70) mit veränderter Wahrnehmung von häufig sehr kurzer Dauer (Sekunden bis Minuten), die weit über das Ende der Substanzeinnahme hinaus auftreten können. Somatische Begleiteffekte sind bei den klassischen Halluzinogenen relativ gering ausgeprägt.

Atypische Halluzinogene sind die Alkaloide (u.a. Atropin, Scopolamin, z.B. in Tollkirsche, Engelstrompete, Stechapfel). Ihre Einnahme führt zu Schlaflosigkeit, Zittern, Angst, Bewusstseinstrübung, Verwirrtheit und lebhaften Halluzinationen, die auch mit ausgeprägten aggressiven Erregungszuständen einhergehen können. Somatisches Leitsymptom ist eine passagere Mydriasis, weitere anticholinerge Effekte sind Trockenheit von Schleimhäuten und Haut, Gesichtsrötung, Heiserkeit, Harnverhalt, Tachykardie, Herzrhythmusstörungen, Kammerflimmern, Herz-Kreislauf-Versagen und anticholinerges Delir. Epileptische Anfälle können auftreten, bei Überwiegen der Scopolaminwirkung ist Sedierung bis hin zum Koma und Atemlähmung möglich. In Abhängigkeit von Substanz, Applikationsweg und Menge kann die Wirkung bis zu einigen Tagen anhalten.

Umschriebene Entzugssyndrome sind bei den genannten Substanzen nicht bekannt.

Störungen durch Tabak (F17)
Ein signifikanter Teil der jugendlichen Raucher erfüllt die diagnostischen Kriterien der Tabakabhängigkeit [O'Loughlin et al. 2003].

Das Tabakentzugssyndrom ist gekennzeichnet durch dysphorische oder depressive Verstimmung, Schlafstörungen, Reizbarkeit, Nervosität, Aggressivität, Unruhe, verminderte Konzentrationsfähigkeit, Appetitsteigerung und Gewichtszunahme. Die Entzugssymptomatik tabakabhängiger Jugendlicher ist hinsichtlich Art und Schweregrad der von tabakabhängigen Erwachsenen vergleichbar [Riedel et al. 2003].

Störungen durch flüchtige Lösungsmittel (F18)
Bei der Inhalation von Lösungsmitteln („Schnüffelstoffe") kommt es zu Euphorie, Streitlust und körperlich aggressivem Verhalten, Apathie, Affektlabilität und beeinträchtigter Urteilsfähigkeit, bei höherer Konzentration können ausgeprägte Halluzinationen auftreten. Der Rausch hält einige Minuten nach der Inhalation an, bei wiederholten Inhalationen sind jedoch stundenlange Rauschzustände mit der Gefahr erheblicher Fehleinschätzungen und -handlungen möglich. Körperliche Symptome sind Schwindel, Gang- und Standunsicherheit, undeutliche Sprache, Reflexabschwächung (auch des Würgereflexes), Tremor, Muskelschwäche, verschwommenes Sehen oder Doppelbilder, Stupor oder Koma. Auch Nasenbluten, Husten, Dyspnoe, Übelkeit und Erbrechen können auftreten, und es sind Todesfälle durch Ersticken, Atemlähmung oder akute Herzrhythmusstörungen beschrieben.

Länger anhaltender Gebrauch führt zu einer hohen Rate von Organschädigungen, u.a. von Leber, Niere und Nervensystem (toxische Neuromyelopathie, Enzephalopathie, organische Persönlichkeitsveränderung). Es kann auch bei jüngeren Kindern zu einer ausgeprägten Abhängigkeit von flüchtigen Lösungsmitteln kommen. Ein umschriebenes Entzugssyndrom ist nicht bekannt.

Störungen durch multiplen Substanzgebrauch und Konsum sonstiger psychotroper Substanzen (F19)
Bei Konsumenten, die mehrere Substanzen zu sich nehmen, sollte die Diagnose möglichst nach dem wichtigsten Stoff oder der wichtigsten Stoffgruppe gestellt werden, üblicherweise nach der Substanz oder Substanzklasse, welche die gegenwärtige Störung hervorgerufen hat. In Zweifelsfällen soll der Stoff oder die Stoffgruppe kodiert werden, die am häufigsten missbraucht wird, besonders in Fällen von ständigem oder täglichem Gebrauch. Nur wenn die Substanzaufnahme chaotisch und wahllos verläuft oder wenn Bestandteile verschiedener Substanzen untrennbar vermischt sind, ist die Kodierung F19 (Störungen durch multiplen Substanzgebrauch) zu wählen.

Weiterhin soll diese Kategorie auch dann verwendet werden, wenn sonstige psychotrope Substanzen konsumiert werden, die nicht unter die o.g. Subgruppen subsumiert werden können.

1.5 Ausschlussdiagnose

Für Entzugssyndrom mit Delir (F1x.4): Delir, nicht alkohol- oder substanzbedingt (F05).

2 Störungsspezifische Diagnostik

2.1 Symptomatik

Exploration des Patienten und seiner Eltern (getrennt und zusammen, evtl. zusätzlich andere Familienmitglieder)
Kinder und Jugendliche neigen dazu, ihr Konsumverhalten zu bagatellisieren, und die Eltern sind oft nicht über das volle Ausmaß der Problematik informiert. Es muss eine differenzierte Analyse des Suchtverhaltens erfolgen. Zu explorieren sind:
- Alle konsumierten Substanzen mit Beginn des Konsums sowie des regelmäßigen Konsums, Konsumfrequenz, -dauer und -intensität, Konsumgewohnheiten
- Subjektiv erlebte, erwünschte und unerwünschte Substanzwirkungen, bisher erlebte Entzugssymptomatik
- Intensität der Beschäftigung mit dem Substanzkonsum, Vernachlässigung früherer Freunde und Hobbys zugunsten von Substanzbeschaffung und -konsum
- Vergesellschaftung mit Alkohol und Drogen konsumierenden und/oder dissozialen Jugendlichen
- Bisherige negative Konsequenzen des Substanzkonsums in familiärer, schulischer und psychosozialer Hinsicht
- Kriminelle Aktivitäten, z.B. Diebstähle, Dealen
- Bisherige Strafen wegen Verstoßes gegen das Betäubungsmittelgesetz (BtMG), Eigentumsdelikten oder aggressiven Gewalthandlungen im Zusammenhang mit Substanzkonsum
- Körperliche Entgiftungen und Entwöhnungen, Abstinenzphasen
- Therapieauflagen seitens der Schule, von den Eltern selbst oder durch Gerichtsbeschluss
- Riskantes Sexualverhalten (ungeschützter Sexualverkehr, Promiskuität, Prostitution)
- Erhöhte Impulsivität
- „Sensation seeking"
- Motivation zur Konsumreduktion oder Abstinenz
- Ressourcen des Kindes/Jugendlichen.

Einholen von Informationen aus der Schule (mit Einverständnis der Eltern!)
- Aktueller Leistungsstand
- Entwicklung der Leistungen (Leistungsknick?)
- Fehlzeiten (entschuldigt und unentschuldigt)
- Auffälliges Verhalten in der Schule (Übermüdung, Verlangsamung, Geistesabwesenheit im Unterricht, inadäquater Affekt, ungewöhnliche affektive Ausbrüche)
- Vergesellschaftung mit bereits als delinquent bekannten Jugendlichen.

Einholen von Informationen von Vorbehandlern und/oder Jugendamt
Nur bei dringendem Verdacht auf das Vorliegen einer Kindeswohlgefährdung darf dies ohne Schweigepflichtentbindung durch die Sorgeberechtigen erfolgen!

2.2 Störungsspezifische Entwicklungsgeschichte

- Pränatale und Geburtsanamnese (auch mütterlicher Nikotin-, Alkohol- oder Drogenmissbrauch)
- Medizinische Anamnese, insbesondere ZNS-Beeinträchtigungen bzw. -Störungen (z.B. Anfallsleiden, Schädel-Hirn-Traumata, zerebrale Infektionen)
- Einnahme von (medizinisch indizierten) Medikamenten
- Allgemeiner Entwicklungsverlauf inkl. Schul- und Ausbildungskarriere, Klassen- und Schulwechsel, bisherige Schulabschlüsse, höchstes erreichtes Funktionsniveau

- Soziale Fertigkeiten und soziale Integration
- Vorgeschichte bzgl. körperlichen und/oder sexuellen Missbrauches, Viktimisierung durch Gleichaltrige
- Vorgeschichte bzgl. Stieffamilienstatus, Adoptionen, Unterbringung in Pflegefamilien oder Einrichtungen der Jugendhilfe.

2.3 Psychiatrische Komorbidität und Begleitstörungen

- Organische psychische Störungen (F0)
- Schizophrene Psychosen (F2)
- Manische und bipolare Störungen (F30, F31)
- Depressive Störungen (F32, F33)
- Angststörungen (F40, F41)
- Anpassungsstörungen und posttraumatische Belastungsstörung (F43)
- Essstörungen, v.a. Bulimia nervosa (F50)
- Emotional instabile Persönlichkeitsstörung (F60.3)
- Impulskontrollstörungen (F63)
- Aufmerksamkeitsdefizit-/Hyperaktivitätsstörung (F90)
- Störungen des Sozialverhaltens (F91, F92)
- Suizidalität und parasuizidale Verhaltensweisen
- Umschriebene Entwicklungsstörungen (F80–F83; MAS-Achse II)
- Intelligenzminderung (F7; MAS-Achse III).

2.4 Störungsrelevante Rahmenbedingungen

- Umgang mit Zigaretten, Alkohol, Drogen und Medikamenten in der Familie
- Psychische Störungen in der Familie (einschließlich Störungen durch psychotrope Substanzen)
- Innerfamiliäre Beziehungen und Kommunikationsstil
- Ressourcen und Bewältigungsmechanismen in der Familie
- Vernachlässigung, Missbrauch oder Misshandlung
- Armut oder Verwahrlosung im direkten Wohnumfeld
- Einstellungen im Freundeskreis des Jugendlichen zu Zigaretten, Alkohol, Drogen und Substanzgebrauch
- Wichtigste Bezugsperson des betroffenen Jugendlichen, die sein Vertrauen genießt und durch die er ggf. erreicht werden kann.

2.5 Apparative, Labor- und Testdiagnostik

Körperliche Untersuchung
- Allgemeinzustand (Kleidung, äußeres Erscheinungsbild, Zahnstatus, Einstichstellen, gerötete Augen, vegetative Funktionen; auf Misshandlungszeichen achten)
- Infektionen, Scabies, Läuse
- Neurologische Untersuchung

Bei Verdacht auf Drogenabhängigkeit ist auf die folgenden Merkmale zu achten:
- Pupillen: Miosis (bei Intoxikation mit Opiaten), Mydriasis (Kokain, Amphetamine, Alkaloide, Opiatentzug)
- Haut: Hautkolorit, Einstichstellen, Spritzenabszesse, Thrombophlebitis
- Nase: Ulzerationen, Rhinorrhoe
- Koordination: Gangstörung, FNV (akute Intoxikation)
- Herz: Rhythmusstörungen (Amphetamine, Ecstasy, Kokain).

Nachweismöglichkeiten einzelner Substanzen
- Alkohol wird über die Atemalkoholkonzentration (AAK) und die Blutalkoholkonzentration (BAK) nachgewiesen, die Höhe der Intoxikation wird in Promille angegeben.

- Illegale Drogen (u.a. Cannabis, Amphetamine, Ecstasy, Kokain, Heroin, Methadon, Codein) und Hypnotika/Sedativa (Benzodiazepine, Barbiturate) werden üblicherweise im Urin nachgewiesen. Schnelltests ermöglichen einen raschen qualitativen oder semiquantitativen Nachweis. Sensitiver und spezifischer ist die Gaschromatographie-Massenspektrometrie (GC-MS).
- Der Zeitraum der Nachweisbarkeit ist von Substanz zu Substanz sehr unterschiedlich und hängt u.a. von der konsumierten Menge, aber auch vom Labor und den verwendeten Methoden ab.
- Beachte: Verfälschung der Probe durch den Probanden möglich! (Austauschen, Verdünnen, auch durch vermehrtes Trinken und/oder Einnahme eines Diuretikums)
- Ein positives Ergebnis weist auf einen Konsum der entsprechenden Substanz hin, erlaubt jedoch keine Aussage über einen schädlichen Gebrauch oder gar eine Abhängigkeit. Ein negatives Ergebnis schließt weder Konsum, schädlichen Gebrauch noch Substanzabhängigkeit aus.
- Neu entwickelte Designerdrogen, Schnüffelstoffe und pflanzliche Substanzen lassen sich mit gebräuchlichen laborchemischen Tests unter Umständen gar nicht nachweisen.

Nachweis eines längerfristigen Konsums
- Bei einem längerfristigen Alkoholkonsum können Gammaglutamyltransferase (GGT), Carbodefizientes Transferrin (CDT) oder mittleres korpuskuläres Volumen (MCV) erhöht sein, aber bei vielen Jugendlichen sind diese Parameter auch bei exzessivem Konsum unauffällig.
- Spezifische Parameter für einen längerfristigen Drogen- oder Medikamentenkonsum sind nicht bekannt.

Somatische Diagnostik
- Labor: Leberfunktionsparameter (GGT, ASAT, ALAT), Gesamteiweiß, Albumin, Gerinnung (Quick, PTT), Bilirubin, Blutbild (inkl. MCV), BSG, CDT, Hepatitisserologie inkl. Hepatitis C, HIV-Test (mit Einverständnis des Patienten und/oder seiner Sorgeberechtigen)
- Bei klinischen Hinweisen: gastroenterologische, kardiologische und/oder pulmonologische Diagnostik
- Bei klinischen Hinweisen: EEG (medikamentös-toxische Veränderungen, entzündliche Veränderungen, Herdbefunde)
- Bei klinischen Hinweisen: CT oder MRI des Gehirns.

Testpsychologische Diagnostik
- Standardfragebogen für Eltern/Lehrer bezüglich des Verhaltens des Kindes/Jugendlichen, eventuell Selbsteinschätzung des Kindes/Jugendlichen (z.B. YSR)
- Bestimmung des Intelligenzniveaus, bei entsprechenden Hinweisen auch Testdiagnostik bezüglich Teilleistungsstörungen der Sprache und/oder der schulischen Fertigkeiten
- Neuropsychologische Funktionen (in der Regel erst nach einem alkohol- bzw. drogenfreien Intervall)
- Selbstbeurteilungs-Instrumente, z.B.
  - Fagerström-Test for Nikotinabhängigkeit (FTNA)
  - Lübecker Alkoholabhängigkeits- und -missbrauchs-Screening-Test (LAST).

2.6 Weitergehende Diagnostik und Differenzialdiagnostik

Der Ausschluss von Differenzialdiagnosen folgt dem Entscheidungsbaum in Abbildung 4.

Besondere diagnostische Schwierigkeiten ergeben sich bei Vorliegen psychotischer Symptome. Die Diagnose eines psychotischen Zustandes sollte nicht allein aufgrund von Wahrnehmungsstörungen und Halluzinationen gestellt werden, wenn Substanzen mit primär halluzinogenen Effekten wie LSD, Meskalin oder auch Cannabis in hoher Dosierung konsumiert wurden. Auch unter der Einnahme von Alkaloiden, z.B. aus Tollkirsche (Atropa belladonna), Stechapfel (Datura) oder Engelstrompete (Brugmansia), können lebhafte Halluzinationen auftreten, die bis zu 3 Tagen anhalten können. In solchen Fällen muss die Diagnose einer akuten Intoxikation (F1x.0) erwogen werden. Andererseits kann durch Drogenkonsum ein psychotischer Zustand induziert werden, der über die Dauer der akuten Drogenwirkung hinaus anhält. Differenzialdiagnostisch müssen weiterhin Prodromal- und Frühsymptome beginnender schizophrener und schizoaffektiver Erkrankungen besonders beachtet werden, wobei auch Komorbidität vorliegen kann, da schizophren erkrankte Patienten mit erhöhter Wahrscheinlichkeit psychotrope Substanzen konsumieren.

Besonderer Hinweis: Die ungünstige Beeinflussung des Verlaufs einer schizophrenen Erkrankung durch fortgesetzten Substanzmissbrauch ist sehr wahrscheinlich. Von besonderer klinischer Bedeutung ist hier Cannabis, dem eine eigenständige ätiologische Rolle in der Pathogenese der Schizophrenie zukommen könnte [Arseneault et al. 2004, Smit et al. 2004].

2.7 Entbehrliche Diagnostik

Der Nachweis von konsumierten Substanzen in Speichel, Schweiß oder mittels Haaranalyse dient hauptsächlich forensischen Fragestellungen.

3 Multiaxiale Bewertung

3.1 Identifizierung der Leitsymptome

Siehe Kapitel 1.2, Kapitel 1.4 und Abbildung 3.

3.2 Identifizierung weiterer Symptome und Belastungen

- Bestehen spezifische Entwicklungsstörungen (MAS-Achse II) vor allem im Bereich der Sprache, der Schriftsprache oder des Rechnens?
- Besteht eine Intelligenzminderung (MAS-Achse III)?
- Bestehen somatische Bedingungen/Erkrankungen (MAS-Achse IV), die einen Substanzmissbrauch begünstigen (z.B. hirnorganische Beeinträchtigungen), oder als Folge des Konsums psychotroper Substanzen (Hepatitis, HIV, hirnorganische Störungen)?
- Bestehen psychosoziale Belastungsfaktoren (MAS-Achse V), die Substanzmissbrauch begünstigen?
- Welches psychosoziale Funktionsniveau (MAS-Achse VI) besteht aktuell bei dem Kind/Jugendlichen?

3.3 Differenzialdiagnosen und Hierarchie des diagnostischen und therapeutischen Vorgehens

Siehe Abbildungen 4 und 6.

3 Multiaxiale Bewertung

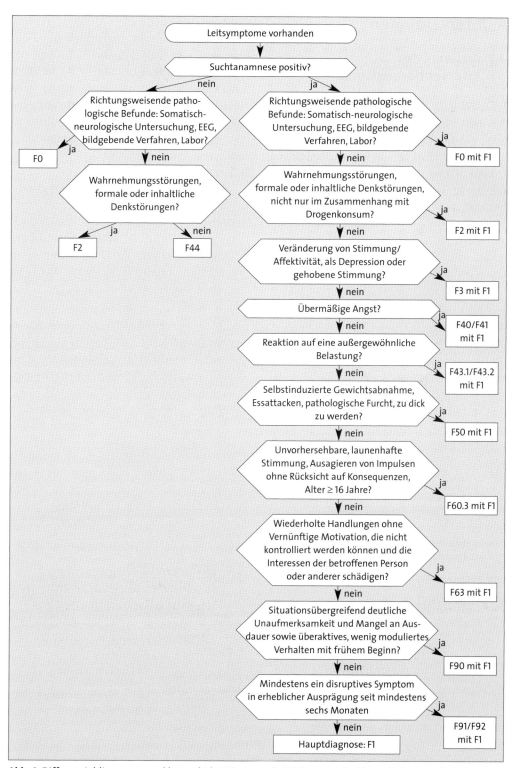

Abb. 4: Differenzialdiagnosen und komorbide Störungen bei Störungen durch psychotrope Substanzen

4 Interventionen

4.1 Auswahl des Interventionssettings

In Abbildung 5 wird der Algorithmus zur Auswahl des geeigneten Interventionssettings dargestellt.

Grundsätzlich ist das am wenigsten restriktive Setting zu wählen, in dem eine hinreichende Sicherheit und Effektivität der Behandlung gewährleistet werden kann [AACAP 2005]. Dies betrifft zunächst die physische Sicherheit des Jugendlichen selbst (akute somatische Gefährdung, psychiatrisch bedingte Eigengefährdung) und dritter Personen (psychiatrisch bedingte Fremdgefährdung durch den Jugendlichen). Liegt hingegen eine ausschließlich dissozial begründete Fremdgefährdung (z.B. Beschaffungskriminalität) ohne einen akuten psychiatrischen Interventionsbedarf vor, besteht keine Indikation für die Aufnahme in einer jugendpsychiatrischen Einrichtung, sondern es sind Jugendamt bzw. Polizei hinzuzuziehen.

Wenn keine Notwendigkeit zu einer akuten stationären Aufnahme aufgrund einer somatischen oder psychiatrischen Indikation besteht, ist für die weitere Auswahl des Interventionssettings Art und Schweregrad der Substanzabhängigkeit maßgeblich (Art

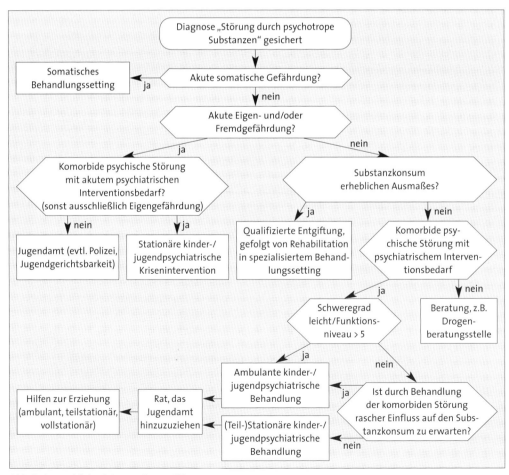

Abb. 5: Auswahl des Interventionssettings

und Menge der konsumierten Substanzen, Gefahr einer signifikanten Entzugssymptomatik, frühere Behandlungsmisserfolge in einem weniger restriktiven Setting). Erforderlichenfalls sollte die Entgiftung als stationäre qualifizierte Entzugsbehandlung durchgeführt werden, gefolgt von einer Rehabilitation in einer Einrichtung für Jugendliche mit Substanzabhängigkeit. Auch hierbei ist jedoch eine möglicherweise vorliegende komorbide jugendpsychiatrische Störung (Doppeldiagnose) zu berücksichtigen. Wenn eine solche komorbide kinder- und jugendpsychiatrische Störung im Rahmen der Entzugsbehandlung nicht remittiert, sind zusätzliche psychotherapeutische Behandlungsansätze, eventuell auch die Gabe von Psychopharmaka, in Betracht zu ziehen.

Ist der Substanzkonsum im Vergleich zum Vorliegen einer anderen jugendpsychiatrischen Störung untergeordnet, bestimmt deren Schweregrad, ob eine ambulante oder eine (teil-) stationäre jugendpsychiatrische Behandlung erfolgen sollte; in deren Rahmen allerdings sollten auch hinsichtlich der Problematik des Substanzkonsums angemessene Interventionen durchgeführt werden.

Jugendliche ohne signifikante psychiatrische Symptomatik, die sporadischen Probierkonsum „weicher" Drogen betreiben, bedürfen in der Regel keiner jugendpsychiatrischen Behandlung, sondern können in Beratungskontexten der Sucht- und Jugendhilfe betreut werden.

4.2 Hierarchie der Behandlungsentscheidung und Beratung

Wichtige allgemeine Grundsätze der Behandlung von jugendlichen Patienten mit einer Störung durch psychotrope Substanzen werden nachfolgend dargestellt [s. auch AACAP 2005]:

- Primäres Behandlungsziel bei Kindern und Jugendlichen ist das Erreichen und Aufrechterhalten von Abstinenz. Vertretbare Zwischenziele können jedoch sein: Verringerung des Substanzkonsums und sich daraus ergebender negativer Folgen, Verringerung von Rückfallhäufigkeit und -schwere, Verbesserung des Funktionsniveaus des Jugendlichen.
- Gelingt es einem Patienten nicht, Einsicht in seine Abhängigkeitsproblematik zu gewinnen, so stellt es ein wichtiges Therapieziel dar, Problemeinsicht und die Motivation zu einer weiterführenden Behandlung zu bewirken.
- Hohe Eigenmotivation ist jedoch keine Voraussetzung für die Effektivität einer Behandlung, denn auch Sanktionen durch wichtige Bezugspersonen oder juristische Auflagen können den Behandlungserfolg signifikant erhöhen.
- Ein qualifizierter Entzug ist nur **ein** Bestandteil einer effektiven Behandlung, welcher von weiteren Interventionen begleitet und gefolgt werden muss.
- Da es häufig zu Therapieabbrüchen kommt und die Behandlungsdauer mit dem Therapieerfolg positiv korreliert, sind Maßnahmen zur Verminderung der Dropout-Wahrscheinlichkeit sowie schnelle Wiederaufnahme von hoher Bedeutung.
- Verhaltensorientierte Interventionen sind unverzichtbare Komponenten jedes Behandlungsprogramms.
- Familientherapeutische Interventionen sind ein außerordentlich wichtiger Bestandteil der Behandlung von substanzabhängigen Jugendlichen.
- Die Wirksamkeit der Behandlung muss wiederholt durch objektive Befunde, in der Regel mittels Urinkontrollen, überprüft werden. Bereits im Vorfeld sind im Rahmen der Entwicklung des Behandlungsplans verbindliche Absprachen zu treffen, welche Konsequenzen ein positiver Testbefund nach sich zöge.
- Die Zusammenarbeit mit sozialen Diensten, Schule und Jugendamt ist zur Ent-

wicklung von weiteren Lebensperspektiven für den Jugendlichen von hoher Bedeutung.
◢ Zum Erreichen von dauerhafter Abstinenz ist der Aufbau eines substanzfreien Lebensstils mit Beziehungen zu prosozialen, abstinenten Jugendlichen und der Entwicklung geeigneter Freizeitaktivitäten von hoher Bedeutung.

Vor der Störung durch psychotrope Substanzen behandeln: Suizidalität
Bei komorbiden psychiatrischen Störungen: Wenn nicht durch Entgiftung ausreichend behandelt, Abwägung des Behandlungsbedarfs. Bei signifikanter komorbider psychiatrischer Störung: gleichzeitige Behandlung beider Störungen.

4.3 Besonderheiten bei ambulanter Behandlung

Verhaltens- und psychotherapeutische Interventionen sind in jedem Interventionssetting (ambulant, teilstationär, vollstationär) und jedem Interventionskontext (Kinder- und Jugendpsychiatrie, Suchthilfe, Jugendhilfe) unverzichtbar (s. Abb. 6).
Die nachfolgenden Basisinterventionen überschneiden sich zum Teil, werden aber separat aufgeführt, weil sie sich in ihrem jeweiligen spezifischen Fokus unterscheiden:
◢ Psychoedukation (Patient, Eltern)
◢ Motivierende Gesprächsführung („motivational interviewing"):
– Durch diese nicht konfrontative Kurzintervention zur Erhöhung der Veränderungsbereitschaft konnten bei Jugendlichen signifikante Verminderungen des Konsums von Tabak [II; Hollis et al. 2005], Alkohol (I) und Cannabis [II; McCambridge, Strang 2004] sowie von substanzkonsumassoziierten schädigenden Verhaltensweisen erzielt werden, und zwar insbesondere bei Probanden mit höherem Substanzkonsum und mit geringerer Veränderungsbereitschaft [I; O'Leary Tevyaw, Monti 2004]. Somit sollte diese Intervention bei jedem Jugendlichen, der Substanzkonsum betreibt, zum Einsatz kommen.
◢ Interventionen zur Schadensminimierung („harm reduction") bezüglich des Substanzkonsums – insbesondere dann, wenn Abstinenz nicht kurzfristig realisierbar erscheint, – und damit im Zusammenhang stehenden Risikoverhaltens, z.B. Unterlassen von gefährlichen Aktivitäten im intoxikierten Zustand, Verminderung des Risikos von Infektionskrankheiten, u.a. durch Safer Sex [II; St. Lawrence et al. 2002].

Familientherapeutische Interventionen sind in der Behandlung von Kindern und Jugendlichen mit Substanzabusus und -abhängigkeit unverzichtbar [AACAP 2005]. Familientherapie ist effektiver als Einzeltherapie, Gruppentherapie und familienbezogene Psychoedukation [I; Stanton, Shadish 1997]. Am besten evaluiert sind verhaltens- und problemlösungsorientierte Behandlungsansätze. Wichtige Therapieziele sind:
◢ Psychoedukation
◢ Erhöhung von Therapiemotivation und Mitarbeit aller Familienmitglieder
◢ Förderung konsistenten elterlichen Erziehungsverhaltens und Monitoring der Aktivitäten des Jugendlichen
◢ Anwendung kontingenter negativer Konsequenzen bei Substanzkonsum des Jugendlichen
◢ Erhöhung der Problem- und Konfliktlösungsfähigkeiten der Familienmitglieder und Verbesserung der innerfamiliären Kommunikation
◢ (Vermitteln von) Interventionen für signifikante Probleme anderer Familienmitglieder.

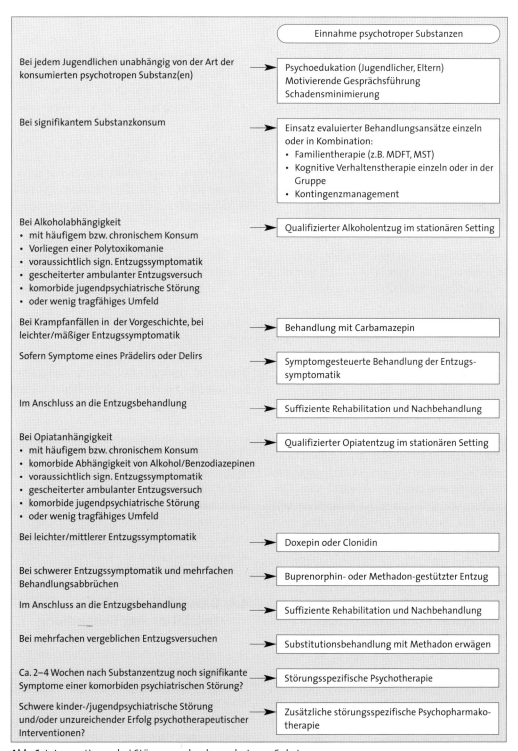

Abb. 6: Interventionen bei Störungen durch psychotrope Substanzen

Die Wirksamkeit von Familientherapie wurde sowohl bezüglich des Konsums von Alkohol und Cannabis als auch von „harten" Drogen nachgewiesen [Liddle 2004].

Auch kognitiv-verhaltenstherapeutische Interventionen, einzeln oder in der Gruppe durchgeführt, weisen eine hohe Effektivität auf [I; Waldron, Kaminer 2004]. Ziele sind u.a.:
- Gewahrwerden von internen und externen Stimuli, die Substanzkonsum fördern
- Erkennen und Vermeiden von rückfallbegünstigenden Situationen sowie die Anwendung geeigneter Coping-Strategien
- Aufbau von Fertigkeiten, um sozialem Druck zum Substanzkonsum zu widerstehen
- Entwicklung von Strategien zum Umgang mit psychosozialen Belastungen, Triggern für Substanzkonsum und mit Rückfällen.

Eine Gruppenbehandlung bietet jedoch grundsätzlich die Gefahr ungünstiger gruppendynamischer Prozesse [Dishion et al. 1999]. Zur Vermeidung iatrogener Effekte sollten deswegen Kinder und Jugendliche mit gering ausgeprägtem Alkohol- bzw. Drogenkonsum nicht in einer Gruppe zusammen mit ausgeprägt dissozialen und substanzabhängigen Jugendlichen behandelt werden.

Eine Interventionsstrategie, die ergänzend zu anderen Behandlungsansätzen, z.B. Familientherapie oder kognitiver Verhaltenstherapie des Jugendlichen, eingesetzt werden kann, ist das Kontingenzmanagement. Durch an Abstinenz gekoppelte Belohnungen (z.B. Gutscheine, kleine Geldbeträge), in der Regel unter Nachweis durch objektive Befunde, kann die Drop-out-Rate gesenkt und abstinentes Verhalten gefördert werden [III; Kamon et al. 2005].

Voraussetzungen für eine ambulante Behandlung sind:

- Vorhandensein von Tagesstruktur und sozialen Beziehungen, die nicht durch Substanzkonsum bestimmt sind
- Fähigkeit zumindest zur kurzfristigen Abstinenz vor Beginn der Behandlung
- Mitwirkungsbereitschaft und Absprachefähigkeit.

Dennoch ist gerade bei Drogenabhängigen eine gewisse Unregelmäßigkeit zu konstatieren, die nicht zu einem vorzeitigen Behandlungsabbruch verleiten darf. Therapieverlauf und -erfolg müssen durch wiederholte, für den Patienten unvorhersehbare Urinkontrollen überprüft werden. Zu Beginn einer ambulanten Behandlung sollte definiert werden, unter welchen Bedingungen die Behandlung in einem stärker geschützten Setting (teilstationär oder vollstationär) fortgesetzt wird.

Wenn als einzige Störung eine Tabakabhängigkeit vorliegt, wird diese ambulant behandelt. Bei tabakabhängigen Jugendlichen (Konsum > 10 Zigaretten täglich) mit komorbiden externalisierenden Störungen war Nikotinpflaster deutlich wirksamer als Placebo (3-Monats-Abstinenz: 18% vs. 2,5%), wobei in beiden Bedingungen begleitend kognitive Verhaltenstherapie durchgeführt wurde [II; Moolchan et al. 2005]. Dagegen erwies sich Nikotinsubstitution ohne geeignete psychologische Interventionen bei Jugendlichen als wenig wirksam [Hurt et al. 2000].

4.4 Besonderheiten bei teilstationärer Behandlung

Eine teilstationäre Behandlung kann als Vorbereitung oder zur Verkürzung einer vollstationären Behandlung eingesetzt werden. Wichtig ist, einen möglichst kontinuierlichen Übergang zwischen den verschiedenen Behandlungssettings sicherzustellen.

4.5 Besonderheiten bei stationärer Behandlung

Bei signifikantem Substanzkonsum sollte aufgrund der spezifischen Konsummuster bei Jugendlichen (sehr häufig polyvalenter Gebrauch), der hohen Komorbidität mit psychiatrischen Störungen und der erheblichen Bedeutung familientherapeutischer und schulischer Interventionen die qualifizierte Entgiftung grundsätzlich in einer geeigneten vollstationären jugendpsychiatrischen Einrichtung durchgeführt werden.

Zu Beginn der Entzugsbehandlung ist ein umfassendes Drogenscreening erforderlich, da der nicht erkannte Konsum psychotroper Substanzen durch Intoxikations- oder Entzugssymptome zu einer Komplikation des Behandlungsverlaufes führen kann. Die positiv bestimmten sowie andere im Einzelfall relevante Parameter sind an für den Patienten nicht voraussehbaren Tagen so oft zu wiederholen, dass ein erneuter Substanzkonsum mit hoher Wahrscheinlichkeit entdeckt wird [Reymann et al. 2003].

Medikamentöse Behandlung einer Entzugssymptomatik
Eine signifikante Entzugssymptomatik im Jugendalter, die überwiegend bei Konsum illegaler Drogen, nur selten bei überhöhtem Alkoholkonsum auftritt, sollte in ähnlicher Weise wie bei Erwachsenen behandelt werden. Eine solche medikamentöse Verminderung der Entzugssymptomatik stellt keine Ultima Ratio, sondern eine Behandlung lege artis dar.

Während eines Alkoholentzuges kann Carbamazepin zur Anfallsprophylaxe sowie zur Verminderung einer leichten bis mäßigen Entzugssymptomatik eingesetzt werden. Zur Behandlung eines (unvollständigen) Alkoholentzugsdelirs hat sich die – in der Regel – orale Gabe von Clomethiazol (cave pulmonale Erkrankungen!) bewährt. Die bei lebensbedrohlichem Delir indizierte parenterale Gabe von Clomethiazol sollte nur auf einer Intensivstation durchgeführt werden.

Es gibt keinen empirischen Beleg dafür, dass durch das Vorenthalten einer medikamentösen Behandlung des Opiat-Entzugssyndroms (sog. kalter Entzug) die anschließende Distanzierung des Patienten vom Opiatkonsum gefördert oder gar die Motivation zu einer Entwöhnungsbehandlung gesteigert wird [Reymann et al. 2003]. Die Bereitschaft der Jugendlichen, sich nach einem Rückfall auf einen erneuten Abstinenzversuch einzulassen, ist wahrscheinlich höher, wenn ihnen der vorhergehende Entzug nicht als hochgradig aversiv in Erinnerung geblieben ist (V).

- Clonidin unterdrückt als $\alpha 2$-Agonist die im Opiatentzug auftretende noradrenerge Hyperaktivität und vermindert so vorwiegend die vegetative Entzugssymptomatik. Craving, Muskelschmerzen, psychomotorische Unruhe und Schlafstörungen werden weniger beeinflusst, als es bei einem opioidgestützten Entzug der Fall ist [Reymann et al. 2003].
- Doxepin wirkt im Vergleich zu Clonidin geringfügig stärker gegen Craving, depressive Verstimmung und Schlafstörungen, jedoch schwächer gegen die autonome Entzugssymptomatik. Eine gleichzeitige Behandlung mit Clonidin und Doxepin ist aufgrund der Potenzierung des hypotonen Effektes mit Kollapsneigung und der gegensätzlichen Wirkung am $\alpha 2$-Rezeptor nicht angezeigt [Reymann et al. 2003].

Beim opioidgestützten Entzug erfolgt die Pharmakotherapie der akuten Entzugssymptomatik durch die Umsetzung auf ein langwirksames Opiat, in der Regel Methadon, oder auch Buprenorphin. Hierdurch wird die Opioidentzugssymptomatik wirkungsvoll reduziert, Craving vermindert und die euphorisierende Wirkung von anderen Opiatagonisten blockiert. Unter gleichzeitiger Durchführung psychosozialer Interventionen erfolgt dann eine langsame Reduktion der Opiatdosis über mehrere Wochen bis zum vollständigen Absetzen der Opiatmedikation.

- Die Effektivität des methadongestützten Entzuges ist für Erwachsene inzwischen gut belegt, während für Jugendliche bislang kaum Evidenz vorliegt [IV; Hopfer et al. 2002]. Dieses Vorgehen ist inzwischen jedoch auch in Deutschland zur Behandlung von Jugendlichen etabliert.
- Im Opiatentzug bei Jugendlichen führte Buprenorphin (partieller µ-Agonist und κ-Antagonist) im Vergleich zu Clonidin zu einer niedrigeren Drop-out-Rate und einer viel höheren Abstinenzrate [II; Marsch et al. 2005], jeweils kombiniert mit intensiver Beratung und Belohnungen für die Aufrechterhaltung der Abstinenz.

Die Patienten müssen darüber informiert werden, dass sie sich aufgrund des Verlustes der Opiattoleranz durch den Entzug bei einem erneuten Konsum einem deutlichen erhöhten Risiko einer lebensbedrohlichen Überdosierung aussetzen [Reymann et al. 2003].

Substitutionsbehandlung
Im Gegensatz zur medikamentösen Behandlung des Opiat-Entzugssyndroms, auch in Form eines opiatgestützten Entzuges, stellt die Substitutionsbehandlung über einen längeren Zeitraum eine Ultima Ratio dar, die nur bei sehr wenigen, schwerstkranken Jugendlichen, u.a. auch mit erheblicher somatischer Morbidität, überhaupt in Frage kommt. Die Indikationsstellung durch Ärzte mit fundierter Erfahrung in der Behandlung von Suchterkrankungen bei Jugendlichen sollte äußerst restriktiv gehandhabt werden. Diese wird üblicherweise mit Methadon (V) oder auch mit Buprenorphin (V) durchgeführt.

Medikation zur Rückfallprävention
Zur Rückfallprävention nach einer Alkoholentzugsbehandlung haben Acamprosat und Naltrexon als „Anti-Craving-Substanzen" bei erwachsenen Patienten eine gute Wirksamkeit gezeigt. Für Jugendliche liegen bislang kaum Daten vor. In Einzelfällen kann ein individueller Heilversuch gerechtfertigt sein (V).

Nach abgeschlossenem Opiatentzug kann Naltrexon als lang wirksamer Opiat-Antagonist zur Aufrechterhaltung der Abstinenz eingesetzt werden. Die Datenlage bei Jugendlichen ist jedoch unzureichend.

Pharmakotherapie bei „Doppeldiagnose"
Wenn mit der Entzugsbehandlung allein bzw. mit geeigneten psychosozialen Interventionen keine Remission einer komorbiden psychiatrischen Symptomatik erreicht werden kann, sollte auch eine diesbezügliche Psychopharmakotherapie in Betracht gezogen werden.

Folgende Faktoren sprechen für die Durchführung einer Psychopharmakotherapie: Die psychiatrischen Symptome gingen dem Substanzmissbrauch voraus oder bestanden während längerer sicher abstinenter Zeiträume, die Familienanamnese für die betreffende psychiatrische Störung ist positiv. Oder: In der Vorgeschichte erfolgte bereits eine erfolgreiche psychopharmakologische Behandlung dieser Störung.

Hierbei sind nicht nur Medikamente mit Missbrauchspotenzial, sondern auch solche mit einer geringen therapeutischen Breite restriktiv einzusetzen, denn zum einen sind pharmakologische Interaktionen zwischen Medikament und missbräuchlich konsumierter/n Substanz/-en möglich, zum anderen erhöht Substanzmissbrauch das Risiko absichtlicher oder unabsichtlicher Überdosierung von Medikamenten. Hierbei ist es wichtig, Eltern bzw. Betreuungspersonen dabei zu unterstützen, klare Prozeduren für die Verabreichung und Kontrolle der Medikation zu etablieren.

Freiheitsentziehende Maßnahmen sind zum einen bei auf einer psychiatrischen Störung beruhenden akuten Selbst- und/oder Fremdgefährdung (nach den Landesunterbringungsgesetzen) erforderlich, zum anderen sind sie in Fällen mit erheblicher Gefährdung des Kindeswohls durch schweren Alkohol- oder Substanzmissbrauch oder -abhängigkeit indiziert. Die Eltern sind dann ggf. darin zu unterstützen, die ihnen zur Verfügung stehenden rechtlichen Mittel (§ 1631b BGB) auszuschöpfen und nötigenfalls eine kurzzeitig befristete stationäre Behandlung gegen den Willen des Betroffenen zu veranlassen.

Eine Nachbehandlung ist für die Stabilisierung des Behandlungserfolges sehr wichtig [Kaminer 1999]. Die Wahrscheinlichkeit eines Rückfalls ist innerhalb der ersten 3 Monate nach Abschluss der Behandlung am größten [Kaminer 1999]. Jugendliche mit komorbiden psychiatrischen Störungen, hoher psychosozialer Belastung, geringem Interesse an Schule bzw. Beruf, geringen sozialen Fertigkeiten und wenig aktiver Freizeitgestaltung und Jugendliche, bei denen keine Nachbehandlung erfolgt, sind am stärksten rückfallgefährdet [Kaminer 1999]. Im Rahmen der Behandlung sollte ein möglichst kontinuierlicher Übergang des Patienten in die Nachbehandlung sichergestellt werden.

Zur Wirksamkeit psychodynamischer Behandlungsansätze bei Kindern und Jugendlichen mit schädlichem Gebrauch bzw. Abhängigkeit von psychotropen Substanzen liegen keine kontrollierten Untersuchungen vor.

4.6 Jugendhilfe- und Rehabilitationsmaßnahmen

Die Rehabilitationsbehandlung schließt möglichst eng an die vorausgegangene Entzugsbehandlung an. Wichtige therapeutische Ziele sind die Festigung des Abstinenzwunsches mit der Erarbeitung entsprechender Strategien, die schulische bzw. berufliche Rehabilitation und die soziale (Re-)Integration.

Im Anschluss an eine kinder- und jugendpsychiatrische (teil-)stationäre Behandlung bzw. begleitend zu einer ambulanten Behandlung sollten geeignete Jugendhilfemaßnahmen in Betracht gezogen werden. Im Einzelfall kann es sich hierbei auch um eine geschlossene Unterbringung in einer vollstationären Einrichtung der Jugendhilfe im Anschluss an eine stationäre jugendpsychiatrische Behandlung handeln, z.B. bei Jugendlichen, die vorübergehend von spezifischen Umgebungen und damit einhergehenden Gefährdungen (z.B. Drogenmilieu, Prostitution) fern gehalten werden müssen.

4.7 Entbehrliche Therapiemaßnahmen

Entfällt.

5 Literatur

AACAP Official Action, Practice Parameter for the Assesment and Treatment of Children and Adolescents with Substance Use Disorders. J Am Acad Child Adolesc Psychiatry (2005), 44, 609–621

Arseneault L et al., Causal association between cannabis and psychosis: examination of the evidence. Br J Psychiatry (2004), 184, 110–117

Budney AJ et al., Review of the validity and significance of the cannabis withdrawal syndrome. Am J Psychiatry (2004), 161, 1967–1977

Dishion TJ, McCord J, Poulin F (1999) When interventions harm. Peer groups and problem behavior. Am Psychol (2000), 54, 755–764

Hollis JF et al., Teen Reach: Outcomes from a randomized, controlled trial of a tobacco reduction program for teens in primary medical care. Pediatrics (2005), 115, 981–989

Hopfer CJ et al., Adolescent heroin use: a review of the descriptive and treatment literature. J Subst Abuse Treat (2002), 23, 231–237

Hurt RD et al., Nicotine patch therapy in 101 adolescent smokers: efficacy, withdrawal symptom relief, and carbon monoxide and plasma cotinine levels. Arch Pediatr Adolesc Med (2000), 154, 31–37

Kaminer Y, Addictive disorders in adolescents. Psychiatr Clin North Am (1999), 22, 275–288

Kamon J, Budney A, Stanger C, A contingency management intervention for adolescent marijuana abuse and conduct problems. J Am Acad Child Adolesc Psychiatry (2005), 44, 513–521

Liddle HA, Family-based therapies for adolescent alcohol and drug use: research contributions and future research needs. Addiction (2004), 99 (Suppl. 2), 76–92

Marsch LA et al., Comparison of pharmacological treatments for opioid-dependent adolescents. Arch Gen Psychiatry (2005), 62, 1157–1164

McCambridge J, Strang J, The efficacy of single-session motivational interviewing in reducing drug consumption and perceptions of drug-related risk and harm among young people: Results from a multi-site cluster randomized trial. Addiction (2004) 99, 39–52

Moolchan ET et al., Safety and efficacy of the nicotine patch and gum for the treatment of adolescent tobacco addiction. Pediatrics (2005), 115, e 407–414

O'Loughlin J et al., Nicotine-dependence symptoms are associated with smoking frequency in adolescents. Am J Prev Med (2003), 25, 219–225

Reymann G et al. (2003) AWMF-Leitlinie: Akutbehandlung opioidbezogener Störungen

Riedel BW et al., Ethnic differences in smoking withdrawal effects among adolescents. Addict Behav (2003), 28, 129–140

Smit F, Bolier L, Cuijpers P, Cannabis use and the risk of later schizophrenia: a review. Addiction (2004), 99, 425–430

Stanton MD, Shadish WR, Outcome, attrition, and family-couples treatment for drug abuse: a meta-analysis and review of the controlled, comparative studies. Psychol Bull (1997), 122, 170–191

St Lawrence JS et al., Reducing STD and HIV risk behavior of substance-dependent adolescents: a randomized controlled trial. J Consult Clin Psychol (2002), 70, 1010–1021

Waldron HB, Kaminer Y, On the learning curve: the emerging evidence supporting cognitive-behavioral therapies for adolescent substance abuse. Addiction (2004), 99 (Suppl. 2), 93–105

Frühere Bearbeiter
G. Klosinski, T. Bader, M. Clauß, D. Felbel, J. Jungmann, M. Karle, H. Küfner, M. Laucht, K. Mann, G. Mundle, D. Stolle, F. Wienand

Jetzige Bearbeiter dieser Leitlinie
L. Baving, O. Bilke

Korrespondenzadresse
Prof. Dr. Dr. L. Baving
Zentrum für Integrative Psychiatrie –
ZIP gGmbH
Klinik für Kinder- und Jugendpsychiatrie
und -psychotherapie
Niemannsweg 147
24105 Kiel

Schizophrenie, schizotype und wahnhafte Störungen (F2)

1 Klassifikation

1.1 Definition

Die Schizophrenie ist gekennzeichnet durch eine grundlegende Störung des Realitätsbezuges. Die Klarheit des Bewusstseins ist in der Regel nicht beeinträchtigt. Es treten jedoch verschiedene Wahrnehmungsstörungen auf, vor allem im akustischen und optischen Bereich. Die Störung verläuft häufig in Phasen oder Schüben.

Bei der Early Onset Schizophrenia (EOS) liegt der Beginn vor dem 18. Lebensjahr; bei der Very Early Onset Schizophrenia (VEOS) sogar vor dem 13. Lebensjahr.

Bei schizoaffektiven Störungen treten sowohl schizophrene als auch affektive Symptome während derselben Krankheitsphase auf.

Schizotype Störungen weisen ähnliche Symptome wie die Schizophrenie auf, jedoch ohne Halluzinationen und Wahn.

Wahnhafte Störungen sind charakterisiert durch einen anhaltenden Wahn, der weder als organisch noch als schizophren oder affektiv klassifiziert werden kann. Der Zusammenhang mit der Schizophrenie ist unklar.

1.2 Leitsymptome

Gruppe 1
- Gedankenlautwerden, Gedankeneingebung oder Gedankenentzug, Gedankenausbreitung
- Kontrollwahn, Beeinflussungswahn, Gefühl des „Gemachten" (eigene Gedanken, Gliederbewegungen, Empfindungen, Stimmungen und Wahrnehmungen werden als durch fremde Mächte und Kräfte hervorgerufen – gemacht – erlebt)
- Kommentierende oder dialogische Stimmen
- Anhaltende Wahnideen

Gruppe 2
- Anhaltende Halluzinationen jeder Sinnesmodalität ohne deutliche affektive Beteiligung
- Formale Denkstörungen wie Gedankenabreißen oder Einschiebungen in den Gedankenfluss, was zu Zerfahrenheit, Danebenreden oder Neologismen führt
- Katatone Symptome wie Erregung, Haltungsstereotypien, wächserne Biegsamkeit, Mutismus oder Stupor
- Negative Symptome wie auffällige Apathie, Sprachverarmung, Affektverflachung, sozialer Rückzug und allgemeine Verringerung der Leistungsfähigkeit, die nicht durch eine Depression oder eine neuroleptische Medikation verursacht werden.

1.3 Schweregradeinteilung

Keine bekannt.

1.4 Untergruppen

- Schizophrenien (F20.x)
- Paranoide Schizophrenie (F20.0)
- Hebephrene Schizophrenie (F20.1)
- Katatone Schizophrenie (F20.2)

- Undifferenzierte Schizophrenie (F20.3)
- Postschizophrene Depression (F20.4)
- Schizophrenes Residuum (F20.5)
- Schizophrenia simplex (F20.6)
- Schizotype Störung (F21)
- Anhaltende wahnhafte Störungen (F22)
- Akute vorübergehende psychotische Störungen (F23)
- Induzierte wahnhafte Störung (F24)
- Schizoaffektive Störungen (F25).

1.5 Ausschlussdiagnose

Organische Erkrankungen sind als Ursache der schizophrenen Symptomatik auszuschließen. Siehe auch Abschnitte 2.6 und 3.

2 Störungsspezifische Diagnostik

2.1 Symptomatik

- Dokumentation der Symptome wie in Kapitel 1.2 benannt, evtl. mit standardisierten Erhebungsinstrumenten zur Erfassung der produktiven Symptomatik und der Negativsymptomatik
- Selbstbeschreibung und Fremdbeschreibung durch Angehörige (Eltern, Lehrer etc.)
- Körperliche Entwicklung:
  – Internistisch-pädiatrische Untersuchung
  – Neurologische Untersuchung.

2.2 Störungsspezifische Entwicklungsgeschichte

- Prä- oder perinatale Komplikationen
- Kognitive, motorische, sensorische und/oder soziale Entwicklungsprobleme
- Prämorbide Persönlichkeit
- Dokumentation des höchsten prämorbiden Funktionsniveaus

- Bestimmung des bisherigen Verlaufs der Symptomatik, insbesondere der Art des Beginns nach akut (innerhalb von 4 Wochen) oder schleichend
- Dokumentation aller vorangegangenen spezifischen Stressoren
- Medizinische Vorgeschichte: ZNS-Störungen (Epilepsie, Infektionen), Drogenkonsum
- Medikation.

2.3 Psychiatrische Komorbidität und Begleitstörungen

- Erhebung evtl. zusätzlicher Symptome, insbesondere Affektstörungen, Zwang
- Substanzmittelmissbrauch, organische Erkrankungen, Suizidalität.

2.4 Störungsrelevante Rahmenbedingungen

- Erstellung eines Familiengenogramms mit den Ressourcen der Familie, möglichen Risikofaktoren und der Belastung mit psychiatrischen Störungen
- Erfassung von Life events und psychosozialen Stressoren
- Verhalten und Leistungen in der Schule, am Arbeitsplatz (Fremdanamnese)
- Erzieherischer Umgang in der Familie; Krankheitseinsicht der Patienten und Krankheitsverständnis der Familienangehörigen und wichtigsten Bezugspersonen.

2.5 Apparative, Labor- und Testdiagnostik

- EEG, EKG, bei Indikation MRT
- Blutbild, Leber- und Nierenwerte, Schilddrüsenwerte, Elektrolyte, Drogenscreening; testpsychologische Untersuchung der kognitiven Entwicklung (IQ).

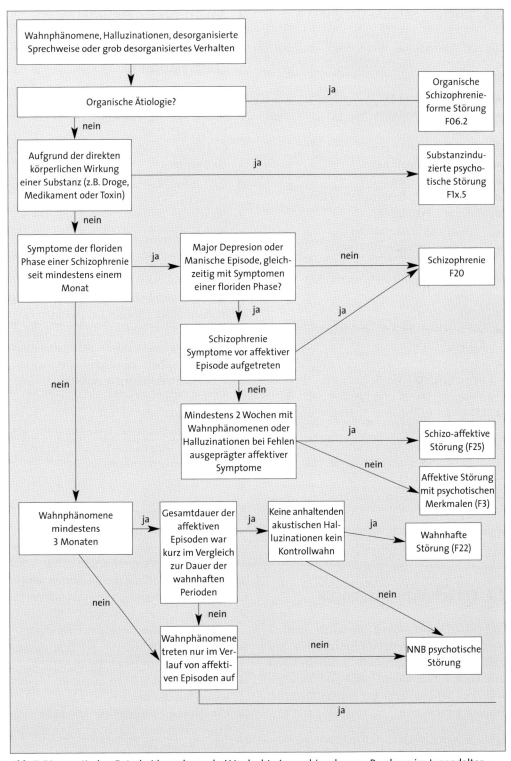

Abb. 7: Diagnostischer Entscheidungsbaum bei Verdacht einer schizophrenen Psychose im Jugendalter

2.6 Weitergehende Diagnostik

Die Differenzialdiagnostik folgt dem Entscheidungsbaum in Abbildung 7. Insbesondere sind abzugrenzen:
- Manische Störungen
- Affektive Störungen mit psychotischen Merkmalen
- Organische Psychosen
- Dissoziative Störungen
- Zwangsstörungen
- Desintegrative Störungen bei Kindern
- Autismus Typ Asperger
- Persönlichkeitsstörungen
- Sprachentwicklungsstörungen

Schizophrenieähnliche Symptome können auftreten bei:
- Delir
- Substanzinduzierten psychotischen Störungen
- Intoxikation vor allem mit Amphetaminen, Kokain, Antihistaminika, kodeinhaltigen Mitteln und Psychopharmaka
- Endokrinopathien: z.B. Hypo- und Hyperthyreoidismus
- Intrazerebralen Raumforderungen
- Degenerativen Erkrankungen (z.B. Chorea Huntington)
- Infektionen wie Enzephalitis und Meningitis
- Anderen neurologischen Störungen: epileptische Psychosen.

2.7 Entbehrliche Diagnostik

Lumbalpunktion, wenn bezüglich zentralnervöser entzündlicher Prozesse keine Anhaltspunkte anamnestisch eruierbar sind und auch neurologischer und psychopathologischer Befund nicht auf entzündliche Erkrankung verweisen.

3 Multiaxiale Bewertung

3.1 Identifizierung der Leitsymptome

Die Diagnose Schizophrenie erfordert:
- Mindestens 1 eindeutiges Symptom der in Kapitel 1.2 aufgelisteten Symptome der Gruppe 1 (2 oder mehr, wenn weniger eindeutig)
- oder mindestens 2 der in Kapitel 1.2 aufgelisteten Symptome der Gruppe 2
- für einen Zeitraum von mindestens 1 Monat.

Affektive Störungen mit psychotischen Symptomen sollten ausgeschlossen sein. Das ist vor allem in der Adoleszenz bedeutsam, weil in einer manischen Episode zu Beginn schizophrenieähnliche Symptome auftreten können.

Drogenkonsum oder Medikamentenmissbrauch sollten ausgeschlossen werden. Auch bei sicherer Diagnoseerstellung ist eine wiederholte Überprüfung im weiteren Verlauf erforderlich.

Die Diagnostik muss komorbide Erscheinungen wie Drogenmissbrauch, Depressionen und Suizidalität einbeziehen.

3.2 Identifizierung weiterer Symptome und Belastungen

Bei Kindern und Jugendlichen müssen bei der Diagnoseerstellung die folgenden Aspekte überprüft werden:
- Aktuelle biopsychosoziale Stressoren (z.B. schulisches, berufliches Versagen)
- Entwicklungspotenzial und Behinderungen; Intelligenzverlust (Demenz?)
- Probleme und Stärken in familiären und sozialen Beziehungen
- Umgebungseinflüsse wie Misshandlung, Missbrauch oder psychische Erkrankung einer Bezugsperson
- Suizidalität und Fremdgefährdung.

3.3 Differenzialdiagnosen und Hierarchie des diagnostischen und therapeutischen Vorgehens

Siehe **Abbildung 7** und Kapitel 2.6.

4 Interventionen

4.1 Auswahl des Interventionssettings

In der akuten Phase einer schizophrenen Psychose ist in der Regel eine stationäre Aufnahme erforderlich, abhängig von der Schwere der Symptomatik und der potenziellen Gefahr, die mit dieser Symptomatik verbunden ist. Die Hospitalisierung mag auch wegen der besseren diagnostischen Möglichkeiten einer Klinik erforderlich sein. Bei Selbst- oder Fremdgefährdung und bei mangelnder Behandlungseinsicht kann eine Intensivmaßnahme nach dem Unterbringungsgesetz notwendig werden.

Bei der Behandlung von Erwachsenen besteht wissenschaftlich hinreichende Sicherheit, dass in der Therapie der Schizophrenie die Kombination von medikamentöser Behandlung mit multimodalen psychosozialen und psychotherapeutischen Verfahren günstig ist. Psychoedukative Behandlungsprogramme unter Einbeziehung der medikamentösen Therapie sind geeignet, die Rezidivraten zu senken (I). Es gibt Hinweise, dass die psychoedukativen Familieninterventionsprogramme auch zu einer Verbesserung von psychosozialen Funktionen der Patienten führen. Diese Ergebnisse sind jedoch weniger einheitlich (II). Durch das Training sozialer Fertigkeiten konnte die soziale Anpassungsfähigkeit verbessert werden (I), mit kognitiven Übungen wurde die kognitive Leistungsfähigkeit angehoben (I).

Die bisher bekannten Untersuchungen unterstützen jedoch die Annahme, dass die Erfahrungen aus der Erwachsenenbehandlung (s. S3 Praxisleitlinie der Psychiatrie, Behandlungsleitlinie Schizophrenie [Gaebel, Falkai 2006]) übertragbar sind, jedenfalls dann, wenn die besonderen Entwicklungsbedingungen der Jugendlichen berücksichtigt werden.

Die psychoedukative Therapie kann – evtl. getrennt für Eltern und Patient – auch im familiären Rahmen durchgeführt werden. Die Entscheidung darüber sollte abhängig sein von der Krankheitsphase, dem Grad der Beeinträchtigung des Patienten, der Eltern-Kind-Beziehung und der Bereitschaft zur Mitarbeit von Patient und Eltern.

4.2 Hierarchie der Behandlungsentscheidung und Beratung

Anfangsphase
- Vollständige Befunderhebung der psychotischen Symptomatik inklusive einer körperlichen und neurologischen Diagnostik
- Identifizierung anderer therapierelevanter Aspekte, z.B. Grad der Selbst- oder Fremdgefährdung, familiäre Ressourcen, Schulschwierigkeiten, prämorbide oder komorbide Störungen
- Einleitung einer geeigneten medikamentösen Therapie. Typische und „atypische" Antipsychotika sind Psychopharmaka der ersten Wahl (s. Sonderregelung für Clozapin) (I). Überzeugende Analysen über die Überlegenheit bestimmter Substanzen liegen bislang nicht vor. Lediglich für das Clozapin ist eine eindeutige Überlegenheit gegenüber konventionellen Neuroleptika in mehreren Studien nachgewiesen worden (I). Allerdings sollte wegen des erhöhten Agranulocytoserisikos Clozapin erst nach Non-Response auf 2 andere Antipsychotika eingesetzt werden (V).
- Information von Patient und Familie über die Art der Erkrankung, die Art der

Therapie und den möglichen Verlauf. Bei der Verwendung eines nicht zugelassenen Medikamentes sind Patient und Angehörige darauf hinzuweisen und über alternative erprobte und zugelassene Medikamente sowie deren Wirkung und Nebenwirkung zu informieren. Sie sind darüber aufzuklären, dass das Haftungsrisiko weder beim Arzt noch beim Medikamentenhersteller liegt, sondern bei den einwilligenden Personen. Die Einwilligung sollte schriftlich dokumentiert werden.
- Enger Kontakt zu den Angehörigen und Angebot stützender, therapiebegleitender Maßnahmen, wie z.B. Hausbesuche, Elterngespräche, Kriseninterventionen
- Aufstellung eines langfristigen Behandlungsplanes inklusive Durchführung und Kontrolle der medikamentösen Therapie
- Geeignete Psychotherapie
- Adäquate Beschulung bzw. berufliche Förderung
- Psychoedukative Betreuung von Patient und Familie
- Unterstützende Maßnahmen für die Angehörigen (Angehörigen- und Selbsthilfegruppen, evtl. Familienbetreuung)
- Benennung eines Case managers
- Langfristige regelmäßige Erhebungen der Symptomatik zur Überprüfung der Diagnose.

Akute Phase
- Vor Beginn einer medikamentösen Therapie ist eine sorgfältige psychiatrische Befunderhebung erforderlich, die insbesondere die Zielsymptomatik für die antipsychotische Therapie und evtl. vorher bestehende Bewegungsstörungen dokumentiert. Eltern und adoleszente Patienten sollten mit der Behandlung einverstanden sein.
- Bei akuter Erregung besteht das wichtigste Ziel in einer Reduktion der akuten Symptome und in einer Senkung des Erregungsniveaus. Fremd- und Selbstgefährdung müssen vermieden werden.
- Die Wahl des Medikamentes ist abhängig von der erforderlichen antipsychotischen Potenz, den möglichen unerwünschten Wirkungen und den bisherigen Vorerfahrungen des Patienten mit Medikamenten (s. Abb. 8).
- Beim Gebrauch von antipsychotischen Medikamenten kann der Einsatz von zentralen Anticholinergika (z.B Biperiden) zur Behandlung extrapyramidaler unerwünschter Wirkungen erforderlich sein.
- Um eine Entscheidung über die Wirksamkeit eines antipsychotischen Medikamentes treffen zu können, sollte eine ausreichende Dosierung (evtl. Plasmaspiegelkontrolle) mindestens 3-6 Wochen beibehalten werden. Wenn bis zu diesem Zeitpunkt keine hinreichende Wirkung erkennbar ist, sollte ein Medikamentenwechsel überlegt werden. Zuvor ist zu prüfen, ob
  - die Diagnose stimmt,
  - die Dosierung ausreichend war,
  - die Einnahme regelmäßig erfolgt ist,
  - zu starke Nebenwirkungen auftraten,
  - die Zeitdauer der Medikamenteneinnahme ausreichend war (V).
- Die Elektrokrampftherapie stellt in der Behandlung der Early Onset Schizophrenia die absolute Ausnahme dar. Als einzige Indikation kommt die lebensbedrohliche perniziöse Katatonie in Frage, die bei Kindern jedoch gar nicht und bei Jugendlichen ausgesprochen selten beschrieben wird. Klinische Beobachtungen zeigen jedoch, dass auch in diesen Fällen oftmals die stuporlösende Wirkung eines Benzodiazepins (z.B. Lorazepam i.v.) erfolgreich ist (V). Eine hinreichend gesicherte Erfahrung über den Einsatz der Elektrokrampftherapie bei Jugendlichen liegt nicht vor.

Remissions- oder Residualphase

- Es besteht Evidenz darüber, dass die Langzeitbehandlung mit konventionellen Neuroleptika das Rückfallrisiko senkt (I). Dieser Effekt ist für die atypischen Medikamente noch nicht ausreichend nachgewiesen, obwohl deren Wirkung auf die akute Symptomatik einen solchen Langzeiteffekt erwarten lässt (V). Die Rezidivprophylaxe sollte mit der Substanz durchgeführt werden, die sich bei der Akutsymptomatik als wirksam erwiesen hat (V). Empfohlen wird die Niedrigdosierung, die ausreichend ist, eine möglichst geringe Symptombelastung zu erreichen, ohne dass relevante Nebenwirkungen auftreten (V). Depotpräparate führen zu signifikant niedrigeren Rückfallraten (I).
- Die Dosis sollte spätestens alle 6 Monate überprüft und neu angepasst werden. Viele Patienten bleiben chronisch beeinträchtigt und benötigen eine Langzeitmedikation; bei Erstmanifestation empfiehlt sich eine Erhaltungsdosis über mindestens 2 Jahre, nach Rezidiven länger.
- Bei Dosisveränderungen sollten Anzeichen für ein Rezidiv sorgfältig beobachtet werden. Dosisreduktionen, wenn indiziert, sollten in 2- bis 4-wöchigen Intervallen über einen Zeitraum von 3–6 Monaten durchgeführt werden.
- Langzeitmedikation erfordert die regelmäßige Überprüfung von unerwünschten Wirkungen, inklusive der tardiven Dyskinesien.

Rezidive

- Bei einem Rezidiv muss zunächst festgestellt werden, ob die Medikamente regelmäßig genommen worden sind (evtl. Plasmaspiegelbestimmung). Wenn nicht, sollte die medikamentöse Therapie wieder aufgenommen werden. Wenn der Patient compliant und das Medikament bisher wirksam war, könnte eine Erhöhung der Dosis zu einer Stabilisierung der Symptomatik führen.
- Wenn sich bei einem Rezidiv das bisherige Medikament in der geeigneten Dosierung als nicht wirksam erweist, sollte ein Medikament aus einer anderen Stoffgruppe eingesetzt werden.
- Bei einem Rezidiv kann eine Rehospitalisierung erforderlich werden. Die Entscheidung darüber sollte von der Schwere der Symptomatik, der potenziellen Gefährdung für den Patienten oder andere, dem Grad der Behinderung, der bisherigen Fähigkeit des Patienten zur Selbsthilfe und der Verfügbarkeit unterstützender Einrichtungen am Ort abhängig gemacht werden.

Pharmakotherapie mit Antipsychotika

Typische und sog. atypische Antipsychotika sind Medikamente der ersten Wahl (Ausnahme Clozapin) (I). Atypische Neuroleptika führen zu einem signifikant stärkeren Rückgang der Symptomatik, gehen mit weniger Rezidiven einher und haben geringere Nebenwirkungen als klassische Neuroleptika (I), außerdem ist das Risiko tardiver Dykinesien bei atypischer Medikation geringer (II). Aufgrund geringerer Beeinträchtigungen kognitiver Funktionen erleichtern atypische Neuroleptika die Rehabilitation der Patienten (V). Hauptproblem der Atypika ist die Gewichtszunahme. Dies gilt insbesondere für Clozapin und Olanzapin, für Risperidon trifft dies in geringerem Maße zu, während Quetiapin sich eher gewichtsneutral verhält (I).

Auch in anderer Hinsicht unterscheidet sich das Nebenwirkungsprofil der Atypika untereinander: Während Quetiapin keine nennenswerten negativen Auswirkungen auf EPS-Rate und Prolaktinspiegel hat, zeigt Risperidon eine dosisabhängige Tendenz zum Auftreten von EPS (extrapyramidalmotorische Symptome) und Prolaktinerhöhungen.

Olanzapin dagegen kann bei längerfristiger Anwendung in ansteigender Dosierung zum Auftreten von Akathisie und Parkinsonismus sowie zu einem moderaten Anstieg von Prolaktin führen. Das günstigere EPS-Profil der Atypika beruht z.T. auf der Blockade sowohl dopaminerger D2-Rezeptoren als auch der serotonergen Transmission. Das Auftreten von EPS hängt vom Ausmaß der Blockade striataler Dopaminrezeptoren ab; wenn mehr als 80% von ihnen besetzt sind, kommt es auch bei kombinierten 5-HT2A- und D2-Blockern dosisabhängig zu EPS, bei Risperidon z.B. in einer Dosierung von mehr als 4 mg/Tag.

Patienten und Eltern sind über erwünschte und unerwünschte Wirkung aufzuklären. Dies gilt auch für andere Medikationen, die im Einzelfall zusätzlich zu den Antipsychotika indiziert sein können (z.B. Lithium, Benzodiazepine, Antidepressiva, Biperiden).

Bei der Substanzwahl ist zu beachten, dass Clozapin nur als Antipsychotikum zweiter Wahl nach nicht hinreichend wirksamer Behandlung durch ein alternatives Antipsychotikum verabreicht werden darf. Anlass für die Verwendung atypischer Antipsychotika sind im Einzelfall stark beeinträchtigende extrapyramidale Symptome, kognitive Beeinträchtigungen und Therapieresistenz.

Bei starken Erregungszuständen kann sich die Kombination von hochpotenten Antipsychotika mit Benzodiazepinen empfehlen.

Eine orale Monotherapie ist in der Regel anzustreben.

Depot-Antipsychotika sind bei Jugendlichen mit fehlender Compliance indiziert.

Unerwünschte Wirkungen. Frühdyskinesien lassen sich durch eine zusätzliche anticholinerge Medikation (Biperiden) behandeln.

Akathisien und Spätdyskinesien sollten Anlass sein, zu prüfen, inwieweit durch Dosisreduktion oder Substanzwechsel (z.B. atypische Antipsychotika) eine Besserung erreicht werden kann.

Das maligne neuroleptische Syndrom und Agranulozytose müssen umgehend einer internistischen Behandlung zugeführt werden.

Bezüglich des Agranulozytoserisikos und der Verordnung von Clozapin sind die Vorschriften des Herstellers zu beachten. Siehe auch Kapitel 4.3 und 4.5.

4.3 Vorgehensweise und Besonderheiten bei ambulanter Behandlung

Nach der Stabilisierung der akuten psychotischen Symptomatik können in der ambulanten Phase Probleme fortbestehen, z.B. Desorientierung, Desorganisation, Amotivation und Dysphorie, intellektuelle Leistungsminderung. Die antipsychotische Medikation sollte zu diesem Zeitpunkt beibehalten werden zur Verhinderung akuter Exazerbationen.

In dieser Phase besteht das Ziel der Therapie in der Reintegration des Patienten in sein soziales Umfeld. Die Eltern sollten weitgehend in die Therapieplanung einbezogen werden.

Es empfiehlt sich eine rasche schriftliche Verständigung des weiterbehandelnden Arztes, sodass die Kontinuität der Behandlung sichergestellt ist.

Psychosoziale Therapie
Allgemein haben sich die folgenden Elemente als hilfreich erwiesen:
- Informationsvermittlung zum Krankheitsbild der Schizophrenie:
  – Erfassung des bisherigen Wissens
  – Beschreibung der Krankheitssymptome allgemein und speziell für den jeweiligen Patienten
  – Erklärungsmodelle für die Entstehung der Krankheit (Vulnerabilitäts-Stress-Modell)

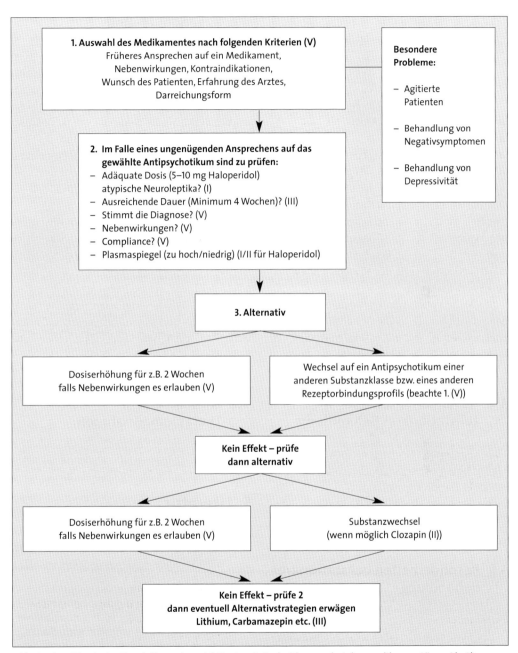

Abb. 8: Algorithmische Darstellung der wichtigsten Entscheidungen bei der medikamentösen Akutbehandlung schizophrener Psychosen [nach Leucht und Kissling 2001]

- Identifikation und Umgangsmöglichkeiten mit patientenspezifischen Frühwarnzeichen
- Information über die Wirkung und unerwünschte Wirkung der antipsychotischen Medikamente
◢ Kommunikationstraining
◢ Problemlösetraining
◢ Training sozialer Fertigkeiten
◢ Training kognitiver Strategien.

Die individuelle Psychotherapie, Gruppentherapie und Familientherapie sollte eher unterstützend als konfliktaufdeckend sein und vor allem auf die Bearbeitung psychosozialer Stressoren und der Krankheitsbewältigung gerichtet sein.

Es sollten auch häufige Begleitsymptome der Schizophrenie in die Behandlung einbezogen werden, wie z.B. Drogenmissbrauch, Depressionen oder Suizidalität.

4.4 Besonderheiten bei teilstationärer Behandlung

Viele Patienten benötigen unterstützende Maßnahmen wie teilstationäre oder tagesklinische Behandlung, um in ihrer Familie oder ihrem sozialen Umfeld bleiben zu können. Im Übrigen siehe Kapitel 4.3.

4.5 Besonderheiten bei stationärer Behandlung

In immer weniger Fällen ist wegen der Schwere der Symptomatik oder wegen schwieriger sozialer Umstände eine langfristige stationäre Betreuung des Patienten in einem Heim oder einer Klinik erforderlich. Diese Möglichkeit sollte nur dann erwogen werden, wenn weniger restriktive Maßnahmen keinen Erfolg gezeigt haben. In diesen Fällen sollten in regelmäßigen Abständen Rehabilitationsmöglichkeiten geprüft werden.

4.6 Jugendhilfe- und Rehabilitationsmaßnahmen

Wegen des komplizierten und häufig chronischen Verlaufes sind integrative Behandlungsprogramme erforderlich, die klinische und außerklinische Maßnahmen koordinieren. Solche Programme beinhalten Case management und intensive gemeindenahe Unterstützung wie Home treatment und spezialisierte Wohn-, Förderungs- und Betreuungsmodelle.

Viele Patienten sind auch nach Abschluss der stationären Akutbehandlung sowie der anschließenden teilstationären oder rehabilitativen Versorgung weiterhin von seelischer Behinderung bedroht. In der Regel ist dann eine Wiedereingliederungshilfe nach dem Kinder- und Jugendhilfegesetz erforderlich, die auch über das 21. Lebensjahr hinausreicht.

4.7 Entbehrliche Therapiemaßnahmen

Entfällt.

5 Literatur

American Psychiatric Association, Practic Guide Line for the Treatment of Patients with Schizophrenia. American Journal of Psychiatry (2004), 161 (Suppl.), 2

Beasley CM et al., Randomised double-blind comparison of the incidence of tardive dyskinesia in patients with schizophrenia during long-term treatment with olanzapine or haloperidol. Br J Psychiatry (1999), 174 23–30

Davis J, Cen N, Glick ID, A Metaanalysis of the Efficacy of Second-Generation Antipsychotics. Archives of General Psychiatry (2003), 6 553–564

Eggers C, Damit Kinder nach schizophrener Psychose die Balance wiederfinden. Münch med Wschr Fortschr Med (2005), 147, 995–998

Eggers C, Bunk D, The Long-Term Course of Childhood-Onset Schizophrenia: A 42-Year Follow Up. Schizophrenia Bulletin (1997), 23 105–107

Eggers C, Bunk D, Krause D, Schizophrenia with onset before the age of eleven. J Autism Dev Disord (2000), 30, 29–38

Hogarty GE et al. and the EPICS research group, Family psychoeducation, social skills training, and maintenance chemotherapy in the aftercare treatment of schizophrenia. Arch Gen Psychiatry (1986), 43 (7), 633–642

Gaebel W, Falkai P (Redaktion) (2006) S3 Praxisleitlinie der Psychiatrie, Bd. 1, Behandlungsleitlinie Schizophrenie. Steinkopff Verlag, Darmstadt

Mueser KT, Bond GR, Drake RE, Community based treatment of schizophrenia and other severe mental disorders: Treatment Outcomes. Medscape Mental Health (2001), 6 (1), http:\\www.medscape.com/Medscape/psychiatry/journal/2001/v06.n01/mh3418.mues/mh3418.mues-01.html

Tandon R, Jibson MD, Efficacy of newer generation antipsychotics in the treatment of schizophrenia. Psychoneuroendocrinology (2003), 28, 9–26

Wahlbeck K et al., Evidence of Clozapine's effectiveness in schizophrenia: A systematic review and meta-analysis of randomized trials. Am J Psychiatry (1999), 156, 990–999

Bearbeiter dieser Leitlinien
C. Eggers, B. Roepcke

Korrespondenzadresse
Prof. Dr. med. Christian Eggers
Arzt für Kinder- und Jugendpsychiatrie
Rheinische Kliniken Essen
Virchowstr. 174
45147 Essen

Manische und bipolare affektive Störungen (F30, F31)

1 Klassifikation

1.1 Definition

Die manische Episode ist gekennzeichnet durch eine in einem umschriebenen Zeitraum deutlich abgrenzbare Veränderung der Stimmung und des Antriebes, im Sinne einer gehobenen oder reizbaren Stimmung und einer Antriebssteigerung.

Die bipolare affektive Störung ist charakterisiert durch das Auftreten von mindestens 2 abgrenzbaren Episoden einer affektiven Störung, eine davon mit manischen Merkmalen (Hypomanie; Manie; gemischte Episode: charakterisiert durch entweder eine Mischung oder einen raschen Wechsel von manischen und depressiven Symptomen).

1.2 Leitsymptome

In der manischen Episode ist die Stimmung in einem deutlich abnormen Ausmaß über die Dauer von einigen Tagen gehoben oder gereizt. Es besteht eine gesteigerte Aktivität oder motorische Ruhelosigkeit, ein Gefühl von körperlicher und seelischer Leistungsfähigkeit.

Die Diagnose einer manischen Episode bzw. einer bipolaren Störung erfolgt bei Kindern und Jugendlichen nach denselben Kriterien wie für Erwachsene. Eine Erstmanifestation vor dem zehnten Lebensjahr ist selten (0,3–0,5%).

Folgende **Merkmale einer manischen Episode** können vorhanden sein und die persönliche Lebensführung beeinträchtigen:
- Gesteigerte Gesprächigkeit, Rededrang
- Ideenflucht
- Verlust normaler sozialer Hemmungen, altersinadäquate Kritiklosigkeit
- Vermindertes Schlafbedürfnis
- Überhöhte Selbsteinschätzung
- Erhöhte Ablenkbarkeit
- Gesteigerte Libido
- Ggf. Halluzinationen und Wahn (Größenwahn).

In der Vorpubertät sind Irritierbarkeit, emotionale Labilität, gesteigerte Aktivität und gefährliche Verhaltensweisen häufiger als eine angehobene Stimmung. Der Krankheitsverlauf kann eher chronisch oder rasch fluktuierend sein.

In der Adoleszenz gleicht sich die Symptomatik der des Erwachsenenalters an. Jugendliche mit Manie präsentieren aber häufiger psychotische Symptome, gemischte affektive Symptome und schwere Beeinträchtigungen im Sozialverhalten.

Leitsymptome der bipolaren affektiven Störung:
- Vorliegen einer manischen Episode oder einer gemischten Episode, mit mindestens einer vorhergegangenen affektiven Episode oder
- Vorliegen einer depressiven Episode mit mindestens einer vergangenen manischen oder gemischten Episode, oder
- der gegenwärtige Zustand erfüllt nicht die Kriterien für eine affektive Störung. In der Anamnese findet sich aber wenigstens eine eindeutig belegte hypomane, manische oder gemischte affektive Episode und zusätzlich mindestens eine andere affektive Episode.

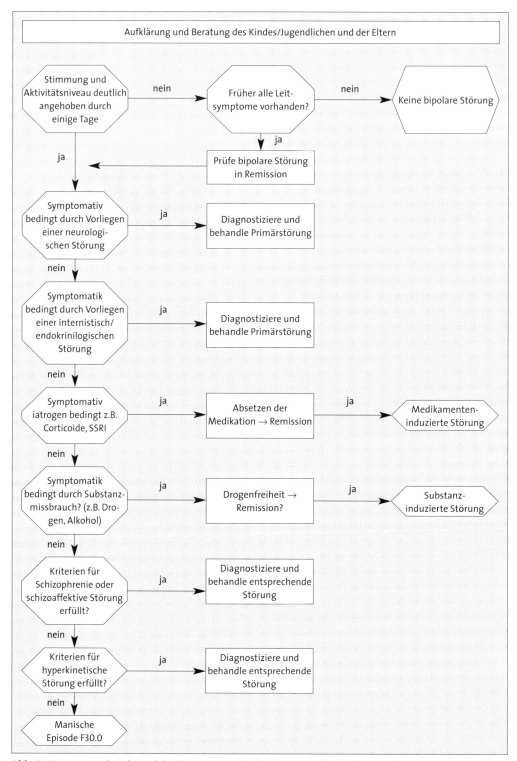

Abb. 9: Diagnose und multimodale Therapie von Schulkindern und Jugendlichen mit manischem Syndrom

1.3 Schweregradeinteilung

Entfällt bzw. siehe Kapitel 1.4.

1.4 Untergruppen

Nach ICD-10 werden für die manische Episode folgende Subtypen nach **Intensität** und **Dauer der Symptomatik** sowie besonders dem **Grad der sozialen Beeinträchtigung** unterschieden:
- Hypomanie (F30.0): geringere Intensität der Symptome und Beeinträchtigung der Lebensführung
- Manie (F30.1): deutlich abnormes Ausmaß der Symptomatik und schwere Störung der Lebensführung
- Manie mit psychotischen Symptomen (F30.2): Innerhalb der manischen Phase treten synthyme (F30.20) oder parathyme (F30.21) psychotische Symptome auf.

Bei der bipolaren Störung erfolgt die Einteilung nach Subtypen aufgrund des gegenwärtigen Zustandsbildes, in Episode oder remittiert, unter Beachtung bisher aufgetretener Episoden.

DSM-IV unterscheidet die Bipolar-I-Störung, definiert durch das Auftreten mindestens einer manischen oder gemischten Episode (d.h. bereits bei der ersten Episode!) und die Bipolar-II-Störung, in der mindestens eine depressive und eine hypomane Episode gefordert wird und manische und gemischte Episoden niemals aufgetreten sind. Darüber hinaus bezieht sich das DSM-IV auf weitere Verlaufsspezifizierungen:
- Mit oder ohne vollständige Remission zwischen den Episoden
- Saisonale Muster
- Rapid cycling (4 Episoden in den letzten 12 Monaten).

1.5 Ausschlussdiagnose

Siehe Abbildungen 9 und 10.

2 Störungsspezifische Diagnostik

2.1 Symptomatik

Die manische Episode bzw. die jeweilige Phase einer bipolaren Störung wird klinisch diagnostiziert.
- Exploration des Kindes/Jugendlichen auf Vorliegen der Leitsymptome. Dabei ist auf die Verhaltensbeobachtung des Kindes/Jugendlichen über einen ausreichenden Zeitraum zu achten, denn die Symptomatik kann in der Intensität schwanken.
- Exploration der Angehörigen über Dauer und Intensität der Symptomatik, insbesondere auch, um das Ausmaß der sozialen Schädigung abzuschätzen, und wegen genetischer Belastungsfaktoren
- Neurologische und internistische Untersuchung auf Vorliegen einer organischen Erkrankung, besonders bei Erstmanifestation (s. Kap. 2.6).

2.2 Störungsspezifische Entwicklungsgeschichte

Eine störungsspezifische Entwicklungsgeschichte im engeren Sinne ist für die bipolare Störung nicht bekannt.

Psychosoziale Belastungen können, müssen aber nicht im Vorfeld der Episode vorhanden sein.

Ungünstige Umwelteinflüsse dürften eine unspezifische manifestationsfördernde Rolle für affektive Störungen haben und können die Prognose verschlechtern.

Verhaltensstörungen oder Probleme können von affektiven Episoden ausgelöst wer-

den und das klinische Bild so beherrschen, dass sie zu vielfältigen Fehldiagnosen führen:
- Störung des Sozialverhaltens, asoziales Verhalten, Delinquenz
- Hyperkinetisches Syndrom
- Leistungsstörung in Schule oder Beruf
- Alkoholmissbrauch
- Drogen- und Medikamentenmissbrauch.

Gelegentlich findet sich ein sorglos promiskuitives Verhalten mit dem Risiko für Geschlechtskrankheiten und ungewollte Schwangerschaften.

Differenzialdiagnostisch hilfreich ist die Exploration von Veränderungen, die nicht zur prämorbiden Persönlichkeit des Patienten passen.

2.3 Psychiatrische Komorbidität und Begleitstörungen

Das Vorliegen komorbider Störungen ist im Kindes- und Jugendalter häufig und kann Prognose und Behandlung negativ beeinflussen. Zu beobachten sind:
- Hyperkinetische Störungen
- Störungen des Sozialverhaltens
- Substanzmissbrauch
- Angststörungen.

2.4 Störungsrelevante Rahmenbedingungen

Familiäre Rahmenbedingungen
- Feststellung bestehender psychiatrischer Erkrankungen in der Familie (Häufung manischer und bipolarer Störungen, Suchterkrankungen)
- Spezifische familiäre Reaktionsmuster auf die Symptomatik (z.B. Bestrafung bei schulischen Problemen, Misshandlung bei Aggressivität)
- Krankheits- und Behandlungseinsicht der Familie (Krankheit wird oft als disziplinarisches Problem gesehen).

Soziale und weitere Rahmenbedingungen
- Feststellung bereits prämorbid vorhandener sozialer Probleme und der Integration in Schule, Beruf, Peer group
- Feststellung bereits prämorbid vorhandener Probleme durch umschriebene Entwicklungsstörungen und Intelligenzniveau (Achse II und III) beim Patienten durch Exploration der Eltern/des Kindes, ggf. testpsychologische Abklärung des Intelligenzniveaus nach Abklingen der akuten Symptomatik (z.B.: Intelligenzminderung beeinflusst Krankheitseinsicht und Compliance)
- Feststellung körperlicher Erkrankungen des Kindes/Jugendlichen (Achse IV) (z.B. sind Erkrankungen der Nieren oder der Leber bei der Auswahl des Interventionssettings, besonders der Pharmakotherapie, zu berücksichtigen).

2.5 Apparative, Labor- und Testdiagnostik

Bislang sind keine spezifischen Parameter für die Diagnose einer manischen Episode oder bipolaren Störung bekannt.

Hilfsbefunde dienen
- dem Ausschluss einer organischen Ursache (Labordiagnostik: Drogenscreening im Harn, Nachweis toxischer Substanzen im Serum, Hormonstatus, Entzündungsparameter, Liquoruntersuchung; Bildgebende Verfahren: CCT, MRT, Sonographie; Elektroneurodiagnostik: EEG, ggf. VEP),
- der Einleitung einer spezifischen Therapie mit Psychopharmaka (s. Kap. 4.2),
- dem Therapiemonitoring (s. Kap. 4.2).

2.6 Weitergehende Diagnostik und Differenzialdiagnostik

Abgrenzung folgender Krankheitsbilder von der bipolaren Störung durch Anamnese, Fremdanamnese, Exploration erblicher Belastungen, Exploration früherer Erkrankungsphasen und deren Behandlung, Laborbefunde, bildgebende Verfahren, ggf. Verlaufsbeobachtung:

Andere psychiatrische Krankheitsbilder
- Schizophrene, schizotype und wahnhafte Störungen; schizoaffektive Störungen, Mischzustände (schwierige Differenzialdiagnose im akuten Stadium bei Auftreten produktiver Symptome)
- Hyperkinetische Störungen (schwierige Differenzialdiagnose im Kindesalter und bei langer Phase)
- Rezidivierende depressive Störungen
- Anhaltende affektive Störungen (Zyklothymie, Dysthymie)
- Persönlichkeitsstörungen.

Durch Substanzmissbrauch induziertes manisches Syndrom
- Alkohol
- Amphetamine
- Cannabis
- Kokain
- Inhalantien.

Iatrogen induziertes manisches Syndrom
- Corticosteroide
- Antidepressiva (SSRIs, TCAs)
- Andere antidepressive Behandlungsmethoden (Lichttherapie, EKT).

Erkrankungen des ZNS
- ZNS-Infektionen (inkl. HIV)
- Encephalitis disseminata
- Tumore (Orbitallappen!)
- Epilepsien (Temporallappen!).

Interne Erkrankungen
- Infektionskrankheiten (z.B. Tbc)
- Endokrinopathien (z.B. Hyperthyreose)
- Stoffwechselerkrankungen (z.B. Morbus Wilson, Porphyrien).

2.7 Entbehrliche Diagnostik

Psychologische Tests sind in der akuten Phase nicht aussagekräftig.

3 Multiaxiale Bewertung

3.1 Identifizierung der Leitsymptome

Die Symptome (s. Kap. 1.2) sind durchgehend in verschiedenen Situationen zu beobachten. Insbesondere in der Schule bzw. in Situationen, die Lernleistungen und/oder eine belastungsfähige Kontaktfähigkeit (Schul-, Freundesgruppe) erfordern, werden Konzentrationsprobleme, Distanzlosigkeit oder das sprunghafte Assoziieren deutlich. Sie sind besonders augenscheinlich bei manischer Symptomatik oder in einem oft heftigen Mischzustand (durch das gleichzeitige Vorhandensein gesteigerten Antriebs mit depressiven Inhalten) störend. Depressiver Rückzug und Leistungseinschränkungen erfordern eine genaue Einschätzung durch fremdanamnestische Angaben aus verschiedenen Informationsquellen (Eltern, Lehrer).

3.2 Identifizierung weiterer Symptome und Belastungen

Umschriebene Entwicklungsstörungen. Bereits prämorbid vorhandene umschriebene Störungen des Sprechens und der Sprache sowie umschriebene Störungen schulischer Fertigkeiten können durch die Symptomatik der jeweiligen Phase akzentuiert oder abgeschwächt erscheinen. Psychologische Tests im Intervall sind zur Feststellung des Ausgangsniveaus und zur Einschätzung kompensatorischer Leistungen sinnvoll.

Intelligenzniveau. Das Intelligenzniveau beeinflusst die Symptomatik in der Ausgestaltung (z.B. triviale versus phantastische Inhalte), die Krankheitseinsicht und die Compliance.

Bei besonders niedrigem IQ ist die Abgrenzung von organischen Psychosyndromen oder unspezifisch erethischen Syndromen schwierig. Die IQ-Messung ist in der Phase nicht verwertbar und muss deshalb im Intervall erfolgen.

Körperliche Symptomatik. Hierbei sind 3 Punkte speziell zu beachten:
◢ Körperliche Erkrankungen als Ursache der affektiven Symptomatik (s. Kap. 2.6)
◢ Beeinflussung komorbider körperlicher Erkrankungen direkt durch die vegetative Symptomatik der affektiven Phase (höheres Risiko vegetativer Entgleisungen, z.B. bei Hypertonie) oder indirekt durch Gefährdung des Therapieregimes wegen mangelnder Compliance (z.B. Diabetes mellitus)
◢ Körperliche Erkrankungen beeinflussen die Auswahl der Psychopharmaka (z.B. Leber- und Nierenerkrankungen, Anfallsleiden).

Entstehung körperlicher Erkrankungen in der affektiven Phase:
◢ Vorsätzliche Selbstbeschädigung (Automutilation, Intoxikation, suizidale Handlungen), Infektionen (z.B. Geschlechtskrankheiten).

Abhängigkeitssyndrome. Folgende Faktoren können im Vorfeld einer affektiven Erkrankungsphase vorhanden sein, ihren Verlauf beeinflussen oder die Rehabilitation erschweren (einschließlich aktueller abnormer psychosozialer Umstände):

◢ Abnorme intrafamiliäre Beziehungen (z.B. Bestrafung oder körperliche Misshandlung verstärkt wegen manischer Symptome)
◢ Genetische Belastung für affektive Störungen in der Familie
◢ Abnorme Erziehungsbedingungen (Überfürsorge, unzureichende Aufsicht)
◢ Akute belastende Lebensereignisse
◢ Gesellschaftliche und zwischenmenschliche Belastungen (z.B. politische Verfolgung, Probleme in Schule und Beruf).

Globalbeurteilung der psychosozialen Anpassung. Das Erreichen der prämorbiden psychosozialen Anpassung ist ein realistisches Ziel der Rehabilitation und Reintegration. Bei sozialen Schäden (z.B. Delikte wie Diebstahl, Einbruch), die in der Erkrankungsphase entstehen, bedarf der Jugendliche besonderer Unterstützung zur Minimierung der rechtlichen Folgen (evtl. Jugendanwaltschaft, gerichtlich beeideter Sachverständiger).

Eine prämorbide schwerwiegende Beeinträchtigung der psychosozialen Anpassung beeinflusst häufig die Intensität des Syndromes und erfordert über diese Störung hinaus entsprechende Maßnahmen.

3.3 Differenzialdiagnosen und Hierarchie des diagnostischen und therapeutischen Vorgehens

Siehe Abbildungen 9 und 10.

4 Interventionen

4.1 Auswahl des Interventionssettings

Die Auswahl des Interventionssettings richtet sich nach dem Grad der sozialen Beeinträchtigung, der Intensität der Symptomatik sowie dem sozialen Umfeld. Ziel ist die Gewährleis-

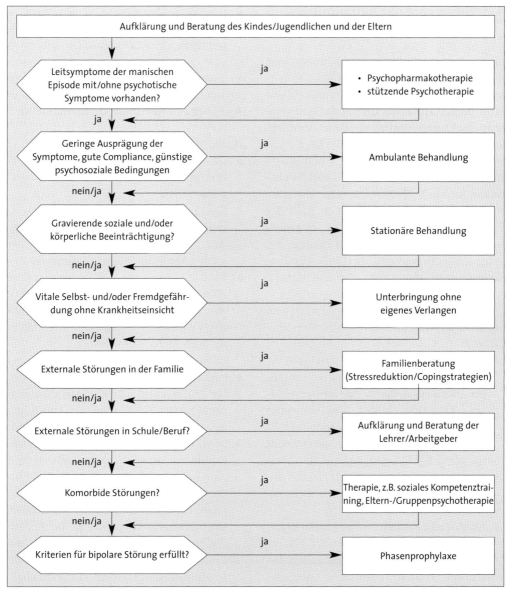

Abb. 10: Therapie von Kindern und Jugendlichen bei Vorliegen einer manischen Episode

tung einer effektiven Behandlung und Verhinderung einer sozialen und/oder körperlichen Schädigung. Mangelnde Krankheitseinsicht und daraus resultierende Probleme mit der Compliance machen häufig eine stationäre Aufnahme erforderlich, bevor ein ambulantes Setting geplant werden kann.

◢ Stationäre Behandlung der akuten manischen Episode bei gravierender sozialer Beeinträchtigung und/oder körperlicher Beeinträchtigung
◢ Bei vitaler Selbst- und/oder Fremdgefährdung Unterbringung ohne eigenes Verlangen
◢ Ambulante Behandlung bei geringer Ausprägung der Symptome, guter Compliance und günstigen psychosozialen Bedingungen.

4.2 Hierarchie der Behandlungsentscheidungen und Beratung

Pharmakotherapie. Patient und Angehörige sind über Wirkung und unerwünschte Wirkungen der Medikation zu informieren, ein schriftliches Einverständnis (Informed consent) der Eltern ist einzuholen. Ziel der medikamentösen Behandlung sind die Regulation von Stimmung, Antrieb und Schlaf-Wach-Rhythmus sowie das Abklingen evtl. begleitender psychotischer Symptome. Die Auswahl der Medikation richtet sich nach der vorliegenden Erkrankungsphase, eventuellen Komplikationen wie Rapid cycling, der Wirksamkeit (Vorgeschichte früherer Erkrankungsphasen) und dem Nebenwirkungsspektrum.

Stabilisatoren des Affektes
Lithium
- Lithium ist das Mittel der ersten Wahl zur Behandlung akuter manischer Symptome (II Jugendliche; IV Kinder) wie auch zur Phasenprophylaxe bei bipolarer affektiver Störung (IV Jugendliche; IV Kinder). Die therapeutische Wirksamkeit ist nach 8–14 Tagen zu erwarten, was häufig die Kombination mit Neuroleptika oder Benzodiazepinen zu Behandlungsbeginn erfordert.
- Kontraindikationen: Überempfindlichkeit, renale und kardiovaskuläre Erkrankungen, Schwangerschaft im ersten Trimenon, relative Kontraindikation bei Schilddrüsenerkrankungen
- Voruntersuchungen: Blutbild, Differenzialblutbild, Elektrolyte, Serumkreatinin, BUN, Schilddrüsenparameter (T3, T4, TSH), EKG, Urinstatus, ggf. Kreatininclearance; Schwangerschaftstest
- Unerwünschte Wirkungen: Gewichtszunahme, Polyurie, Polydipsie, Sedierung, Verminderung der motorischen Aktivität, gastrointestinale Symptome, Tremor, Leukozytose, Nierenfunktionsstörungen, Schilddrüsenfunktionsstörungen, Arrhythmien, Veränderungen des Kalziumstoffwechsels, EEG-Veränderungen.

Intoxikationsgefahr besteht bei Entgleisungen des Elektrolyt- und Flüssigkeitshaushaltes wegen der geringen therapeutischen Breite.

Akuttherapie
- Die Dosierung richtet sich nach dem Serumlithiumspiegel; 1,0–1,5 mval/l sind anzustreben.
- Monitoring: Serumlithiumspiegelkontrollen 2x wöchentlich sind empfehlenswert. Bestimmung 12 Stunden nach der letzten Medikamenteneinnahme
- Kinder haben eine höhere glomeruläre Filtrationsrate als Erwachsene, was ggf. eine höhere Dosierung zum Erzielen eines wirksamen Spiegels erfordert. Steady state nach ca. einer Woche.

Phasenprophylaxe
- Kriterien für die Prophylaxe mit Lithium bei Kindern und Jugendlichen existieren noch nicht und bleiben der klinischen Beurteilung überlassen. Eine Phasenprophylaxe ist dann einzusetzen, wenn die Rezidivwahrscheinlichkeit hoch ist und eine hohe Gefährdung der sozialen Entwicklung besteht. Auf Complianceprobleme ist speziell zu achten. Besonders bei erblicher Belastung wird der Beginn der Prophylaxe bei Auftreten der zweiten Episode empfohlen. Die Prophylaxe sollte mindestens 18 Monate lang durchgeführt werden. Zu beachten ist, dass nach Absetzen der Wirkungseffekt bei neuerlicher Therapie reduziert sein kann.
- Die Dosierung richtet sich nach dem Serumlithiumspiegel, der zwischen 0,6 und 1,2 mval/l liegen soll.
- Monitoring: Serumlithiumspiegel ca. 1x monatlich: TSH, Nierenfunktion, Harnbefund und EKG (insbesondere QTc) alle 3–6 Monate.

Unerwünschte Wirkungen bei Langzeittherapie
- Bis dato ist wenig über den Langzeiteffekt von Lithium auf die Entwicklung und das Wachstum von Kindern bekannt.
- Schilddrüsenfunktionsstörungen (euthyreote Struma, Hypothyreoidismus)
- Evtl. Veränderung der Knochendichte und Knochenstruktur.

Carbamazepin
- Bei Unverträglichkeit oder fehlendem Ansprechen auf Lithium kann Carbamazepin als Alternative zu oder in Kombination mit den Standardtherapien zur Behandlung der akuten Manie (III Jugendliche; V Kinder) wie auch zur Phasenprophylaxe erwogen werden (IV Jugendliche; IV Kinder). Anwendung auch bei Kindern mit EEG-Abnormitäten.
- Kontraindikationen: Leberfunktionsstörungen, Leukopenie, Thrombozytopenie, Reizleitungsstörungen
- Voruntersuchungen: klinisch-neurologischer Befund, Blutbild, Differenzialblutbild, Leberwerte, EEG
- Unerwünschte Wirkungen: Übelkeit, Erbrechen, Sedierung, Leukopenie; seltenst Agranulozytose, aplastische Anämie
- Die Dosierung richtet sich nach dem Serumcarbamazepinspiegel, der zwischen 4 und 12 mg/ml liegen soll. (Dieser Richtwert wurde für die Behandlung von Anfallsleiden definiert, Richtlinien für die Behandlung der akuten Manie liegen noch nicht vor.)
- Monitoring: Serumblutspiegel, Blutbild, Leberwerte im ersten Behandlungsmonat wöchentlich, in den nächsten 5 Monaten 1x monatlich, dann 4x jährlich.

Valproat
Bei Unverträglichkeit oder fehlendem Ansprechen auf Lithium kann Valproat als Alternative zu oder in Kombination mit den Standardtherapien zur Behandlung der akuten Manie, von Mischbildern oder bei rascher Episodenabfolge (Rapid cycler) (III Jugendliche; V Kinder) wie auch zur Phasenprophylaxe erwogen werden (V Jugendliche; V Kinder). Anwendung auch bei Kindern mit EEG-Abnormitäten.
- Kontraindikationen: Überempfindlichkeit gegen die Wirksubstanz, Leber- und Pankreasfunktionsstörungen, hämorrhagische Diathese
- Voruntersuchungen: Blutbild, Differenzialblutbild, Leberwerte, Gerinnung
- Unerwünschte Wirkungen: Sedierung, Übelkeit, Erbrechen; Panzytopenien, Blutgerinnungsstörungen; seltenst akutes Leberversagen (größte Gefahr bei Kindern unter 2 Jahren)
- Die Dosierung richtet sich nach dem Valproatspiegel im Serum, der zwischen 50 und 100 mg/ml liegen soll. (Dieser Richtwert wurde für die Behandlung von Anfallsleiden definiert, Richtlinien für die Behandlung der akuten Manie liegen noch nicht vor, im Falle guter Verträglichkeit sind auch höhere Spiegel zu tolerieren.)
- Neue Antiepileptika (Trileptal, Lamotrigin, Topiramat) stellen möglicherweise – bei noch ungesicherter Datenlage – eine Alternative in der Behandlung manischer Syndrome und als Phasenprophylaxe im Jugendalter dar.

Benzodiazepine
Sie stehen zur Behandlung von Agitation und Schlaflosigkeit für das Management der akuten Manie zur Verfügung (z.B. Lorazepam, Clonazepam) und werden in Kombination mit Stimmungsstabilisatoren zur Behandlung der akuten Manie eingesetzt (IV Jugendliche; V Kinder).

Neuroleptika
Dem Vorteil einer raschen Sedierung stehen häufig unerwünschte Wirkungen gegenüber, sodass vor ihrem Einsatz die oben angeführten Kombinationen zu überlegen wären!

- Gabe hochpotenter Neuroleptika bei Manie mit psychotischen Symptomen (IV Jugendliche; V Kinder)
- Gabe niedrigpotenter, sedierender Neuroleptika bei Antriebssteigerung (IV Jugendliche; V Kinder), ggf. deren Kombination (V Jugendliche; V Kinder)
- Das Nebenwirkungsspektrum erfordert engmaschige Labor- und Therapieverlaufskontrollen!
- Kontraindikationen: Überempfindlichkeit, akute Intoxikationen, komatöse Zustände, relative Kontraindikation bei Agranulozytose und epileptischen Anfällen
- Voruntersuchungen: Blutbild, Differenzialblutbild; BUN, Kreatinin, GOT, GPT, Elektrolyte, CPK; Urinstatus; Temperatur; EKG; EEG.

Unerwünschte Wirkungen:
- Extrapyramidale Syndrome (akute dystone Reaktionen, Parkinsonoid, Akathisie)
- Anticholinerge Wirkungen (Mundtrockenheit, Akkomodationsstörungen, Obstipation, Blasenfunktionsstörungen)
- Vegetative Symptome (Schwitzen, Hypersalivation)
- Blutbildveränderungen (Leukozytopenie, Agranulozytose)
- Kardiovaskuläre Störungen (Blutdruckveränderungen, EKG-Veränderungen)
- Malignes neuroleptisches Syndrom (erhöhtes Risiko bei Kombinationstherapie mit Lithium)
- Spätsymptome (tardive Dyskinesien)
- Atypische Neuroleptika (Risperidon, Olanzapin, Clozapin) stellen eine mögliche, in dieser Indikation aber wenig untersuchte Alternative dar.

Aufklärung und Beratung des Patienten/der Angehörigen
Information über Art und Verlauf der Erkrankung: Dabei ist einerseits die prinzipielle Reversibilität der Symptomatik zu beachten, andererseits die Rezidivneigung der Episoden.
Ziel einer umfassenden Information, auch über die Therapiemöglichkeiten, ist eine gute Kooperation.

Rehabilitative Maßnahmen
Ziele sind die Senkung des Aktivitätsniveaus in der Manie, die Wiederherstellung einer Tagesstruktur und der Konzentrationsleistung, Reduktion von unerwünschten Wirkungen der medikamentösen Therapie, das Wiedererlangen sozialer Kompetenz mittels eines klaren therapeutischen Programms. Ein unkritisches Überangebot kann die Symptomatik eher anfachen. Prinzipiell kommen zur Anwendung:
- Physiotherapie
- Ergotherapie
- Stützende Psychotherapie
- Gruppentherapie.

Reintegrative Maßnahmen
- Familienberatung (fokussierend auf Stressreduktion, Copingstrategien, Kommunikation und Interaktion)
- Kontaktaufnahme mit Lehrern/Arbeitgebern (mit Einverständnis der Erziehungsberechtigten) zur Wiedereingliederung in Schule und Beruf, z.B. Besprechen von Maßnahmen wie stundenweiser Schulbesuch oder Schulbesuch als außerordentlicher Hörer. Information über das Krankheitsbild mit dem Ziel der Früherkennung einer neuen Episode.
- Therapie komorbider Störungen und Komplikationen.

4.3 Besonderheiten bei ambulanter Behandlung

- Akute Phase: Die ärztliche Erreichbarkeit, z.B. bei Auftreten von unerwünschten Medikamentenwirkungen, wie auch die Möglichkeit einer stationären Aufnahme

(z.B. bei gravierender sozialer Beeinträchtigung, Selbst- und/oder Fremdgefährdung) muss gegeben sein.
- Bipolare Störung, Intervall: Regelmäßige ambulante Termine zur Kontrolle von psychopathologischem Befund, Medikation und unerwünschten Wirkungen, sozialen Bedingungen
- Psychotherapeutische Maßnahmen können den Umgang mit der Erkrankung günstig beeinflussen (V Jugendliche; V Kinder)
- Bei problematischen sozialen Verhältnissen und Interaktionsschwierigkeiten in der Familie muss eventuell die Fremdunterbringung in eine betreute Einrichtung (z.B. therapeutische Wohngemeinschaft) erwogen werden.

4.4 Besonderheiten bei teilstationärer Behandlung

Ein teilstationäres Setting kann, z.B. zur Durchführung reintegrativer Maßnahmen, als Übergangslösung nach stationärem Aufenthalt oder beim Bestehen eines subklinischen Syndromes nützlich sein.

4.5 Besonderheiten bei stationärer Behandlung

Die Einführung einer stufenweisen realistischen Belastung nach der Akutbehandlung (z.B. mit allmählich einsetzendem Schulbesuch) ist vor der Entlassung anzustreben.

4.6 Jugendhilfe- und Rehabilitationsmaßnahmen

- Phasenprophylaxe
- Regelmäßige ambulante Kontrollen auch im Intervall zwecks Früherkennung einer neuerlichen Episode, Sicherstellung der effizienten Durchführung der Phasenprophylaxe, Durchführung rehabilitativer und reintegrativer Maßnahmen sowie der Therapie komorbider Störungen.

Jugendhilfemaßnahmen dienen dem Wiedererlangen und Erhalten sozialer Kompetenz sowie der Minimierung von Folgeschäden der Erkrankung. Prinzipiell kommen zur Anwendung:
- Therapeutische Wohngemeinschaften
- Arbeits- und Ausbildungsfördermaßnahmen
- Serviceeinrichtungen der Jugendämter
- Jugendgericht.

4.7 Entbehrliche Therapiemaßnahmen

- ECT (Elektrokrampftherapie). In einer Studie mit 16 an einer bipolaren Störung erkrankten Jugendlichen konnte die stationäre Verweildauer im Vergleich zu 6 pharmakologisch behandelten deutlich verkürzt werden. Eine Anzahl von Fallgeschichten mit Anwendung im Jugendalter liegt vor. Systematische Forschungsergebnisse zu Sicherheit und Effizienz liegen nicht vor, sodass eine unkritische Anwendung der Therapiemethode vor Ausschöpfung aller anderen Therapiemethoden abzulehnen ist (IV Jugendliche).
- Alleinige Psychotherapie ist nicht wirksam.

5 Literatur

American Psychiatric Association (1996) Diagnostisches und statistisches Manual psychischer Störungen: DSM-IV (übers. nach der 4. Aufl. des Diagnostic and Statistical Manual of Mental Disorders; dtsch. Saß H, Wittchen HU, Zaudig M). Hogrefe, Göttingen

McClellan J, Werry J, Practice Parameters for the Assessment and Treatment of Chil-

dren and Adolescents With Bipolar Disorder. Journal of the American Academy of Child and Adolescent Psychiatry (1997), 36, 138–157
Nottelmann ED et al., Special Section: Bipolar Affective Disorder. Journal of the American Academy of Child and Adolescent Psychiatry (1995), 34, 705–763
Remschmidt H (1992) Psychiatrie der Adoleszenz. Georg Thieme, Stuttgart, New York
Steinhausen HC (1993) Psychische Störungen bei Kindern und Jugendlichen. Urban & Schwarzenberg, München, Wien, Baltimore
Weltgesundheitsorganisation (1993) Internationale Klassifikation psychischer Störungen, ICD-10 Kapitel V (F), Klinisch-diagnostische Leitlinien (dtsch. Dilling H, Mombour W, Schmidt MH). Huber, Bern

Bearbeiter dieser Leitlinie
K. Steinberger, C. Wagner-Ennsgraber, M. H. Friedrich

Korrespondenzadresse
Dr. Karl August Steinberger
Kinder- und Jugendpsychiatrisches Ambulatorium mit Tagesklinik
Psychosoziale Dienste Wien
Akaziengasse 44–46
1230 Wien
Österreich

Depressive Episoden und Rezidivierende depressive Störungen (F32, F33), Anhaltende affektive Störungen (F34)

1 Klassifikation

1.1 Definition

Depressive Episode (F32.0–32.3)
Es handelt sich um eine mindestens 2 Wochen andauernde Störung mit gedrückter Stimmung, Verlust von Freude und Interesse und erhöhter Ermüdbarkeit. Die Symptomatik ist vielfältig, z.T. altersabhängig und wenig situationsgebunden. Somatische und/oder psychotische Symptome können zusätzlich vorhanden sein.

Rezidivierende depressive Störungen (F33.0–F33.3)
Es handelt sich um wiederholte depressive Episoden. Die einzelnen Episoden dauern zwischen 3 und 12 Monaten, sie werden häufig durch belastende Lebensereignisse ausgelöst.

Für Kinder und Jugendliche gibt es noch keine einheitlichen Kriterien bzgl. der Definition, der Symptome und des Verlaufs depressiver Störungen.

Anhaltende affektive Störungen (F34)
Es handelt sich um anhaltende, meist fluktuierende Stimmungsstörungen, bei denen die Mehrzahl der einzelnen Episoden nicht ausreichend schwer ist, um auch nur als leichte depressive oder hypomanische Episoden gelten zu können. Sie ziehen jedoch beträchtliches subjektives Leiden und Beeinträchtigungen nach sich. Intervalle mit normaler Stimmung fehlen oder dauern allenfalls wenige Wochen.

Die Dauer beträgt bei Erwachsenen mindestens 2 Jahre, bei Kindern und Jugendlichen mindestens 1 Jahr betragen.

1.2 Leitsymptome

Nach der ICD-10 wird für die Symptomatik einer depressiven Episode eine Dauer von mindestens 2 Wochen gefordert. Kürzere Zeiträume können berücksichtigt werden, wenn die Symptome ungewöhnlich schwer oder schnell auftreten.

Die Leitsymptome drücken sich in emotionalen und vegetativ-körperlichen Störungen aus, wobei die ersten 3 für die Diagnosestellung immer vorhanden sein müssen:
- Gedrückte Stimmung ohne deutliche Abhängigkeit von bestimmten Lebensumständen
- Verlust von Interesse oder Freude
- Erhöhte Ermüdbarkeit
- Verlust von Selbstvertrauen oder Selbstwertgefühl
- Unbegründete Selbstvorwürfe
- Wiederkehrende Gedanken an den Tod oder an Suizid oder suizidales Verhalten
- Änderung der psychomotorischen Aktivität (Agitiertheit oder Hemmung), verminderter Antrieb
- Kopfschmerzen, gastrointestinale Beschwerden
- Schlafstörungen (typisch sind Ein- und Durchschlafstörungen sowie Früherwachen)
- Störungen des Appetits
- Vermindertes Denk- oder Konzentrationsvermögen.

Zu beachten sind entwicklungs- und altersabhängige Symptome bzw. die Veränderungen, die sich im Vergleich zur an Erwachsenen erhobenen Leitsymptomatik ergeben (s. Tab. 1).

Bei den **anhaltenden affektiven Störungen** ist die Spezifität der Symptomatik gering.

Zyklothymia

Instabilität der Stimmung mit mehreren Episoden depressiver oder auch hypomanischer Gestimmtheit (ohne dass die Kriterien einer mittelschweren oder schweren depressiven Episode oder einer manischen Episode erfüllt sind). Mindestens 3 der folgenden Merkmale depressiver Symptomatik müssen für einige Perioden vorhanden sein:
- Verminderte Energie oder Aktivität
- Schlafstörung
- Verlust des Selbstvertrauens oder Selbstwertgefühls
- Konzentrationsschwierigkeiten
- Sozialer Rückzug
- Verlust von Interesse oder Freude an sexuellen und anderen angenehmen Aktivitäten
- Verminderte Gesprächigkeit
- Pessimismus bezüglich der Zukunft oder Grübeln über die Vergangenheit.

Mindestens 3 der folgenden Merkmale hypomanischer Symptomatik müssen für einige Perioden vorhanden sein:
- Vermehrte Energie oder Aktivität
- Vermindertes Schlafbedürfnis
- Übersteigertes Selbstwertgefühl
- Geschärftes oder ungewöhnlich kreatives Denken
- Geselliger als sonst
- Gesprächiger oder witziger als sonst
- Gesteigertes Interesse und Sicheinlassen in sexuelle und andere angenehme Aktivitäten
- Überoptimistisch oder Übertreibung früherer Erfolge.

Dysthymia. Konstante oder immer wiederkehrende depressive Verstimmung, wobei keine oder nur sehr wenige Depressionsperioden die Ausprägung einer leichten depressiven Episode erreichen.

Mindestens 3 der folgenden Merkmale müssen in einigen depressiven Perioden bestanden haben:
- Verminderte Energie oder Aktivität
- Schlafstörung
- Verlust des Selbstvertrauens oder Gefühl von Unzulänglichkeit
- Konzentrationsschwierigkeiten
- Häufiges Weinen
- Verlust von Interesse oder Freude an sexuellen und anderen angenehmen Aktivitäten
- Gefühl von Hoffnungslosigkeit oder Verzweiflung
- Erkennbares Unvermögen, mit den Routineanforderungen des täglichen Lebens fertig zu werden
- Pessimismus bezüglich der Zukunft oder Grübeln über die Vergangenheit
- Sozialer Rückzug
- Verminderte Gesprächigkeit

Nach DSM-IV auch:
- Gereizte Stimmung
- Appetitlosigkeit oder gesteigertes Essbedürfnis

Insgesamt Beeinträchtigung der psychosozialen Anpassung hinsichtlich
- Beziehung zu Familienangehörigen, Gleichaltrigen und Erwachsenen außerhalb der Familie
- Bewältigung von sozialen Situationen
- Schule bzw. Beruf
- Interesse an Freizeitaktivitäten

1.3 Schweregradeinteilung

Die aus dem Erwachsenenalter bekannte Schweregradeinteilung ist vor allem nach der

Tab. 1: Veränderung der Symptome im Entwicklungsverlauf

Im Kleinkindalter (1–3 Jahre)	<ul><li>wirkt traurig</li><li>ausdrucksarmes Gesicht</li><li>erhöhte Irritabilität</li><li>gestörtes Essverhalten</li><li>Schlafstörungen</li><li>selbststimulierendes Verhalten: Jactatio capitis, exzessives Daumenlutschen</li><li>genitale Manipulationen</li><li>auffälliges Spielverhalten: reduzierte Kreativität und Ausdauer</li><li>Spielunlust</li><li>mangelnde Phantasie</li></ul>
Im Vorschulalter (3–6 Jahre)	<ul><li>trauriger Gesichtsausdruck</li><li>verminderte Gestik und Mimik</li><li>leicht irritierbar und äußerst stimmungslabil</li><li>mangelnde Fähigkeit, sich zu freuen</li><li>introvertiertes Verhalten, aber auch aggressives Verhalten</li><li>vermindertes Interesse an motorischen Aktivitäten</li><li>Essstörungen bis zu Gewichtsverlust/-zunahme</li><li>Schlafstörungen: Alpträume, Ein- und Durchschlafstörungen</li></ul>
Bei Schulkindern	<ul><li>verbale Berichte über Traurigkeit</li><li>suizidale Gedanken</li><li>Befürchtungen, dass Eltern nicht genügend Beachtung schenken</li><li>Schulleistungsstörungen</li></ul>
Im Pubertäts- und Jugendalter	<ul><li>vermindertes Selbstvertrauen</li><li>Apathie, Angst, Konzentrationsmangel</li><li>Leistungsstörungen</li><li>zirkadiane Schwankungen des Befindens</li><li>psychosomatische Störungen</li><li>Kriterien der depressiven Episode</li><li>psychische und somatische Symptome zu früherem Zeitpunkt vorhanden</li></ul>

Pubertät auch im Jugendalter weitgehend gültig. Für das Kindesalter gibt es noch keine einheitliche Schweregradeinteilung; sie erfolgt v.a. nach dem klinischen Bild der Beeinträchtigung. Aufgrund des heterogenen Erscheinungsbildes (s. Tab. 1) sind im Einzelfall die Ausprägungen der Symptomatik abzuwägen.

Im Jugendalter gelingt meist eine Annäherung an die ICD-10-Einteilung der Erwachsenen:

Die depressiven Episoden (F32.0–F32.3) und ebenso die rezidivierenden depressiven Störungen (F33.0–F33.3) werden jeweils in leicht (F32.0 bzw. F33.0), mittelgradig (F32.1 bzw. F33.1) und schwer (F32.2 oder F32.3 bzw. F33.2 oder F33.3) unterteilt.

Bei der leichtgradigen Störung kann der Betreffende unter Schwierigkeiten seine normalen schulischen und sozialen Aktivitäten fortsetzen, eine mittelgradige Störung führt zu erheblichen Schwierigkeiten bei sozialen, häuslichen und schulischen Aufgaben. Eine schwere episodische oder rezidivierende depressive Störung führt zu einer sehr begrenzten Fortführung oder zu dem völligen Erliegen der allgemeinen Aktivitäten.

1.4 Untergruppen

Die leichte und mittelgradige depressive Episode und die rezidivierende depressive Störung können jeweils mit somatischen Symptomen (F32.01 bzw. F33.01) oder ohne somatische Symptome (F32.00 bzw. F33.00) diagnostiziert werden.

Bei der schweren depressiven Episode und der schweren rezidivierenden depressiven Störung wird zwischen dem Vorhandensein von psychotischen Symptomen (F32.3 bzw. F33.3) oder dem Fehlen von psychotischen Symptomen (F32.2 bzw. F33.2) unterschieden.

Die schwereren Formen der rezidivierenden depressiven Störung (F33.2 und F33.3) haben viel mit den Konzepten der endogenen Depression und der manisch-depressiven Psychose vom depressiven Typ gemeinsam. In der Anamnese des Patienten dürfen sich dabei jedoch keine Episoden finden, welche die Kriterien einer Manie (F30.1 und F30.2) erfüllen.

Bei der rezidivierenden depressiven Störung kann zusätzlich die Diagnose „gegenwärtig remittiert" (F33.4) gestellt werden. In der Vorgeschichte soll es dann wenigstens 2 depressive Episoden gegeben haben.

1.5 Ausschlussdiagnose

▲ Bipolare affektive Störungen (F31)
▲ Emotionale Störung mit Geschwisterrivalität (F93.3)
▲ Emotionale Störung mit Trennungsangst des Kindesalters (F93.0)

2 Störungsspezifische Diagnostik

2.1 Symptomatik

Es ist zu beachten, dass Kinder mit depressiven Störungen häufig eine ausgeprägte Verleugnungstendenz aufweisen und große Schamgefühle haben können. Auch gesunden Kindern kann es schwer fallen, sich über ihre Befindlichkeit zu äußern.

Die Beobachtung von Spielverhalten (Spielunlust, schnelle Entmutigung, dysphorisches Abwehrverhalten), Essverhalten (Mäkeligkeit, verminderter oder gesteigerter Appetit) und Schlafverhalten (Ein- und Durchschlafstörungen, Früherwachen, Alpträume) ist bei jüngeren Kindern besonders wichtig. Im Vorschulalter wird auf die verbale Exploration zugunsten der Erfassung spezifischer Spielthemen (z.B. Tod) verzichtet. Es wird vorgeschlagen, das Zeitkriterium des Anhaltens der Symptome über 2 Wochen weniger eng zu fassen. Bei älteren Kindern ist zusätzlich die Beobachtung des Leistungsverhaltens angezeigt (s. auch Tab. 1). Um hierbei eine sichere klinische Einschätzung vornehmen zu können, ist die Einbeziehung und ausführliche Befragung von Eltern, Lehrern, Kindergärtnerinnen oder sonstigem Betreuungspersonal unbedingt notwendig.

2.2 Störungsspezifische Entwicklungsgeschichte

Im Kindesalter ist es bislang noch unklar, ob die Konzepte der Major depression der Erwachsenen gültig sind. Häufig sind im Kindesalter rasche Wechsel von depressiven und (sub)manischen Zuständen. Ob dies dem Konzept der sog. Rapid cycles bei Jugendlichen entspricht, ist nicht gesichert. Ist im Hinblick auf die Symptomatik im Jugendalter eine weitgehende Annäherung der an Erwachsenen entwickelten Kriterien der Major

Depression zu beobachten, bleibt festzustellen, dass bei Kindern ein untypisches Erscheinungsbild eher die Regel als die Ausnahme darstellt.

Zu beachten ist auch, dass in der Pubertät depressive Symptome als Durchgangsstadium der normalen Entwicklung ohne Krankheitswert zu beobachten sind (s. auch Tab. 1).

◢ Exploration der Eltern über den Beginn und den Verlauf der Symptomatik (konstant, wechselnd, unterbrochen von Intervallen mit normaler Stimmungslage, Veränderung im Verhalten zu Familienangehörigen, Freunden/Freundinnen)
◢ Informationen aus der Schule/aus Kindereinrichtungen über den Störungsverlauf (Verschlechterung der Schulleistungen, Veränderung im Verhalten gegenüber Lehrern und Mitschülern).

2.3 Psychiatrische Komorbidität und Begleitstörungen

In Abhängigkeit vom Entwicklungsstand können folgende psychiatrische Störungen auftreten:
◢ Depressive Episoden (bei F34)
◢ Angststörungen
◢ Persönlichkeitsstörungen
◢ Zwangsstörungen
◢ Essstörungen
◢ Störungen des Sozialverhaltens
◢ Aufmerksamkeitsdefizit-/Hyperaktivitätsstörung (ADHS)
◢ Substanzmissbrauch

2.4 Störungsrelevante Rahmenbedingungen

Anamnestische Angaben der Eltern für familiäre Belastungen
Im Mittelpunkt stehen mögliche Belastungen der Herkunftsfamilie im Sinne einer möglichen Disposition sowie psychosoziale Belastungen und familiäre Ressourcen.
◢ Familiäre Belastung mit depressiven und affektiven oder bipolaren Störungen
◢ Familiäre Belastung mit anderen psychischen Störungen: Substanzmissbrauch, Angststörungen, Psychosen, Persönlichkeitsstörungen
◢ Mögliche psychosoziale Belastungen: Migration, chronische Krankheiten, Arbeitslosigkeit, Armut
◢ Interaktions- und Beziehungsstörungen in der Familie: Frühkindliche oder länger andauernde emotionale Deprivation, inkonsistente oder abwertende Erziehung, Schuldzuweisungen, häufig wechselnde Bezugspersonen, Trennungstraumata, seelische, körperliche Misshandlung, sexueller Missbrauch
◢ Störungskonzepte und Therapieerwartungen der Eltern/Bezugspersonen.

Fremdanamnestische Angaben der Schule/des Kindergartens
◢ Plötzliche oder phasenhafte Veränderungen im Verhalten des Kindes: Leistungsabfall, Rückzug aus Gruppenaktivitäten, agitiertes Verhalten
◢ Belastende Ereignisse in der Schule/im Kindergarten: Überforderung, Unterforderung, seelische und körperliche Misshandlung, sexueller Missbrauch, Klassengröße, Schulwechsel, Teilleistungsschwächen
◢ Integration in der Gruppe der Gleichaltrigen innerhalb und außerhalb der Schule
◢ Unterstützende Möglichkeiten durch die Schule/Kindergarten: Leistungsanforderungen überprüfen, Verbesserung der sozialen Integration
◢ Störungskonzepte und Therapieerwartungen der Schule/des Kindergartens.

Körperliche Untersuchung des Patienten
◢ Körperlich-neurologische Routineuntersuchung unter besonderer Berücksichti-

gung somatischer Symptome einer depressiven Erkrankung und des Ausschlusses möglicher organischer Ursachen für die depressiven Symptome (Kopfschmerzen, gastrointestinale Beschwerden, Schlafstörungen, Gewichtsveränderungen, vegetative Symptomatik, ggf. ist auch an endokrinologische oder onkologische Erkrankungen zu denken, Ausschluss von Seh- oder Hörminderungen). Komorbide Störungen (chronische Erkrankungen, Stoffwechselstörungen) oder mögliche Nebenwirkungen von Antikonvulsiva, Stimulantien oder Neuroleptika sind zu beachten.
◢ Das Vorliegen schwerer Infektionserkrankungen (postinfektiöse Depression?) oder akuter hirnorganischer Störungen im Vorfeld der depressiven Störung kann ggf. in Zusammenarbeit mit dem zuständigen Kinder- oder Hausarzt abgeklärt werden.
◢ Durchführung von spezifischen körperlichen und neurologischen Untersuchungen, falls die o.g. Untersuchungen Verdachtsmomente oder Befunde erbracht haben.

2.5 Apparative, Labor- und Testdiagnostik

Labordiagnostik. Sie ist nur zum Ausschluss einer organischen Ursache für die depressive Symptomatik indiziert, ansonsten ist keine spezifische Labordiagnostik erforderlich.

Testdiagnostik
◢ Eine orientierende Intelligenzdiagnostik ist aufgrund möglicher Über- wie Unterforderung zu empfehlen.
◢ Bei ausreichenden Hinweisen auf spezifische Schulschwächen ist eine ausführliche Leistungsdiagnostik notwendig, bei Verdacht auf Teilleistungsschwächen weiterführende Diagnostik.
◢ Persönlichkeitsdiagnostik mithilfe projektiver Verfahren sowie Depressionsfragebögen zur Eingangsdiagnostik und Verlaufskontrolle: Thematischer Gestaltungs-Test – Salzburg (TGT) und bei Kindern Children's Apperzeptionstest (CAT), Schwarzfuß-Test, Depressions-Inventar für Kinder und Jugendliche (DIKJ), Depressions-Test für Kinder (DTK), Attributionsstil-Fragebogen (ASF).
◢ Montgomery Asberg Depression Rating Scale (MADRS) zur Einschätzung des Therapieverlaufs

2.6 Weitergehende Diagnostik und Differenzialdiagnostik

Der differenzialdiagnostische Prozess ist in den Abbildungen 1 und 2 zusammengefasst.
Bei den weiteren differenzialdiagnostischen Überlegungen müssen folgende Aspekte besonders beachtet werden:
◢ Depressive Symptome im Rahmen einer schizophrenen oder schizoaffektiven Psychose (Erhebung eines genauen und ausführlichen psychopathologischen Befundes, z.B.: Liegen Denkstörungen vor?)
◢ Anpassungsstörungen (Liegen anamnestische Hinweise auf akute oder länger zurückliegende Belastungen vor?)
◢ Emotional instabile und ängstlich vermeidende Persönlichkeitsstörung (Gibt es Hinweise auf vermeidendes Verhalten, welches in Hinblick auf Dauer und Intensität außergewöhnlich ist?)
◢ Angststörungen (Vermeidungsverhalten und mögliche physiologische Korrelate, z.B. Panikattacken)
◢ Depressive Episode mit Störungen im Sozialverhalten (Liegen zusätzlich aggressive, trotzige, verweigernde und oppositionelle Verhaltensweisen vor?)
◢ Teilleistungsstörungen (Dyskalkulie, Dyslexie: ausführliche neuropsychologische Diagnostik)

2 Störungsspezifische Diagnostik

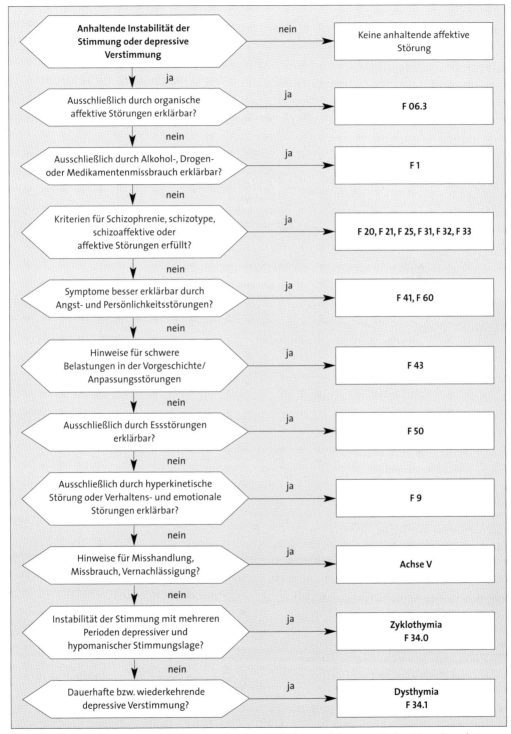

Abb. 11: Differenzialdiagnosen und Hierarchie des diagnostischen und therapeutischen Vorgehens bei anhaltenden affektiven Störungen

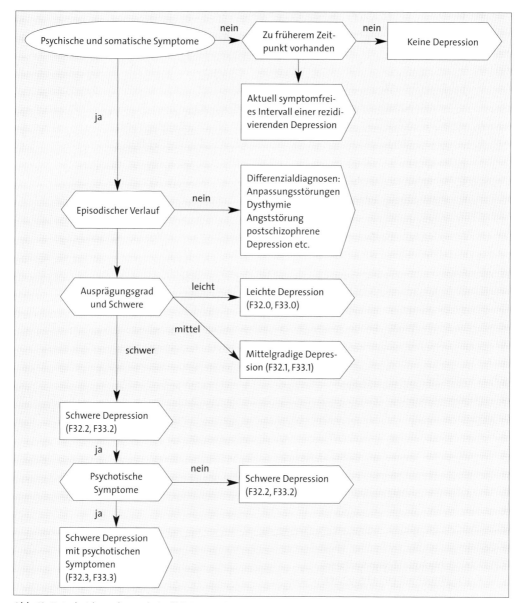

Abb. 12: Entscheidungsbaum bei affektiven Störungen

- Aufmerksamkeits- und Konzentrationsstörungen (standardisierte Eltern- und Lehrereinschätzungen und neuropsychologische Diagnostik)
- Schlafstörungen: Sie sind häufig Symptom; bei genauerer Anamnese ist zu erfragen, inwieweit die Schlafstörung im Vorfeld der Symptomatik aufgetreten ist (insbesondere Umwelteinflüsse).
- Organische Befunde: schwere Infektionskrankheiten, hirnorganische Erkrankungen (Ist die depressive Symptomatik erst nach oder während einer entsprechenden Erkrankung aufgetreten? Hierfür

sind die Vorbefunde unbedingt anzufordern.)
- Endokrine Störungen (z.B. Hypothyreose)
- Nebenwirkungen von Antikonvulsiva, Psychostimulantien, Neuroleptika oder auch Zytostatika (Sind die Beschwerden bei Änderung der Medikation nicht mehr vorhanden bzw. treten die Beschwerden erst seit Bestehen der Medikation auf?).

2.7 Entbehrliche Diagnostik

Eine spezifische Labordiagnostik bei depressiven Störungen im Kindes- und Jugendalter liegt derzeit nicht vor. Der Dexamethason-Hemmtest ist wissenschaftlichen Fragestellungen vorbehalten.

3 Multiaxiale Bewertung

3.1 Identifizierung der Leitsymptome

Hierzu ist eine Zusammenfassung der spezifischen Anamnese und des aktuellen Befundes (Leitsymptome, somatische Symptome, psychotische Symptome) unter besonderer Berücksichtigung des zeitlichen Verlaufes (episodisch/rezidivierend) erforderlich.

3.2 Identifizierung weiterer Symptome und Belastungen

Bewertung der Achsen II bis VI:
- Die Diagnostik umschriebener Entwicklungsstörungen (Achse II) ist hilfreich, um ggf. vorher nicht bekannte Defizite im schulischen Sektor zu erfassen, die zu depressiven Symptomen mit beigetragen haben (Reduktion des Selbstwerts, schulische Isolation).
- Eine differenzierte Intelligenzdiagnostik (Achse III) ist bei schwer depressiven Patienten problematisch, da die depressive Denkhemmung auch als scheinbare Intelligenzminderung erscheinen kann. Auf der anderen Seite kann chronische Leistungsüberforderung bei minder intelligenten Kindern zu depressiver Symptomatik führen. Nach Möglichkeit sollte daher immer versucht werden, das prämorbide kognitive Leistungsniveau beispielsweise durch Zeugnisse oder Vorbefunde einzuschätzen
- Somatisch kranke Kinder (Diagnose auf Achse IV), insbesondere solche mit potenziell lebensgefährdenden Störungen oder mit chronischen Behinderungen, können depressive Symptome teils mit körperfixierten, teils mit therapiebezogenen Ängsten entwickeln.
- Abnorme psychosoziale, d.h. auch familiäre Bedingungen (Achse V) beinhalten sowohl mitauslösende als auch eine manifeste Depression erhaltende Faktoren. Schwere frühkindliche Trennungstraumata, depressive Störungen bei den Verwandten, posttraumatische Störungen nach Misshandlungs- und Missbrauchserlebnissen, soziale Notlagen und soziale Isolation – um nur einige Faktoren zu nennen – sind bei depressiven Kindern und Jugendlichen gehäuft zu erfassen.
- Die Globalbeurteilung der psychosozialen Anpassung (Achse VI) dokumentiert analog zum klinischen Schweregrad (vgl. Kap. 1.3) das im Einzelfall gravierende Ausmaß der Belastung des Patienten durch Antriebshemmung, gedankliche Verlangsamung und Erschöpfbarkeit.

3.3 Differenzialdiagnose und Hierarchie des Vorgehens

Die Entscheidung über das weitere Vorgehen erfolgt nach der Diagnosestellung, Beurteilung des Beeinträchtigungsgrades und des

Leidensdruckes des Patienten sowie nach Überlegungen, welche familiären Ressourcen eine Behandlung im Rahmen des familiären Kontextes erlauben. Unter Einbeziehung des Schweregrades, der Komorbidität und der Kooperation ist ein stufenweiser Interventionsplan zu entwickeln.

4 Interventionen

4.1 Auswahl des Interventionssettings

Die Behandlung kann zumeist ambulant durchgeführt werden. Eine stationäre oder teilstationäre Therapie kann unter folgenden Bedingungen indiziert sein:
- Bei besonders schwer ausgeprägtem depressiven Syndrom, psychotischer Symptomatik, akuter Suizidalität
- Bei besonders schwer ausgeprägten komorbiden Störungen: Störung des Sozialverhaltens, Aufmerksamkeitsstörungen, Psychosen und Persönlichkeitsentwicklungsstörungen
- Bei schwerer seelischer und körperlicher Misshandlung sowie sexuellem Missbrauch
- Bei psychischer Störung der Eltern, bei der die Versorgung des Kindes/Jugendlichen nicht mehr gewährleistet ist
- Bei akuter schulischer Krise, bei der eine adäquate Beschulung nicht mehr möglich ist, z.B. wegen körperlicher oder seelischer Misshandlung oder wegen sexuellen Missbrauchs, Schulverweigerung
- Nach erfolgloser ambulanter Therapie.

4.2 Hierarchie der Behandlungsentscheidung und Beratung

Auch im Kindes-, vor allem aber im Jugendalter sollte neben der ambulanten Psychotherapie begleitend und stützend an eine Pharmakotherapie in ausreichend hoher Dosierung in Betracht gezogen werden.

Bei schwierigen familiären Belastungen ist eine Herausnahme des Kindes/Jugendlichen aus dem häuslichen Milieu teilweise nötig (s.a. Kap. 4.4).

Teilstationäre und stationäre Aufenthalte sollten nicht zu spät erfolgen.

Alle Behandlungsschritte bedürfen der ausführlichen Elternberatung und Elternmitbetreuung.

Es ist zu Beginn zu prüfen, in welchem Setting die Behandlung anhand der Behandlungsgrundsätze, wie sie im Folgenden beschrieben sind, durchgeführt werden kann (s. Abb. 3).

((Abb. 13 Entscheidungsbaum zur Therapie bei depressiven Störungen))

Psychotherapie. Unter den psychotherapeutischen Interventionen zur Behandlung depressiver Störungen bei Kindern und Jugendlichen stehen zusammenfassend folgende Ansätze im Vordergrund:
- Kognitive Verhaltenstherapie (I)
- Interpersonale Therapie (II)
- Familientherapie (IV–V)
- Klientenzentrierte Spieltherapie (IV–V)
- Tiefenpsychologische Therapie (IV–V)

Einigkeit besteht darüber, dass Kinder und Jugendliche mit schwer ausgeprägter depressiver Symptomatik weniger von psychotherapeutischen Interventionen profitieren als Betroffene mit leichter bis mittlerer Symptomausprägung.

Die Effizienz kognitiver Verhaltenstherapie ist durch Metaanalysen randomisierter Therapiestudien gesichert. Zum Einsatz kommen folgende Therapiebausteine:
- Kognitive Techniken (Methoden der kognitiven Umstrukturierung, Selbstinstruktionstraining, Problemlösetraining, Selbstmanagement: Selbstbeobachtung, Selbstbewertung, Selbstverstärkung)

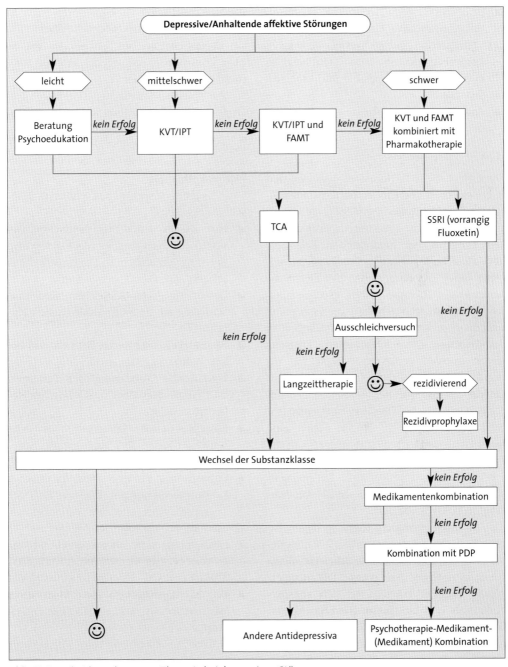

Abb. 13: Entscheidungsbaum zur Therapie bei depressiven Störungen
(KVT = Kognitive Verhaltenstherapie; IPT = Interpersonale Therapie, FAMT = unterstützende Familientherapie, TCA = Trizyklische Antidepressiva, SSRI = Selektive Serotoninwiederaufnahmehemmer, PDP = Psychodynamische Psychotherapie)

- Familienbezogene Techniken (Kommunikationstraining, Elterntraining)
- Verhaltensorientierte Techniken (Aktivitätsaufbau, Selbst- und Fremdverstärkung, soziales Kompetenz- und Problemlösetraining)
- Emotionsbezogene Techniken (Training der Emotionserkennung, Ärgerkontrolltraining, Entspannungsverfahren)

Die differenzielle Wirksamkeit der einzelnen Komponenten kognitiv-verhaltenstherapeutischer Interventionen ist jedoch nicht hinreichend bekannt. Bei Kindern sind verhaltensbezogene, bei Jugendlichen kognitive Techniken zu fokussieren. Unklar ist, in welchen Fällen das Einbeziehen der Eltern die Effizienz der Therapie erhöht. Psychoedukative Komponenten erhöhen die Akzeptanz und die Bereitschaft zur aktiven Mitarbeit in der Therapie. Die nachgewiesene Effizienz der kognitiven Verhaltenstherapie gilt für den kurz- bis mittelfristigen Verlauf. Bisherige Erkenntnisse sprechen dafür, dass zur Aufrechterhaltung des Therapieerfolgs und zur Rückfallprävention in einigen Fällen eine langfristige (niederfrequente) therapeutische Begleitung und/oder Auffrischungssitzungen („booster sessions") nötig sind. Ein deutschsprachiges Therapiemanual wurde von Harrington [2001] publiziert.

Zur Interpersonalen Therapie liegen inzwischen ebenfalls randomisierte Therapiestudien vor, in denen die Effizienz dieses Ansatzes nachgewiesen wurde. Die Interpersonale Therapie konzentriert sich auf psychosoziale und interpersonelle Erfahrungen im Zusammenhang mit der Entwicklung, aber auch mit der Bewältigung von psychischen Störungen. Ziel ist daher die Gewinnung von Handlungsspielräumen zur Beherrschung von sozialen Aufgabenstellungen, die mit der Depression in einem Zusammenhang gesehen werden.

In mehreren Therapiestudien konnte keine Erhöhung der Effizienz kognitiv-verhaltenstherapeutischer Therapie durch zusätzliche Familientherapie belegt werden. Eine Überlegenheit der Familientherapie gegenüber Kontrollbehandlungen konnte bislang nicht gesichert werden.

Zur spieltherapeutischen und tiefenpsychologischen Behandlung depressiver Kinder und Jugendlicher liegen keine kontrollierten Studien vor.

Pharmakotherapie

Grundlegende Aspekte des pharmakologischen Vorgehens:
- Nur als Teil eines therapeutischen Gesamtplans nach eingehender kinder- und jugendpsychiatrischer Diagnostik und Erhebung des somatischen Status
- Orientierung am klinischen Bild und Schweregrad, nicht an ätiologischen Hypothesen
- Besonders bei schweren Formen und bei Suizidalität zu erwägen
- Umfassende Aufklärung der Patienten und Eltern auch über unerwünschte Nebenwirkungen
- Einschleichende Dosierung, in sehr schweren Fällen aber auch Infusionstherapie (stationär)
- Pulsmessung, Routine- (bzw. spezifische) Laboruntersuchungen, EEG und EKG vor Therapiebeginn und zur Verlaufsdokumentation, Kontrolle des Zahnstatus
- Zeitlich begrenzte, aber ausreichend lange verabreichte Medikation (mindestens 3 Wochen).
- Bei Nichtansprechen der Medikation Wechsel in eine andere Medikamentengruppe
- Größte Zurückhaltung beim Einsatz von Tranquilizern
- Vermeidung von Kombinationspräparaten
- Schrittweises Ausschleichen

Indikationsstellung nach klinischem Bild
- Engmaschige Betreuung und Beobachtung bei Suizidgefahr!

Die bisher meist als Mittel der ersten Wahl verordneten **trizyklischen Antidepressiva** erweisen sich kaum wirksamer als Placebos und sollten nicht zuletzt auch wegen der möglichen kardialen Nebenwirkungen nicht eingesetzt werden (III–IV).

Selektive Serotoninwiederaufnahmehemmer (SSRI, z.B. Fluoxetin, Sertralin) können auch bei Kindern und Jugendlichen zur Behandlung der Major depression und auch der Dysthymie empfohlen werden (II). Vorsicht ist geboten hinsichtlich eines möglichen erhöhten Suizidrisikos unter SSRI und anderen neuen Antidepressiva.

Metaanalysen von veröffentlichten kontrollierten Studien sowie von nicht veröffentlichten Studien, die im Rahmen des Zulassungsverfahrens durchgeführt wurden, hat die zunächst ungünstige Bewertung der SSRI relativiert. Derzeit muss unter SSRI von einem erhöhten Suizidrisiko ausgegangen werden. Ein solches Risiko ist aber auch von den trizyklischen Antidepressiva zu erwarten, die zudem den Nachteil einer geringen therapeutischen Breite haben. Die Wirksamkeit der SSRIs ist jedoch nicht in Frage zu stellen.

Die aktuelle Evidenz über das Nebenwirkungsprofil der SSRI sollte nicht dazu führen, dass wieder verstärkt trizyklische Antidepressiva eingesetzt werden. Vielmehr gibt sie Anlass für intensive kinderpsychiatrische Betreuung im Rahmen einer SSRI-Behandlung.

Bei leichten und mittelschweren Depressionen können bei sehr guter Verträglichkeit **Johanniskrautextrakte** wirksam sein (IV).

Große Zurückhaltung ist bei **MAO-Hemmern** (Moclobemid) in höherer Dosierung wegen möglicher starker Nebenwirkungen und erhöhter Suizidgefahr geboten.

Bei den im Jugendalter eher seltenen schweren rezidivierenden Formen ist eine **Phasenprophylaxe** mit Lithiumsalzen oder Carbamazepin indiziert (IV–V).

4.3 Besonderheiten bei ambulanter Behandlung

Kognitiv-verhaltenstherapeutische Modelle haben sich nicht nur in der Behandlung depressiver Erwachsener bewährt, sondern ihre Effektivität bei Kindern und Jugendlichen ist mittlerweile auch in einigen gut kontrollierten Studien belegt worden. Psychodynamische Aspekte sind nicht zu vernachlässigen. Eine primäre Konfliktzentrierung bei Major depression ist eher kontraindiziert. Für die heterogene Gruppe der Familientherapien und Fokaltherapie gilt Ähnliches.

4.4 Besonderheiten bei teilstationärer Behandlung

Abhängig vom Schweregrad und der häuslichen Situation kann eine teilstationäre Behandlung indiziert sein, insbesondere dann, wenn familiäre Ressourcen nur bedingt vorhanden sind und intensivere Behandlungsstrategien durchgeführt werden müssen. Falls eine vermutete Suizidalität nicht sicher eingeschätzt werden kann, lässt sich dies durch eine teilstationäre Behandlung besser beurteilen.

4.5 Besonderheiten bei stationärer Behandlung

Stationäre Behandlung ist in besonders schweren Fällen mit oder ohne psychotische Symptomatik, bei akuter Suizidalität und ausgeprägten Selbstverletzungstendenzen sowie bei chronisch rezidivierenden Verlaufsformen und ausgeprägter Komorbidität indiziert.

Die stationäre Behandlung ermöglicht in einem strukturierten Rahmen die Teilnahme an verschiedenen stützenden Therapiemöglichkeiten (Psychotherapie, Musiktherapie, Körpertherapie, Beschäftigungstherapie u.a.) sowie soziales Lernen in der Gruppe. Intensive Eltern- und Familienmitbetreuung ist wünschenswert.

4.6 Jugendhilfe- und Rehabilitationsmaßnahmen

- Eine „drohende seelische Behinderung" kann vorliegen bei sekundären depressiven Störungen von Kindern infolge von Teilleistungsstörungen, Anpassungsstörungen u.a.
- Besonders bei schweren rezidivierenden depressiven Episoden sind die Voraussetzungen für eine seelische Behinderung häufig erfüllt, sodass Anspruch auf Eingliederungshilfe nach § 35 a KJHG besteht (z.B. therapeutisches Heim). Maßnahmen nach dem KJHG sind in Einzelfällen in Kooperation mit den örtlichen Institutionen gemeinsam zur Unterstützung des Therapieplanes zu treffen.
- Rehabilitative Maßnahmen im schulischen und beruflichen Bereich sind auch im Jugendalter indiziert, wenn die Patienten durch den chronischen oder rezidivierenden Verlauf in ihren sozialen Bezügen gestört sind.
- Das möglichst frühe Erfassen depressiver Störungen oder bestimmter Risikogruppen (z.B. Kinder psychisch kranker Eltern, Konzept der „expressed emotions") sollte durch genaue Anamneseerhebungen gewährleistet sein.
- Spezielle Frühsymptome existieren nicht, ebenso keine Screeningmethoden.
- Zur Rezidivprophylaxe sollten die entsprechenden Medikamente herangezogen werden.

4.7 Entbehrliche Therapiemaßnahmen

Es besteht keine Indikation für spezifische Übungsbehandlungen (Ergotherapie, Kinesiologie, Psychomotorik etc.). Suizidale Äußerungen des Patienten sollten nie tabuisiert und dadurch ihre Abklärung verhindert werden.

5 Literatur

Durbin CE, Klein DN, Schwartz JE, Predicting the 2 ½-year outcome of dysthymic disorder: the roles of childhood adversity and family history of psychopathology. Journal of Consulting and Clinical Psychology (2000), 68, 57–63

Fegert JM, Herpertz-Dahlmann B, Zur Problematik der Gabe von selektiven Serotoninwiederaufnahmehemmern (SSRI) bei depressiven Kindern und Jugendlichen. Der Nervenarzt (2004), 75, 908–910

Harrington RC (1991) Kognitive Verhaltenstherapie bei depressiven Kindern und Jugendlichen. Aus dem Englischen übersetzt, überarbeitet und ergänzt von Th. Jans, A. Warnke und H. Remschmidt. Hogrefe, Göttingen

Luby JL et al., Modification of DSM-IV Criteria for depressed preschool children. Am J Psychiatry (2003), 160, 1169–1172

Milin R, Walker S, Chow J, Major depressive disorder in adolescence: A brief review of the recent treatment literature. Can J Psychiatry (2003), 48, 600–606

Ryan ND, Medication Treatment for depression in children and adolescents. CNS Spectrums (2003), 8, 283–287

SSRI und andere Antidepressiva bei Kindern und Jugendlichen. Arzneimitteltelegramm (2003), 34 (a–t), 14; (2004), 5, 45

Varley CK, Psychopharmacological treatment of major depressive disorder in children and adolescents. JAMA (2003), 290, 1091–1093

Wallace AE et al., A Cumulative Meta-Analysis of Selective Serotonin Reuptake Inhibitors in Pediatric Depression: Did Unpublished Studies Influence the Efficacy/Safety Debate? J Child Adolesc Psychopharmacology (2006), 16, 37–58

Whittington CJ et al., Selective serotonin reuptake inhibitors in childhood depression: systematic review of published versus unpublished data. The Lancet (2004), 363, 1341–1345

Therapieprogramme zur psychologischen Behandlung depressiver Kinder

Harrington RC (2001) Kognitive Verhaltenstherapie bei depressiven Kindern und Jugendlichen. Aus dem Englischen übersetzt, überarbeitet und ergänzt von Th.

Jans, A. Warnke und H. Remschmidt. Hogrefe, Göttingen
Kaslow NJ, Racusin GR (1994) Familiy therapy for depression in young people. In: Reynolds WM, Johnston HF (Hrsg.), Handbook of depression in children and adolescents, 345–363. Plenum Press, New York
Mufson L et al. (1993) Interpersonal psychotherapy for depressed adolescents. Guilford Press, New York
Stark KD, Rouse LW, Kurowski C (1994) Psychological treatment approaches for depression in children. In: Reynolds WM, Johnston HF (Hrsg.), Handbook of depression in children and adolescents, 275–307. Plenum Press, New York
Vostanis P, Harrington R, Cognitive-behavioural treatment of depressive disorder in child psychiatric patients: Rationale and description of a treatment package. European Child and Adolescent Psychiatry (1994), 3, 111–1213
Wilkes TCR et al., Cognitive therapy for depressed adolescents. Guilford Press, New York

Frühere Bearbeiter dieser Leitlinie
A. Aldenhoff-Zöllner, R. Arndt, M. Bachmann, O. Bilke, W. Burr, K. Gantchev, C. Haase, G. Hinrichs, B. Hobrücker, J. Kleinke, U. Knölker, R. Kühl, F. Oswaldt, E. Pfeiffer, P. Rossmann, U. Ruhl, G. Schmitz, M. Scholz, G. Schütze, D. Stolle, A. Wiefel

Jetzige Bearbeiter dieser Leitlinie
B. Blanz, U.-J. Gerhard, M. Huss, U. Lehmkuhl, A. Schönberg, E. Englert, K.-U. Oehler

Korrespondenzadresse
PD Dr. med. Dipl.-Psych. Michael Huss
Klinik für Psychiatrie, Psychosomatik und Psychotherapie des Kindes- und Jugendalters
Charité Universitätsmedizin Berlin
Augustenburger Platz 1
13353 Berlin

Zwangsstörungen (F42)

1 Klassifikation

1.1 Definition

Die Zwangsstörung ist gekennzeichnet durch sich wiederholende unangenehme Gedanken, Impulse oder Handlungen, die nach ICD-10 wenigstens 2 Wochen lang an den meisten Tagen bestehen müssen, als zur eigenen Person gehörig erlebt werden und gegen die zumindest partiell Widerstand geleistet wird (häufig erfolglos), da der Betroffene sie als sinnlos empfindet. Die ständige stereotype Wiederholung erscheint den Betroffenen an sich nicht angenehm, meist bestehen Angst, Leidensdruck und eine deutliche Beeinträchtigung der allgemeinen Aktivität.

Aufgrund der kognitiv-mentalen Voraussetzungen bezüglich der o.g. Symptomatik dürften Zwangsstörungen erst bei Kindern ab dem Vorschulalter sinnvoll zu diagnostizieren sein.

1.2 Leitsymptome

Zwangsgedanken sind Ideen, Vorstellungen oder Impulse, die den Patienten immer wieder stereotyp beschäftigen. Zwangshandlungen oder -rituale sind ständig wiederkehrende Handlungsmuster, z. B. der Reinigung oder Kontrolle, an sich dysfunktional, die aus Sicht der Patienten oft der Abwehr einer vermeintlichen Gefahr dienen.
- Die Zwangssymptome müssen als eigene Gedanken oder Impulse für Patienten erkennbar sein.
- Einem Gedanken oder einer Handlung muss noch, wenn auch erfolglos, Widerstand geleistet werden.
- Zwangsgedanke oder Zwangshandlung dürfen nicht als angenehm erlebt werden.

Bei Kindern (ggf. auch bei Jugendlichen) müssen nach DSM-IV die Zwangssymptome nicht unbedingt als eigene Gedankenimpulse erkennbar sein.

1.3 Schweregradeinteilung

Ein Schweregrad lässt sich am ehesten durch die Beurteilung der psychosozialen Anpassung (Achse VI) bestimmen, eine Binnendifferenzierung nach Schweregrad auf der Achse I ist nicht bekannt. In mehreren Studien wird allerdings der Grad der Gestörtheit mit leicht/mittel/schwer v.a. anhand der symptomatologischen Ausprägung angegeben.

1.4 Untergruppen

Vorwiegend Zwangsgedanken oder Grübelzwang (F42.0)
Vorherrschend sind zwanghafte Ideen, bildhafte Vorstellungen oder Zwangsimpulse.

Zwanghafte Grübeleien bestehen manchmal in endlosen pseudophilosophischen Überlegungen unwägbarer Alternativen, häufig verbunden mit der Unfähigkeit, notwendige Entscheidungen des täglichen Lebens zu treffen. Bei Kindern sind isolierte Zwangsgedanken jedoch sehr selten.

Vorwiegend Zwangshandlungen (Zwangsrituale F42.1)

Vorherrschend sind Zwangshandlungen. Sie beziehen sich häufig auf Reinlichkeit (Händewaschen), Ordnung, Sauberkeit und Kontrollen. Das Ritual ist ein wirkungsloser, symbolischer Versuch, eine subjektiv erlebte Gefahr (die objektiv nicht besteht) abzuwenden. Die rituellen Handlungen können täglich stundenlang, unentschieden und langsam ausgeführt werden.

Zwangsgedanken und -handlungen, gemischt (F42.2)

Zwangsdenken und Zwangshandlungen treten gleichwertig und gleichzeitig auf.

Besondere diagnostische Probleme können bereiten:
- Zwanghafte Langsamkeit
- Die subklinische Form.

Ritualistische und repetitive Verhaltensweisen bei Kleinkindern sind wahrscheinlich nicht mit einer späteren Zwangsstörung assoziiert. Zwangssymptome scheinen bei Kindern, stärker als andere psychische Beschwerden, überwiegend auf den häuslich-familiären Bereich ausgerichtet zu sein. Zwangsgedanken mit sexuellen Inhalten finden sich häufiger in der Adoleszenz.

Mitunter werden in der Literatur Subtypen hinsichtlich der klinischen Symptome oder nach Komorbiditätsaspekten (z.B. in Verbindung mit einer Ticstörung oder „Paediatric Autoimmune Neuropsychiatric Disorders Associated with Streptococcal Infections/PANDAS") beschrieben.

1.5 Ausschlussdiagnose

Organische Erkrankungen als Ursache von Zwängen

2 Störungsspezifische Diagnostik

2.1 Symptomatik

- Eine Exploration von Eltern und Patient zur Abschätzung des Störungsausmaßes sollte zunächst gemeinsam, aufgrund des oftmals beschämenden Charakters der Symptomatik aber bald vorwiegend in getrennten Gesprächen vorgenommen werden.
- Fremdbeurteilungen durch Eltern und Lehrer dienen der Erfassung der situativen Ausbreitung der Krankheit und Feststellung der Schwere und der Sicherheit der Symptomzuordnung. Mit der Fremdanamnese können vorwiegend Zwangshandlungen und allgemeine Handlungsmerkmale wie Verlangsamung, Innehalten, Wiederholungen und Alltagskonflikte erfasst werden, sofern der Patient nicht auch eine familiäre Vertrauensperson in einzelne Zwangsphänomene eingeweiht hat.
- Zur Erhebung von Zwangsgedanken und deren kognitiver und emotionaler Verwobenheit mit alltäglichen Erlebnisbereichen ist allein die Patientenexploration weiterführend.
- Fragebögen können eine explorationserleichternde Funktion haben, bei Kindern etwa die Children's Yale-Brown Obsessive Compulsive Scale (CY-BOCS), bei älteren Jugendlichen die Yale-Brown Obsessive Compulsive Scale (Y-BOCS) oder das Hamburger Zwangs-Inventar (HZI, s. Kap. 2.4).
- Es wird in den Patientenexplorationen zunächst die aktuelle Zwangssymptomatik, beginnend mit den Zwangshandlungen, erfasst, nachfolgend die aktuellen Zwangsgedanken. Die einzelnen Symptome sind zu explorieren nach:
  – Beginn
  – Tägliche Häufigkeit

- Zeitliche Ausdehnung
- Begleitende Kognitionen
- Auslösende und aufrechterhaltende Stimuli (Angst-Hierarchie)
- Ausmaß der vor und während der Symptombildung auftretenden Angst
- Selbstkontrollversuche
- Einbindung anderer Bezugspersonen in Ritualisierungen
- Grad der erlebten Beeinträchtigung durch das jeweilige Symptom.

Es gehört zur Spezifität der Zwangserkrankungen, dass Diagnostik einen breiteren Raum einnimmt und weit in die therapeutische Phase hinein durchgeführt wird.
◢ Internistische/pädiatrisch-neurologische Untersuchung
◢ Beobachtung von Zwangshandlungen (unter ambulanten Bedingungen u.U. nicht möglich).

2.2 Störungsspezifische Entwicklungsgeschichte

◢ In der Exploration der Eltern sollte nach Persönlichkeits- und Verhaltensauffälligkeiten in der Vorgeschichte gefragt werden: ängstliche und perfektionistische Haltungen, Uneinsichtigkeit und Widerstand gegen Veränderungen, Unentschlossenheit und Zweifel, Rigidität, Ritualisierungen und Wiederholungstendenzen im Interaktions- und Spielverhalten, aber auch komorbide Störungen im Vorfeld der Zwangserkrankung (s. Kap. 2.3).
◢ Fragen nach dem Beginn der Leitsymptome sowie nach möglichen auslösenden Bedingungen (z.B. intellektuelle oder emotionale Überforderung) oder Konflikten im Vorfeld der Symptomatik sind zu erweitern in Richtung auf Hinweise auf oder Störungen der psychosexuellen Entwicklung, der sozialen Integration sowie aggressiver und autoaggressiver Auffälligkeiten.
◢ Fragen nach der täglichen Häufigkeit und der zeitlichen Ausdehnung der Zwänge, nach begleitender Kognition, nach auslösenden und aufrechterhaltenden Stimuli sind für die Therapieplanung wichtig.
◢ Exploriert werden sollte auch das Ausmaß der vor und während der Symptombildung auftretenden Emotionen, mögliche Selbstkontrollversuche, die Einbindung von Bezugspersonen in die Zwangssymptomatik sowie der Grad der erlebten Beeinträchtigung durch das jeweilige Symptom.
◢ Fragen nach dem Verlauf der Zwangssymptomatik (progredient oder intermittierend) sind ggf. um eine Einschätzung der Wirkung bisheriger Interventionsversuche zu ergänzen.
◢ Bei zwischenzeitlicher Symptomremission Einschätzung von Verdeckungs- und Dissimulationstendenzen.

Informationen seitens der Schule über den Störungsverlauf können das Bild vervollständigen, insbesondere wenn sich eine deutliche Leistungsbeeinträchtigung, etwa durch zwanghaftes Mehrfachlesen oder sonstige Rituale, zeigt.

2.3 Psychiatrische Komorbidität und Begleitstörungen

Im Einzelnen siehe dazu Kapitel 3.3. Spezifische Komorbidität gibt es mit Depressionen, Angststörungen, ADHS, Essstörungen, Ticstörungen und Persönlichkeitsstörungen.

2.4 Störungsrelevante Rahmenbedingungen

◢ Bei der Befragung der Eltern hinsichtlich der Familienanamnese sollte besonderes

Augenmerk auf Angst- (besonders sozial phobisch), Zwangs-, Tic- und Persönlichkeitsstörungen (besonders aus dem Cluster C DSM-IV) bei anderen Familienmitgliedern (Eltern, Geschwister, Großeltern) gelegt werden.
◢ Neben der Familienanamnese sollten die psychosozialen Bedingungen in der Familie und die familiären Ressourcen genauer eruiert werden.
◢ Grad der Einbindung der Familie (aggressive Konflikte zu Eltern oder Geschwistern; Grad der Anpassung familiären Verhaltens an die Zwänge).

2.5 Apparative, Labor- und Testdiagnostik

Laboruntersuchungen
Zusätzlich zur internistischen und neurologischen Untersuchung kommen ggf. eine EEG-Ableitung (z.B. zum Ausschluss von Anfallskrankheiten) und/oder neuroradiologische Verfahren – MRT – (zur Abklärung zerebraler Beeinträchtigungen) in Frage. Im engen Zusammenhang zwischen dem Auftreten der Zwangssymptomatik mit einer Streptokokkeninfektion sollte der Anti-Streptolysin-Titer bestimmt werden.

Psychologische Untersuchung
Die testpsychologische Untersuchung bei Zwangserkrankungen sollte, wie auch bei anderen Störungen, möglichst umfassend sein. Neben gängigen Verfahren zur Intelligenz- und Leistungsdiagnostik können ergänzend weitere Verfahren zur standardisierten Diagnostik und zur Persönlichkeit eingesetzt werden. Als spezielle Verfahren zur Diagnostik von Zwangsstörungen sind die Yale-Brown Obsessive Compulsive Scale Y-BOCS und das Hamburger Zwangs-Inventar (HZI) von Zaworka und Hand zu erwähnen; Letzteres liegt auch in einer Kurzform (HZI-K) vor (s. Kap. 2.1).

2.6 Weitergehende Diagnostik und Differenzialdiagnostik

Durch Exploration, Beobachtung, Untersuchung und Testdiagnostik sollen die in Kapitel 3.3 im Einzelnen aufgeführten Differenzialdiagnosen geprüft werden.

2.7 Entbehrliche Diagnostik

Keine Angaben.

3 Multiaxiale Bewertung

3.1 Identifizierung der Leitsymptome

◢ Zwangssymptome sind als eigene Gedanken oder Impulse für den Patienten erkennbar. Wenigstens einem Gedanken oder einer Handlung muss noch Widerstand geleistet werden. Das Zwangssymptom darf an sich nicht angenehm erlebt werden, die Symptome müssen sich in unangenehmer Weise wiederholen.
◢ Zusammenfassung der Befunde und Überprüfung von zeitlicher Dauer, Intensität und Konnotation der Leitsymptome, Zwangsgedanken und -handlungen nach ICD-10
◢ Bewertung der Begleitsymptome und Komorbidität. Differenzialdiagnostische Abgrenzung siehe Kapitel 3.3.

3.2 Identifizierung weiterer Symptome und Belastungen

Während die Feststellung von umschriebenen Entwicklungsstörungen (Achse II) hinsichtlich Zwangsstörungen wenig differenzialdiagnostische Valenz haben dürfte, lässt sich dies eher von Intelligenzminderungen (Achse III) und organischen Erkrankungen

(Achse IV) sagen. Bei geistiger Behinderung und mangelnder sprachlicher Verständigungsmöglichkeit sind Zwangsgedanken u.U. schwer zu sichern und von Wahn nicht leicht zu trennen, Zwangshandlungen von Stereotypien schwer abzugrenzen und ein Leidensdruck nicht unbedingt ersichtlich. Bezüglich der Interventionen erscheint die Beurteilung begleitender abnormer psychosozialer Bedingungen sowie der psychosozialen Anpassung (Schweregrad, Achse VI) von Relevanz. Das Ausmaß der Beeinträchtigung der Familie durch die Zwänge kann extrem sein.

3.3 Differenzialdiagnosen und Hierarchie des diagnostischen und therapeutischen Vorgehens

Abbildung 14 differenziert fortschreitend die Basissymptomatik unter differenzialdiagnostischer Berücksichtigung anderer Störungen sowie eventueller Komorbidität.

◢ Zwischen einer Zwangsstörung und einer depressiven Störung kann die Differenzialdiagnose schwierig sein.
◢ Bei einer kurzen Episode soll diejenige Diagnose Vorrang haben, deren Symptome sich zuerst entwickelt haben.

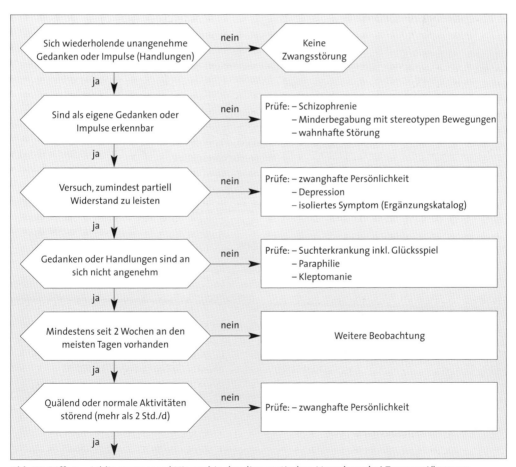

Abb. 14: Differenzialdiagnosen und Hierarchie des diagnostischen Vorgehens bei Zwangsstörungen

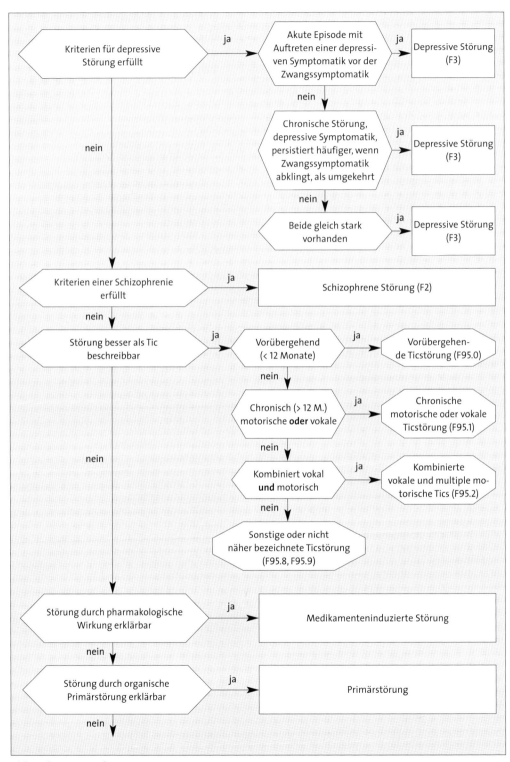

Abb. 14 (Fortsetzung)

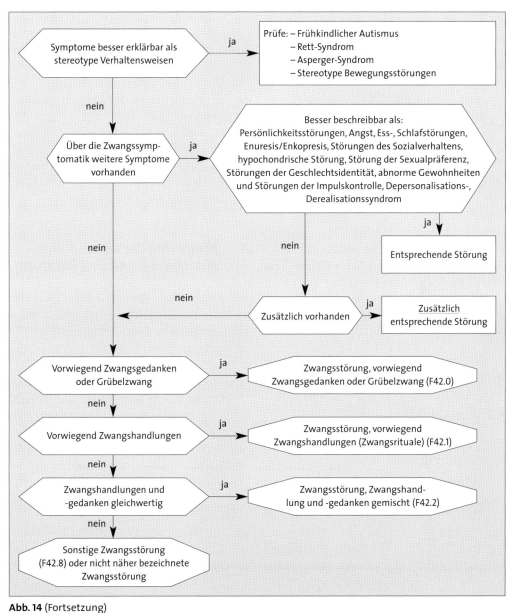

Abb. 14 (Fortsetzung)

- Sind Zwangsstörungen und depressive Störungen gleich stark vorhanden, so ist die Depression als primär zu betrachten.
- Bei chronischen Störungen sollten diejenigen vorrangig bezeichnet werden, deren Symptome häufiger persistieren, wenn das jeweils zweite Symptom abklingt.
- Panikattacken oder leichte phobische Symptome (F40, F41) sprechen nicht gegen die Diagnose der Zwangsstörung.

Zwangssymptome bei Schizophrenie, bei Gilles-de-la-Tourette-Syndrom, bei autistischen Syndromen oder bei organischen psychischen Störungen sollen jeweils als Teil dieser Krankheitsbilder betrachtet werden.

Differenzialdiagnosen und Hierarchie des diagnostischen Vorgehens siehe Abbildung 14.

4 Interventionen

4.1 Auswahl des Interventionssettings

Die Intervention bei Zwangsstörungen macht bei den schweren, zumeist erst in der Adoleszenz vorgestellten Fällen eine stationäre Behandlung erforderlich, während bei den leichten Formen, die sich vor allem im Vorschul- und Grundschulalter manifestieren, mehrheitlich eine ambulante Beratung mit dem Ziel einer Veränderung des Erziehungsverhaltens der Eltern bzw. Bezugspersonen ausreicht. Eine stationäre Therapie ist indiziert
- bei besonders schwer ausgeprägter Zwangssymptomatik,
- bei beginnend chronischen Verläufen,
- bei besonders schwer ausgeprägten komorbiden Störungen (z.B. Anorexie, Depressionen, Tic),
- bei mangelnden Ressourcen in der Familie oder besonders ungünstigen psychosozialen Bedingungen bzw. krankheitsbegünstigenden und -aufrechterhaltenden Einflüssen, bei erheblicher Beeinträchtigung von Alltagsaufgaben, nach nicht erfolgreicher ambulanter Therapie,
- bei gescheiterten ambulanten Behandlungsversuchen,
- bei Fehlen von ambulanten Therapeuten, die eine spezifische kognitiv-verhaltenstherapeutische Behandlung (im Sinne einer Reizkonfrontation mit Reaktionsverhinderung) durchführen.

4.2 Hierarchie der Behandlungsentscheidungen und Beratung

Die Behandlung wird in der Regel als multimodale Behandlung durchgeführt. Diese **sollte** folgende Interventionen umfassen:
- Aufklärung und Beratung der Eltern, des Kindes oder Jugendlichen
- Intervention in der Familie zur Verminderung der Symptomatik und Einbindung in bestehendes Vermeidungsverhalten
- Psychotherapeutische Interventionen
- Pharmakotherapie zur Verminderung der Zwangssymptomatik.

Grundlage der multimodalen Behandlung ist die Aufklärung und Beratung der Eltern und des Kindes oder Jugendlichen, die immer durchgeführt werden muss. Sollten im Weiteren psychotherapeutische Methoden – wie oben aufgeführt – nicht zu einer ausreichenden Besserung der Symptomatik führen oder letztere einen erheblichen Schwere- bzw. Beeinträchtigungsgrad aufweisen, sollte in Kombination eine medikamentöse Behandlungsmaßnahme ergänzt werden.

Bei der Entscheidung für eine bestimmte Therapiemethode ist zu berücksichtigen, dass sich im Falle von Zwangserkrankungen bei Kindern und Jugendlichen tiefenpsychologisch orientierte Therapieverfahren zwar individuell-kasuistisch (V) als erfolgreich herausstellten; eine empirische Effektivitäts- und Effizienzüberprüfung dieses Ansatzes steht aber noch aus. Es wird daher in den folgenden Darstellungen der Schwerpunkt auf Vorgehensweisen gelegt, deren Behandlungswirksamkeit bei Zwangsstörungen schon in größerem Umfange nachgewiesen ist.

4.3 Besonderheiten bei ambulanter Behandlung

Die gebräuchlichen Interventionsansätze beim Umgang mit Zwangsstörungen von Kindern und Jugendlichen bestehen – sofern sie pragmatisch auf eine Besserung der Symptomatik innerhalb und außerhalb der Familie ausgerichtet sind – aus den folgenden Elementen:
- Einleitende Beratung
- Intensive Motivierung des Patienten
- Familienzentrierte Interventionen zur Beeinflussung symptomerhaltender familiärer Bedingungen
- Expositionsbehandlung und Reaktionsverhinderung
- Interventionen zur Verminderung der Zwangsgedanken (kognitive Therapie)
- Pharmakotherapie.

Die aufgeführten Elemente kommen in ambulanten und stationären Behandlungssettings mit unterschiedlicher Schwerpunktsetzung zur Anwendung.

Einleitende Beratung
Jede Form der Behandlung wird durch die folgenden Beratungsmaßnahmen eingeleitet:

Aufklärung und Beratung der Eltern und Patienten werden immer durchgeführt. Dabei ist neben einer gemeinsamen Aufklärung immer auch eine störungsspezifische Beratung in getrennten Gesprächen mit Eltern und Kind zu empfehlen. Andere wichtige Bezugspersonen, hier vor allem Geschwister, aber auch Großeltern, sollten in die Beratung einbezogen werden, sofern sie von der Symptomatik betroffen sind.

In Fällen, in denen die Symptomatik die schulische Integration des Kindes gefährdet (z.B. chronisches Zuspätkommen; Verlangsamung) oder beeinträchtigt, ist auch eine Beratung der wichtigsten Lehrpersonen angezeigt.

Die *Aufklärung der Eltern* umfasst:
- Informationen hinsichtlich Symptomatik, vermuteter Ätiologie, des anzunehmenden Verlaufs, der Behandlungsmöglichkeiten und Prognose
- Versuche, familiäre Bedingungen, die die Symptomatik aufrechterhalten, herauszuarbeiten
- Beratung hinsichtlich pädagogischer Interventionen zur Bewältigung symptombedingter Konfliktsituationen:
  - Unter Beachtung der eingeschränkten Selbstkontrolle des Patienten sollte die elterliche Anforderung an ihn, die Symptomatik weitestgehend einzugrenzen, aufrechterhalten bleiben.
  - Hinweis darauf, dass Nachgiebigkeit und Entlastungsbemühungen die Symptomatik eher verstärken als abschwächen
  - Suche nach Freiräumen für gemeinsame Aktivitäten abseits der Symptomatik.

Die *Aufklärung des Kindes/Jugendlichen* umfasst:
- Informationen hinsichtlich Symptomatik, vermuteter Ätiologie, des anzunehmenden Verlaufs, der Behandlungsmöglichkeiten und Prognose in altersentsprechender Form
- Informationen über Hinweise auf erhaltene Selbstkontrolle der Symptomatik und Motivierung, diese zu nutzen und ggf. auszubauen
- Betonung der Notwendigkeit von Selbstbeobachtung.

Motivierung

Der Einsatz der störungsspezifischen Therapieelemente setzt eine intensive Motivierungsphase zu Beginn der Behandlung voraus. Die gerade beim Umgang mit Zwangsstörungen unbestritten herausragende Bedeutung der therapeutischen Beziehung erhält ihre entscheidenden Impulse bereits in den ersten Kontakten. Ziel ist die Etablierung eines Arbeitsbündnisses, in welchem zum einen die Ambivalenz des Patienten gegenüber jeglichem Interventionsversuch aufgegriffen und auf rationalem Wege zugunsten wachsender Kooperation beeinflusst wird, zum anderen die ständige Tendenz zur schamhaften Verheimlichung problematischer Kognitionen und Zwangshandlungen eingegrenzt wird.

Familienzentrierte Interventionen

Sie haben als dominierende Vorgehensweise eine um so größere Bedeutung, je jünger die Patienten sind. Der Wert dieser Intervention wird auch darin erkennbar, dass nur in einem solchen Setting psychische Erkrankungen anderer Familienmitglieder in ihrer Beziehung zur Zwangsstörung des Indexpatienten reflektiert werden können, da zudem die Funktionsfähigkeit der Familie bei der Symptomkontrolle überprüft werden kann. Hier müssen auch die Grenzen vereinbart werden, innerhalb derer Toleranz gegenüber Teilen der Symptomatik geübt wird bzw. inwieweit Familienmitglieder in die Symptomatik einbezogen werden.

Im Vordergrund stehen zunächst gemeinsame Reflexionen der Auswirkungen der Zwangssymptomatik auf die Familie, Erfahrungen mit bisherigen Bewältigungsversuchen sowie Gespräche über andere Probleme und Konflikte in der Familie. Das so zusammengetragene Material dient der Erarbeitung eines Krankheitskonzeptes, bei welchem die Funktionalität der Angst als Auslöser von Zwangshandlungen sowie der Angstvermeidung durch Rituale herauszuarbeiten ist. Ziel ist ein besseres Verständnis des inneren Zwanges, unter dem ein Patient steht, ein adäquater Umgang mit Symptomschwankungen und -veränderungen sowie ein Wissen um die Möglichkeiten und Grenzen der Selbstkontrolle des Patienten.

Weitere Schwerpunkte sind die kontinuierliche Beobachtung und Aufzeichnung der Symptomatik durch den Patienten, evtl. auch durch einzelne Bezugspersonen, der Aufbau von regelmäßigen, gemeinsamen familiären Aktivitäten, die durch das Auftreten von Zwangssymptomen beendet werden, sowie der direkte Umgang mit den Zwangshandlungen.

Eine Unterstützung bei der Durchführung von Zwangshandlungen sowie bei Versuchen des Patienten, symptomauslösende Situationen zu meiden, müssen vermieden werden.

Adäquate Bewältigungsbemühungen des Patienten sollen positiv verstärkt werden.

Expositionsbehandlung und Reaktionsverhinderung

Sofern nicht bereits beratende und familienzentrierte Interventionen zu einer deutlichen Besserung der Symptomatik führen, ist mit dem Kernelement der Verhaltenstherapie bei Zwangsstörungen, der Konfrontation des Patienten mit der gefürchteten Situation (Stimulus-Exposition) und der Verhinderung von Vermeidungsreaktionen, zu beginnen.

Grundlage der Expositionsbehandlung ist die sorgfältige Erstellung einer Hierarchie Angst auslösender Situationen, auf welche üblicherweise vom Patienten mit Zwangsverhalten reagiert wird. Die Exposition selbst kann abgestuft mit zunehmender Angststärke (graduierte Exposition) oder in Form einer Reizüberflutung (sofortige Konfrontation mit intensivsten Angstauslösern) erfolgen. Aus Gründen der emotionalen Belastung der Patienten ist eine graduierte Exposition zu empfehlen. Eine Exposition in der Vorstellung (in sensu) ist je nach Art der Symptomatik (insbesondere Zwangsbefürchtungen mit katastrophalem Inhalt) gegenüber einer Exposition in vivo vorzuziehen; andererseits ist auch eine In-vivo-Exposition unverzichtbares Behandlungselement, insbesondere für das Einüben der Reaktionsverhinderung.

Die Reaktionsverhinderung gilt den vom Patienten üblicherweise zur Angstreduktion durchgeführten Zwangshandlungen und soll sicherstellen, dass der Patient im Verlauf der massiv belastenden Reizkonfrontation die Situation nicht verlässt. Der Patient wird instruiert, über einen festgelegten Zeitraum Handlungen, die zur Symptomatik gehören, zu unterlassen bzw. – im Falle von täglich notwendigen Verrichtungen – auf ein zeitlich begrenztes Minimum zu reduzieren. Für eine gelungene Reaktionsverhinderung im vereinbarten Rahmen sollte der Patient (insbesondere der kindliche Patient) durch soziale oder Verhaltensverstärkung angemessen belohnt werden.

Kognitive Therapieverfahren
Von kognitiven Therapieverfahren profitieren in besonderer Weise Patienten, die neben ihrer Zwangsstörung schwere Depressionssymptome und „überwertige Ideen" aufweisen. Kognitive Techniken zielen in Kombination mit Expositionsbehandlungen auf die Minderung der Angst induzierenden Gedanken und auf die kognitive Bewertung derselben.

Häufige kognitive Verzerrungen bei Kindern und Jugendlichen sind:
- Polarisiertes Denken (Schwarz-Weiß-Denken, Alles-oder-Nichts-Denken)
- Übergeneralisierung (ist immer so, alle sind so)
- Arbiträre Schlussfolgerung (negative Interpretationen ohne Datenbasis)
- Selektiver Filter (Betonung negativer Ereignisse, Negation positiver Erfahrungen)
- Katastrophisieren (Übertreibung negativer Ereignisse)

Folgende Techniken können angewandt werden:
- Selbstinstruktionstraining, um die Entstehung von Zwangsgedanken zu verhindern
- Bei adoleszenten Patienten mit einem Überwiegen von Zwangsgedanken gegenüber Zwangshandlungen ist zudem das Einüben von „Gedankenstopp" zur Vermeidung kognitiver Rituale, insbesondere als Prophylaxe in Stresssituationen, möglich.
- Ein drittes Verfahren ist die kognitive Umstrukturierung der Bewertungsmuster und der gedanklichen Schlussfolgerungen des Patienten.

Zu kognitiv-behavioralen Verfahren in der Behandlung von Kindern und Jugendlichen mit Zwangsstörungen gibt es wenige kontrollierte Interventionsstudien mit unterschiedlichen Behandlungselementen, sowie Studien, die als nicht systematisch und kontrolliert anzusehen sind. Der Forschungsstand weist hier einen Evidenzgrad von II–III auf.

Pharmakotherapie zur Verminderung von Zwangssymptomen
Selektive Serotonin-Wiederaufnahmehemmer sind im Allgemeinen die Mittel der Wahl.

Die längsten Erfahrungen liegen für das trizyklische Antidepressivum Clomipramin vor. Die Dosierung sollte bei 3 mg/kg KG und Tag liegen, höchstens jedoch bei ca. 200 mg Tagesdosis. Im Nebenwirkungsspektrum der vegetativen Störungen nimmt die Mundtrockenheit eine zentrale Stelle ein.

Selektive Serotonin-Wiederaufnahmehemmer (SSRI) haben sich inzwischen als vergleichbar effektiv herausgestellt und gelten aufgrund ihrer heterogenen und oft geringeren Nebenwirkungen als Präparate der ersten Wahl. Die Dosierung beträgt für Fluoxetin im Mittel 20–60 mg/d, bei Fluvoxamin und Sertralin bis ca 200 mg/d. Für das im Erwachsenenbereich angewandte Paroxetin liegen noch keine vergleichbaren Erfahrungen an Kindern und Jugendlichen vor. Von den für die Pharmakotherapie der Zwangsstörungen verwendeten Präparaten ist in Deutschland Fluvoxamin im Kinder- und Jugendbereich (ab dem achten Lebensjahr) zugelassen.

Nebenwirkungen treten besonders zu Beginn der Behandlung auf und sind dosisabhängig und subjektiv störend. Daher wird mit niedriger Dosierung begonnen und schrittweise erhöht. Der Wirkungseintritt muss mindestens 4–6 Wochen abgewartet werden. Sollte nach 10–12 Wochen keine Veränderung zu erkennen sein, können ein Wechsel des Medikamentes oder eine Kombinationsbehandlung angezeigt sein. Bei sehr schweren Zwangserkrankungen, besonders in der Kombination mit Ticstörungen, kann eine zusätzliche Gabe eines Neuroleptikums hilfreich sein. Die Medikamente müssen langfristig eingenommen werden und bei Absetzwunsch langsam über Monate reduziert werden. Eine Rückfallgefährdung ist hoch. Die notwendigen Begleituntersuchungen (z.B. Labor und EKG) sind sicherzustellen.

Zur Effektivität der Pharmakotherapie von Zwangsstörungen bei Kindern und Jugendlichen liegen zu den erwähnten Substanzen gut kontrollierte randomisierte Studien vor, sodass von einem Evidenzgrad von I auszugehen ist. In einer aktuellen kontrollierten Studie wurde der Behandlungserfolg von Sertralin, einer kognitiv-verhaltenstherapeutischen Behandlung und einer Kombinationsbehandlung von beiden gegenüber einem Placebo überprüft. Dabei erwies sich die Kombinationsbehandlung als die wirksamste.

4.4 Besonderheiten bei teilstationärer Behandlung

Hier liegen keine settingspezifischen Konzeptbildungen vor. Anzunehmen ist, dass verhaltenstherapeutische Maßnahmen, die aufgrund der Schwere der Störung ambulant nicht hinreichend strukturiert werden können, durch ein teilstationäres Management leichter durchzuführen sind. Gegenüber der stationären Therapie läge ein vermutlicher Vorteil in der geringeren Rückfallgefährdung bei Behandlungsende; umgekehrt **kann** gerade für schwer erkrankte Patienten die vollständige Herausnahme aus dem bestehenden Interaktionsfeld Familie ein wesentlicher Genesungsfaktor sein.

4.5 Besonderheiten bei stationärer Behandlung

Sämtliche der für die ambulant durchgeführten Maßnahmen wichtigen Schritte und Behandlungsprinzipien finden auch im stationären Setting ihre Anwendung.

Die Entscheidung für eine stationäre Behandlung hängt sowohl von klinischen Aspekten, z.B. der Schwere und Dauer der Zwangssymptomatik, als auch von pragmatischen, wie der Entfernung vom Wohnort, ab. Die Vorteile der stationären Therapie sind:
- Möglichkeit zur kurzfristigen Entlastung des Patienten, besonders bei schwerer sekundärer Depression oder Suizidalität
- Trennung von krankheitsaufrechterhaltenden Interaktionssystemen und Entlastung der Umgebung, besonders bei gravierenden Problemen
- Erleichterung der Kontaktaufnahme und Möglichkeit zur kontinuierlichen Verhaltensbeobachtung
- Kontrolle zwangsauslösender Stimuli
- Gewährleistung intensiver Exposition mit Reaktionsmanagement

- Station als Übungsfeld für den Problembereich „soziale Defizite"
- Vorhandensein verschiedener Coping-Modelle
- Breites Spektrum ergänzender Therapieangebote
- Kontrolle der medikamentösen Behandlung und Verbesserung der Medikamentencompliance.

Bezüglich der für das ambulante Setting vorgeschlagenen Interventionselemente sind im Falle der stationären Behandlung keine formalen Veränderungen vorzunehmen (s. Kap. 4.3). Inhaltlich hat insbesondere die einleitende Beratung (vgl. Kap. 4.3) die Gründe einer stationären Behandlungsindikation herauszustellen und die Besonderheiten der Kooperation während der Behandlung zu erarbeiten. Hier sind beispielsweise die Vorteile einer effektiveren Kontingenzmanipulation unter stationären Bedingungen den verstärkten Rückfallgefahren zum Entlassungszeitpunkt gegenüberzustellen. Der – bei stationären Therapien – settingbedingten Neigung zu passiven Veränderungserwartungen ist durch die Betonung der Notwendigkeit aktiver Mitarbeit im Zusammenhang mit Wochenendbeurlaubungen und den hierbei zu treffenden Vereinbarungen zur Kontrolle von Therapieeffekten zu begegnen. Schließlich ist den – bei stationären Therapien oft hohen – Erwartungen an therapeutische Veränderungen eine der Schwere der Störung angemessene realistische Therapieprognose gegenüberzustellen.

4.6 Jugendhilfe- und Rehabilitationsmaßnahmen

Studien aus dem Erwachsenenbereich zeigen, dass – insbesondere bei stationären Therapien – nach Therapiebeendigung die Rückfallgefährdung deutlich anwächst; dies geschieht umso eher, je größer die Defizite der sozialen Fertigkeiten der Patienten sind. Es ist daher bei der Therapie schwerer Zwangsstörungen immer auch die Frage einer geeigneten außerfamiliären Unterbringung zu diskutieren.

4.7 Entbehrliche Therapiemaßnahmen

Keine Angaben.

5 Literatur

Barrett P, Healy-Farell L, March J, Cognitive-behavioral family treatment of childhood obsessive-compulsive disorder: a controlled trial. J of American Academy Child and Adolescent Psychiatry (2004), 43 (1), 46–62

Döpfner M (1993) Zwangsstörungen. In: Steinhausen HC, von Aster M (Hrsg.), Verhaltenstherapie und Verhaltensmedizin bei Kindern und Jugendlichen, 2. Aufl., 271–313. Psychologie Verlags Union, Weinheim

Jans T et al., Der Langzeitverlauf von Zwangsstörungen mit Beginn im Kindes- und Jugendalter: Psychosoziale Adaptation im Erwachsenenalter. Zeitschrift für Kinder- und Jugendpsychiatrie (2001), 29, 25–35

Knölker U (1987) Zwangsyndrome im Kindes- und Jugendalter. Vandenhoeck & Ruprecht, Göttingen

Piccinelli M et al., Efficacy of drug treatment in obsessive-compulsive disorder. A meta-analytic review. British Journal of Psychiatry (1995), 166, 424–443

Rapoport J, Inoff-Germain G, Practitioner Review: Treatment of Obsessive-Compulsive Disorder in Children and Adolescents. Journal of Child Psychology and Psychiatry (2000), 41, 419–431

Reinecker HS (1994) Zwänge – Diagnose, Theorien und Behandlung. Huber, Bern, Göttingen, Toronto, Seattle

Riddle M, Obsessive-compulsive disorder in children and adolescents. British Journal of Psychiatry (1998), 173 (Suppl. 35), 91–96

Simons M, Herpertz-Dahlmann, Psychotherapie der Zwangsstörung bei Kindern und

Jugendlichen – eine Übersicht. Zeitschrift für Kinder- und Jugendpsychiatrie und Psychotherapie (2003), 31 (3), 3–12

The Pediatric OCD Treatment Study (POTS) Team, Cognitive-behavior therapie, Sertraline, and their combination for children and adolescents with obsessive-compulsive disorder. JAMA (2004), 27, 1969–1976

Wewetzer C (2004) Zwangsstörungen bei Kindern und Jugendlichen. Hogrefe, Göttingen

Wewetzer C et al., Interaktion, Familienklima, Erziehungsziele und Erziehungspraktiken in Familien mit einem zwangskranken Kind. Verhaltenstherapie (2003), 13, 10–18

Wewetzer C, Mehler-Wex C, Warnke A, Pharmakotherapie von Zwangsstörungen im Kindes- und Jugendalter. Zeitschrift für Kinder- und Jugendpsychiatrie (2003), 3, 223–230

Winkelmann G, Hohagen F, Zwangsstörungen – stationäre Verhaltenstherapie. Fortschritte Neurologie und Psychiatrie (1995), 63 (Sonderheft 1), 19–22

Zaworka W et al., Hamburger Zwangsinventar, HZI. Beltz Test Gesellschaft, Weinheim

Frühere Bearbeiter
G. Schütze, G. Hinrichs,
A. Aldenhoff-Zöllner, R. Arndt, C. Haase,
B. Hobrücker, R. Kühl, G. Schmitz

Jetzige Bearbeiter dieser Leitlinie
C. Wewetzer, S. Walitza, K. Reitzle

Korrespondenzadresse
Prof. Dr. med. Christoph Wewetzer
Klinik für Kinder- und Jugendpsychiatrie und Psychotherapie der Städtischen Kliniken Köln gGmbH
Florentine-Eichler-Str. 1
51067 Köln

Reaktionen auf schwere Belastungen und Anpassungsstörungen (F43)

1 Klassifikation

1.1 Definition

Akute Belastungsreaktion (F 43.0)
Es handelt sich um eine vorübergehende Störung von beträchtlichem Schweregrad, die als Reaktion auf eine außergewöhnliche körperliche und/oder seelische Belastung auftritt und im Allgemeinen innerhalb von Stunden oder Tagen abklingt, längstens innerhalb von 4 Wochen.

Posttraumatische Belastungsstörung (PTBS) (F43.1)
Es handelt sich um eine verzögerte oder protrahierte Reaktion auf ein belastendes Ereignis oder eine Situation außergewöhnlicher Bedrohung. Die Störung folgt dem Trauma mit einer Latenz, die Wochen oder Monate (selten mehr als 6) dauern kann.

Anpassungsstörungen (F43.2)
Es handelt sich um Zustände von subjektivem Leid und emotionaler Beeinträchtigung, die soziale Funktionen und Leistungen behindern und während des Anpassungsprozesses nach einer entscheidenden Lebensveränderung auftreten. Die Störung beginnt im Allgemeinen innerhalb eines Monats nach dem belastenden Ereignis und hält meist nicht länger als 6 Monate an.

1.2 Leitsymptome

Als primäre Kausalfaktoren sind außergewöhnlich belastende Lebensereignisse oder Veränderungen im Leben vorhanden.

Akute Belastungsreaktion
- Gemischtes und gewöhnlich wechselndes Bild mit Dissoziation, Derealisation, Depression, Angst, Ärger, Verzweiflung, Hyperaktivität und Rückzug; bei Kindern auch regressive Phänomene, Anklammern, Mutismus.
- Kein Symptom ist längere Zeit vorhanden.
- Rasche Remission, längstens innerhalb von wenigen Stunden, wenn eine Entfernung aus der belastenden Umgebung möglich ist. Ansonsten klingen die Symptome in der Regel nach 24–72 Stunden ab (ICD-10) und sind gewöhnlich nach 3 Tagen nur noch minimal vorhanden.

Anmerkung: Im DSM-IV wird eine akute Belastungsreaktion dann verschlüsselt, wenn Symptome aus dem o.g. Formenkreis inklusive dissoziativer Phänomene nicht länger als 4 Wochen dauern.

Posttraumatische Belastungsstörung
Grundlegende Dimensionen der Symptomatik sind die 3 Faktoren Wiedererleben (z.B. in Form von Intrusionen), Vermeidung (aktive Vermeidung von Schlüsselreizen oder -situationen oder passive Vermeidung von emotionaler Belastung), oft begleitet von emotionaler Taubheit oder emotional negativen

Aktivitäten und Rückzug, sowie autonome Übererregung.
- ▲ Auftreten innerhalb von 6 Monaten nach einem traumatischen Ereignis ungewöhnlicher subjektiver Schwere und Bedrohlichkeit (des eigenen Lebens/der eigenen Gesundheit oder des Lebens einer nahen Bezugsperson), selten auch – mit längerer Latenz und ggfs. erneutem Auslöser – später
- ▲ Wiederholte unausweichliche Erinnerung oder Wiederinszenierung der Ereignisse in Gedächtnis, Tagträumen, Traum (bei Kindern auch unspezifische Albträume), Spiel (erfordert sorgfältige Beobachtung)
- ▲ Häufig deutlicher emotionaler und sozialer Rückzug, Gefühlsabstumpfung, Vermeidung von Reizen, die eine Wiedererinnerung an das Trauma hervorrufen könnten; Interessenverlust
- ▲ Vegetative Störungen, (Schlafstörungen, Hypervigilanz), Schreckhaftigkeit, Übererregtheit
- ▲ Beeinträchtigungen der Stimmung (oft: Depression, Angst, bei Kleinkindern auch aggressive Erregungszustände) tragen zur Diagnosestellung bei.
- ▲ Die Diagnose hängt ab von einer sorgfältigen Bewertung der Beziehung zwischen
  - Art, Inhalt (v.a. bei Jugendlichen) und Schwere der Symptome
  - Anamnese und Persönlichkeit sowie belastendem Ereignis
- ▲ Die Störung wäre ohne das belastende Ereignis nicht aufgetreten.

Anpassungsstörungen
- ▲ Die Symptomatik äußert sich in emotionalen Störungen (Depressive Stimmung und/oder Angst, Sorge) mit sekundären sozialen Beeinträchtigungen, dem Gefühl der Überforderung und/oder in Störungen des Sozialverhaltens
- ▲ Die Diagnose hängt ab von einer sorgfältigen Bewertung der Beziehung zwischen
  - Art, Inhalt und Schwere der Symptome
  - Anamnese und Persönlichkeit im Sinne einer Vulnerabilität sowie
  - belastendem Ereignis, Situation oder Lebenskrise (Beispiele: erlebte Trennung oder Tod, schwere Erkrankung, Umzug/Migration, Ein- und Umschulung), die Situation kann auch positive Ereignisse betreffen (z.B. Erreichen einer Auszeichnung, Schulabschluss).
- ▲ Die Störung wäre ohne das Ereignis nicht aufgetreten.

1.3 Schweregradeinteilung

Akute Belastungsreaktion
- ▲ Leicht: rasche Remission innerhalb weniger Stunden
- ▲ Schwer: Symptomatik hält über mehrere Tage an.

Posttraumatische Belastungsstörung
- ▲ Leicht: wechselhafte Symptome über einige Wochen
- ▲ Schwer: ausgeprägte Symptomatik über viele Jahre.

Anpassungsstörung
(s. auch 1.4 Untergruppen)
- ▲ Leicht: wenig stark ausgeprägte Symptomatik, die nur wenige Monate anhält
- ▲ Schwer: ausgeprägte Symptome länger als 6 Monate.

1.4 Untergruppen

Akute Belastungsreaktion, keine posttraumatische Belastungsstörung und **Posttraumatische Belastungsstörung** je nach auslösendem Ereignis (nach Terr):
- ▲ Typ I: einmaliges plötzliches und sehr erschreckendes Trauma
- ▲ Typ II: anhaltende/wiederholte, vorhersagbare unerträgliche Erlebnisse (z.B. Missbrauch)

- Komplexe PTBS (oder DESNOS im DSM-IV: Störungen der Affektregulation, Bewusstseinsstörungen mit Amnesien und Dissoziation, Somatisierungsstörung, gestörte Wahrnehmung der eigenen Person und des Täters, Störung des eigenen Wertesystems)

Anpassungsstörung
- **Kurze depressive Reaktion (F43.20)**: Vorübergehend leichter depressiver Zustand, nicht länger als einen Monat
- **Längere depressive Reaktion (F43.21)**: Leichter depressiver Zustand auf eine länger anhaltende Belastungssituation, nicht länger als 2 Jahre andauernd
- **Angst und depressive Reaktion gemischt (F43.22)**: Die Symptome betreffen affektive Qualitäten wie Angst, Depression, Sorge, Anspannung und Ärger
- **Mit vorwiegender Störung des Sozialverhaltens (F43.24)**: Die hauptsächliche Störung betrifft hierbei das Sozialverhalten.
- **Gemischte Störung von Gefühl und Sozialverhalten (F43.25)**: Es bestehen sowohl Störungen der Gefühle als auch des Sozialverhaltens.

1.5 Ausschlussdiagnosen

Sie sind dann zu erwägen, wenn eine relevante Traumatisierung nicht sicher belegt oder in der zeitlichen Zuordnung zur Symptomatik fraglich ist, vor allem dann, wenn sich eine Symptomatik in die Zeit vor einem möglichen auslösenden Ereignis zurückverfolgen lässt. Posttraumatische Belastungsstörungen gehen im Langzeitverlauf wiederum mit einem hohen Prozentsatz an Komorbidität einher (s. Kap. 2.3), die alle genannten Differenzialdiagnosen umfassen kann. Diese erfordern ihrerseits den Ausschluss einer PTBS:
- Persönlichkeitsstörungen
- Dissoziative Störungen
- Angststörungen
- Affektive Störungen
- Somatoforme Störungen
- Trennungsangst in der Kindheit
- Störungen des Sozialverhaltens
- Aufmerksamkeitsdefizit-/Hyperaktivitätsstörung

2 Störungsspezifische Diagnostik

2.1 Symptomatik

Exploration des Kindes
- Art und Ausmaß der erlebten traumatischen Erfahrung (Traumaart und -kontext) mit den daraus resultierenden Veränderungen für die gegenwärtige psychosoziale Situation
- Ausmaß der initialen Angstreaktion und das sich anschließende Bewältigungsverhalten, Ausmaß der erlebten Dissoziation (v.a. bei Jugendlichen)
- Wie wurde der Kontakt zu wichtigen Bezugspersonen erlebt? Reaktion der Umwelt auf das Trauma?
- Gab es einen Symptomwandel?
- Sind wiederkehrende Erinnerungen, Träume, Spielszenen vorhanden?

Exploration der Bezugspersonen
- Angaben über Art und Dauer sowie Schwere des Traumas und die sich anschließende Reaktion und Verarbeitung durch das Kind bzw. den Jugendlichen
- Zeitlicher Abstand zwischen Auftreten der Symptomatik und dem traumatischen Ereignis
- Bestehen umschriebene Ängste, Vermeidung von Situationen mit somatischen Symptomen?
- Kam es zum Verlust der gewohnten Wohnumgebung oder anderer Veränderungen des Lebensalltags?

- Kam es zu deutlichen psychosozialen Belastungen und Einschränkungen? Aktuelle psychosoziale Unterstützung?
- Kam es zum Verlust bereits erworbener Fähigkeiten wie Sprache, Sauberkeit etc.?
- Kam es zu nächtlicher Furcht, Problemen vor dem Einschlafen und nächtlichem Erwachen?
- Betroffensein der Bezugspersonen von Traumatisierung und entsprechender Störung?

Beobachtung
Auffälligkeiten im Spielverhalten mit vermehrter Ängstlichkeit und Reinszenierung der traumatischen Erfahrung bzw. Situation.

2.2 Störungsspezifische Entwicklungsgeschichte

Prädisponierende Faktoren (nur unterhalb einer Extremschwelle des Traumas relevant) sind:
- Frühere Angststörungen und frühere Dissoziation
- Aufmerksamkeitsdefizit-/Hyperaktivitätsstörung
- Das Erleben sexueller Gewalt bewirkt generell ein gegenüber anderen Formen der Traumatisierung deutlich höheres Risiko für posttraumatische Belastungsstörungen.
- Multiple Traumatisierungen erhöhen das Risiko darüber hinaus.
- Reaktion und Belastungsgrad naher Bezugspersonen

2.3 Psychiatrische Komorbidität und Begleitstörungen

- Depressive Störungen
- Substanzmittelabusus
- Aggressives Verhalten mit hyperkinetischen Störungen
- Persönlichkeitsstörungen, insbesondere Borderline-Störungen
- Suizidgedanken und Suizidversuche
- Somatoforme Störungen; Selbstverletzendes Verhalten
- Angststörungen
- Störungen des Sozialverhaltens
- Reaktive Bindungsstörungen
- Essstörungen
- Mutismus

2.4 Störungsrelevante Rahmenbedingungen

- Besteht weiterhin eine räumliche/personelle Nähe zum primären Trauma bzw. dem auslösenden Ereignis/Person?
- Exploration des Kindes und der Bezugsperson sowie Beobachtung der Interaktion innerhalb der Familie
- Prämorbide Persönlichkeitsentwicklung mit Hinweisen für eine erhöhte Vulnerabilität auf Stress
- Gab es nach dem Trauma einen Beistand durch die Eltern oder nahe Bezugspersonen? Sind Zusammenhalt in der Familie und ausreichende Kommunikation vorhanden? Folgen im Alltag?
- Gibt es Unterstützung im sozialen Umfeld, z.B. der Gemeinde?
- Kommen weitere traumatische Erlebnisse oder negative Life-Events hinzu?
- Sind juristische Kontexte (Strafverfolgung, zivilrechtliche Ansprüche, Opferentschädigung) zu beachten?

2.5 Apparative, Labor- und Testdiagnostik

- Somatische Abklärung, insbesondere bei Traumen mit körperlichen Auswirkungen (jedoch schließt ein Schädel-Hirn-Trauma oder eine sonstige hirnorgani-

sche Beeinträchtigung eine Belastungsstörung nicht aus)
- Sensible Anwendung der Leitlinien zur körperlichen Untersuchung bei Zustand nach sexueller Traumatisierung; Zusammenarbeit mit spezialisierten anderen Fachdisziplinen
- Angst- und Depressionsfragebögen
- Fragebogen zum Coping-Verhalten/Reaktion auf Stress
- Spezielle Screening-Verfahren (Children-Posttraumatic-Stress-Disorder-Reaction-Test oder CPTSDI; Impact of Events-Scale, A-DES).

2.6 Differenzialdiagnostik

Differenzialdiagnostik siehe Entscheidungsbaum (Abb. 15)

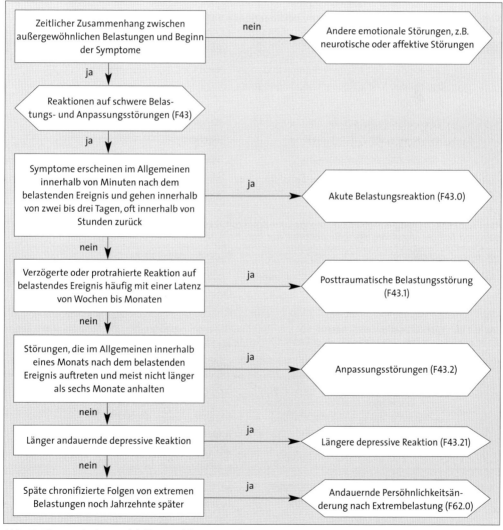

Abb. 15: Diagnostischer und differenzialdiagnostischer Entscheidungsbaum bei Reaktionen auf schwere Belastungen und Anpassungsstörungen; die jeweiligen Kriterien 1.1, 1.2 müssen erfüllt sein

2.7 Entbehrliche Diagnostik

Wiederholte Organdiagnostik wegen vorhandener körperlicher/vegetativer Symptome, um eine Fixierung auf die somatischen Beschwerden zu vermeiden.

3 Multiaxiale Bewertung

3.1 Identifizierung der Leitsymptome

Die Leitsymptome für die akute Belastungsreaktion, posttraumatische Belastungsstörung und Anpassungsstörung sind in Kapitel 1.2 ausführlich dargestellt und ihre Bewertung in Tabelle 2 zusammengefasst.

Tab. 2: Identifizierung der Leitsymptome bei Reaktionen auf schwere Belastungen und Anpassungsstörungen, Bewertung Achse I

Achse	Bewertung	Bedeutung für Therapie
Achse I	Das auslösende Ereignis mit den sich daraus ergebenden Verhaltensveränderungen muss positiv belegt sein.	Kausale Zuordnung möglich
	Differenzialdiagnostische Abklärung und Feststellung von Komorbidität	Behandlungsumfang sowie Auswahl der Therapiemaßnahmen
	Schweregrad der Symptomatik	Wahl und Intensität des Behandlungssettings (ambulant/teilstationär/stationär) – auch abhängig von Achse V–VI!

Tab. 3: Identifizierung weiterer Symptome und Belastungen bei Reaktionen auf schwere Belastungen und Anpassungsstörungen, Bewertung der Achsen II–VI

Achse	Bewertung	Bedeutung für Therapie
Achse II	Umschriebene Entwicklungsstörungen	Ggf. zusätzliche Maßnahmen mit dem Ziel einer besseren Bewältigung (z.B. Sprachrückstand)
Achse III	Intellektuelles Leistungsniveau	Behandlungsvorgehen und Auswahl von Interventionsstrategien (verbal/nonverbal)
Achse IV	Körperliche Folgen des Traumas	Somatische Therapie
Achse V	Lebensumstände, Qualität der Bezugssysteme, Ressourcen und Kommunikationsverhalten in der Familie, aktuelle und chronische Belastungen	Intervention bezogen auf familiäre Interaktion und Kommunikation/Eigenbelastung der Bezugspersonen (PTBS?) Änderung des psychosozialen Umfeldes in Abhängigkeit von der Persistenz weiterer traumatischer Erfahrungen
Achse VI	Prämorbide Anpassung (insbesondere Sozialverhalten, Schulleistungen) Funktionsbeeinträchtigung	Verstärkung sozialer Kompetenzen und Bewältigungsverhalten Unterstützende Maßnahmen zur Traumabewältigung Ggfs. schulische/berufliche Interventionsempfehlungen

3.2 Identifizierung weiterer Symptome und Belastungen

Vorhandene umschriebene Entwicklungsstörungen, z.B. Sprachrückstand, das intellektuelle Leistungsniveau sowie somatische Erkrankungen verlangen im Hinblick auf die Therapieplanung eine gezielte Überprüfung. Von besonderer Bedeutung auch im Hinblick auf die Unterstützung und Langzeitprognose sind die psychosozialen Ressourcen sowie das prämorbide Anpassungsniveau (s. Tab. 3).

3.3 Differenzialdiagnose und Hierarchie des diagnostischen und therapeutischen Vorgehens

Die Störung sollte nur dann diagnostiziert werden, wenn sie in einem engen Zusammenhang mit einem traumatisierenden Lebensereignis aufgetreten ist und die unter 1.2 aufgeführten Leitsymptome aufweist. Differenzialdiagnostisch sind späte bzw. chronifizierte Folgen von extremer Belastung abzugrenzen (F 62.0 Andauernde Persönlichkeitsänderung nach Extrembelastung); ebenso abzugrenzen ist die Trennungsangst in der Kindheit (F 93.0) von den Anpassungsstörungen. Der Behandlungsbedarf und die jeweiligen therapeutischen Maßnahmen richten sich nach dem Beeinträchtigungsgrad (s. Abb. 16).

Zur Erhebung des Ausmaßes des Traumas gehört die Erhebung des Traumakontextes sowie von Kofaktoren. Bei der stufenweisen Intervention ist zu beachten, dass die primäre Stabilisierung Vorrang hat.

4 Interventionen

4.1 Auswahl des Interventionssettings

Interventionssetting/Behandlungsmodalitäten
Ambulante Behandlung von akuten Belastungsreaktionen, posttraumatischen Belastungsstörungen und Anpassungsstörungen sollte grundsätzlich Vorrang haben, vor allem bei guter Kooperation des Patienten sowie seines Umfeldes.

Teilstationäre Behandlung empfiehlt sich, wenn in der akuten Phase massive Angstzustände so ausgeprägt sind, dass wichtige soziale Funktionen nicht mehr möglich bzw. weitgehend eingeschränkt sind.

Stationäre Behandlung ist erforderlich bei starker Beeinträchtigung der Alltagsfunktionen, verbunden mit ausgeprägten depres-

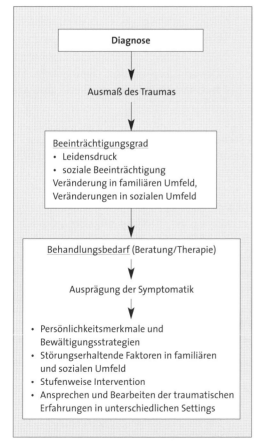

Abb. 16: Entwicklung eines Therapieplans bei Reaktionen auf schwere Belastungen und Anpassungsstörungen

siven und/oder Panikreaktionen, die zu einer Einschränkung der Selbststeuerung führen, ggfs. auch bei ausgeprägter Komorbidität (z.B. Substanzmissbrauch, selbstverletzendes Verhalten).

Therapiemethoden
Psychotherapie bei akuter Belastungsstörung
- Rasche Frühintervention mit Beratung und Aufklärung des Umfeldes, Herstellen von Sicherheit (IV), ein einmaliges psychologisches Debriefing besitzt keinen präventiven Effekt [Rose et al. 2004].
- Stabilisierungsübungen, z.B. imaginative Verfahren (IV)
- Ggf. Einzeltherapie mit supportivem Vorgehen, primärer Stabilisierung sowie vorsichtigem Durcharbeiten des Erlebten (IV)

Psychotherapie bei posttraumatischer Belastungsstörung
- Traumaspezifische Stabilisierungsübungen, ressourcenorientierte Verfahren (z.B. imaginative Verfahren, Distanzierungstechniken) (IV)
- Einzeltherapie mit supportivem Vorgehen, primärer Stabilisierung sowie Vorbereitung eines Durcharbeitens des Erlebten, sofern keine Kontraindikation (IV)
- Traumaadaptierte Verfahren im Rahmen eines Gesamtbehandlungsplans
  - Verhaltenstherapeutisch/kognitiv-behaviorale Vorgehensweisen im Sinne einer multimodalen Traumatherapie (MMTT, TF-CBT), um die Habituierung von Angststrukturen abzubauen (III)
  - Psychodynamisch-imaginative Psychotherapie (PITT) oder mehrdimensionale psychodynamische Traumatherapie (MPTT) (III/Erwachsene)
  - Eye-Movement-Desensitization and Reprocessing (EMDR) (III/ Erwachsene)
  - Familienberatung/-therapie (Verringerung der Expressed emotions, Unterstützung der Haltefunktionen, nicht eindringend vorgehen, ggf. eigene Traumatisierungen der Eltern beachten), ggf. Elterngruppen
  - Gruppeninterventionen mit psychoedukativen Elementen, auch unter Einbeziehung nonverbaler Verfahren wie Gestaltung, Erzählen, Rollenspiel, Entspannungsverfahren (III).
  - Expositionstechniken, um das Trauma in korrigierter Form emotional bewältigen zu können (traumaorientiertes Vorgehen) (IV)

  Kontraindikationen für eine Traumabearbeitung:
  Absolute: akute Suizidalität, bestehender Täterkontakt, akute Psychose
  Relative: instabile psychosoziale Situation, anhängiges Gerichtsverfahren, eingeschränkte körperliche Belastbarkeit, Substanzmittelabusus, schwere Dissoziationsneigung, mangelnde Affekttoleranz, unkontrolliert autoaggressives Verhalten

Psychotherapie bei Anpassungsstörungen
Für die Anpassungsstörungen gilt ein therapeutisches Vorgehen, das nicht so sehr die Traumabewältigung im Fokus hat, sondern die pathologischen Reaktionen und die Unterstützung der Coping-Fähigkeiten des Kindes, orientiert u.a. an der Primärpersönlichkeit, der im Vordergrund stehenden Symptomatik, der Psycho- und Familiendynamik sowie der sozialen Unterstützung.

Pharmakotherapie
- Relative Indikation (entbehrlich bei Anpassungsstörungen, relativ bei akuter Belastungsstörung/PTBS)
- Empfohlene Substanzen (IV):
  - Propranolol (akut v.a. bei Tachykardie, aber auch wirksam gegen Intrusionen, ca. 7 Tage lang dann ausschleichend)
  - SSRI (Paroxetin für Erwachsene mit F43.1 in Deutschland zugelassen, in den

USA Sertralin für Kinder und Jugendliche mit PTBS zugelassen; Langzeitwirkung nur für Sertralin erwiesen bei Erwachsenen, alle Zielsymptome, Evidenzgrad I, 9 randomisierte kontrollierte Studien bis 2004, [Stein et al. 2004])
- Carbamazepin (Zielsymptome Intrusionen, Irritabilität, Schlafstörung) – für die Indikation Stimmungsstabilisierung in Deutschland zugelassen (IV)
- Clonidin (in den USA gebräuchlich v.a. bei aggressiver Gespanntheit, Impulsivität und Schlafstörungen, in Deutschland für die Indikation nicht zugelassen)
◢ Genügend lange Zeitdauer – bei chronischer PTBS mindestens 12–24 Monate, dann langsames Ausschleichen
◢ Nicht geklärt: Effekt in unterschiedlichen Traumagruppen in pädiatrischen Kohorten, Zeitpunkt der Medikation sowie der Effekt in Kombination mit Psychotherapie und die Dauer der Medikamentengabe)

Beratung und Information der Betroffenen und der Bezugspersonen bei akuter Belastungsstörung über
◢ das Wiederherstellen eines sicheren Rahmens und von Alltagsroutinen inkl. Gewährleistung körperlicher Grundbedürfnisse; Haltefunktion der Eltern ohne hohe Expressed emotions
◢ die Notwendigkeit, in geschütztem Rahmen über das Trauma zu reden ohne einzudringen
◢ schnelle und erreichbare Soforthilfe
◢ normale Stressreaktion und Abgrenzung von pathologischen Reaktionen

Beratung und Information der Betroffenen und der Bezugspersonen bei posttraumatischer Belastungsstörung über
◢ Vor- und Nachteile verschiedener Therapiemethoden
◢ Familienberatung/-therapie
◢ ggf. Ansprüche nach dem Opferentschädigungsgesetz (s.u.)

4.2 Hierarchie der Behandlungsentscheidung und Beratung

Siehe Abbildung 17

4.3 Vorgehensweise und Besonderheiten bei ambulanter Behandlung

Akute Belastungsstörung
Bei leichter bis mäßiger Krankheitsausprägung ist das Belassen im häuslichen Umfeld hilfreich:
◢ Aktivierung von familiären Ressourcen
◢ Stärkung durch das soziale Umfeld:
  - Wenn z.B. soziale Gruppen wie Schulklassen betroffen sind, Gruppenintervention
  - Information von Lehrern, um über die Reaktionen auf das Trauma bzw. die Belastung aufzuklären.

Posttraumatische Belastungsstörung
Individualisiertes Vorgehen in Frequenz und Intensität (s.o.)
◢ Primär Stabilisierungstechniken und Aktivierung von familiären Ressourcen
◢ Traumazentrierte Arbeit in Abstimmung mit dem Patienten

Anpassungsstörung
Individualisiertes, ressourcenorientiertes Vorgehen je nach Symptomschwerpunkt (s.o.)

4.4 Vorgehensweise und Besonderheiten bei teilstationärer Behandlung

◢ Bessere Entlastung und Einzeltherapie möglich
◢ Expositionstechniken besser durchführbar
◢ Falls sozialer Rückzug vorhanden ist, leichtere Integration in die Tagesgruppe.

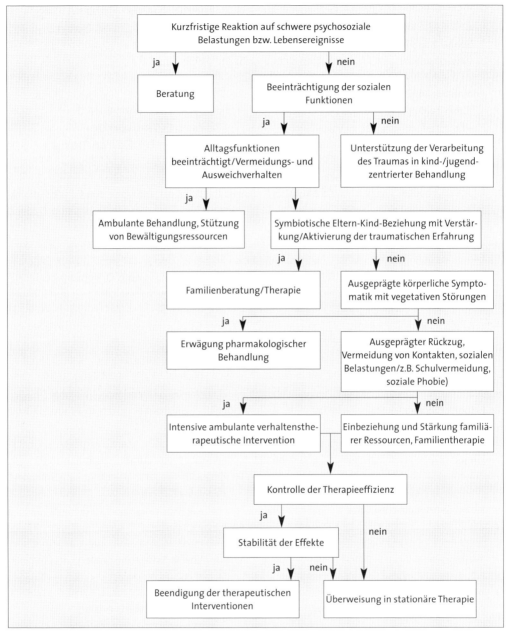

Abb. 17: Hierarchie der Behandlungsentscheidung bei Reaktionen auf schwere Belastungen und Anpassungsstörungen

4.5 Vorgehensweise und Besonderheiten bei stationärer Behandlung

- Bei mangelnder Unterstützung durch das soziale Umfeld, insbesondere die Familie
- Neue Unterbringungsmöglichkeiten notwendig, die ambulant nicht eingeleitet werden können
- Die Angstreaktion bzw. der hieraus resultierende soziale Rückzug ist so ausgeprägt, dass ambulante und teilstationäre Behandlungen nicht möglich sind.
- Komorbidität mit zusätzlicher Symptomatik (z.B. Substanzmissbrauch, Selbstverletzungen) kann eine stationäre Behandlung unabweisbar machen.

4.6 Jugendhilfe- und Rehabilitationsmaßnahmen

- Um langfristige Folgen zu vermeiden, ist bei akuter Traumatisierung eine Frühintervention notwendig.
- Eine aktiv aufsuchende Haltung, auch der psychiatrisch-psychotherapeutischen Professionellen, wird empfohlen.
- Sind mehrere Kinder betroffen bzw. von entsprechenden psychischen Folgen bedroht, sind Gruppeninterventionen indiziert, um das Selbsthilfepotenzial und den Peer-Effekt zu verstärken.
- Bei Traumatisierungen in der unmittelbaren Lebensumgebung und weiter bestehendem Täterkontakt ist mit Einverständnis des Patienten ggf. die Maßnahme einer Inobhutnahme durch die Jugendhilfe zu initiieren.
- Die Patienten sind bei PTBS über die Möglichkeiten einer Antragstellung nach dem Opferentschädigungsgesetz zu informieren (für Opfer einer intentionalen Gewalttat auf deutschem Boden). Patienten können, auch minderjährig, den Antrag beim zuständigen Versorgungsamt selbst stellen. Das OEG ermöglicht auch die Finanzierung therapeutischer Maßnahmen.
- Mit einem Absinken der Schulleistungen ist bei bestehender PTBS zu rechnen. Schulische Fördermaßnahmen können erforderlich werden; Eingliederungsmaßnahmen in einem anderen als dem bisher angestrebten Beruf im Rahmen der üblichen Rehabilitationsleistungen nach SGB IX können dann erforderlich werden, wenn eine bestehende Traumatisierung die Ausübung der bisher (angestrebten) Tätigkeit verunmöglicht und damit die Teilhabe an der altersgerechten Lebensphase nur eingeschränkt möglich ist.

4.7 Entbehrliche Therapiemaßnahmen und häufige Fehler

- Verschweigen der zugrunde liegenden traumatischen Erfahrung
- Längerfristige Gabe von Benzodiazepinen (nachweislich keine Symptombesserung, Suchtgefahr)
- Affektiv betonte, forcierte Frühexposition im Rahmen von Frühintervention
- Vernachlässigung der Sicherstellung eines geschützten Rahmens (z.B. fortdauernde Traumatisierung, sekundäre Traumatisierung durch wiederholte externe Exposition)
- Überwiegend somatische bzw. psychopharmakologische Behandlung
- Traumaexposition ohne hinreichend stabile therapeutische Beziehung
- Traumaexposition ohne Beachtung bestehender Kontraindikationen

5 Literatur

Anthony JL, Lonigan CJ, Hecht SA, Dimensionality of Posttraumatic Stress Disorder symptoms in children exposed to disaster: Results from confirmatory factor analysis. Journal of Abnormal Psychology (1999), 108, 326–336

Kaminer D, Seedat S, Stein DJ, Post-traumatic stress disorder in children. WPA Section report. World Psychiatry (2005), 4, 121–125

Lipschitz DS et al., Clinical and Functional Correlates of Posttraumatic Stress Disorder in Urban Adolescent Girls at a Primary Care Clinic. J Am Acad Child Adolesc Psychiatry (2000), 39 (9), 1104–1111

March JS et al., Cognitive-behavioral Psychotherapy for Children and Adolescents with Posttraumatic Stress Disorder after a single Incident Stressor. J. Am.Acad.Child and Adolesc.Psychiatry 37 (1998), 585-593

Rose S, Bisson J, Wessely S, Psychological debriefing for preventing post traumatic stress disorder (PTSD) (Cochrane Review). In: The Cochrane Library (2004), Issue 2,. John Wiley & Sons, Ltd., Chichester, UK

Scheeringa MS et al., New Findings on Alternative Criteria for PTSD in Preschool Children. J Am Acad Child and Adolesc Psychiatry (2003), 42, 561–570

Schoenfeld FB, Marmar CR, Neylan T, Current concepts in pharmacotherapy for posttraumatic stress disorder. Psychiatric Services (2004), 55, 519–531

Stein DJ et al., Pharmacotherapy for post traumatic stress disorder (PTSD). In: the Cochrane Library, Issue 4, 2004. Oxford: Update Software

Taylor TL, Chemtob CM, Efficacy of Treatment for Child and Adolescent Traumatic Stress. Arch Pediatr Adolesc Med (2004), 158 (8), 786–791

Früherer Bearbeiter der Leitlinie
Gerd Lehmkuhl

Jetzige Bearbeiter der Leitlinie
Gerd Lehmkuhl, Renate Schepker, Beatrix Musaeus-Schürmann

Korrespondenzadresse
Prof. Dr. Gerd Lehmkuhl
Klinik und Poliklinik für Psychiatrie und Psychotherapie des Kindes- und Jugendalters der Universität zu Köln
Robert-Koch-Straße 10
50931 Köln

Dissoziative Störungen, Konversionsstörungen (F44)

1 Klassifikation

1.1 Definition

Diese Störungen wurden früher als verschiedene Formen der Konversionsneurose oder Hysterie klassifiziert. Vor allem der Terminus Hysterie wird heute jedoch wegen seiner historischen Belastung und Unschärfe soweit wie möglich vermieden. Das allgemeine Kennzeichen der dissoziativen oder Konversionsstörungen ist der teilweise oder völlige Verlust der normalen Integration im Hinblick auf Erinnerungen an die Vergangenheit, das Identitätsbewusstsein, unmittelbare Empfindungen sowie auf die Kontrolle von Körperbewegungen. Der Verlust bewusster und selektiver Kontrolle über normalerweise willkürlich beherrschbare körperliche Funktionen (im Wesentlichen: willkürmotorische Bewegungen, Sinneswahrnehmungen, Gedächtnisleistungen) kann hinsichtlich Ausmaß und Tempo des Ablaufs stark schwanken. Vegetativ vermittelte Reaktionen werden im Allgemeinen nicht hierunter gefasst, diese Abgrenzung wird jedoch nicht einheitlich gehandhabt. Ein erster Häufigkeitsgipfel dissoziativer Symptome tritt im Jugendalter auf, vor dem Schulalter sind so klassifizierbare Phänomene selten. Diagnosebegründend ist das Fehlen einer organischen Störung, welche das/die Symptom/e kausal erklären könnte, sowie der (nicht immer leicht zu führende) Beleg für eine psychische Verursachung. Eine nahe zeitliche Verbindung zu traumatisierenden Ereignissen, unlösbaren oder unerträglichen Konflikten oder aktuell gestörten Beziehungen sollte bestehen.

1.2 Leitsymptome

Angesichts eines inter- aber vor allem auch intraindividuell oft variablen Bildes kann man bei dieser Gruppe von Störungen schlecht von hervorgehobenen Leitsymptomen sprechen. Die in Kapitel 1.1 bereits formulierten diagnostischen Leitlinien gelten aber für die gesamte Gruppe der dissoziativen Störungen. Körpersymptomatische dissoziative Symptome (also v.a. F 44.4, F44.5, F44.6) sind bei jüngeren Kindern insgesamt selten. Die vielfach belegte Dominanz des weiblichen Geschlechts bei älteren Kindern und Jugendlichen wird mit der erhöhten Traumaprävalenz weiblicher Patienten (IV) in Verbindung gebracht.

1.3 Schweregradeinteilung

Eine allgemein akzeptierte Schweregradeinteilung gibt es nicht, die Ausprägung kann v.a. im Jugendalter von (nicht selten) einmalig bis wenige Male über intermittierende Häufungen bis zur Chronifizierung reichen. Im letzteren Falle liegt mit Sicherheit eine gravierende psychiatrische Störung bzw. Komorbidität vor (s. auch Kap. 2.3). Bei variabler, vorübergehender, insgesamt leichtergradiger Symptomatik ohne gravierende psychiatrische Komorbidität, welche auch gemischt mit Symptomen aus dem Formenkreis F45 (somatoforme Störungen) auftreten kann, ist auch die Diagnose „Vorübergehende dissoziative Störungen (Konversionsstörungen) in der Kindheit und Jugend" (F44.82). zu erwägen. Dabei müssen aber stets die unter 1.1 aufgeführten allgemeinen Kriterien erfüllt sein.

1.4 Untergruppen

Dissoziativer Stupor (F44.2)
Kernpunkt: Beträchtliche Verringerung oder Fehlen willkürlicher Bewegungen und normaler (reflektorischer) Reaktionen auf Reizung durch Licht, Geräusche oder Berührung. Der Patient verharrt in einer individuellen Haltung überwiegend bewegungslos, er ist mutistisch. Muskeltonus, Haltung, Atmung, gelegentliches Öffnen der Augen und koordinierte Augenbewegung sowie in unbeobachteten Momenten spontane Bewegungen lassen erkennen, dass der Patient weder schläft noch bewusstlos ist. Aktuell fehlen körperliche oder spezifische psychiatrische Störungen, die den Stupor erklären könnten.

Dissoziative Bewegungsstörungen (F44.4)
Kernpunkte: Störung ganzer Funktionsabläufe im Bereich der Extremitäten, besonders in den Beinen mit der Folge von Gangstörungen bzw. -unfähigkeit (Abasie) oder Unfähigkeit zu stehen (Astasie), Aktivierung jeweiliger Antagonisten, übertrieben wirkende, ausfahrende (ataktische) Bewegungen.

Dissoziative Krampfanfälle (F44.5)
Synonym: Psychogene, nichtepileptische Anfälle (PNEA). Kernpunkte: Variantenreiche Imitation epileptischer Anfälle mit großer Bandbreite von Ausgestaltung und Dauer, die in der Regel auch von sozialen Stimuli (Zuwendung) abhängt. (IV) Selten kommt es zu Verletzungen (Zungenbiss), Stürzen, Inkontinenz. Die Bewusstseinslage wirkt zumindest nach außen eingetrübt, die Patienten bleiben meist ansprechbar, etwa entsprechend F44.2.

Dissoziative Sensibilitätsstörungen der Haut (z.B. Parästhesien) und Empfindungsstörungen (Sehen, Hören, Riechen) (F44.6)
Kernpunkte: Inter- wie intraindividuell sehr variable Ausprägung der als sensibel gestört wahrgenommenen Hautareale, die überwiegend nicht neurologisch definierten Segmenten, sondern laienhaften Vorstellungen entsprechen, evtl. neurologisch unwahrscheinliches Mischungsverhältnis gestörter Sinnesmodalitäten, Klagen über Parästhesien.

Dissoziative Empfindungsstörungen sind insgesamt selten, Sehstörungen (Verschwommen- oder Tunnel-Sehen) sowie Hörstörungen sind überwiegend partiell ausgeprägt.

Selten sind im Jugendalter folgende dissoziative Phänomene:
▲ Dissoziative Amnesie (F44.0)
▲ Dissoziative Fugue (F44.1)
▲ Trance- und Besessenheitszustände (F44.3).

1.5 Ausschlussdiagnose

Simulation (Z76.5)

Dissoziative Amnesie
▲ Amnestisches Syndrom, durch Alkohol oder sonstige psychotrope Substanzen bedingt (F10.6–F19.6)
▲ Anterograde Amnesie (R41.1)
▲ Nicht näher bezeichnete Amnesie (R41.3)
▲ Organisches amnestisches Syndrom, nicht durch Alkohol oder sonstige psychotrope Substanzen bedingt (F04)
▲ Postiktale Amnesie bei Epilepsie (G40)
▲ Retrograde Amnesie (R41.2).

Dissoziative Fugue
▲ Postiktale Fugue, besonders bei Temporallappenepilepsie.

Dissoziativer Stupor
▲ Katatoner, depressiver oder manischer Stupor

- Dissoziative Trancezustände als Ausdruck altersphysiologischer exzessiver Phantasietätigkeit bzw. vorübergehende Depersonalisationsphänomene bei psychisch gesunden Jugendlichen

2 Störungsspezifische Diagnostik

2.1 Symptomatik

Exploration der Eltern sowie des Kindes bzw. des Jugendlichen
- Bisherige ärztliche und/oder psychologische Bemühungen (Diagnosen wie therapeutische Interventionen)
- Gesamtdauer, Ausprägung, Variabilität der Symptomatik, insbesondere evtl. Situationsspezifität, Wandlung in zeitlichem Zusammenhang mit Interventionen oder akuteren, im weiteren Sinn als Stress verstehbaren Ereignissen
- Bisherige subjektive Hypothesenbildung von Patient und Eltern.

Gemeinsame Verhaltens- (Interaktions-) Beobachtung von Eltern und Kind während der Exploration
- Ausgeprägtes elterliches Misstrauen und/oder Ängstlichkeit?
- Spezifisches Misstrauen v.a. des Jugendlichen bzgl. Unterstellung psychischer Probleme bei entsprechender Vorsensibilisierung durch vorausgegangene Kontakte mit anderen Helfern?
- Im Kontrast zu den Eltern wie auch angesichts des Symptoms (Anfall, Lähmung) auffallende Indifferenz, scheinbare Unberührtheit des Kindes/Jugendlichen?

Wenn es möglich ist, sollte die unmittelbare Beobachtung des Symptoms erfolgen, wobei eine deutliche Diskrepanz zwischen Schweregrad, Dramatik des Symptoms und entsprechender elterlicher Sorge sowie Ausdrucksverhalten des Patienten bestehen kann, aber nicht muss (sog. belle indifference).

Körperliche Untersuchung des Patienten
Allgemeine Vorbemerkungen: Die körperliche Untersuchung sollte durchgeführt werden, auch wenn bereits eine ausführliche somatische Diagnostik erfolgt ist. (Hinweise auf Misshandlung, insbesondere sexuellen Missbrauch [IV]; Selbstverletzungszeichen) Im weiteren Verlauf sollte damit aber generell sparsam umgegangen werden; allerdings darf eine adäquate (Verlaufs-) Diagnostik einer evtl. organischen (Vor-) Erkrankung nicht vernachlässigt werden. Wesentlich ist die Verhaltensbeobachtung. Die neurologische Untersuchung sollte besonders sorgfältig und nötigenfalls wiederholt erfolgen, apparative Zusatzuntersuchungen sollten dagegen möglichst sparsam zum Einsatz kommen.

Einige spezifische Hinweise:
- Neurologische Untersuchung: Im Liegen sind die grobe Kraft und Motilität in der Regel seitengleich o.B., Sensibilität siehe Kapitel 1.4 und 2.1.
- Pädiatrisch-interne Untersuchung: Beim dissoziativen Krampfanfall werden sich im Allgemeinen. keine Verletzungsfolgen, wie z.B. Zungenbiss, finden. Auf Selbstverletzungszeichen achten.
- Bei spezifischer Indikation: Seh- bzw. Hörtest mit den in der Regel hierbei gegebenen ziemlich sicheren Ausschlussmöglichkeiten organisch determinierter Funktionsausfälle. Cave: Vorherige Sensibilisierung des fachärztlichen Kollegen in Richtung einer wünschenswerten therapeutischen Grundhaltung (s.a. Kap. 4) kann für die spätere therapeutische Arbeit hilfreich sein (IV).
- Bei sog. Hysteroepilepsie (Mischbild genuiner und aufgepfropfter psychogener Anfälle): unmittelbar postiktal Bestimmung des Serum-Prolactins (IV), dessen Spiegel bei einem psychogenen Anfalls-

geschehen im Vergleich zu einem im anfallsfreien Intervall erhobenen Basalwert – im Gegensatz zum epileptischen Anfall – in aller Regel nicht erhöht ist.

Hinzuziehung auswärtiger Befunde, Verlaufsberichte
Hierbei ist v.a. Hinweisen auf sexuellen Missbrauch (III), Misshandlung und Vernachlässigung nachzugehen.

Gewinnung fremdanamnestischer Angaben (nach Vertrauensanbahnung) zu den familien- und eigenanamnestisch berührten Punkten

Spezifische diagnostische Hinweise
Generell gilt: Im Gegensatz zu den somatoformen Störungen (F45) herrscht eher ein geringer subjektiver Leidensdruck am individuellen Symptom.
- Beobachtung von **Lähmungserscheinungen**: Im Bereich der oberen Extremitäten ist in der Regel die nicht dominante Seite betroffen bzw. vergleichsweise stärker betroffen. Bei Störungen des Stehens und Gehens sind evtl. überkreuzende, eine aktive Innervation erfordernde antagonistische Bewegungen zu beobachten. Stützen oder auch instrumentelle Hilfen werden in der Regel selbstverständlich angenommen, Stürze durch phantasievolle, variantenreiche Einbeziehung der Umgebung meist vermieden. Insgesamt entsteht ein Eindruck energieaufwendiger, evtl. bis zur Groteske unökonomischer bis artistischer Bewegungsabläufe, die in ihrer Ausprägung meist von der aktuellen sozialen Situation (Zuwendungschancen) mit abhängig sind (s. auch Kap. 2.4).
- Beobachtung von **Anfällen**: Die Bewegungsabläufe wirken meist grob konturiert, evtl. um sich schlagend, variantenreich, d.h. nicht reduziert auf monotone Grundmuster. Dauer in aller Regel > 2 Minuten, die Pupillenreflexe sind erhalten. Die Bewusstseinslage ist, wenn überhaupt, allenfalls leicht eingetrübt, der Patient ist daher in der Regel ansprechbar. Die Ausprägung der Symptomatik kann ebenfalls deutlich von Zu- bzw. Abwendung abhängen.
- Beobachtung von **Sensibilitätsstörungen**: Unsicherheiten, Widersprüche beim Zeigenlassen gestörter Areale bzw. Erklären gestörter Modalitäten können hinweisend sein. In der Regel weichen die Angaben zur Ausdehnung eindeutig von neurologisch definierbaren Segmenten ab (Extremfall: handschuhförmige Sensibilitätsstörung in Verbindung mit schlaffer Lähmung einer Hand).

2.2 Störungsspezifische Entwicklungsgeschichte

Exploration der Eltern
- Vorkommen von Symptomen (z.B. auch sog. vegetative Labilität) im gesamten familiären Umfeld, mit dem der Patient Berührung hat(te)
- Bisheriger Umgang mit gesundheitlichen Sorgen (inkl. Symptomen) in der engeren Familie
- Belastungen, individuell verstehbare Stressoren je nach zeitlicher Ausdehnung der Symptomatik (z.B. innerfamiliäre Umlenkung von Beachtung durch Erkrankung eines anderen Familienmitgliedes)
- Bekannt gewordene Stressoren sowie bisherige Umgangsweisen des Patienten damit
- Evtl. modellierend wirkende Symptome einer vorliegenden organischen Grunderkrankung (z.B. Anfallsleiden) beim Patienten selbst oder aber bei wichtigen Bezugspersonen
- Generell hinsichtlich bedrohlicher Erkrankungen bzw. ähnlicher Symptome bei wichtigen Bezugspersonen aber auch im weiteren Umfeld

Bei überwiegend oder ausschließlich extrafamiliärem Auftreten ergänzende, besonders gründliche Fremdanamnese (Schule, Freizeitumfeld) nach Vertrauensanbahnung.

Ferner
◢ Entwicklung des Kindes/Jugendlichen
◢ Diagnostisches Interview mit dem Kind/Jugendlichen, Eigenanamnese
◢ Familienanamnese
◢ Schullaufbahn und Entwicklung etwaiger schulischer Leistungsschwierigkeiten, schulische Leistungsfähigkeit
◢ Soziale Anpassungsprobleme bzw. Ängste (z.B. Mobbingerleben)
◢ V.a. bei Jugendlichen: Erfragen endemischer Nachahmungsphänomene.

2.3 Psychiatrische Komorbidität und Begleitstörungen

Exploration von Eltern und Patient (ggf. von Bezugspersonen im weiteren Umfeld)
◢ Angststörungen als häufigste komorbide Störungen (IV), im Kindesalter v.a. Trennungsängste bzw. Schulvermeidung
◢ Depressive Störungen
◢ Krisen im Umgang mit vorgegebener organischer Grunderkrankung
◢ Variables Auftreten weiterer Symptome aus dem gesamten Formenkreis der somatoformen Störungen (z.B. Hyperventilation) (V)
◢ Selbstverletzendes Verhalten
◢ Anamnestische Hinweise auf entweder akute Belastungsreaktion (eher monosymptomatischer, kurzfristiger Verlauf) oder aber auf eine Posttraumatische Belastungsstörung (PTBS) (eher polysymptomatischer, längerfristiger Verlauf mit verzweigteren, dissoziativen Verhaltens- und Erlebensmustern)
◢ Persönlichkeitsstörung vom Borderline-Typ im Jugendalter (IV).

Exploration und ggf. Untersuchung auf
◢ Lernbehinderung
◢ Teilleistungsschwächen.

2.4 Störungsrelevante Rahmenbedingungen

Exploration der Eltern bzw. auch des Patienten hinsichtlich (vor allem neu aufgetretener) sog. abnormer psychosozialer Bedingungen, v.a. im innerfamiliären Bereich gemäß Achse V des MAS, insbesondere:
◢ Qualität, Krisen der elterlichen Beziehungen
◢ Hinweise auf mangelnde Wärme in den innerfamiliären Beziehungen
◢ Belastung durch psychische oder somatische Erkrankung eines Familienmitgliedes
◢ Verlust eines Familienmitgliedes oder engen Freundes/Freundin
◢ Bisheriger Umgang mit aufgetretenen Symptomen, gibt es diesbezüglich elterliche Differenzen?
◢ Bisher entwickelte Störungskonzepte bei Eltern wie Patient
◢ Bei Ausländern: Berücksichtigung des kulturellen Hintergrundes, Beachtung von Hinweisen auf kulturell bedingte Identitätskonflikte
◢ Hinweise auf sexuellen Missbrauch (III), körperliche Misshandlung, Vernachlässigung

Informationen aus Schule sowie Freundes- und Bekanntenkreis
◢ Schwankungen der Integration/Anpassung in letzter Zeit (Mobbingerlebnisse?)
◢ Hinweise auf leistungsbezogene Überforderung
◢ Hinweise auf neuere, soziale Belastungsfaktoren, z.B. Diskriminierungen, traumatisierende Erfahrungen (aggressiv, sexuell)

- Erfragen relevanter Störungskonzepte von Erziehern bzw. Gleichaltrigen (v.a. bei Jugendlichen).

Ferner
- Einschlägige Familienanamnese
- Positive Familienanamnese bezüglich psychischer Auffälligkeiten
- Aktuell und weiterhin traumatisierende Umfeldbedingungen.

2.5 Apparative, Labor- und Testdiagnostik

Testpsychologische Diagnostik
- Immer orientierende, bei Bedarf aber auch spezifischere Leistungsdiagnostik
- Erst nach gelungener Vertrauensanbahnung projektive Diagnostik und/oder psychologische Fragebögen zur Annäherung an (evtl. bewusstseinsfernere) Konflikte, Ängste
- Einsatz spezifischer Fragebögen bzw. Interviews zu dissoziativen Symptomen
- Familiendiagnostik.

Bei anhaltender, prinzipieller diagnostischer Unsicherheit sollen somatische wie auch psychiatrische Diagnostik stets parallel fortgeführt werden, v.a. zum Ausschluss progressiver neurologischer Erkrankungen (z.B. Multiple Sklerose, ZNS-Beteiligung bei systemischem Lupus erythematodes).

EEG, soweit angemessen bildgebende Verfahren, Video-EEG zur Differenzierung von Anfällen.

Serologische Diagnostik (Blut, Liquor) (s. aber Kap. 2.1).

2.6 Weitergehende Diagnostik

Differenzialdiagnostik
Exploration von Eltern, Patient und ggfs. weiteren Bezugspersonen:

- Bei Kindern: ADHS bzw. ADS vom sog. verträumten Typ
- (Vorübergehende) Adoleszentenkrise
- Seltener: Entwicklung einer gravierenderen neurotischen Störung (Angststörung, depressive Störung, „hysterische" Fehlentwicklung)
- Selten: isoliertes Auftreten dissoziativer Symptome im Rahmen schwerer psychischer Erkrankungen, wie z.B. einer Schizophrenie
- Simulation: eine in der Regel seltene und schwierige Differenzialdiagnose, die meist längerfristige Verhaltensbeobachtungen nötig macht und immer Hinweis auf eine gravierende psychiatrische Störung ist
- Genuine Anfallsleiden
- Somatoforme Störungen, v.a. aus F 45.3 (z.B. Hyperventilation) bzw. aus F45.4 (Schmerzen)
- Hypochondrische Störung (s. F45.2)
- Generell: organische Grunderkrankungen, deren Symptomatik sich mit derjenigen der Formenkreise F44.0–F44.6 phänomenologisch überlagern kann.

2.7 Entbehrliche Diagnostik

Generell gilt: Bei deutlichen, aus verschiedenen Quellen stammenden positiven Belegen für eine Psychogenese und – in der Regel bereits vorhandenen – negativen somatischen Befunden sollte somatische Diagnostik nur nach strenger Indikation wiederholt werden.

3 Multiaxiale Bewertung

3.1 Identifizierung der Leitsymptome

Zusammenfassung der diagnostischen Resultate unter Berücksichtigung aller aktuellen wie anamnestischen negativen, aber auch positiven somatischen Befunde, Gewichtung aller emotionalen, leistungsbezogenen sowie sozialen Auffälligkeiten als evtl. Hintergrund der Symptomentwicklung (prädisponierende, präzipitierende, perpetuierende Faktoren). Die diagnoseentscheidenden Leitsymptome sind interpretierbar als Verlust der Integration von Erinnerungen, Identitätsbewusstsein, Empfindungen sowie der willkürlichen Körperbewegung (früher als Konversionsneurose unter Hysterie klassifiziert). Es wird eine nahe zeitliche Verbindung zu traumatisierenden Ereignissen oder unlösbaren und unbewältigten Konflikten oder gestörten Beziehungen oder Überforderungserlebnissen angenommen und insofern die Störung als psychogen angesehen. Es liegt keine körperliche Erkrankung vor, welche die Symptome erklären könnte.

3.2 Identifizierung weiterer Symptome und Belastungen

Synoptische Bewertung des evtl. Stellenwerts folgender Faktoren:
- Leistungsbezogene Überforderung auf dem Hintergrund von umschriebenen Entwicklungsstörungen (Achse II) und/oder Intelligenzminderung (Achse III)
- Evtl. symptomatisch bahnende, durchaus auch banale aktuelle wie weiter zurückliegende Erkrankungen (z.B. Infekte, Verletzungen), auch in der Umgebung (Achse IV)
- Ggf. modellierende Effekte chronischer Erkrankungen (Achse IV)
- Begleitende Symptome (Formenkreis somatoforme Störungen, F45) (Achse IV)
- In Kapitel 2.4 aufgeführte abnorme psychosoziale Bedingungen (Achse IV), insbesondere Vernachlässigung, Misshandlung, sexueller Missbrauch
- Endemische Häufung bestimmter Symptome unter Gleichaltrigen (Achse V)
- Entwicklung der psychosozialen Anpassung im symptombelasteten Zeitraum (Achse VI).

3.3 Differenzialdiagnosen und Hierarchie des Vorgehens

Siehe Kapitel 2.1–2.7 und 4.

4 Interventionen

4.1 Auswahl des Interventionssettings

Je nach Dauer, Ausprägung, Schweregrad der Symptomatik (Behinderung normaler Lebensvollzüge, psychiatrische Komorbidität) kann die Behandlung ambulant bzw. muss sie teilstationär oder stationär sein.

Ambulante Beratung/Behandlung erscheint indiziert bzw. hinreichend
- bei endemischer Häufung relativ isolierter Symptome
- bei Pubertätskrisen ohne weitere, gravierendere psychiatrische Vorgeschichte.

Stationäre Therapie erscheint insbesondere indiziert, wenn ambulante Diagnostik bzw. Therapie nicht hinreichend durchführbar bzw. nicht verantwortbar erscheinen.
- Bei schweren, ausgeprägten komorbiden Störungen (emotionale Störungen, neurotische Entwicklungen)
- Bei Symptomen, die die nähere Umgebung stark tangieren (ängstigen) bzw. subjektiv unmittelbar behindern (Anfälle, Lähmungen), vor allem, wenn diese schon länger bestehen
- Wenn der Alltag (v.a. die Schule) nicht mehr bewältigt wird bzw. nur unter Einsatz therapeutisch kontraindizierter, weil symptomfixierender Hilfen (z.B. Rollstuhl)
- Wenn symptombestärkende familiäre Interaktionen ambulant nicht zu ändern sind
- Bei Verdacht auf sexuellen Missbrauch, Misshandlung, Vernachlässigung.

4.2 Hierarchie der Behandlungsentscheidung und Beratung

Folgende Interventionen kann eine in der Regel mehrdimensionale Behandlung umfassen:
- Versuch einer Aufklärung mit anschließender Beratung bei den Rahmenbedingungen für eine ambulante Behandlung, bei Bedarf bzw. Motivation Anbahnung ambulanter Psychotherapie bzw. stützender Maßnahmen im Umfeld
- Bei stationärer Behandlungsindikation in der Regel aufwendiges Vorgespräch mit anschließender Bedenkzeit, da meist viel Misstrauen und/oder Angst zu überwinden sind. Bei Verdacht auf sexuellen Missbrauch, Misshandlung bzw. Vernachlässigung ist von vornherein an eine juristische Absicherung der stationären Unterbringung zu denken.

Innerhalb des stationären Rahmens wird ebenfalls stets mehrdimensional vorgegangen:
- Prinzipielles Annehmen des Symptoms als emotional bedeutsame Investition bzw. posttraumatischer Copingmechanismus des Patienten
- Symptomzentrierte Therapie zur Unterstützung der Aufgabe eines Symptoms durch den Patienten unter Wahrung des Gesichts (z.B. schrittweise aufbauende Krankengymnastik insbesondere auch zur Vermeidung von Langzeitfolgen (Kontrakturen) bei Lähmungen, Bewegungsstörungen)
- Verhaltenstherapeutisch orientierte Gestaltung des stationären Milieus: Ignorieren appellativ dargebotener Symptome, wiederholte Ermutigung zur Aufgabe derselben, Verstärkung symptomantagonistischer Verhaltensweisen, mithin Anbahnung grundlegender Veränderungen der bisherigen (auch familiären) Kommunikation um das Symptom
- Psychopharmakologisches wie psychotherapeutisches Angehen bestehender psychiatrischer Komorbidität
- Vorsichtig einschleichende, individuelle Deutungsangebote, allmählich sich steigernde Einbeziehung der Familie nach anfänglich auferlegter Distanzierung wegen häufig überenger (oder aber traumatisch belasteter) Bindungen
- Sorgfältige Gestaltung der Rückgliederung in das Herkunftsmilieu unter Beachtung individuell identifizierter Stressoren (Schule, Gleichaltrige) nach sicherem Ausschluss evtl. weiterhin wirksamer Traumatisierungsrisiken
- Unterstützend bei Bedarf, je nach Komorbidität: Training sozialer Kompetenzen bei entsprechenden Defiziten, Einzel- und Gruppenpsychotherapie, bei Bedarf (z.B. fortwirkende Entwicklungsstörungen) entsprechende Übungsbehandlungen bzw. Reduktion von (Selbst-)Überforderungen
- Definitive Entlastung bei objektivierten Überforderungssituationen, ansteigende Belastungserprobungen im Alltagsmilieu.

4.3 Besonderheiten bei ambulanter Behandlung

Die Behandlung ist stets multidimensional.
- Prinzipielles Annehmen des Symptoms als emotional bedeutsame Investition des Patienten
- Symptomzentrierte Therapie zur Unterstützung der Aufgabe eines Symptoms durch den Patienten unter Wahrung des Gesichts
- Psychopharmakologisches sowie psychotherapeutisches Angehen bestehender psychiatrischer Komorbidität
- Vorsichtige, einschleichende Deutungsangebote
- Entlastung von Überforderungen (Fehlbeschulung!)

- Training alltagspraktischer und sozialer Fertigkeiten
- Elternberatung, Elterntraining und Familientherapie (Aufklärung, Nutzung familiärer erzieherischer Ressourcen, Schulung in der Zuwendung symptominkompatibler Reaktionsweisen, Vermeidung sekundären Krankheitsgewinns, Klärung von Modell-Einflüssen, Klärung familiärer Konflikte).

4.4 Besonderheiten bei teilstationärer Behandlung

Chancen zu einem besonders intensiven diagnostisch-therapeutischen Herangehen an evtl. belastende Umweltfaktoren, wenn diese nicht (mehr) unmittelbar traumatisierend wirken.

4.5 Besonderheiten bei stationärer Behandlung

Ergänzend zu den Prinzipien bei ambulanter Therapie:
- Verhaltenstherapeutisch orientierte Gestaltung des stationären Milieus: Ignorieren appellativ dargebotener Symptome, wiederholte Ermutigung zur Aufgabe derselben, Verstärkung symptomantagonistischer Verhaltensweisen, mithin Anbahnung grundlegender Veränderungen der bisherigen (auch familiären) Kommunikation um das Symptom
- Allmählich sich steigernde Einbeziehung der Familie nach anfänglich auferlegter Distanzierung wegen häufig überenger Bindungen
- Sorgfältige Gestaltung der Rückgliederung in das Herkunftsmilieu unter Beachtung individuell identifizierter Stressoren (Schule, Gleichaltrige) nach sicherem Ausschluss weiterhin wirksamer Traumatisierungsrisiken
- Unterstützend bei Bedarf, je nach Komorbidität: Training sozialer Kompetenzen bei entsprechenden Defiziten, Einzel- und Gruppenpsychotherapie, bei Bedarf (z.B. fortwirkende Entwicklungsstörungen) Beginn einer entsprechenden Übungsbehandlung bzw. Reduktion von Selbstüberforderungen
- Definitive Entlastung bei objektivierten Überforderungssituationen (z.B. begabungsadäquate Umschulung)
- Parallele Behandlung einer evtl. somatischen Grunderkrankung (z.B. Anfallsleiden, primär organisch schmerzhafte Grunderkrankung, wie z.B. rheumatisches Leiden)
- Ansteigende Belastungserprobung im Alltagsmilieu.

4.6 Jugendhilfemaßnahmen und Rehabilitationsmaßnahmen

Jugendhilfemaßnahmen, die die Verselbstständigung unterstützen, sind sinnvoll und mit den therapeutischen Zielen abzustimmen. In Fällen von sexuellem Missbrauch bzw. Misshandlung und/oder Vernachlässigung können stationäre Jugendhilfemaßnahmen indiziert sein.

4.7 Entbehrliche Therapiemaßnahmen

- Alle symptomatischen Maßnahmen (z.B. unspezifische Medikamente), die nicht die Eigenaktivität des Patienten unterstützen
- Sonstige Hilfen im Umfeld (z.B. Hausbeschulung), welche eine „Flucht" in die Krankheit oder symbiotische Eltern-Kind-Beziehung begünstigen.

Generell ist zu allen unter 4. beschriebenen therapeutischen Schritten bzw. Strategien festzuhalten, dass die wissenschaftliche Bewertung ihrer Wirksamkeit bislang weitgehend auf zusammengetragenem Erfahrungswissen respektierter Experten beruht (V).

5 Literatur

Bauer J, Reuber M, Psychogene nichtepileptische Anfälle. Dtsch Ärztebl (2003), 100 (30), 2013–2018

Brunner R, Resch F (2003) Dissoziative und somatoforme Störungen. In: Herpertz-Dahlmann B et al., Entwicklungspsychiatrie, Biopsychologische Grundlagen und die Entwicklung psychischer Störungen. Schattauer, Stuttgart, New York

Brunnhuber ST, Konversion, Dissoziation und Somatisierungsstörung aus affektpsychologischer Sicht. Zur Begriffsbestimmung, Differentialdiagnose und theoretischem Hintergrund dreier wichtiger psychosomatischer Syndrome. Zeitschrift für Klinische Psychologie, Psychiatrie und Psychotherapie (2000), 48 (1), 57–71

Gudmundsson O et al., Outcome of pseudoseizures in children and adolescents: a 6-year symptom survival analysis. Developmental Medicine & Child Neurology (2001), 43 (8), 547–51

Jans T, Warnke A, Der Verlauf dissoziativer Störungen im Kindes- und Jugendalter – eine Literaturübersicht. Zeitschrift für Kinder- und Jugendpsychiatrie und Psychotherapie (1999), 27, 139–150

Kisiel CL, Lyons JS, Dissociation as a mediator of psychopathology among sexually abused children and adolescents. American Journal of Psychiatry (2001), 158 (7), 10341039

Nowak M, Psychogene Lähmungen im Kindes- und Jugendalter. Z Kinder Jugendpsychiatr Psychother (2002), 30 (3), 199–210

Schmitt GM, Kurlemann G, Bedeutung der Serumprolaktinbestimmung in der Differentialdiagnose psychogener Anfälle – dargestellt an zwei Fallbeispielen. Zeitschrift für Kinder- und Jugendpsychiatrie (1990), 18, 30–35

Spitzer C et al., Hysterie, Dissoziation und Konversion. Eine Übersicht zu Konzepten, Klassifikation und diagnostischen Erhebungsinstrumenten. Psychiatrische Praxis (1996), 23, 63–68

Remschmidt H (Hrsg.) (1997) Psychotherapie im Kindes- und Jugendalter. Georg Thieme, Stuttgart, New York

Remschmidt H, Schmidt M, Poustka F (2001) Multiaxiale Klassifikation für psychische Störungen des Kindes- und Jugendalters nach ICD-10 der WHO. Huber, Bern, Göttingen, Toronto, Seattle

Frühere Bearbeiter dieser Leitlinie
E. Kammerer, A. Warnke, T. Bickhoff

Jetzige Bearbeiter dieser Leitlinie
E. Kammerer, A. Warnke

Korrespondenzadresse
Prof. Dr. Emil Kammerer
Univ.-Kinderklinik
Bereich Psychosomatik
Domagkstraße 3b
48149 Münster

Somatoforme Störungen (F45)

1 Klassifikation

1.1 Definition

Hauptcharakteristikum ist die wiederholte Darbietung körperlicher Symptome in Verbindung mit hartnäckigen Forderungen nach medizinischen Untersuchungen trotz wiederholter negativer Ergebnisse und Versicherung der Ärzte, dass die Symptome überhaupt nicht oder, im Anschluss an eine mit Sicherheit abgeklungene somatische Erkrankung, nicht adäquat körperlich begründbar sind. Bei Kindern und Jugendlichen werden diese Forderungen zunächst von den Eltern, im weiteren Entwicklungsverlauf aber auch zunehmend von den Patienten selbst vorgetragen. Auch bei anamnestisch belegbarer enger Beziehung zu belastenden Lebensereignissen, Schwierigkeiten oder Konflikten sind sich alle Beteiligten gewöhnlich einig im Widerstand gegen eine psychische Erklärungsursache. Mit immer neuen Hinweisen auf erlebte Missverständnisse wird immer neue Aufmerksamkeit und Zuwendung durch Ärzte gesucht.

1.2 Leitsymptome

Siehe hierzu Kapitel 1.4

1.3 Schweregradeinteilung

Entfällt angesichts eines in der Realität anzutreffenden inter- wie intraindividuell höchst variablen Schweregradkontinuums von primären und sekundären Symptomen bzw. Problemen.

1.4 Untergruppen

Einige praktisch bedeutsame Subtypen lassen sich auch schon für das höhere Kindes- sowie für das Jugendalter differenzieren.

Somatisierungsstörung (F45.0)
Wiederholte, multiple, wechselnde körperliche Symptome (Schmerzen, Schwindel, Gefühlsstörungen, Beschwerden aus dem Formenkreis F45.3, s.u.). Geforderte minimale Dauer: 2 Jahre (mithin Beginn einer Patientenkarriere mit reichlichen negativen somatischen Untersuchungsresultaten). In der Regel liegen bereits erhebliche innerfamiliäre, schulische und das weitere Lebensumfeld berührende soziale Auswirkungen der Störung vor. Bei kürzerer Gesamtdauer (unter 2 Jahre) – und bei evtl. aus diesem Grund nicht zu ausgeprägten Interaktionen der Störung mit allen Lebensbereichen – ist auch gerade für das Kindesalter die diagnostische Kategorie **Undifferenzierte Somatisierungsstörung (F45.1)** zu erwägen. Die Anfänge der Störung sind jedoch anamnestisch nicht immer leicht definierbar, gerade wenn zu Beginn der Entwicklung des Störungsbildes eine oder mehrere eher organische Erkrankungen gelegen haben. Das Vollbild einer Somatisierungsstörung ist im Kindes-, aber auch im Jugendalter insgesamt selten.

Hypochondrische Störung (F45.2)
Insgesamt seltene Störung, bei der die beharrliche Beschäftigung mit der Möglichkeit, an einer oder mehreren ganz bestimmten und fortschreitenden körperlichen Erkrankungen zu leiden, ganz im Vordergrund steht (sog. Nosophobie) (s. auch Kap. 2.6). Eine befürchtete körperliche Erkrankung wird von Eltern wie Kind bzw. Jugendlichem permanent benannt. Bei der für das Jugendalter relativ typischen Sonderform der sog. Dysmorphophobie (krankhaft gesteigerte Angst, wegen einer bestimmten körperlichen Eigenheit entstellt oder hässlich zu wirken) leiden die Betroffenen dagegen eher isoliert für sich, trotz vielfältiger gegenteiliger Rückmeldungen auch aus dem familiären Umfeld.

Somatoforme autonome Funktionsstörung (F45.3)
Überwiegend monosymptomatische Störungen im Bereich umrissener Organe bzw. Organsysteme (respiratorisch, kardiovaskulär, gastrointestinal, urogenital) bei ausgeprägt organischem subjektivem Krankheitskonzept von Eltern und Kind. Die Symptome sind überwiegend vegetativ vermittelt, d.h., sie beruhen auf objektivierbaren Symptomen der vegetativen Stimulation. Im höheren Kindes- sowie Jugendalter treten am häufigsten auf: Erröten, Schwitzen, Zittern, Herzklopfen, Hyperventilation, Aerophagie, Diarrhoe, Pollakisurie.

Anhaltende somatoforme Schmerzstörung (F45.4)
Ein überwiegend permanent andauernder, als quälend erlebter Schmerz, der entweder gar nicht oder durch eine parallel mögliche körperliche Störung nicht angemessen erklärbar ist und in Verbindung mit erlebten emotionalen Mangelsituationen und/oder akuten psychischen Belastungen verstärkt auftritt. Hauptlokalisation: Kopf (V), Bauch (V), Rücken. Die medizinische Befundlage ist gemäß Definition dürftig, d.h. den geklagten Beschwerden nicht angemessen bis negativ. Unklare Schmerzsensationen sind auch im Kindes- und Jugendalter häufiger Anlass für eine Inanspruchnahme medizinischer Dienste (V).

Sonstige somatoforme Störungen (F45.8)

Nicht näher bezeichnete somatoforme Störung (F45.9)

1.5 Ausschlussdiagnose

▲ Es ist auf den sorgfältigen Ausschluss klar organisch determinierter Krankheitsbilder zu achten, die phänomenologisch entweder einer Somatisierungsstörung (F 45.0), einer somatoformen autonomen Funktionsstörung (F45.3) oder aber einer anhaltenden somatoformen Schmerzstörung (F45.4) nahe kommen.
▲ Siehe auch Kapitel 3.3.

2 Störungsspezifische Diagnostik

2.1 Symptomatik

▲ Fremdanamnestische Einbeziehung der in der Regel zahlreichen ärztlichen Voruntersucher
▲ Exploration von Eltern und Jugendlichen hinsichtlich bisheriger Diagnosen und therapeutischer Bemühungen
▲ Gesamtdauer, Ausprägung, Variabilität der Symptomatik, evtl. Situationsabhängigkeit, Wandlung in zeitlichem Zusammenhang mit Interventionen oder akuteren, als individueller Stress verstehbaren Ereignissen
▲ Gemeinsame Verhaltens-(Interaktions-)Beobachtung von Eltern und Kind während der Exploration
▲ Ausgeprägtes gemeinsames Leiden?

- Gemeinsame Unzufriedenheit mit bisherigen Behandlern?
- Gemeinsames Sich-verkannt-, Sich-missverstanden-Fühlen?
- Gemeinsames Misstrauen gegenüber alternativen (psychosomatischen) Betrachtungsansätzen, trotz bisher unbefriedigendem Behandlungserfolg
- Fixierung auf Medikamente
- Abwertung, Nicht-ernst-Nehmen des Patienten durch einen Elternteil?
- Variierende Angaben, Widersprüche evtl. schon in der anamnestischen Situation beim Zeigenlassen, Beschreibenlassen aktueller Beschwerden
- Ergänzende Fremdanamnese (Schule, Freizeitumfeld) bei Hinweisen auf außerfamiliäre Beschwerdenhäufungen, sofern hierfür überhaupt eine Erlaubnis erteilt wird.

2.2 Störungsspezifische Entwicklungsgeschichte

- Exploration der Eltern hinsichtlich objektivierter, somatischer Erkrankungen des Patienten
- Frühere, evtl. prädisponierende inner- und außerfamiliäre Belastungen (s. auch Kap. 2.4), erlebte Symptommodelle („Schmerzfamilie") (V)
- Auswirkungen bisheriger Diagnosen und Behandlungsbemühungen auf den gesamten Verlauf
- Sorgfältige Exploration der Rahmenbedingungen „gesunder" Lebensabschnitte
- Informationen aus dem familiären Umfeld über „prämorbide" Anpassungsfähigkeit, Kompetenzen, Belastbarkeit, soweit verfügbar
- Allgemeine Entwicklung des Kindes/Jugendlichen, Beachtung kumulativer Belastungen
- Erfassung bzw. Ausschluss schwerwiegender psychischer Traumatisierungen

- Diagnostisches Interview mit dem Kind/Jugendlichen: Eigenanamnese, Familienanamnese, Schullaufbahn und Entwicklung etwaiger schulischer Leistungsschwierigkeiten, schulische Leistungsfähigkeit
- Ggf. sorgfältige Schmerzanamnese von Eltern wie auch Kindern bzw. Jugendlichen. Vor allem bei älteren Kindern und Jugendlichen ist dabei auf Berichtstil, Wortwahl, Umgang mit Schmerzparametern (Dauerhaftigkeit, Lokalisation(en), Intensität(swechsel), abschwächende/verstärkende Faktoren) zu achten (V).
- Beachtung entwicklungs- bzw. intelligenzabhängiger Differenzen bei der Symptompräsentation

2.3 Psychiatrische Komorbidität und Begleitstörungen

- Angststörungen, v.a. Trennungsängste (IV)
- Rezidivierende depressive Störungen
- Sozialer Rückzug, schulische Leistungseinbußen
- Evtl. zusätzliches Auftreten dissoziativer Symptome (F44) von Krankheitswert.

2.4 Störungsrelevante Rahmenbedingungen

Exploration der Eltern hinsichtlich (v.a. neu aufgetretener) abnormer psychosozialer Bedingungen gemäß der psychosozialen Achse V des MAS, insbesondere:
- Sorgfältige Eigenanamnese der Eltern, v.a. hinsichtlich eigener ungeklärter Beschwerden, Schmerzen, aber auch ernsthafter organischer Erkrankungen (Schmerzfamilie) (V)
- Qualität, Krisen der elterlichen Beziehungen, resultierende emotionale Überforderungen des Kindes

- Hinweise auf mangelnde Wärme der innerfamiliären Beziehungen
- Verlusterlebnisse unter den bedeutsamen Bezugspersonen
- Ein primär oder sekundär überprotektiver Erziehungsstil
- Bisheriger Umgang mit aufgetretenen Symptomen, Rolle der Schmerzen/Beschwerden in der innerfamiliären Kommunikation, diesbezügliche elterliche Differenzen?
- Bisher entwickelte Störungskonzepte bei Eltern wie Patient
- Bei ausländischen Jugendlichen: Berücksichtigung des kulturellen Hintergrundes, Hinweise auf kulturell bedingte Identitätskonflikte
- Gezielte Exploration der Lebensbereiche, die durch die Symptomatik evtl. vermieden wurden, sekundärer Krankheitsgewinn?
- Hinreichender Verdacht auf Vernachlässigung, Misshandlung, sexuellen Missbrauch (V)?
- Psychiatrische Störungen der Eltern, v.a. Angststörungen, Depressionen (V)

Informationen aus Schule und weiterem sozialem Umfeld hinsichtlich:
- Schwankungen von Integration/Anpassung in letzter Zeit
- Hinweise auf Leistungsüberforderungen
- Hinweise auf aktuelle soziale Belastungsfaktoren: Diskriminierungen, traumatisierende Erfahrungen (aggressiv, sexuell)
- Frage nach evtl. Störungskonzepten von (Mit-)Erziehern, Gleichaltrigen
- Ergänzende Angaben zum familiären Umfeld

2.5 Apparative, Labor- und Testdiagnostik

Wenn die Kinder vielfach schon voruntersucht sind, was häufig der Fall ist, wenn sie dem Kinder- und Jugendpsychiater vorgestellt werden, ist dies abhängig von der bisherigen Beschwerdenlokalisation. Das Problem wird sein, die Familie vom Wunsch nach immer neuen Untersuchungen abzubringen, dies am besten in einem auch vor der Familie offenen kollegialen Austausch mit allen Voruntersuchern.

Testpsychologische Diagnostik
- Bei entsprechenden Hinweisen unbedingt orientierende, evtl. spezifischere Leistungsdiagnostik, sofern sie nicht unmittelbar vorher erfolgt ist
- Erst nach gelungener Vertrauensanbahnung projektive Diagnostik und/oder psychologische Fragebögen zur Annäherung an (evtl. bewusstseinsfernere) Konflikte und Ängste
- Ggf. Symptom-/Schmerzfragebögen
- Familiendiagnostik.

2.6 Weitergehende Diagnostik und Differenzialdiagnostik

Prinzipiell gilt: Auch Patienten mit chronifizierten Somatisierungsstörungen können zusätzlich körperlich erkranken. Daher ist auch im Störungsverlauf auf neue Symptome zu achten, die freilich auch Ausdruck einer Symptomverschiebung bzw. einer Erweiterung der bestehenden Störung sein können.

2.7 Entbehrliche Diagnostik

Bei zunehmender diagnostischer Sicherheit im Verlauf des anamnestisch-diagnostischen Prozesses empfiehlt sich generell eine Zurückhaltung mit weiteren, vor allem bereits mit negativem Befund durchgeführten Untersuchungen. Veranlassung neuer Untersuchungen nur bei deutlicher Änderung von Betonung und Konstanz der Beschwerden.

3 Multiaxiale Bewertung

3.1 Identifizierung der Leitsymptome

Synopsis emotionaler und verhaltensmäßiger Symptome im Störungsverlauf. (MAS-Achse I)

Diagnostisch entscheidend sind folgende Merkmale:
- Körperliche Symptome, meist wechselnd, werden wiederholt Vorstellungsanlass, verbunden mit der hartnäckigen Forderung nach medizinischen Untersuchungen auch dann, wenn negative Ergebnisse und die Versicherungen unterschiedlicher Ärzte besagen, dass die Symptome nicht körperlich begründbar sind.
- Sind körperliche Symptome vorhanden, erklären sie nicht die Art und das Ausmaß der von dem Patienten geäußerten Beschwerden, sein subjektives Leiden, oft weniger an einem umrissenen Symptom als vielmehr an einer subjektiv erlebten Krankheit (V).
- Patient und Eltern widersetzen sich den Versuchen, ihnen die Möglichkeit einer psychischen Ursache oder Mitverursachung der geklagten Beschwerden näher zu bringen.
- Häufiger besteht ein Aufmerksamkeit suchendes (histrionisches) Verhalten.

3.2 Identifizierung weiterer Symptome und Belastungen

- Ausschluss bzw. Diagnose primärer oder sekundärer (Patientenkarriere!) Lern-/Leistungsprobleme im Verlauf der Störung (Achse II, Achse III des MAS)
- Zusammenfassende Gewichtung aller bisher und aktuell erhobenen körperlichen Befunde vor dem Hintergrund der diagnostischen Rahmenhypothese (Achse IV), Einsatz spezifischer Symptomfragebögen
- Sorgfältige diagnostische Ausschöpfung der Kategorien von Achse V (aktuelle, abnorme psychosoziale Umstände) unter (vorgeschriebener) Betonung der letzten 6 Monate: Insbesondere Komorbidität der Eltern, innerfamiliäre Rollenverteilungen, Qualitäten und Inhalte der innerfamiliären Kommunikation, Erfassung aktueller, primärer oder sekundär gewachsener Belastungen/Traumatisierungen, Hinweise auf sekundäre Krankheitsgewinne
- Ausschluss körperlicher bzw. sexueller Traumatisierung bei chronischer Somatisierungsneigung
- Globale Bewertung der psychosozialen Anpassung (Achse VI) als sensibler Hinweis auf das mittlerweile erreichte Gewicht der Störung im ganzen Entwicklungsverlauf (z.B. Peer-group-Verluste).

3.3 Differenzialdiagnosen

- Angststörungen, depressive Störungen (auch komorbide)
- Posttraumatische Belastungsstörung (PTBS) bzw. akute Belastungsreaktion bei anamnestischen Anhaltspunkten
- Münchhausen-by-Proxy-Syndrom: Bei einem derartigen Verdacht ist sorgfältig nach weiteren Misshandlungstendenzen in der ganzen Vorgeschichte zu fahnden.
- Simulation: Stets schwierig beurteilbare Differenzialdiagnose, die nur aus einem längerfristigen, in der Regel stationären Verlauf heraus beurteilbar ist und auf eine gravierende psychische Belastung bzw. psychiatrische Störung hinweist.
- Selten: Hypochondrische Störung, definiert durch Furcht vor einer bestimmten, von der Familie zugrunde gelegten, immer wieder benannten Krankheit, die aus Sicht der Familie nicht ausreichend

behandelt wurde/wird. Anamnestisch trifft man daher im Gegensatz zur somatoformen Störung eher auf Compliance-Probleme im Rahmen der vorausgegangenen somatischen Behandlungen (Diese seltene Störung ist unter F45.2 kodierbar).

4 Interventionen

4.1 Auswahl des Interventionssettings

Je nach Dauer, Ausprägung, Schweregrad (Behinderung normaler Lebensvollzüge, Ausmaß der Störung der sozialen Anpassung laut Achse VI), aber auch der erzielbaren Compliance, kann die Behandlung ambulant bzw. muss sie stationär sein. Neben einer (wenn möglich) definierten Dauer der Störung sind als störungsspezifische Determinanten einer stationären Behandlungsindikation vor allem zu nennen:

- Eine sehr enge oder gar symbiotische Eltern-Kind-Beziehung, die zum Teil auch störungsreaktiv begreifbar ist, mit Kommunikationsmustern, welche die Störung aufrecht erhalten können
- Ein besonders ausgeprägtes Misstrauen allen nicht ausschließlich somatischen Behandlungsansätzen gegenüber
- Besonders schwer ausgeprägte Störungen der sozialen Anpassung mit sekundärem Leiden von Patient und Eltern daran
- Krisenintervention bei Zusammenbruch wichtiger Lebensvollzüge (Schulbesuch, völliger sozialer Rückzug, depressive Krise)

4.2 Hierarchie der Behandlungsentscheidung und Beratung

Eine ambulante und/oder stationäre Behandlung umfasst folgende Interventionen:

- Aufklärung aller Beteiligten über unerlässliche Rahmenbedingungen des (ggf.) stationären Settings (evtl. Besuchspausen, Bestehen auf ausführlicher Beobachtung des Spontanverlaufs ohne immer neue medizinische Interventionen, Festlegung einer realistischen Mindestdauer der Behandlung von 2–3 Monaten, Dämpfung überhöhter Erwartungen an die Therapie)
- Erheben einer Baseline gemeinsam mit dem Patienten (Schmerztagebuch, Beschwerden notieren o.Ä.)
- Zurückhaltende medikamentöse Unterstützung am Anfang bei klarer Deklaration des Ziels völliger Medikamentenfreiheit
- Unterstützende roborierende Therapiemaßnahmen (z.B. individuell angepasste Krankengymnastik)
- Verhaltensorientierte Gestaltung des stationären Milieus: knappes Eingehen auf dargebotene, geklagte Symptome, Verstärkung gesunder, symptomantagonistischer Verhaltensweisen
- Ggf. Anwendung vorwiegend verhaltenstherapeutischer Schmerzbewältigungstechniken bzw. symptombezogener Selbstkontrolltechniken (IV)
- Je nach Symptomausprägung Erlernen beschwerdenantagonistischer Entspannungsverfahren (z.B. autogenes Training, progressive Muskelrelaxation u.a.) mit dem Lernziel: sich wohl fühlen lernen im eigenen Körper
- Erarbeitung eines veränderten, individuellen Störungskonzepts mit behutsamen Deutungsangeboten
- Eltern-, später Familiengespräche zum Stellenwert von Schmerzen in der familiären Kommunikation
- Hinsichtlich der ggf. erlebten emotionalen Mangelsituation inhaltliche (nicht mehr krankheitsbezogene) Umstrukturierung der intrafamiliären Zuwendung zum Kind

- Sorgfältige Gestaltung der Rückgliederung in das Herkunftsmilieu mit steigender Frequenz von Belastungserprobungen
- Unterstützend je nach psychiatrischer Komorbidität: psychotherapeutische Bearbeitung individueller und relevanter familiärer Probleme, ggf. entwicklungsfördernde Übungsbehandlung bei Leistungsüberforderung bzw. Schritte zu direkten Entlastungen.

4.3 Vorgehensweise und Besonderheiten bei ambulanter Behandlung

Siehe Kapitel 4.1 und 4.2 mit Ausnahme der nur auf das stationäre Setting beziehbaren Prozeduren und abgestimmt auf den Schweregrad der primären und sekundären Symptome.

4.4 Besonderheiten bei teilstationärer Behandlung

Siehe ebenfalls Kapitel 4.1 und 4.2; dieses Setting bietet bei mittelschweren Fällen oder auch nach gelungener vollstationärer Anfangsphase Chancen zu einem besonders intensiven diagnostisch-therapeutischen Angehen belastender Umweltfaktoren, die mit dem Störungsbild in Zusammenhang stehen.

4.5 Besonderheiten bei stationärer Behandlung

Siehe Kapitel 4.1 und 4.2.

4.6 Jugendhilfe- und Rehabilitationsmaßnahmen

- Jugendhilfemaßnahmen, die die Verselbstständigung unterstützen, sind sinnvoll und mit den therapeutischen Zielen abzustimmen.
- Sekundär- bzw. tertiärpräventive Maßnahmen sind allenfalls bei schon eingetretener Chronifizierung und dann in der Regel massiv belastenden, abnormen psychosozialen Umständen (MAS-Achse V) erforderlich.
- Stationäre Jugendhilfemaßnahmen bei sicheren Hinweisen auf Vernachlässigung, körperliche Misshandlung, sexuellen Missbrauch.

4.7 Entbehrliche Therapiemaßnahmen

- Dauerhafte, symptomzentrierte medikamentöse Therapie
- Sonstige, nicht strikt gesundheitsorientierte, d.h. die Eigenverantwortlichkeit steigernde Hilfen im Umfeld (z.B. Hausbeschulung, Bettruhe, Wärmflasche etc.)
- „Therapeutisch" gemeinte, immer neue diagnostische Schritte
- Mutter-Kind-Kuren.

5 Literatur

Adler RH et al., How not to miss a somatic needle in the haystack of chronic pain. Journal of Psychosomatic Research (1997), 42 (5), 499–505

Brunner R, Resch F (2003) Dissoziative und somatoforme Störungen. In: Herpertz-Dahlmann B et al., Entwicklungspsychiatrie, Biopsychologische Grundlagen und die Entwicklung psychischer Störungen. Schattauer, Stuttgart, New York

Bürgin D (1993) Psychosomatik im Kindes- und -Jugendalter. Fischer, Stuttgart, Jena, New York

Craig T, Cox A, Klein K, Intergenerational transmission of somatization behaviour: a study of chronic somatizers and their children. Psychological Medicine (2002), 32, 805–816

Fritz GK, Fritsch S, Hagino O, Somatoform disorders in children and adolescents: a review of the past 10 years. Journal of the American Academy of Child and Adolescent Psychiatry (1997), 36 (10), 1329–1338

Heemann A et al., Posttraumatische Belastungsstörung bei Kindern und Jugendlichen. Kindheit und Entwicklung (1998), 7, 129–142

Hotopf M et al., Why do children have chronic abdominal pain, and what happens to them when they grow up? Population based cohort study. Brit med J (1998), 18 (316), 1196–1200

Kapfhammer HP, Somatoforme Störungen. Historische Entwicklung und moderne diagnostische Konzeptualisierung. Nervenarzt (2001), 72, 487–500

Livingston R, Witt A, Smith GR, Families who somatize. Journal of developmental and behavioral Pediatrics (1995), 16 (1), 42–46

Oelkers-Ax R, Resch F, Kopfschmerzen bei Kindern: auch ein kinder- und jugendpsychiatrisches Problem? Zeitschr für Kinder- und Jugendpsychiatrie und Psychotherapie (2002), 30 (4), 281–293

Pfeiffer E (2001) Somatoforme Störungen – eine Herausforderung im Grenzbereich zwischen Kinder- und Jugendpsychiatrie und Pädiatrie. In: Frank F, Mangold B (Hrsg.), Psychosomatische Grundversorgung bei Kindern und Jugendlichen. Kohlhammer, Stuttgart, Berlin, Köln

Rief W, Hiller W, Toward empirically based criteria for the classification of somatoform disorders. Journal of Psychosomatic Research (1999), 64, 507–518

Ruoß M, Wirksamkeit und Wirkfaktoren psychologischer Schmerztherapie: Eine Übersicht. Verhaltenstherapie (1998), 8, 14–25

Frühere Bearbeiter dieser Leitlinie
E. Kammerer, T. Bickhoff

Jetzige Bearbeiter dieser Leitlinie
E. Kammerer

Korrespondenzadresse
Prof. Dr. Emil Kammerer
Univ.-Kinderklinik
Bereich Psychosomatik
Domagkstraße 3b
48149 Münster

Essstörungen (F50)

1 Klassifikation

Die Leitlinien beziehen sich auf folgende Störungsbilder:
- Anorexia nervosa (F50.0)
- Atypische Anorexia nervosa (F50.1)
- Bulimia nervosa (F50.2)
- Atypische Bulimia nervosa (F50.3).

1.1 Definition

Da die Essstörungen beim weiblichen Geschlecht deutlich häufiger als beim männlichen auftreten, wird im Folgenden von Patientinnen gesprochen. Die Leitlinien beziehen sich aber auch auf Jungen bzw. junge Männer.

Anorexia nervosa
Selbst verursachter bedeutsamer Gewichtsverlust, Beibehaltung eines für das Alter zu niedrigen Körpergewichtes oder unzureichende altersentsprechende Gewichtszunahme, die mit der überwertigen Idee einhergeht, trotz Untergewicht zu dick zu sein. Der Häufigkeitsgipfel liegt bei 14 Jahren.

Bulimia nervosa
Häufig auftretende Essattacken gefolgt von dem Versuch, dem dick machenden Effekt der Nahrung durch unterschiedliche Verhaltensweisen (Erbrechen, Laxantienabusus, Fasten etc.) entgegenzuwirken vor dem Hintergrund einer krankhaften Furcht, zu dick zu werden bzw. zu sein. Der Häufigkeitsgipfel der Störung liegt bei 18–20 Jahren.

1.2 Leitsymptome

Anorexia nervosa
Körpergewicht unterhalb 85% des zu erwartenden Gewichtes (Body-Mass-Index < 10. Altersperzentile; zu berechnen über das Internet http:\\www.mybmi.de).

$$\text{Body-Mass-Index (BMI)} = \frac{\text{Gewicht in kg}}{(\text{Körpergröße in m})^2}$$

- Absichtliche Gewichtsabnahme, unzureichende Gewichtszunahme oder Bestehen auf einem für das Lebensalter zu niedrigen Körpergewicht
- Gewichtsphobie
- Vermeidung hochkalorischer Speisen oder fast vollständiger Verzicht auf Nahrung und/oder Beschränkung auf spezifische Lebensmittel (z.B. Vegetarismus)
- Extrem langsames und auffälliges Essverhalten, Rituale beim Essen, Horten von Lebensmitteln
- Ggf. Erbrechen und/oder Laxantienabusus und/oder Missbrauch anderer Substanzen zur Gewichtsreduktion
- Exzessive Gewichtskontrollen (z.B. mehrfach tägliches Wiegen)
- Übertriebene körperliche Aktivität, die von einigen Patientinnen wie ein Zwang erlebt wird
- Mangelnde Krankheits- und Behandlungseinsicht
- Überbewertung von Figur und Gewicht
- Amenorrhö über mindestens 3 aufeinander folgende Zyklen (gilt nicht bei medikamentöser Hormonsubstitution) als Zeichen der Starvation
- Libidoverlust
- Somatische Folgen des Hungerns (s.u.)

Bulimia nervosa
- Wiederholte „objektive" Essattacken, bei denen große Nahrungsmengen konsumiert werden
- Sehr häufig Erbrechen im Anschluss an Essattacken
- Ggf. Missbrauch von Laxantien und/oder Diuretika und/oder Appetitzüglern und/oder anderen Medikamenten zur Gewichtsreduktion
- Episoden restriktiver Nahrungszufuhr und/oder körperlicher Hyperaktivität
- Ggf. Menstruationsstörungen
- Überbewertung von Figur und Gewicht (s.o.)
- Bei einem Teil der Patientinnen zusätzliche Störung der Impulskontrolle:
  - Ladendiebstähle (in der Mehrzahl Nahrungsmittel)
  - Alkohol-, Tabletten-, Drogenabusus
  - Unkontrolliertes Geldausgeben
  - Selbstverletzendes Verhalten.

1.3 Schweregradeinteilung

Anorexia nervosa

Ein BMI ≤ 13 ist bei jugendlichen Patientinnen als prognostisch ungünstig einzuschätzen.

Bei Patientinnen, die bei prämorbidem Übergewicht schnell und erheblich an Gewicht verloren haben, kann **trotz** eines Körpergewichts oberhalb der 10. BMI-Perzentile ein schwerwiegender Starvationszustand vorliegen.

Bei Kindern, die über eine geringere prämorbide Fettmasse verfügen, sind die somatischen Folgen des Hungerns meist gravierender als bei Jugendlichen oder Erwachsenen [s. auch Nicholls, Bryant-Waugh 2003].

Bulimia nervosa

Der Schweregrad nimmt mit der Anzahl der Essattacken zu.

1.4 Untergruppen

Untergruppen der Anorexia nervosa
- Restriktive Anorexia nervosa (MAS F50.00)
  - Gewichtsverlust wird ausschließlich durch Einschränkung der Nahrungszufuhr und/oder verstärkte körperliche Aktivität erreicht.
- Anorexia nervosa mit zusätzlichen Gewichtsreduktionsmethoden (MAS F50.01)
  - Neben restriktivem Essen wird selbstinduziertes Erbrechen, Laxantienabusus und/oder anderer Medikamentenmissbrauch mit dem Ziel der Gewichtsabnahme durchgeführt.
- Anorexia nervosa mit bulimischen Attacken (MAS F50.01)
  - Die Episoden eingeschränkter Nahrungszufuhr werden durch „objektive" Essattacken unterbrochen, bei denen große Mengen an Nahrung verzehrt werden. Eine Gewichtszunahme wird durch gewichtsreduzierende Maßnahmen (s.o.) vermieden. In seltenen Fällen geht eine Bulimia nervosa einer Anorexia nervosa voraus.

Die beiden zuletzt genannten Untergruppen haben eine höhere Rate an medizinischen Komplikationen und eine schlechtere Prognose als der restriktive Typ.

Kindliche Anorexia nervosa

Diese Erkrankung beginnt vor Eintritt der Pubertät (präpuberale Form) oder vor Eintritt der Menarche (prämenarchale Form) und geht mit einem Stillstand oder einer Verzögerung der pubertären Entwicklung und/oder des Wachstums einher.
- Atypische Anorexia nervosa (MAS F50.1): Es fehlen ein oder mehrere Kernmerkmale der Anorexia nervosa

Untergruppen der Bulimia nervosa (MAS F50.2)
- Bulimia nervosa mit Anorexia nervosa in der Vorgeschichte
  - In der Vorgeschichte lässt sich eine Anorexia nervosa eruieren, die direkt oder nach einem zeitlich unterschiedlichen Intervall in eine Bulimie überging.
- Bulimia nervosa ohne Anorexia nervosa in der Vorgeschichte
- Bulimia nervosa ohne zusätzliche Gewichtsreduktionsmethoden
  - Gegenregulation erfolgt ausschließlich durch verminderte Nahrungszufuhr und/oder körperliche Aktivität.
- Bulimia nervosa mit zusätzlichen Gewichtsreduktionsmethoden
  - Gegenregulation erfolgt (auch) durch selbstinduziertes Erbrechen, Laxantienabusus und/oder Medikamentenmissbrauch.
- Atypische Bulimia nervosa (MAS F50.3, s.o.)

Unspezifische Essstörungen
Es gibt zunehmend Hinweise darauf, dass die atypischen Essstörungen – meist handelt es sich um subsyndromale Formen von klinischer Relevanz – in klinischen Gruppen und in der Allgemeinbevölkerung häufiger auftreten als die Vollbilder.

Andere Essstörungen. Binge Eating (Essstörung mit Essattacken) meist, aber nicht ausschließlich bei Übergewicht oder Adipositas.

2 Störungsspezifische Diagnostik

In jedem Falle ist eine sorgfältige körperliche Untersuchung zwingend erforderlich.

2.1 Symptomatik

Interview (mit Eltern bzw. Stellvertreter und Patientin getrennt)
- Allgemeine Anamnese des Jugendlichen
- Spezielle Anamnese
- ICD-10 Leitsymptome
  - Entwicklung der Symptome, insbesondere:
  - Charakterisierung des Essverhaltens
  - Gewichtsanamnese (einschl. prämorbides Gewicht bzw. BMI, genaue Eruierung des Zeitraumes, in dem die Gewichtsabnahme erfolgte)
  - Gewichtsphobie
  - Aktuelle Ernährung und Trinkmenge
  - Kaloriengrenzen
  - Körperschemastörung
  - Essattacken
  - Subjektives Zielgewicht
  - Gewichtsreduzierende Methoden
  - Sexualanamnese
  - Soziale Beziehungen (Rückzug, Isolation) und Integration
  - Leistungsverhalten
  - Körperliche Aktivität.

Internistisch/pädiatrisch-neurologische Untersuchung einschließlich Zahnstatus zur Diagnostik der in Tab. 4 aufgeführten somatischen Veränderungen

Beobachtung des Essverhaltens. Unter ambulanten Bedingungen nicht immer aufrichtige Angaben, Ernährungstagebuch (s. Kap. 4.2) empfehlenswert. Insbesondere jüngere Patientinnen schränken oft die Flüssigkeitszufuhr ein.

Tab. 4: Körperliche Veränderungen bei Anorexia und Bulimia nervosa

Inspektion	Trockene, schuppige Epidermis (A*) Lanugobehaarung Akrozyanose, Cutis marmorata (A) Haarausfall Ausgeprägte Karies (B), Speicheldrüsenschwellung, Läsionen am Handrücken (durch wiederholtes manuelles Auslösen des Würgereflexes) **Minderwuchs (A) und verzögerte Pubertätsentwicklung (A)**
Labor	Blutbildveränderungen (Neutropenie mit relativer Lymphozytose, bei Anämie und Thrombozytopenie, bei verminderter Flüssigkeitszufuhr erhöhter Haematokrit) (A) Elektrolytstörungen (Dehydratation) Hypophosphatämie (insbesondere in der Phase der Realimentation) Erhöhung von Transaminasen, Amylase, Lipase und harnpflichtigen Substanzen Veränderungen im Lipidstoffwechsel (Hypercholesterinämie) Erniedrigung von Gesamteiweiß und Albumin Zinkmangel Hypoglykämie (selten)
Endokrinologie	Störung der Hypothalamus-Hypophysen • Nebennierenrinden-Achse • Schilddrüsen-Achse (erniedrigtes T3) • Gonaden-Achse (präpubertäres Gonadotropin-Muster) Erhöhung des Wachstumshormons Erniedrigung von Leptin
Übrige	CT (Vergrößerung der Ventrikel)-, MRT (reduzierte graue und weiße Substanz)-Veränderungen (Pseudoatrophia cerebri) Ösophagitis Flatulenz, Obstipation EKG-Veränderungen: Bradykardie, Hypotonie (cave: QT-Verlängerung) durch Laxantienabusus induzierte Komplikationen (z.B. Osteomalazie, Malabsorptions-Syndrom, schwere Obstipation, hypertrophe Osteoarthropathie) Osteoporose

* Symptome, die sich ausschließlich auf eines der beiden Krankheitsbilder beziehen, sind mit dem jeweiligen Buchstaben (A oder B) gekennzeichnet; Veränderungen, die normalerweise bei kindlichen oder adoleszenten anorektischen Patientinnen auftreten, sind fett gedruckt [nach Herpertz-Dahlmann, Remschmidt 1994].

2.2 Störungsspezifische Entwicklungsgeschichte

Befragung von Eltern oder Stellvertreter und Patientin

◢ Insbesondere: Auftreten von auffälligem Essverhalten und/oder Essstörungen im Säuglings- und/oder Kleinkindesalter und/oder frühem Schulalter
◢ Trennungsangst (Kindergarten-, Schulbeginn)
◢ Soziale Überempfindlichkeit, niedriges Selbstwertgefühl, „soziale Wirksamkeit"
◢ Spezifische Ängste (Phobien)
◢ Zwangssymptome, Perfektionismus
◢ Depressive Symptome
◢ Bei Bulimie: Übergewicht, Adipositas, frühe Menarche, Störungen der Impulskontrolle.

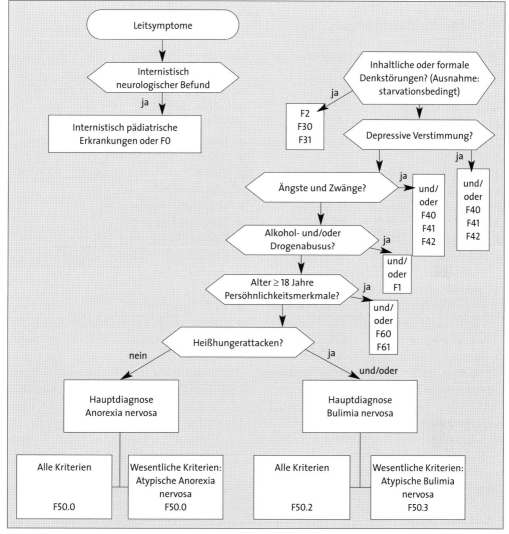

Abb. 18: Differenzialdiagnose und Komorbidität bei Anorexia und Bulimia nervosa

2.3 Psychiatrische Komorbidität und Begleitstörungen

Befragung von Eltern und Patientin
- Insbesondere: Stimmungsveränderung (Depression)
- Ängste (Phobien, vor allem soziale Phobie, Panikattacken)
- Zwänge (Ordnungs- und Säuberungszwänge, Perfektionismus)
- Bei Depressionen, Ängsten und Zwängen sollte geklärt werden, ob diese bereits vor oder erst während der Gewichtsabnahme entstanden.
- Insbesondere bei Bulimie: Störungen der Impulskontrolle und Persönlichkeitsstörungen (s. Abb 18: Differenzialdiagnose und Komorbidität).

2.4 Störungsrelevante Rahmenbedingungen

Befragung von Eltern oder Stellvertreter und Patientin: Familienanamnese

Familieninteraktion
- Insbesondere: Harmoniebedürfnis und Konfliktvermeidung
- Empathie
- Überbehütung (besonders bei AN)
- Hohe Erwartungen
- Eheprobleme der Eltern (besonders bei BN)
- Häufiges Diäthalten in der Familie
- Kritik an Essverhalten, Figur oder Gewicht durch Familienangehörige
- Interaktion bei den Mahlzeiten (gemeinsame Mahlzeiten? Streit und Auseinandersetzungen beim Essen? Wer bestimmt, was gegessen wird?)
- Welche Veränderungen der familiären Struktur sind während der Erkrankung der Tochter entstanden?

Außerfamiliäre Bedingungen
- Schulischer, berufs- und/oder freizeitbedingter Schlankheitsdruck
- Kritik an Essverhalten, Figur oder Gewicht durch Freunde und Bekannte

Familienanamnese bezüglich psychischer Auffälligkeiten, insbesondere Vorkommen folgender Störungen in der Familie:
- Essstörungssymptome
- Adipositas (bei BN)
- Affektive Störungen
- Zwangserkrankungen (besonders bei AN)
- Angststörungen
- Missbrauch psychoaktiver Substanzen
- Persönlichkeitsstörungen, vor allem zwanghafte Persönlichkeitsstörung.

Diagnostisches Familieninterview (fakultativ)

2.5 Apparative Labor- und Testdiagnostik

Laboruntersuchungen. Die genannten Laboruntersuchungen sollten bei rapider und/oder ausgeprägter Gewichtsabnahme bzw. häufigem Erbrechen auch unter ambulanten Bedingungen durchgeführt werden.
- Blutbild
- Blutzucker
- Elektrolyte einschl. Calcium, Phosphat, Magnesium
- Harnstoff, Kreatinin
- Transaminasen
- Gesamteiweiß
- Cholesterin
- Amylase, Lipase
- Zink
- LDH, Harnsäure
- Fakultativ: endokrinologische Parameter: T3, T4, TSH, Cortisol, FSH, LH, Östradiol, Leptin.
  - Leptinspiegel < 2 µg/l signalisieren, dass die Umstellung des Organismus auf die Semistarvation initiiert wurde. Bei Leptinspiegeln < 0,5 µg/l ist die Fettmasse erheblich reduziert. Grundsätzlich eignet sich der Leptinspiegel zur Erforschung des Ausprägungsgrades der Kachexie, da er auch bei essgestörten Patientinnen hoch mit dem BMI und noch höher mit dem prozentualen Anteil der Fettmasse am Gesamtkörpergewicht korreliert.
- Ggf. Ausschluss von Infektionen, z.B. AIDS, Tbc
- Ausschluss von Substanzabhängigkeit als Ursache des Gewichtsverlustes.

Bei Indikation EKG (Bradykardie, Rhythmusstörungen, Elektrolytveränderungen) und/oder EEG (z.B. bei Konsum großer Flüssigkeitsmengen, Ausschluss organischer Ursachen) sowie Sonographie des Abdomens zum Ausschluss von Malignomen.

- CT, MRT bei Erstmanifestation empfehlenswert (notwendig bei neurologischen Auffälligkeiten und untypischen Verlaufsformen, z.B. kindlicher oder männlicher Anorexia nervosa, Fehlen einer Körperschemastörung etc.)
- Knochendichtemessung bei längerer Erkrankungsdauer und/oder anhaltender Amenorrhö. Bereits bei einer Amenorrhödauer von wenigen Monaten wird eine Osteopenie gefunden.

Psychologische Untersuchung
- Allgemeine Testdiagnostik (Leistungstests [nach Gewichtsrehabilitation], Persönlichkeitstests, ggf. auch zur Frage der Selbstwirksamkeit)
- Spezifische Diagnostik mithilfe von Fragebögen (z.B. Eating Disorder Inventory, Anorexia-Nervosa-Inventar zur Selbstbeurteilung, Eating Attitudes Test) und strukturiertem Interview (z.B. SIAB-Jugendlichenversion)
- Komorbiditätsdiagnostik (Fragebögen, Interview)

2.6 Weitergehende Diagnostik

Siehe 3.3.

2.7 Entbehrliche Diagnostik

Siehe 2.5.

3 Multiaxiale Bewertung

3.1 Identifizierung der vorhandenen Leitsymptome (MAS-Achse I)

Siehe 1.2.
- Bei Anorexia nervosa offensichtlich
- Bei Bulimia nervosa oft Verheimlichung, genaue Nachfrage erforderlich.

3.2 Identifizierung weiterer Symptome und Belastungen (MAS-Achse II–VI)

Hier sollten die somatischen Folgezustände der reduzierten Nahrungs- und ggf. Flüssigkeitszufuhr berücksichtigt werden und eine Einstufung der gesundheitlichen Gefährdung erfolgen!

Besonders zu beachten sind auch die abnormen psychosozialen Umstände (V. Achse des MAS), die für die Einleitung und Durchführung von Therapiemaßnahmen von großer Bedeutung sind.

3.3 Differenzialdiagnosen und Hierarchie des diagnostischen und therapeutischen Vorgehens

(s. Entscheidungsbaum in Abb. 18)
- Internistisch/Pädiatrische Erkrankungen
- Neurologische Erkrankungen
- Organische psychische Störungen (F0)
- Schizophrenie (F2)
- Affektive Störungen (F32, F33, F34)
- Zwangsstörungen (F42)
- Angststörungen (F40, F41)
- Akute Anpassungsstörungen (F43.2)
- Substanzmissbrauch (F1)
- Störungen des Sozialverhaltens (F91, F92), vor allem bei Bulimie
- Persönlichkeitsstörungen (F60, F61), insbesondere
  - bei Anorexia nervosa ängstliche (vermeidende) Persönlichkeitsstörung (F60.6)
  - abhängige (dependente) Persönlichkeitsstörung (F60.7)
  - zwanghafte Persönlichkeitsstörung (F60.5)
  - bei Bulimie histrionische Persönlichkeitsstörung (F60.4)
- Emotional instabile Persönlichkeitsstörung, impulsiver Typus (F60.30)

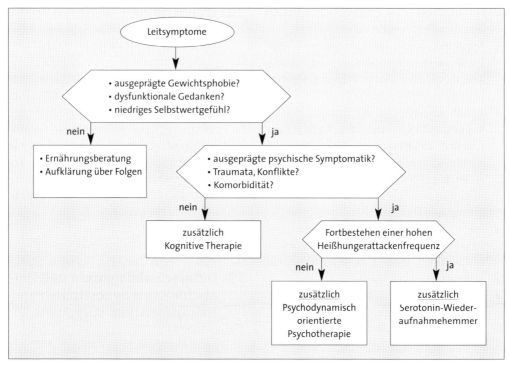

Abb. 19: Gestaffelte Therapie der Bulimia nervosa

- Emotional instabile Persönlichkeitsstörung, Borderline-Typus (F60.31)
- Weitere Impulskontrollstörungen (F63).

4 Interventionen

4.1 Auswahl des Interventionssettings

Anorexia nervosa
Ambulant oder tagesklinisch: Eine ambulante oder tagesklinische Behandlung wird durchgeführt, sofern nicht die folgenden Kriterien für eine stationäre Behandlung erfüllt sind. Es muss jedoch betont werden, dass bisher nur unzureichend überprüft ist, ob eine tagesklinische Behandlung nicht zu ähnlichen Heilungserfolgen führt wie eine vollstationäre Behandlung.

Indikationen für die stationäre Behandlung
Medizinische Kriterien
- Insbesondere kritisches Untergewicht, Gewichtsverlust oder keine hinreichende Gewichtszunahme, keine ausreichende Flüssigkeitszufuhr, häufiges Erbrechen
- Somatische Komplikationen
- Suizidgefahr
- Komorbidität mit schwerwiegenden anderen psychiatrischen Erkrankungen
- Ausgeprägtes Selbstverletzungsverhalten

Bulimia nervosa. Ambulant oder tagesklinisch: Eine ambulante oder tagesklinische Behandlung wird durchgeführt, sofern nicht die folgenden Kriterien für eine stationäre Behandlung erfüllt sind.

Indikationen für die stationäre Behandlung
Medizinische Kriterien
- Insbesondere somatische Komplikationen (z.B. ausgeprägte Elektrolytstörung)

- Hohe Essattackenfrequenz (fakultativ) oder häufiges Erbrechen
- Bulimie mit anderen Störungen der Impulskontrolle
  - Insbesondere Selbstverletzungsverhalten
  - Substanzmissbrauch
  - Komorbidität mit anderen psychiatrischen Erkrankungen, z.B. Borderline-Persönlichkeitsstörung
  - Suizidgefahr

Psychosoziale Kriterien (gelten für beide Essstörungen)
- Insbesondere festgefahrene familiäre Interaktion
- Dekompensation der Eltern
- V.a. Misshandlung oder Missbrauch
- Soziale Isolation
- Scheitern ambulanter und/oder tagesklinischer Behandlungsversuche (z.B. mangelnde Compliance bezüglich Ernährung und Gewichtszunahme)

4.2 Hierarchie der Behandlungsentscheidung und diesbezügliche Beratung

Bei den Essstörungen empfiehlt sich grundsätzlich ein multimodaler Ansatz. Dabei ist zunächst auf die vitalen Funktionen zu achten. Die Patientinnen und Patienten müssen in einen Zustand gebracht werden, der einen psychotherapeutischen Zugang möglich macht.

Unterstützende Ernährungstherapie
Anorexia nervosa
- Ernährungsprotokoll der Patientin (Zusammensetzung, Menge und Zeitpunkte der verzehrten Nahrung; essenziell bei ambulanter Behandlung, s.u.)
- Bewegungsprotokoll
- Hilfestellung beim Essen (z.B. durch Erstellen eines Essensplanes, „Modellessen" von Betreuern, bei stationärer Behandlung evtl. Überwachung der Nahrungszufuhr, Kontrolle gewichtsreduzierender Maßnahmen, z.B. von Erbrechen)
- Psychoedukation und Ernährungsberatung (Information von Patientin und Eltern über adäquate Nahrungszusammensetzung und essenzielle Nährstoffe, körperliche Folgen der Magersucht sowie psychische und somatische Folgen des Hungerstoffwechsels), Einhalten von 5–6 Mahlzeiten bei ausgewogener Nahrungszusammensetzung
- Regelmäßige Gewichtskontrollen in Unterwäsche (1- bis 2-mal wöchentlich)
- Bei anhaltendem Verdacht auf Gewichtssteigerung durch Flüssigkeitszufuhr Kontrolle des spezifischen Gewichts (Urin)

Bulimia nervosa
- Ernährungstagebuch (s. auch Anorexia nervosa): Neben der Protokollierung der Speisen sollen Zeitpunkte, Menge, Dauer sowie situative Besonderheiten von Essattacken notiert werden
- Ernährungsberatung: Aufklärung über den Zusammenhang von restriktivem Essen und Essattacken sowie psychische und somatische Folgen des Hungerstoffwechsels, Aufgeben so genannter „verbotener Speisen"
- Essensplan: regelmäßige Mahlzeiten, Einführung von Zwischenmahlzeiten zur Prävention des Heißhungergefühls.

Die Ernährungstherapie sollte integraler Bestandteil der kognitiv-behavioralen Therapie (CBT) sein. Beim Vergleich von CBT und ausschließlicher Ernährungsberatung war die CBT überlegen (Ev.-Gr. II).

Obwohl die Mehrzahl der bulimischen Patientinnen ein altersentsprechendes Gewicht aufweist, haben manche ein geringeres Gewicht, als es möglicherweise ihrem individuellen biologischen Set point entspricht. Umstritten ist, ob diese Patientinnen eine

Gewichtszunahme in Kauf nehmen müssen, um ihr physiologisches (z.B. regelmäßige Menstruation) oder emotionales Gleichgewicht (z.B. Rückgang depressiver Symptome) zu erreichen [APA 2000].

Psychotherapie
Anorexia nervosa
Bei kritischem Untergewicht empfehlen sich stützende Gespräche. Bevor mit Psychotherapie im engeren Sinne begonnen werden kann, sind ein Ausgleich der akuten Hungersituation und eine erste Gewichtszunahme erforderlich.
- Kognitive Therapie: Gewichtsphobie, Gewicht und Figur betreffende dysfunktionale Gedanken, chronifizierte Essstörung, Störung des Selbstwertgefühls
- Psychodynamisch orientierte Therapie: Störungen des Selbstwertgefühls, Traumata in der Anamnese, akute oder chronische Konflikte, Reifungskrisen
- Bei kindlichen und adoleszenten Patientinnen Elternberatung und/oder Familientherapie
- Bei ausgeprägten sozial-phobischen Symptomen Exposition mit Reaktionsverhinderung sowie soziales Kompetenztraining
- Ggf. auch körperbezogene Interventionen (z.B. Entspannung, Übungen zur Körperakzeptanz).

Ziel der Eltern- bzw. familienorientierten Behandlung ist die Steigerung der elterlichen Kompetenz im Umgang mit krankheitsspezifischen Alltagssituationen (Essensverweigerung, Diät, Erbrechen, körperliche Hyperaktivität, etc.), um eine Gewichtszunahme einzuleiten und/oder mittelfristig das erreichte Gewicht zu halten. Darüber hinaus soll eine Verbesserung der familiären Konfliktfähigkeit erreicht werden.

Die **Familientherapie** (mit systemischen und/oder verhaltenstherapeutischen Elementen) erwies sich im Vergleich zur Individualtherapie bei jugendlichen Patientinnen mit einer kurzen Erkrankungsdauer (< 3 Jahre) als effektiver (Ev.-Gr. II). Dabei unterscheidet sich die Effektivität von klassischer (systemischer) Familientherapie und Familienberatung, in der Eltern und Patientinnen getrennt voneinander behandelt werden, nicht (Ev.-Gr. III).

In einer kontrollierten randomisierten Studie bei erwachsenen Patientinnen (ambulante Behandlung) erwies sich eine unterstützende Therapie mit psychoedukativen Elementen gegenüber einer kognitiv-behavioralen Therapie und einer interpersonellen Therapie als überlegen (Ev.-Gr. II).

Bulimia nervosa
- Kognitive Therapie (s. auch Anorexia nervosa): dysfunktionale Gedanken bezüglich Figur und Gewicht, depressive Einbrüche bei Gewichtsschwankungen, dichotomes Denken
- Interpersonale Therapie versucht, die Beziehungsfähigkeit der Patientinnen zu verbessern.
- Einbeziehung der Eltern je nach Alter der Patientin und Problematik (Elternberatung oder Familientherapie)

In den meisten Fällen empfiehlt sich eine **Kombination** dieser Verfahren.

Die meisten kontrollierten Studien überprüften bisher die Effektivität kognitiv-behavioraler Psychotherapie (CBT) nach Behandlungsabschluss im Vergleich zu Patientinnen auf einer Warteliste, in einigen Studien auch im Vergleich zu anderen Therapieformen. Zur Beurteilung der Effektivität wurde die Reduktion der bulimischen Symptomatik (Essattacken und „Purging-Verhalten") und der Depressivität herangezogen. Sowohl im Einzel- als auch im Gruppensetting erwies sich die CBT als wirksam. Auch andere Psychotherapieformen (vor allem interpersonale Psychotherapie und fokale supportive Therapie) waren effizient. Beim Vergleich der einzelnen Psychotherapiemethoden ließ sich eine Überlegenheit der CBT nur bei Behandlungsende, nicht aber im Langzeitverlauf nachweisen (Ev.-Gr. I). Die Effizienz der CBT konnte durch zusätzliche Exposition mit Reaktionsverhinderung nicht gesteigert werden. Zwischen der Wirksamkeit von CBT, die durch Therapeuten oder in Form von hoch strukturierten CBT-Manualen in Selbsthilfegruppen vermittelt wurde, zeigte sich kein signifikanter Unterschied (cave: Studien nur bei Erwachsenen!).

Eine Beeinflussbarkeit des Körpergewichtes von Patientinnen mit Bulimie oder Binge-Eating-Störung konnte durch ausschließlich psychotherapeutische Methoden nicht nachgewiesen werden (für alle Ergebnisse gilt: Ev.-Gr. I).

Beachte: Die bei diesen Ergebnissen herangezogenen kontrollierten Studien wurden fast ausschließlich bei Erwachsenen und vornehmlich mit Probandinnen, die über Zeitungsannoncen gewonnen wurden, durchgeführt. Es liegen keine Studien bei Adoleszenten vor.

Psychosoziale Integration
- Reintegration in die Schule (Relativierung des Leistungsanspruches)
- Aufhebung der Isolation von Gleichaltrigen
- Teilnahme an altersentsprechenden Aktivitäten (unter Einbeziehung der Behandlung **sozial-phobischer** Symptome, z.B. durch soziales Kompetenztraining)

Medikamentöse Therapie
Anorexia nervosa
- Die alleinige medikamentöse Therapie der Anorexia nervosa hat sich als nicht effektiv erwiesen [s. auch Halmi et al. 2005].
- Bei anhaltender depressiver Verstimmung **nach ausreichender Gewichtszunahme:** Serotonin-Wiederaufnahmehemmer. Es gibt keine Anhaltspunkte dafür, dass eine zusätzliche Gabe von Antidepressiva bei Untergewicht (< 10. BMI-Perzentile) den Behandlungsverlauf beschleunigt oder verbessert (Ev.-Gr. III).
- Bei ausgeprägter Angst- und/oder Zwangssymptomatik nach Gewichtsrehabilitation: Serotonin-Wiederaufnahmehemmer
- Osteoporoseprophylaxe: ausreichende Calciumzufuhr (mindestens 1200 mg täglich), Vitamin D (400 IU)
  - Die Wirksamkeit einer hormonellen Substitution ist nicht bewiesen. Die beste Osteoporoseprophylaxe ist eine ausgewogene Ernährung und Gewichtsnormalisierung mit Restitution des menstruellen Zyklus sowie angemessene, dem körperlichen Zustand angepasste körperliche Bewegung.
- Typische Neuroleptika in Ausnahmefällen bei ausgeprägter Hyperaktivität
- Atypische Neuroleptika: Bei extremer Gewichtsphobie und wahnhaft anmutender Körperschemastörung und/oder ausgeprägter Hyperaktivität kann ein Therapieversuch mit atypischen Neuroleptika in Erwägung gezogen werden. Die meisten Erfahrungen bei jugendlichen Patientinnen liegen mit Olanzapin (5–10 mg) vor (Ev.-Gr. V).
- Die Wirksamkeit von SSRI zur Rückfallprophylaxe bei jugendlichen Patientinnen ist nicht belegt. Eine kontrollierte Studie bei gewichtsrehabilitierten Erwachsenen zeigte keinen Effekt (Ev.-Gr. II).

Die Anwendung typischer und atypischer Neuroleptika und Antidepressiva sollte aufgrund möglicher schwerwiegender kardialer (Verlängerung der QTc-Zeit) und hämatologischer (Leukopenie) Nebenwirkungen nur unter regelmäßigen Kontrollen des EKG und des Blutbildes erfolgen.

Bulimia nervosa

Eine Behandlung mit Antidepressiva ist im Kurzzeitverlauf effektiver als eine Behandlung mit Placebo (Ev.-Gr. I). Zwischen den einzelnen Antidepressiva werden keine signifikanten Wirksamkeitsunterschiede beobachtet. Aufgrund geringerer Toxizität werden SSRI bei der jugendlichen Bulimia nervosa als Medikamente der ersten Wahl empfohlen. Es liegt eine offene Studie zur Behandlung bei Jugendlichen vor, die eine Wirksamkeit belegt (Ev.-Gr. III). Es gibt Hinweise dafür, dass die Behandlung mit kognitiv-behavioraler Therapie der mit ausschließlich medikamentöser Behandlung im Kurzzeitverlauf überlegen ist (Ev.-Gr. I); zum Zeitpunkt des Follow-up (mehr als 6 Monate nach Ende der Therapie) ist der Unterschied zwischen beiden Behandlungsformen nicht mehr signifikant (Ev.-Gr. I).

Im Kurzzeitverlauf ist die Kombination von CBT und Antidepressiva der ausschließlichen Gabe von Antidepressiva signifikant überlegen (Ev.-Gr. I), während sich im Langzeitverlauf kein eindeutiger Unterschied findet (beachte: bei letzterer Feststellung weniger Studien) (Ev.-Gr. I). Hingegen gibt es Hinweise dafür, dass die Kombination von CBT und Antidepressivum der alleinigen CBT nicht überlegen ist (Ev.-Gr. I).

Als praktisches Vorgehen wird empfohlen, die Behandlung der Bulimia nervosa mit Psychotherapie zu beginnen. Zeigt sich nach einer begrenzten Anzahl von Sitzungen (z.B. n = 6) kein Behandlungserfolg, sollte zusätzlich ein SSRI eingesetzt werden (Ev.-Gr. V).

Prophylaxe: Bei einer bereits länger dauernden oder rezidivierenden bulimischen Essstörung empfiehlt sich eine Prophylaxe mit SSRI. Zu Fluvoxamin liegt eine kontrollierte Studie nach stationärer Therapie vor (Ev.-Gr. II-III). Fluvoxamin wurde in einer Dosis von 3 x 50 mg täglich verabreicht.

4.3 Vorgehensweise und Besonderheiten bei ambulanter Behandlung von Anorexia nervosa

- Nach stationärer Therapie ist eine ambulante Behandlung **unerlässlich!** Eine ambulante Behandlung mit CBT bei Erwachsenen erwies sich als wirksamer bei der Rezidivprophylaxe als ausschließliche Ernährungsberatung (Ev.-Gr. II).
- Regelmäßige Gewichtskontrollen
- Mindestens einmal wöchentlich stattfindende Termine (auch als Gruppentherapie)
- Gewichtskontrolle und Psychotherapie liegen in der Hand eines Therapeuten
- Besprechung des wöchentlichen Ernährungsprotokolls der Patientin und ggf. Modifikation des Essensplanes
- Erledigung von Hausaufgaben mit wachsendem Schwierigkeitsgrad, z.B. Integration „verbotener" Speisen in den Essensplan, an definierten Tagen strikte Durchführung des Essensplanes und Dokumentation der dabei auftretenden Gedanken und Gefühle, Kauf und Tragen „verbotener" Kleidungsstücke (z.B. Badeanzug)
- Regelmäßige Einbeziehung der Eltern in die Therapie
- Die ambulante bzw. poststationäre Psychotherapie sollte mindestens über einen Zeitraum von 6–12 Monaten erfolgen (Ev.-Gr. V).

4.4 Vorgehensweise und Besonderheiten bei teilstationärer Behandlung

- Entspricht Vorgehen unter 4.5 bei Essstörungen mit guter Kooperation der Familie, auch zur stationären Nachbehandlung.

4.5 Vorgehensweise und Besonderheiten bei stationärer Behandlung

- Wöchentliche Gewichtszunahme bei stationärer Behandlung zwischen 0,5 und 1,5 kg (bei schwerer Kachexie kann initial eine langsamere Gewichtszunahme zur Vermeidung somatischer Komplikationen sinnvoll sein)
- Einsatz von Verstärkern zur Anhebung des Gewichtes
- Bei Stagnation der Gewichtszunahme evtl. zeitlich begrenzte Bettruhe, niemals über mehrere Tage anhaltende Bettruhe (cave **Osteoporose!**). Ein erhöhtes Maß an körperlicher Aktivität bei akut erkrankten Patientinnen ist z.T. starvationsbedingt. Ein dem körperlichen Zustand der Patientinnen angepasstes Bewegungsprogramm scheint keinen negativen Einfluss auf die Gewichtsentwicklung zu haben und verbessert möglicherweise die Compliance [Thien et al. 2000].
- In schweren Fällen Nasen-Magen-Sonde, nur bei somatischen Notfällen parenterale Ernährung
- Bei ausgeprägter Kachexie (z.B. BMI < 14 kg/m^2) oder ausgeprägtem Gewichtsverlust während der ersten Wochen regelmäßige Laborkontrollen, insbesondere von Elektrolyten, Amylase, harnpflichtigen Substanzen und Transaminasen
- Zielgewicht: Als Richtwert sollte die 25. Altersperzentile angestrebt werden. BMI nach Möglichkeit mindestens oberhalb der 10. Altersperzentile
- Patientinnen, die mit einem Gewicht unterhalb von 90% des „idealen" Body-Mass-Index entlassen werden, weisen einen schlechteren Heilungserfolg auf als Patientinnen, die ein höheres Gewicht erreicht hatten (Ev.-Gr. III).
- Bei Kindern und jugendlichen Patientinnen Zielgewicht an Wachstumskurve anpassen bei wiederholter Körperlängenbestimmung.

Eine Unterbringung mit freiheitsentziehenden Maßnahmen (nach § 1631 b BGB) muss in Einzelfällen bei mangelnder Kooperation der Patientin und vitaler Gefährdung oder drohender dauernder Gesundheitsschädigung in Erwägung gezogen werden. Zur Verhinderung einer solchen Maßnahme sind ambulante Vorgespräche mit Eltern und Patientin im Hinblick auf den Modus und den Ablauf der stationären Behandlung hilfreich.

Hierarchie der Behandlungsentscheidung
Siehe Entscheidungsbaum in Abb. 18.

4.6 Jugendhilfe und Rehabilitationsmaßnahmen

Sie sind in jenen Fällen erforderlich, in denen die stationäre Behandlung nicht zu einer Stabilisierung der Symptomatik und der Lebenssituation geführt hat, die eine Reintegration in das Lebensumfeld ermöglicht, welches vor Beginn der Erkrankung bestand. Hier ergeben sich oft Zuständigkeitsfragen, die im Einzelfall gelöst werden müssen.

4.7 Entbehrliche Therapiemaßnahmen

Entfällt.

5 Literatur

American Psychiatric Association (APA), Practise guideline for the treatment of patients with eating disorders. Am J Psychiatry (2000), 157 (S), 1–39

Eisler I et al., Family and individual therapy in anorexia nervosa. A 5-year follow-up.

Arch Gen Psychiatry (1997), 54, 1025–1030

Fairburn CG, Harrison PJ, Eating disorders. Lancet (2003), 361, 407–416

Ferguson CA et al., Are serotonin selective reuptake inhibitors effective in underweight anorexia nervosa? Int J Eat Disord (1999), 25, 11–17

Hagenah U et al., Psychoedukation als Gruppenangebot für Eltern essgestörter Jugendlicher. Z Kinder Jugendpsychiatr Psychother (2003), 31, 51–58

Halmi KA et al., Predictors of treatment acceptance and completion in anorexia nervosa: Implications for future study designs. Arch Gen Psychiatry (2005), 62, 776–781

Hay PJ, Bacaltchuk J, Stefano S (2004a) Psychotherapy for bulimia nervosa and binging (Cochrane Review) The Cochrane Library, Issue 4. John Wiley & Sons Ltd., Chichester, UK – http:\\www.cochrane.org

Hay PJ et al. (2004b) Individual psychotherapy in the outpatient treatment of adults with anorexia nervosa (Cochrane Review) The Cochrane Library, Issue 4.: John Wiley & Sons Ltd., Chichester, UK – http:\\www.cochrane.org

Hebebrand J et al., The need to revise the diagnostic criteria for anorexia nervosa. J Neural Transm (2004), 111, 827–840

Holtkamp K et al., A retrospective study of SSRI treatment in adolescent anorexia nervosa: insufficient evidence for efficacy. J Psychiatr Res (2005), 39, 303–310

Howard WT et al., Predictors of success or failure of transition to day hospital treatment for inpatients with anorexia nervosa. Am J Psychiatry (1999), 156,1697–1702

Hsu LK et al., Cognitive therapy, nutritional therapy and their combination in the treatment of bulimia nervosa. Psychol Med (2001), 31, 871–879

Kotler LA et al., An open trial of fluoxetine for adolescents with bulimia nervosa. J Child Adolesc Psychopharmacol (2003), 35, 329–335

Le Grange D, Binford R, Loeb K, Manualized family-based treatment for anorexia nervosa: a case series. J Am Acad Child Adolesc Psychiatry (2005), 44, 41–46

Le Grange D, Lock J, The dearth of psycholgoical treatment studies for anorexia nervosa. Int J Eat Disord (2005), 37, 79–91

McIntosh VV, Jordan J, Carter FA, Luty SE, McKenzie JM, Bulik CM, Frampton CM, Joyce PR, Three psychotherapies for anorexia nervosa: a randomized, controlled trial. Am J Psychiatry; 162:741–747 (2005)

Mehler C et al., Olanzapine in children and adolescents with chronic anorexia nervosa. A study of five cases. Eur Child Adolesc Psychiatry (2001), 10, 151–157

National Institute for Clinical Excellence (NICE), Eating Diorders: Core interventions in the treatment and management of anorexia nervosa, bulimia nervosa and related eating disorders (2004). http:\\www.nice.org.uk

Pike KM et al., Cognitive behavior therapy in the posthospitalization treatment of anorexia nervosa. Am J Psychiatry (2003), 160, 2046–2049

Robin AL et al., A controlled comparison of family versus individual therapy for adolescents with anorexia nervosa. J Am Acad Child Adolesc Psychiatry (1999), 38, 1482–1489

Schmidt U, Treasure J (2000) Die Bulimie besiegen: Ein Selbsthilfeprogramm. Beltz, Weinheim

Thien V et al., Pilot study of a graded exercise program for the treatment of anorexia nervosa. Int J Eat Disord (2000), 28, 101–106

Walsh BT et al., Fluoxetine after weight restoration in anorexia nervosa: a randomized controlled trial. JAMA (2006), 295 (22), 2605–2612

Frühere Bearbeiter dieser Leitlinie

B. Herpertz-Dahlmann, J. Hebebrand, H. Remschmidt

Jetzige Bearbeiter dieser Leitlinie

B. Herpertz-Dahlmann, K. Holtkamp, J. Hebebrand, H. Remschmidt, W. Becht, B. Peters-Wallraf

Korrespondenzadresse

Prof. Dr. med. B. Herpertz-Dahlmann
Klinik für Kinder- und Jugendpsychiatrie und -psychotherapie
Universitätsklinikum der RWTH Aachen
Neuenhofer Weg 21
52074 Aachen

Nichtorganische Schlafstörungen (F51)

1 Klassifikation

Die ICD-10-Kriterien der Dyssomnien sind vor allem auf die im Kindes- und Jugendalter sehr seltenen intrinsischen Schlafstörungen ausgerichtet, und die extrinsischen nichtorganischen Schlafstörungen sind nur unzureichend operationalisiert. Bei Säuglingen und sehr jungen Kleinkindern sind Schlafstörungen häufig mit anderen Störungen des zirkadianen Rhythmus, wie z.B. Fütterstörungen, verbunden. Diesen „Regulationsstörungen im Säuglingsalter" ist ein eigenes Kapitel der Leitlinien gewidmet.

1.1 Definition

Dyssomnien: Primär psychogene Zustandsbilder mit einer Störung von Dauer, Qualität oder Zeitpunkt des Schlafes, die deutlichen Leidensdruck verursacht oder sich störend auf die soziale und schulisch-berufliche Leistungsfähigkeit auswirkt. Das Häufigkeitsmaximum der Insomnien liegt im Kleinkindalter, das der übrigen Dyssomnien in der Adoleszenz.

Die hierunter beschriebenen Schlafstörungen sind häufig Symptome anderer psychischer oder körperlicher Erkrankungen, bzw. zusätzliche psychische und/oder körperliche Faktoren können die Schlafstörung beeinflussen. Nichtorganische Schlafstörungen werden als eigenständiges Störungsbild diagnostiziert, wenn die Schlafbeschwerden im Vordergrund der Symptomatik stehen. Organische Ursachen der Schlafstörung müssen ausgeschlossen sein.

Parasomnien: Abnorme Episoden von Verhaltensmustern oder physiologischen Ereignissen, die während des Schlafs oder des Schlaf-Wach-Übergangs auftreten. Das Häufigkeitsmaximum liegt in der Kindheit, nach der Pubertät treten die Parasomnien nur noch selten und meist in Verbindung mit psychopathologischen Auffälligkeiten auf.

1.2 Leitsymptome

Nichtorganische Insomnie (F51.0)
- Ungenügende Dauer und/oder Qualität des Schlafs

Nichtorganische Hypersomnie (F51.1)
- Übermäßige Schlafneigung, z.T. Schlafanfälle tagsüber

Nichtorganische Störung des Schlaf-Wach-Rhythmus (F51.2)
- Mangelnde Synchronisation zwischen dem individuellen, endogenen Schlaf-Wach-Rhythmus und dem Schlaf-Wach-Rhythmus der Umgebung

Pavor nocturnus (F51.4)
- Plötzliches Erwachen mit Panikschrei und Zeichen vegetativer Erregung und intensiver Angst
- Desorientiertheit, erschwerte Erweckbarkeit
- Völlige Amnesie für die Episode oder allenfalls fragmentarische Erinnerungen
- Tritt meist während des ersten Drittels des Nachtschlafs auf

Schlafwandeln (F51.3)
- Umhergehen während des Tiefschlafs
- Wenig Reagibilität auf Außenreize, erschwerte Erweckbarkeit, Amnesie nach dem Aufwachen
- Beträchtliches Verletzungsrisiko
- Triggerung durch z.B. fiebrige Erkrankungen, psychischen Stress, Alkohol, Lärm
- Auftreten meist im ersten Drittel des Nachtschlafs

Alpträume (F51.5)
- Aufwachen mit lebhafter und detaillierter Erinnerung an intensive Angstträume meist in der zweiten Nachthälfte
- Häufige Wiederholungen gleicher oder ähnlicher Träume
- Nach dem Aufwachen rasche Orientierung

1.3 Schweregradeinteilung

Einteilung gemäß der Internationalen Klassifikation der Schlafstörungen ICDS.

Dyssomnien
- Leicht: sporadisches Auftreten der Symptomatik und geringe Beeinträchtigung von subjektivem Befinden und allgemeiner Leistungsfähigkeit des Betroffenen und/oder der Bezugsperson
- Mittel: tägliches Auftreten der Symptomatik und mittelgradige Beeinträchtigung von subjektivem Befinden und allgemeiner Leistungsfähigkeit des Betroffenen und/oder der Bezugsperson
- Schwer: tägliches Auftreten der Symptomatik und ausgeprägte Beeinträchtigung von subjektivem Befinden und allgemeiner Leistungsfähigkeit des Betroffenen und/oder der Bezugsperson.

Pavor nocturnus
- Leicht: tritt seltener als 1-mal pro Monat auf
- Mittel: tritt seltener als 1-mal pro Woche auf
- Schwer: tritt fast jede Nacht auf und/oder ist ggf. mit körperlicher Verletzung einhergehend.

Schlafwandeln
- Leicht: tritt seltener als 1-mal pro Monat auf, und weder der Patient noch andere werden dabei verletzt
- Mittel: tritt häufiger als 1-mal pro Monat, aber nicht allnächtlich auf, und weder der Patient noch andere werden dabei verletzt
- Schwer: tritt fast jede Nacht auf und/oder geht mit körperlicher Verletzung einher.

Alpträume
- Leicht: tritt seltener als 1-mal pro Woche auf und führt zu keiner Beeinträchtigung des psychosozialen Leistungsniveaus
- Mittel: tritt häufiger als 1-mal pro Woche, aber nicht jede Nacht auf und führt zu einer leichten Beeinträchtigung des psychosozialen Leistungsniveaus
- Schwer: fast allnächtliches Auftreten und mittlere bis schwere Beeinträchtigung des psychosozialen Leistungsniveaus.

1.4 Untergruppen

Bei den folgenden Schlafstörungen lassen sich Untergruppen bilden:

Nichtorganische Insomnie
- Insomnie durch inadäquate Schlafhygiene, charakterisiert durch unregelmäßige Einschlafzeiten, Verlust bzw. Nichtausbilden von Einschlafritualen und in der Folge Einschlafen erst bei Übermüdung und Schläfrigkeit am Tage
- Belastungsbedingte Insomnie: Schlafstörung im Zusammenhang mit emotionalem Stress (kindliche Ängste, akuter Stress, chronische Konfliktsituationen etc.)
- Umweltbedingte Schlafstörung: durch störende Umweltfaktoren (Lärm, Tempe-

ratur, unkomfortables Bett, unruhige Geschwister im gleichen Raum etc.) bedingte Schlafstörung/Schläfrigkeit am Tage
- Intrinsische Insomnie: Schlafstörung ohne erkennbare äußere Ursache, die teilweise durch ein konditioniertes Verhalten von Anspannung und Angst um die Schlafsituation aufrechterhalten wird und in der Kindheit sehr selten ist.

Nichtorganische Störungen des Schlaf-Wach-Rhythmus
- Verzögertes Schlafphasensyndrom: spätes Einschlafen und Schwierigkeiten, zu einer üblichen Zeit zu erwachen, bzw. übermäßige Schläfrigkeit am Morgen
- Vorverlagertes Schlafphasensyndrom: verfrühte Schläfrigkeit mit Unvermögen, bis zu einem üblichen Zeitpunkt wachzubleiben, und verfrühtes morgendliches Erwachen
- Unregelmäßiges Schlaf-Wach-Muster: Verlust des normalen Schlaf-Wach-Musters und Auftreten zeitlich desorganisierter, unregelmäßiger Episoden von Schlafen und Wachen.

1.5 Ausschlussdiagnosen

Keine bekannt.

2 Störungsspezifische Diagnostik

2.1 Symptomatik

Befragung von Patient und/oder Bezugsperson (ggf. Schule, Kindergarten)
- Schlafgewohnheiten
- Abendliche Aktivitäten und Essgewohnheiten
- Vorbereitung auf das Zubettgehen, Bettgehzeit
- Rituale, evtl. geäußerte Ängste
- Dauer der Einschlafzeit, Verhalten und Befinden währenddessen
- Häufigkeit, Ursachen, Dauer von Aufwachphasen
- Schwierigkeiten beim Wiedereinschlafen
- Exakte Schilderung episodischer Ereignisse (Symptomatik, Häufigkeit, Dauer)
- Verhalten während des Schlafs (Unruhe, Schnarchen, Bettnässen etc.)
- Gesamtschlafdauer, Dauer ungestörter Schlafepisoden
- Aufwachzeit, spontanes Wachwerden, Erweckbarkeit
- Befindlichkeit nach dem Erwachen
- Verhalten tagsüber
- Müdigkeit, Schlafphasen
- Antrieb
- Konzentration und Leistungsfähigkeit
- Stimmung
- Hyperaktivität
- Reaktionen der Bezugspersonen.

Internistische und neurologische Untersuchung

Schlaftagebuch
Ggf. ist eine stationäre Beobachtung zu erwägen (bei unklaren oder umfeldabhängigen Schlafstörungen).

2.2 Störungsspezifische Entwicklungsgeschichte

Befragung von Bezugsperson (und Patient)
- Beginn und Entwicklung der Symptomatik
- Bekannte Auslöser? (Emotionaler Stress, Somatische Erkrankungen)
- Symptomverschlechternde/-verbessernde Umstände
- Ängstlichkeit, Trennungsangst, soziale Überempfindlichkeit in der Vorgeschichte
- Oppositionelles Verhalten in der Vorgeschichte
- Substanzmissbrauch in der Vorgeschichte.

2.3 Psychiatrische Komorbidität und Begleitstörungen

Befragung von Bezugsperson (und Patient)
- Bei Insomnie v.a. Angststörungen, depressive Störungen, Zwänge, Substanzmissbrauch, hyperkinetisches Syndrom
- Bei Hypersomnie v.a. Depression, Substanzmissbrauch
- Bei Schlaf-Wach-Rhythmusstörungen v.a. affektive Störungen, Persönlichkeitsstörungen (schizoid, schizotypisch, vermeidend)
- Bei Schlafwandeln und Pavor nocturnus v.a. gegenseitige Komorbidität
- Bei Alpträumen v.a. posttraumatische Belastungsstörung, Ängste, Depressionen, Insomnie, sensitive Persönlichkeit (bei Persistieren über die Adoleszenz).

2.4 Störungsrelevante Rahmenbedingungen

Befragung von Bezugsperson (und Patient)
- Intelligenzminderungen
- Somatische Komorbidität (v.a. Schmerzzustände, Bettlägerigkeit)
- Psychosoziale Belastungsfaktoren (MAS-Achse V)
- Familienanamnese v.a. im Hinblick auf Schlafstörungen, Ängste, Depressionen, Persönlichkeitsstörungen
- Erziehungsverhalten, Umgang mit dem Symptom
- Schlafumgebung
- Nächtliche Abwesenheit der Bezugsperson (z.B. bei Schichtarbeit).

2.5 Apparative, Labor- und Testdiagnostik

Apparativ-technische Untersuchungen. EEG-Ableitung bei Pavor nocturnus und Schlafwandeln, Schlaflaboruntersuchung immer bei Hypersomnien. Ansonsten ggf. zur Objektivierung der Symptomatik
- Polysomnographie
- (Video-)Beobachtung
- Temperaturmessung (bei zirkadianer Rhythmusverschiebung)
- Bestimmung atemphysiologischer Parameter (bei Hypersomnie)
- HLA-Typisierung bei Hypersomnie zur Differenzialdiagnostik einer Narkolepsie.

Testpsychologie allgemein. Darüber hinaus:
- Ggf. Leistungsdiagnostik (bei Verdacht auf Intelligenzminderung)
- Ergänzende Komorbiditätsdiagnostik entsprechend dem vermuteten Störungsbild
- Evtl. Beschwerdefragebögen, Persönlichkeitstests, Konzentrationstest.

2.6 Weitergehende Diagnostik

Gezielte Befragung von Patient und/oder Bezugsperson bezüglich der wichtigsten Differenzialdiagnosen:
- Durch nächtliches Füttern bedingte Schlafstörungen
- Schlafstörungen bei Nahrungsmittelallergien
- Narkolepsie
- Atmungsbezogene Schlafstörungen
- Epileptische Anfälle
- Dissoziative Störungen
- Medikamentös bedingte Schlafstörungen
- Schlafstörungen bei psychiatrischen Erkrankungen.

Das Schlaflabor wird eingesetzt bei Verdacht auf ein epileptisches Geschehen und zur Differenzialdiagnose einer dissoziativen Störung gegenüber Schlafwandeln. Eine spezifische EEG-Diagnostik (Langzeit-EEG, Schlafentzugs-EEG) ist notwendig bei Verdacht auf ein epileptisches Geschehen, CCT oder MRT bei Verdacht auf eine neurologische Erkrankung. Bei vermuteter Nahrungsmittelallergie ist eine Allergietestung sinnvoll.

2.7 Entbehrliche Diagnostik

Eine Schlaflaboruntersuchung ist bei anamnestisch und/oder durch Beobachtung gut erhebbarer Symptomatik entbehrlich bzw. bei seltenem Auftreten der Störung wenig Erfolg versprechend.

3 Multiaxiale Bewertung

3.1 Identifizierung der Leitsymptome

Besonderheiten des kindlichen Schlafs
Entwicklungsabhängig verändert sich das Schlafmuster. Bei Neugeborenen lassen sich im NREM-Schlaf noch keine Stadien unterscheiden. REM-Schlaf und NREM-Schlaf nehmen je ca. 50% der Schlafzeit ein, und die zyklische Abfolge der Schlafstadien erfolgt wesentlich häufiger als beim Erwachsenen (alle 30–70 min). In den ersten Lebensmonaten entwickeln sich die typischen Schlafstadien und bis Ende des ersten Lebensjahrs die zirkadiane Rhythmik, nach Frühgeburt oder Sauerstoffmangelversorgung auch noch später.

Die individuelle Gesamtschlafdauer pro Tag variiert, Anhaltswerte sind jedoch folgende Zahlen:
- Mit 6 Monaten ca. 12–16 h
- Mit 3 Jahren ca. 11,5–13,5 h
- Mit 6 Jahren ca. 10–12 h
- Mit 10 Jahren ca. 9,5–10,5 h
- Mit 14 Jahren ca. 8–9,5 h
- Mit 16 Jahren ca. 7,5–9 h
- Mit 17–18 Jahren ist dann das durchschnittliche Schlafbedürfnis Erwachsener (7–8 h) erreicht.

In den ersten 3 Lebensjahren treten Schlafperioden von bis zu 2 Stunden noch am Vormittag und am frühen Nachmittag auf. Danach verschwinden in aller Regel die morgendlichen Schlafzeiten, während der Nachmittagsschlaf bis etwa zum Schulalter allmählich verschwindet. In der Adoleszenz kommt es durch psychosoziale Umstände, aber auch durch Reifungsvorgänge der zirkadianen Rhythmik zu späteren Bettgehzeiten, die in Zusammenhang mit früheren Aufwachzeiten (infolge schulisch-beruflicher Anforderungen) häufig nicht durch den geringeren Schlafbedarf kompensiert werden. Daraus resultiert nicht selten ein Schlafdefizit in der Woche mit verlängerten Schlafzeiten am Wochenende.

Nichtorganische Insomnie (F51.0)
- Ein- und Durchschlafstörungen bzw. Früherwachen
- Anwesenheit der Bezugsperson zum Einschlafen/Wiedereinschlafen notwendig
- Auftreten mindestens 3-mal pro Woche mindestens einen Monat lang
- Überwiegendes Beschäftigtsein mit der Schlafstörung bzw. deren Konsequenzen
- Morgendliche Müdigkeit
- Ängstlich angespannte oder depressive Stimmung zur Schlafenszeit
- Verursacht deutliche Erschöpfung oder Beeinträchtigung der Leistungsfähigkeit
- Bei Vorhandensein anderer psychiatrischer Symptome steht die Insomnie im Vordergrund
- Fehlen organischer Ursachen.

Nichtorganische Hypersomnie (F51.1)
- Verlängerter Nachtschlaf
- Exzessive Schläfrigkeit während des Tages (nicht nur als Folge ungenügenden Nachtschlafs oder verlängerter Schlaf-Wach-Übergangszeiten)
- Verlängerte Übergangszeiten vom Aufwachen zum völligen Wachsein

- Länger dauernde (bis zu 1 Stunde), wenig erholsame Schlafanfälle tagsüber
- Verhindern der Schlafanfälle möglich
- Tägliches Auftreten über einen Monat lang oder wiederholt in kürzeren Perioden
- Verursacht deutliche Erschöpfung oder Beeinträchtigung der Leistungsfähigkeit
- Tritt oft im Zusammenhang mit anderen psychiatrischen Störungen (z.B. affektive Störungen) auf
- Fehlen neurologischer oder internistischer Ursachen.

Nichtorganische Störung des Schlaf-Wach-Rhythmus (F51.2)
- Fehlende Synchronizität des individuellen Schlaf-Wach-Rhythmus mit dem der Umgebung
- Insomnie während der Hauptschlafperiode und Hypersomnie in der Wachperiode, z.B. typisch in der Adoleszenz als Schlafphasenverzögerung
- Tägliches Auftreten über einen Monat lang oder wiederholt in kürzeren Perioden
- Verursacht deutliche Erschöpfung oder Beeinträchtigung der Leistungsfähigkeit.

Pavor nocturnus (F51.4)
- (Wiederholte) Episoden plötzlichen Erwachens aus dem Tiefschlaf beginnend mit einem Panikschrei
- Charakterisiert durch heftige Angst, vegetative Übererregbarkeit und Körperbewegungen
- Kein adäquater Kontakt mit der Umgebung währenddessen
- Dauer 1–10 Minuten
- Meist Auftreten im ersten Nachtdrittel
- Beruhigungsversuche meist ergebnislos
- Meist kurzfristige Desorientiertheit im Anschluss
- Meist völlige Amnesie für das Ereignis, gelegentlich fragmentarische Erinnerungen

- Fehlen körperlicher Erkrankungen (Hirntumor, Epilepsie).

Schlafwandeln (F51.3)
- Ein- oder mehrmaliges Verlassen des Bettes während des Schlafs und Umhergehen meist während des ersten Drittels des Nachtschlafs
- Meist starre Mimik, wenig Reagibilität auf Außenreize, erschwerte Erweckbarkeit
- Wenige Minuten nach Erwachen von der Episode keine psychische Beeinträchtigung (mehr) nach gelegentlicher kurzfristiger Desorientiertheit
- Amnesie nach dem Aufwachen (direkt nach der Episode oder am Morgen)
- Kein Hinweis auf organisch bedingte psychische Störung (Epilepsie, Demenz).

Alpträume (F51.5)
- Aufwachen aus dem Schlaf mit lebhafter, detaillierter Erinnerung an Träume mit extrem ängstigenden Inhalten (Bedrohungen von Leben, Sicherheit oder Selbstwertgefühl)
- Aufwachen zeitunabhängig vom Traum meist in der zweiten Nachthälfte
- Nach dem Erwachen rasche Orientierung
- Ängste vor erneuten Alpträumen, dem Wiedereinschlafen, dem Zubettgehen
- Häufiger in Zusammenhang mit psychosozialem Stress
- Das Traumerlebnis und die Schlafstörung infolge des Aufwachens verursachen erheblichen Leidensdruck.

3.2 Identifizierung weiterer Symptome und Belastungen

- Intelligenzminderung im Hinblick auf Durchführbarkeit/Modifikationen pädagogisch-therapeutischen Vorgehens und der Mitverursachung durch nicht alterstypische Ängste

- Beeinflussung der therapeutischen Möglichkeiten durch die Behandlung zusätzlicher somatischer Erkrankungen (z.B. Schmerzzustände, Bettlägerigkeit, häufige Blutzuckerkontrollen bei Diabetes o.Ä.)
- Psychosoziale Belastung und Interventionen im häuslichen Rahmen (Compliance, störungsaufrechterhaltende Faktoren)
- Ausmaß der Entwicklungsbeeinträchtigung durch die Störung.

3.3 Differenzialdiagnose und Hierarchie des Vorgehens

Siehe auch Entscheidungsbaum (Abb. 20).

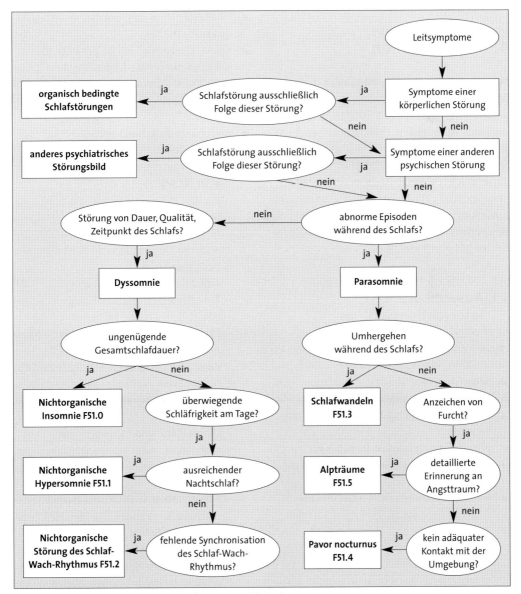

Abb. 20: Diagnostischer Entscheidungsbaum bei Schlafstörungen

Tritt die Schlafstörung als wesentliches Symptom einer anderen psychiatrischen Störung auf (z.B. Alpträume bei posttraumatischer Belastungsstörung, Insomnie bei depressiver Störung), hat die Behandlung der Grundstörung Vorrang.

Bei autonom gewordenen, primär belastungsabhängigen Schlafstörungen Behandlung der Schlafstörung parallel zur evtl. noch vorhandenen Belastungsstörung.

4 Interventionen

Evidenz der Therapieempfehlungen
Es existieren wenig kontrollierte Studien zur Behandlung kindlicher Schlafstörungen, sodass sich die meisten therapeutischen Empfehlungen in der Literatur auf die Meinung respektierter Experten stützen (Grad der Evidenz V nach Cookie, Sackett). Härtere Evidenz existiert für verhaltenstherapeutische Interventionen bei Insomnien sowie in bestimmten Fällen für die pharmakologische Behandlung mit Melatonin.

4.1 Auswahl des Interventionssettings

Primär ambulante Behandlung; stationäre Behandlung in folgenden Fällen:
- Schwierige psychosoziale Situation (z.B. Misshandlungsgefahr)
- Erschwerte Durchführbarkeit von Interventionen im häuslichen Milieu (Compliance, psychosoziale Belastung)
- Komorbidität mit anderen, schwerwiegenden psychiatrischen Erkrankungen
- Schwere Ausprägung der Dyssomnie.

4.2 Hierarchie der Behandlungsentscheidung und diesbezügliche Beratung

Am Beginn steht die genaue Aufklärung von Bezugsperson und/oder Patient über das spezifische Störungsbild.
- Wesentlichste Intervention ist bei allen Schlafstörungen eine ausführliche Beratung über:
- Charakteristika des normalen altersadäquaten Schlafs
- Entwicklungsspezifische potenzielle, schlafbezogene kindliche Ängste
- Individuell unterschiedliches Schlafbedürfnis (Kurz-/Langschläfer, Früh-/Spätschläfer)
- Angemessene Schlafhygiene:
  - Regelmäßige Zeiten
  - Keine aufregenden Aktivitäten vor dem Einschlafen
  - Ruhige, abgedunkelte, angenehm temperierte Schlafumgebung
  - Bequemer Schlafplatz, der nicht mit anderen Dingen assoziiert ist (Spielen, Bestrafung)
  - Einschlafrituale
  - Zubettbringen bei Müdigkeit des Kindes
  - Fähigkeit des Kindes, in Abwesenheit der Eltern einzuschlafen
  - Bereits in der frühen Kindheit Einführung eines Verhaltensmusters: tagsüber gefüttert werden und nachts schlafen
  - Vermeiden von Hunger und Durst, aber auch von größeren Mahlzeiten oder massiver Flüssigkeitszufuhr zur Einschlafzeit
  - Nicht eingehen auf Trink- oder Essenswünsche des Kindes, die nur der Verzögerung des Schlafens dienen
  - Nicht zu große Mengen anregender Getränke über den Tag bzw. keine derartigen Getränke einige Stunden vor dem Schlafen

- Bei kleineren Kindern nicht zu viele/zu wenige oder zu frühe/zu späte zusätzliche Schlafphasen am Tag.

Weitere spezifische Therapie (falls notwendig)

Nichtorganische Insomnie:
- Verhaltenstherapeutische Verfahren wie Extinktion, graduelle Extinktion oder positive Routinen (II) (bei überfürsorglicher Erziehung zur adäquaten Trennungsbewältigung und Autonomie). Für Erwachsene ist eine gute Wirksamkeit kognitiv-behavioraler Methoden auch als Gruppentherapie belegt (I)
- Selten medikamentöse Behandlung (V) zur vorübergehenden Entlastung: sedierende Neuroleptika (z.B. Pipamperon), Antihistaminika, Benzodiazepine (Adoleszenz).

Nichtorganische Hypersomnie:
- Sozialpsychiatrisch (bei sozialen Problemen infolge der Störung)
- Vermeidung von Schlafentzug, sedierenden Pharmaka, Alkohol und Nikotin
- Medikamentöse Behandlung (V): MAO Hemmstoffe, Stimulanzien.

Nichtorganische Störung des Schlaf-Wach-Rhythmus:
- Chronotherapie (allmähliche Verlagerung der Schlafphasen bis zum Erreichen der adäquaten Schlafzeit) mit Verzögerung oder mit Vorverlagerung der Schlafphasen (V).

Pavor nocturnus/Schlafwandeln:
- Sicherung der Schlafumgebung, ansonsten in der Regel keine Therapie notwendig bzw. auch keine sicher wirksame Behandlung bekannt
- Bei starker Belastung durch die Störung ggf. Entspannungsverfahren (V)
- Sehr selten bei starker Eigengefährdung/Fremdgefährdung: Versuch einer Pharmakotherapie mit Benzodiazepinen (V) oder Imipramin (V)

Pharmakotherapie mit Melatonin
- Das Hormon Melatonin erwies sich bei Erwachsenen als wirksam bei der Prävention und Behandlung von Jetlag (I) sowie bei der Behandlung des verzögerten Schlafphasensyndroms (II–III). Bei Kindern bisher Einsatz bei Insomnien im Rahmen von mentaler Retardierung/neurologischen Störungen (II–III) und bei primärer Insomnie (II). Es existieren jedoch noch keine ausreichenden Daten zu Langzeitfolgen bei Dauermedikation, und die Substanz ist in der BRD nicht zugelassen. Deshalb sollte eine Anwendung derzeit nur nach strenger Indikationsstellung und Ausschöpfung anderer Therapiemöglichkeiten erfolgen.

Bei allen Störungsbildern sollte eine adäquate Therapie zusätzlicher psychopathologischer Auffälligkeiten (Komorbidität) erfolgen.

4.3 Besonderheiten bei ambulanter Behandlung

Wesentlich ist die Mitwirkung der Bezugsperson(en) und deren detaillierte Information und Anleitung sowie die Beurteilung der diesbezüglichen Ressourcen (s. auch Kap. 4.1). Ansonsten Vorgehen wie in Kapitel 4.2 beschrieben.

4.4 Besonderheiten bei teilstationärer Behandlung

Bei Einschlafproblemen ist eine nachtklinische Behandlung erforderlich. Bei weniger ausgeprägter Problematik stellt die teilstationäre Behandlung evtl. eine Alternative zur vollstationären Behandlungsindikation dar.

Ansonsten Vorgehen wie in Kapitel 4.2 beschrieben.

4.5 Besonderheiten bei stationärer Behandlung

Belastungsinduzierte Schlafstörungen treten nach Rückkehr in eine belastete häusliche Situation wieder auf; die besondere Beachtung sozialpsychiatrischer Interventionsmöglichkeiten ist daher indiziert.

4.6 Jugendhilfe- und Rehabilitationsmaßnahmen

Einbeziehung der Jugendhilfe (s. auch Kap. 4.5) bei persistierenden häuslichen Belastungen, falls Unterstützung der Erziehungspersonen oder Herausnahme aus einer chronischen Stresssituation notwendig sind.

Rehabilitationsmaßnahmen bei störungsbedingten sozialen Einbußen (z.B. Verlust des Ausbildungsplatzes bei schwerer Hypersomnie) oder schwerer psychiatrischer Komorbidität.

4.7 Entbehrliche Therapiemaßnahmen

Keine Angaben.

5 Literatur

Anders TF, Eiben LA, Pediatric sleep disorders: A review of the past 10 years. Journal of the American Academy of Child and Adolescent Psychiatry (1997), 36, 9–20

Berger M, Riemann D (Hrsg.) (1992) Handbuch des normalen und gestörten Schlafs. Springer, Berlin, Heidelberg, New York

Cookie IE, Sackett DL (eds.) Evidence-based obstetrics and gynecology. Clinical Obstetrics and Gynecology (1996), 10, 551–567

Dahl R (1993) Parasomnias. In: Ammerman RT, Last CG, Hersen M (Hrsg.), Handbook of prescriptive treatments for children and adolescents, 281–299. Allyn & Bacon, Boston

Iglowstein I et al., Sleep duration from infancy to adolescence: reference values and generational trends. Pediatrics (2003), 111, 302–307

Mindell JA, Empirically supported treatments in pediatric psychology: bedtime refusal and night wakings in young children. Journal of Pediatric Psychology (1999), 24, 465–481

Morin CM, Cognitive-behavioral approaches to the treatment of insomnia. The Journal of Clinical Psychiatry (2004), 65 (Suppl. 16), 33–40

Ramchandani P et al., A systematic review of treatments for settling problems and night waking in young children. BMJ (2000), 320, 209–213

Rossmann P, Schlafwandeln. Zeitschrift für Kinder- und Jugendpsychiatrie und Psychotherapie (1986), 14, 159–171

Schramm E, Riemann D (Hrsg.) (1995) Internationale Klassifikation der Schlafstörungen ICDS. Beltz, Weinheim

Steinhausen HC (1999) Schlafstörungen. In: Steinhausen HC, von Aster M (Hrsg.), Handbuch Verhaltenstherapie und Verhaltensmedizin bei Kindern und Jugendlichen, 517–536. Beltz, Weinheim

Stores G, Medication for sleep-wake disorders. Archives of the disabled Child (2003), 88, 899–903

Stores G, Practitioner review: Assessment and treatment of sleep disorders in children and adolescents. Journal of Child Psychology and Psychiatry (1996), 37, 907–925

Bearbeiter dieser Leitlinie
M. Pitzer, M.H. Schmidt, U. Rabenschlag

Korrespondenzadresse
Dr. med. Martina Pitzer
Klinikdirektorin der Klinik für Kinder- und Jugendpsychiatrie und Psychotherapie
Städtisches Klinikum Karlsruhe gGmbH
Moltkestraße 90
76133 Karlsruhe

Persönlichkeitsstörungen (F60, F61)

1 Klassifikation

1.1 Definition

„Persönlichkeitsstörungen" erfassen für das Individuum typische stabile und beherrschende (pervasive) Verhaltensweisen, die sich als rigide Reaktionsmuster in unterschiedlichsten Lebenssituationen manifestieren und mit persönlichen Funktionseinbußen und/oder sozialem Leid einhergehen.

Diese Definition beinhaltet, dass die Diagnose einer Persönlichkeitsstörung in der Adoleszenz aufgrund der noch vorhandenen Entwicklungspotenziale zurückhaltend gestellt werden sollte. Andererseits lässt sich bei einigen Persönlichkeitsstörungen ein eindeutiges Kontinuum zwischen den Verhaltensmustern in Kindheit und Jugend und denen des Erwachsenenalters nachweisen, sodass auch aus klinisch-praktischen Erwägungen die Diagnose einer Persönlichkeitsstörung in der späten Adoleszenz sinnvoll sein kann.

Aufgrund neuerer Verlaufsuntersuchungen ist allerdings auch im Erwachsenenalter die Vorgabe der Klassifikationssysteme nach hoher Stabilität der Störung kaum aufrecht zu erhalten.

1.2 Leitsymptome

Persönlichkeitsstörungen beginnen in der Kindheit und Jugend, nehmen eine lebenslange Entwicklung und manifestieren sich in typischer Form im frühen Erwachsenenalter.

Aufgrund des Entwicklungsaspektes einer psychischen Störung im Kindes- und Jugendalter darf in der ICD-10 die Diagnose einer Persönlichkeitsstörung vor Abschluss der Pubertät, d.h. vor dem 16.–17. Lebensjahr nur dann gestellt werden, wenn die geforderte Mindestzahl der Kriterien für die jeweilige Störung erfüllt ist und die Verhaltensmuster bereits in diesem Alter andauernd, durchgehend und situationsübergreifend auftreten. Die Stabilität der Diagnose einer Persönlichkeitsstörung im Jugendalter ist geringer als im Erwachsenenalter.

Die Zustandsbilder der Persönlichkeitsstörungen dürfen nicht auf andere psychiatrische Störungen zurückzuführen sein und nicht als Folge einer organischen Schädigung oder Erkrankung auftreten.

Sie sind gekennzeichnet durch:
- Beeinträchtigungen mehrerer Bereiche wie Affektivität, Antrieb, Impulskontrolle, Wahrnehmung und Denken sowie der sozialen Interaktion
- Lange zeitliche Dauer der Verhaltensstörung
- Tief greifende Verwurzelung der Verhaltensweisen und situationsübergreifendes Auftreten
- Einschränkung der sozialen, schulischen und beruflichen Leistungsfähigkeit
- Persönliches Leid des Betroffenen, das aber in vielen Fällen erst im Erwachsenenalter auftritt; im Jugendalter ist eine ego-dystone Symptomatik seltener als beim Erwachsenen.

1.3 Schweregradeinteilung

Der Schweregrad hängt von der Anzahl der jeweils für die spezifische Persönlichkeitsstörung erfüllten Kriterien und von dem Ausmaß der individuellen und sozialen Beeinträchtigung ab.

So kann z.B. ein Patient mit einer ängstlich-vermeidenden Persönlichkeitsstörung leichteren Schweregrades Routineanforderungen in Beruf und Privatleben nachkommen, wohingegen eine schwere Persönlichkeitsstörung zu vollständiger Funktionseinbuße führen kann.

1.4 Untergruppen

Die ICD-10 weist für die einzelnen Persönlichkeitsstörungen Merkmalskataloge mit definierten Ein- und Ausschlusskriterien auf, die den jeweiligen Typus exemplarisch kategorisieren. Auf der Basis der o.g. Einschränkungen für die Diagnose von Persönlichkeitsstörungen im Kindes- und Jugendalter sollen im Folgenden nur diejenigen Erscheinungsbilder differenzierter dargestellt werden, bei denen aufgrund empirischer Studien eine klinisch relevante Prävalenz für das Kindes- und Jugendalter wahrscheinlich ist oder eine ausdrückliche Beziehung zu Störungen dieses Lebensalters gegeben ist (z.B. dissoziale Persönlichkeitsstörung).

Dissoziale Persönlichkeitsstörung (F60.2)

Während das DSM-IV die Diagnose einer dissozialen Persönlichkeitsstörung ausdrücklich erst ab dem 18. Lebensjahr gestattet, gibt die ICD-10 keine entsprechend enge Grenze vor. Die ICD-10-Kriterien beschreiben neben sozialer Devianz charakterologische Besonderheiten, insbesondere Egozentrik, mangelndes Einfühlungsvermögen und defizitäre Gewissensbildung. Kriminelle dissoziale Handlungen sind also keine Bedingung sine qua non!

Mindestens 3 der in der ICD-10 genannten Merkmale müssen erfüllt sein. Hierzu gehören:
- Mangelnde Empathie und Gefühlskälte gegenüber anderen
- Missachtung sozialer Normen
- Beziehungsschwäche und Bindungsstörung
- Geringe Frustrationstoleranz und impulsiv-aggressives Verhalten
- Mangelndes Schulderleben und Unfähigkeit zu sozialem Lernen
- Vordergründige Erklärung für das eigene Verhalten und unberechtigte Beschuldigung anderer
- Anhaltende Reizbarkeit.

Emotional instabile Persönlichkeitsstörung, Borderline-Typus (F60.3/F60.31)

Die Diagnose einer Borderline-Störung wird in der Kinder- und Jugendpsychiatrie vor allem bei Mädchen in der Adoleszenz gestellt. Die Borderline-Störung ist eine Untergruppe der emotional instabilen Persönlichkeitsstörung, wobei Impulsivität und Affektinstabilität im Vordergrund stehen. Der zweite, impulsive Subtypus scheint dagegen häufiger beim männlichen Geschlecht vorzukommen.

Für die emotional instabile Persönlichkeitsstörung müssen mindestens 2 der folgenden Merkmale erfüllt sein:
- Mangelhafte oder fehlende Impulskontrolle
- Affektinstabilität
- Unzureichende Handlungsplanung
- Neigung zu aggressivem oder streitsüchtigem Verhalten
- Wutausbrüche, insbesondere wenn impulsives Verhalten behindert oder kritisiert wird.

Zusätzlich muss ein weiteres, für die Borderline-Störung spezifisches Kriterium erfüllt sein:
- Unsicherheit über das eigene Selbstbild und die Identität sowie der inneren Präferenzen (einschl. der sexuellen)

- Intensives, unbeständiges (in heterosexuellen Beziehungen häufig promiskuides) Beziehungsverhalten, das nicht selten Auslöser emotionaler Krisen ist
- Parasuizidale oder automutilative Handlungen.

Histrionische Persönlichkeitsstörung (F60.4)
Hier handelt es sich um eine Persönlichkeitsstörung mit oberflächlicher und labiler Affektivität bei insgesamt starkem Verlangen nach Anerkennung und Aufmerksamkeit. Mindestens 3 der folgenden Kriterien müssen für die Diagnose vorliegen:
- Dramatisierung bezüglich der eigenen Person mit theatralischem Verhalten und übertriebenem Ausdruck von Gefühlen
- Suggestibilität durch andere Personen oder Umstände
- Oberflächliche und labile Affektlage
- Egozentrik, fehlende Bezugnahme auf andere
- Andauerndes manipulatives Verhalten zur Befriedigung eigener Bedürfnisse
- Andauerndes Verlangen nach Anerkennung und Wunsch, im Mittelpunkt zu stehen.

Als weiteres Merkmal findet sich oft ein unangemessen verführerisches Verhalten sowie ein übermäßiges Interesse an der eigenen körperlichen Attraktivität.

Ängstliche (vermeidende) Persönlichkeitsstörung (F60.6)
Als Kernpunkt der ängstlich-vermeidenden Persönlichkeitsstörung wird eine Selbstwertproblematik angesehen, die sich insbesondere in einem Konflikt zwischen dem Wunsch nach Bindung und der Angst vor Beschämung durch andere manifestiert. Merkmale sind:
- Ständige Anspannung und Überbesorgtheit
- Tief greifende Störung des Selbstwertgefühls
- Angst vor Kritik oder Zurückweisung
- Kontaktscheu, außer man ist sich der Zuneigung der anderen sicher
- Einschränkung von Aktivitäten aus Angst vor Gefahren
- Vermeidung sozialer Situationen aus Angst vor Ablehnung.

3 der 6 Merkmale müssen für die Diagnose der ängstlich-vermeidenden Persönlichkeitsstörung erfüllt sein.

2 Störungsspezifische Diagnostik

2.1 Symptomatik

Interview mit Eltern (oder Stellvertreter) und Patient/bzw. Patientin getrennt
- Allgemeine Anamnese des Jugendlichen
- Spezielle Anamnese.
- Die Anamnese sollte Hinweise dafür liefern, dass
  - die Symptomatik schon seit Kindheit bzw. Jugend besteht,
  - sie typisch für die Person der/des Jugendlichen ist und
  - sie in unterschiedlichsten Lebenssituationen auftritt.

In der näheren Familie können ähnliche Persönlichkeitszüge vorkommen.

Liegen nur Informationen von Seiten der/des Jugendlichen vor, sollte eine Exploration bzw. ein diagnostisches Interview zu mehreren Zeitpunkten durchgeführt werden.

Spezielle Anamnese zur dissozialen Persönlichkeitsstörung
- Verschiedene dissoziale und kriminelle Handlungen in der Vorgeschichte
- Abbruch von Schule, Ausbildung oder Berufstätigkeit
- Leben auf Kosten anderer

- Materielle Schulden
- Alkohol- oder Drogenmissbrauch
- Fehlende Gewissensbildung und Schuldgefühle
- Fehlende Empathie
- Unzureichende Introspektionsfähigkeit
- Mangelnde Selbstkritik, Impulsivität.

Spezielle Anamnese zur Borderline-Persönlichkeitsstörung
- Instabilität in zwischenmenschlichen Beziehungen
- Impulsives Verhalten, Wut oder aggressive Durchbrüche sowie Selbstverletzungsverhalten und Suizidversuche
- Extreme, kurzwellige Stimmungsschwankungen
- Identitätskrisen bei inkonstanter Lebensplanung und häufigem Erleben von krisenhaften Situationen
- Depersonalisationserlebnisse, psychogene Amnesien, Tranceerlebnisse.

Spezielle Anamnese zur histrionischen Persönlichkeitsstörung
- Abhängigkeit von Lob, Bestätigung und Zustimmung durch andere
- Mittelpunktstreben, Suggestibilität und theatralisches Verhalten
- Übertriebener Ausdruck von Gefühlen, verführerische Erscheinung und Verhalten.

Spezielle Anamnese zur ängstlich-vermeidenden Persönlichkeitsstörung
- Angst vor Kritik oder Missbilligung
- Rückzugstendenzen im persönlichen und beruflichen Bereich
- Tief greifende Gefühle der eigenen Unfähigkeit
- Angst, zu versagen und sich lächerlich zu machen
- Ängste, Außenseiter zu sein
- Vermeidung unbekannter Aktivitäten oder Situationen.

2.2 Störungsspezifische Entwicklungsgeschichte

Befragung von Eltern und Patienten
Persönlichkeitsmerkmale sind stabil und überdauernd, bestehen gewöhnlich seit der Kindheit und werden von der Umwelt als charakteristisch für den Patienten angesehen („War Ihr Sohn/Ihre Tochter schon immer so?"). Dabei kann das Funktionsniveau wechseln.

Für die dissoziale und ängstlich-vermeidende Persönlichkeitsstörung ist ein Kontinuum zwischen Verhaltensweisen in der Kindheit und der Psychopathologie des Erwachsenenalters empirisch belegt.

Dissoziale Persönlichkeitsstörung
- Hyperkinetische Störung des Sozialverhaltens im Kleinkindes- oder frühen Schulalter
- Aggressives und Normen missachtendes Verhalten in Kindergarten und Grundschule (frühe Störung des Sozialverhaltens, sog. Early-onset-Typus)
- Wenige, oberflächliche und konfliktreiche Beziehungen zu anderen Kindern
- Keine tief greifenden Bindungen an Erwachsene.

Ängstlich-vermeidende Persönlichkeitsstörung
- Trennungsangst (Kindergarten-, Schulbeginn)
- Soziale Überempfindlichkeit
- Wenige Außenaktivitäten
- Ängste vor neuen Situationen.

2.3 Psychiatrische Komorbidität und Begleitstörungen

Befragung von Eltern und Patienten
Neben der Komorbidität mit Störungen aus F1–F50 hat die empirische Komorbiditätsforschung bei den Persönlichkeitsstörungen

aufgezeigt, dass viele Patienten, die Merkmale einer Persönlichkeitsstörung erfüllen, zugleich auch Merkmalsträger anderer Persönlichkeitsstörungen sind. Je nach Persönlichkeitsstörung sind bestimmte Komorbiditäten typisch, die im Einzelnen aufgeführt werden. Bei psychiatrischen Störungen im engeren Sinne (F1–F50) ist die Komorbidität mit einer Persönlichkeitsstörung als ungünstiger prognostischer Faktor anzusehen (s. auch Kap. 2.6 und Abb. 21).

Dissoziale Persönlichkeitsstörung
- Affektive Störung (F3)
- Alkohol- und Substanzmissbrauch (F1)
- Komorbidität/Kriterienüberlappung mit narzisstischer, histrionischer und Borderline-Persönlichkeitsstörung.

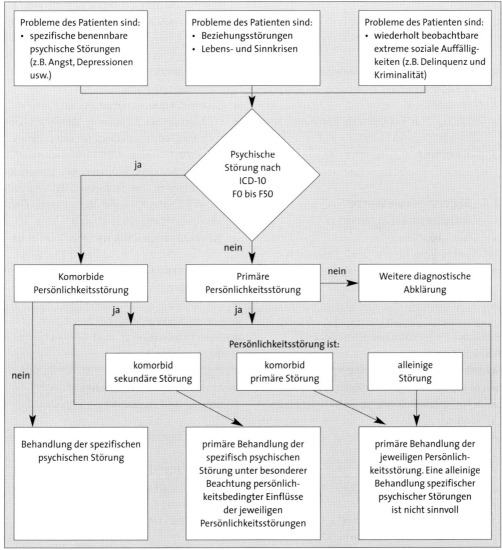

Abb. 21: Persönlichkeitsstörungen. Differenzialdiagnostik und Komorbidität nach ICD-10 [modifiziert nach Fiedler, 1994]

Emotional instabile Persönlichkeitsstörung, Borderline-Typus
- Affektive Störung (F3)
- Alkohol- und Substanzmissbrauch (F1)
- Essstörungen (vor allem Bulimie) (F50)
- Komorbidität/Kriterienüberlappung mit dissozialer, histrionischer und narzisstischer Persönlichkeitsstörung.

Histrionische Persönlichkeitsstörung
- Affektive Störungen (F3)
- Komorbidität/Kriterienüberlappung mit dissozialer, narzisstischer und Borderline-Persönlichkeitsstörung.

Ängstlich-vermeidende Persönlichkeitsstörung
- Affektive und hier besonders depressive Störungen (F3)
- Komorbidität/Kriterienüberlappung mit abhängiger und schizoider Persönlichkeitsstörung.

2.4 Störungsrelevante Rahmenbedingungen

Befragung von Eltern und Patienten zur Familienanamnese (einige der Items beruhen in erster Linie auf klinischer Erfahrung und sind noch nicht empirisch gesichert).

Familiäre Interaktion bei dissozialer Persönlichkeitsstörung
- Inkonsistentes Erziehungsverhalten
- Akzeptanz dissozialen Verhaltens
- Selbst erlebte elterliche Gewalt und Grausamkeit
- Gewalttätige Durchsetzung eigener Bedürfnisse durch die Eltern
- Mangelnde Wärme in den familiären Beziehungen, Ehestreitigkeiten
- Psychische Auffälligkeiten in der Familie, insbesondere affektive und schizophrene Störungen, Alkohol- und Drogenmissbrauch, Dissozialität oder Kriminalität, Störungen der Impulskontrolle.

Familiäre Interaktion bei emotional instabiler Persönlichkeitsstörung
- Mangelnde Wärme in den familiären Beziehungen
- Unberechenbares und feindseliges Erziehungsverhalten
- Frühe Trennungserfahrungen
- Erfahrungen durch körperliche Gewalt und/oder sexuellen Missbrauch
- Psychische Auffälligkeiten in der Familie wie schizophrene und affektive Störungen, Störungen der Impulskontrolle, Alkohol- und Drogenmissbrauch, Dissozialität.

Familiäre Interaktion bei der histrionischen Persönlichkeitsstörung
- Inkonsistentes Erziehungsverhalten
- Frühkindliche Erfahrung familiärer Gewalt und/oder sexuellen Missbrauchs
- Verzerrte familiäre Kommunikation
- Psychische Auffälligkeiten bei Familienangehörigen, insbesondere affektive Störungen, somatoforme Störungen, Konversionsstörungen, Alkohol- und Drogenmissbrauch, Dissozialität.

Familiäre Interaktion bei der ängstlich-vermeidenden Persönlichkeitsstörung
- Überbehütung durch die Eltern
- Trennungsprobleme bei den Eltern
- Harmoniebedürfnis und Konfliktvermeidung bei den Eltern
- Psychische Auffälligkeiten bei Familienangehörigen, insbesondere affektive Störungen und Angsterkrankungen.

Für die Therapieplanung kann ein Familieninterview bzw. die direkte Beobachtung der familiären Interaktion empfehlenswert sein.
- Feststellung von Entwicklungsstörungen
- Feststellung kognitiver Probleme
- Eruierung körperlicher Erkrankungen.

2.5 Apparative, Labor- und Testdiagnostik

Testpsychologische Diagnostik
Allgemeine Test- und Leistungsdiagnostik. Fakultativ spezifische Diagnostik in Form strukturierter Interview-Verfahren oder Fragebögen zur Selbstbeurteilung, z.B.:
- International Personality Disorder Examination (IPDE)
- Structured-Clinical-Interview for DSM-IV (SCID-P)
- MMPI oder Personality Disorder Questionnaire
- Freiburger Persönlichkeitsinventar (FPI-R)
- Internationale Diagnose-Checkliste für Persönlichkeitsstörungen (IDCL-P)

2.6 Weitergehende Diagnostik und Differenzialdiagnostik

Befragung von Eltern und Patient, Beobachtung, Testdiagnostik
Persönlichkeitsstörungen müssen von akuten und chronischen psychiatrischen Erkrankungen im engeren Sinne, Residualsyndromen (nach Psychosen) sowie psychischen Störungen durch hirnorganische Veränderungen (im Jugendalter vor allem perinatale Hirnschädigung) abgegrenzt werden.

Überlappungen von Merkmalen mehrerer Persönlichkeitsstörungen sind häufig (s. auch Kap. 2.3).

Dissoziale Persönlichkeitsstörung
- Manische Episoden (F30)
- Störungen der Impulskontrolle (z.B. Pyromanie, Kleptomanie, F63)
- Störung des Sozialverhaltens (F91, F92).

Das DSM-IV legt für die Diagnose einer dissozialen Persönlichkeitsstörung ein Mindestalter von 18 Jahren fest. Obwohl ein Kontinuum antisozialer Verhaltensweisen im Kindes-, Jugend- und Erwachsenenalter wiederholt nachgewiesen werden konnte, ist bei Jugendlichen die Diagnose einer Störung des Sozialverhaltens vorzuziehen, um den Entwicklungsaspekt und damit die Notwendigkeit pädagogischer und psychotherapeutischer Interventionen zu betonen.

Emotional instabile Persönlichkeitsstörung, Borderline-Typus
- Schizophrene und affektive Störungen (F2, F3)
- Störung des Sozialverhaltens (F91, F92)
- Dissoziative Störung (F44)
- Artifizielle Störung (F68.1).

Histrionische Persönlichkeitsstörung
- Affektive Störungen (F3)
- Somatoforme (insbesondere Konversions-) Störungen (F45)
- Dissoziative Störung (F44)
- Artifizielle Störung (F68.1).

Ängstlich-vermeidende Persönlichkeitsstörung
- Affektive und hier besonders depressive Störung (F3)
- Angststörungen (z.B. vor allem soziale Phobien, Agoraphobie) (F40).

Die Abgrenzung von ängstlich-vermeidender Persönlichkeitsstörung zu sozialer Phobie ist in vielen Fällen schwierig. Patienten mit sozialer Phobie erleben diese mehr ego-dyston und auf definierbare Situationen begrenzt.

2.7 Entbehrliche Diagnostik

Entfällt.

3 Multiaxiale Bewertung

3.1 Identifizierung der Leitsymptome

Unbedingt ist das Alter des Patienten zu berücksichtigen (s. Kap. 1.2). Die Kriterien der jeweiligen Persönlichkeitsstörung müssen über längere Zeitperioden und situationsübergreifend erfüllt sein. Bei der dissozialen Persönlichkeitsstörung ist die hohe Komorbidität mit Störungen des Sozialverhaltens, bei der ängstlich-vermeidenden Persönlichkeitsstörung die hohe Komorbidität mit der sozialen Phobie zu beachten. Bei allen Persönlichkeitsstörungen ist das Vorliegen weiterer psychiatrischer Diagnosen häufig.

3.2 Identifizierung weiterer Symptome und Belastungen

Feststellung von umschriebenen Entwicklungsstörungen, von Intelligenzminderung und abnormen psychosozialen Umständen, die unter Kapitel 2.4 dargestellt sind.

3.3 Differenzialdiagnosen und Hierarchie des diagnostischen und therapeutischen Vorgehens

Siehe Kapitel 2.3 und Abbildung 21.

4 Interventionen

4.1 Auswahl des Interventionssettings

Dissoziale Persönlichkeitsstörung
Überwiegend ambulant in enger Zusammenarbeit mit den Jugendhilfebehörden.
Für eine stationäre Maßnahme gibt es medizinische und psychosoziale Kriterien:

- Medizinische Kriterien sind Eigengefährdung im Rahmen von Suizidgefahr und Automutilationshandlungen sowie Komorbidität mit anderen psychiatrischen Erkrankungen (vor allem Drogenmissbrauch)
- Psychosoziale Kriterien liegen vor im Rahmen von Krisenintervention bei z.B. familiärer Dekompensation sowie bei Scheitern ambulanter Maßnahmen und Planung neuer Jugendhilfemaßnahmen (V).

Emotional instabile Persönlichkeitsstörung vom Borderline-Typ
Bei ausgeprägter Symptomatik ist häufig ein ambulantes Behandlungskonzept nicht ausreichend. Jugendliche mit Borderline-Persönlichkeitsstörung profitieren vielfach von der Überschaubarkeit und klaren Strukturierung einer psychiatrischen Station. Allerdings liegen aus dem Erwachsenenbereich gut evaluierte Therapieprogramme für den ambulanten teilstationären und stationären Bereich vor (II).
Medizinische Kriterien für eine stationäre Behandlung sind:
- Eigengefährdung in Form einer bestehenden Suizidalität
- Selbstverletzendes Verhalten, Fremdgefährdung, Komorbidität mit anderen psychiatrischen Erkrankungen, z.B. affektive Störungen, Essstörungen, Alkohol- und Drogenmissbrauch (II).

Ängstlich-vermeidende Persönlichkeitsstörung
Überwiegend ambulante Behandlungsmaßnahmen; bei ausgeprägter Symptomatik kann eine stationäre Behandlung sinnvoll sein, wenn besondere Defizite im Umgang mit Gleichaltrigen und in Gruppensituationen vorliegen (V).

Histrionische Persönlichkeitsstörung
Bei der Mehrzahl der Patienten ambulant; stationär bei ausgeprägter psychiatrischer Komorbidität (häufig), bei Patienten mit parasuizidalem oder suizidalem Verhalten und Konversionsstörungen (V).

4.2 Hierarchie der Behandlungsentscheidung und Beratung

Bei den Persönlichkeitsstörungen empfiehlt sich grundsätzlich ein multimodales Vorgehen. Bei Therapiestudien im Erwachsenenbereich hat sich gezeigt, dass strukturierte Therapiemanuale „offenen" Therapieangeboten überlegen sind. Verhaltensmodifikatorische und pädagogische Vorgehensweisen stehen bei der Mehrzahl der Patienten im Vordergrund, während eine medikamentöse Behandlung im Allgemeinen als supportive und zeitlich begrenzte Maßnahme anzusehen ist.

Dissoziale Persönlichkeitsstörung
Kognitiv-Verhaltensmodifikatorisches Vorgehen (s. auch Leitlinie „Störungen des Sozialverhaltens"):
- Erforschung und Dokumentation des für den gestörten Jugendlichen typischen Auslösers für Impulsdurchbrüche und aggressives Verhalten
- Förderung und Verbesserung der Selbstwahrnehmung dieser individuellen Auslöser
- Festlegung und Einübung alternativer Möglichkeiten im Zusammenhang mit aggressionsstimulierenden Bedingungen
- Erlernen von Fertigkeiten, eigene Interessen aggressionsfrei zu artikulieren und adäquat durchzusetzen
- Einübung von Maßnahmen, um mit Kritik, Misserfolgen, Ärger, Wut, aber auch Lob angemessen umzugehen
- Stützend-psychotherapeutische und/oder pädagogische Führung mit dem Ziel eines positiven Selbstkonzeptes
- Evtl. Behandlung mit Psychopharmaka, z.B. niedrigpotenten Neuroleptika, Risperidon, Lithium oder Carbamazepin bei ausgeprägt impulsivem und ungesteuertem Verhalten
- Intensive Beratung von Eltern und/oder Erziehungspersonen (obligat!) im Hinblick auf Erarbeitung und Erprobung alternativer Problem- und Konfliktlösungsmaßnahmen (V).

Emotional instabile Persönlichkeitsstörung vom Borderline-Typ
Kognitiv-verhaltenstherapeutisches Vorgehen zeigt sich in kontrollierten Studien bei Erwachsenen als effektiv, und zwar im ambulanten wie im stationären Setting (I). Dies gilt besonders für die dialektisch-behaviorale Therapie [DBT nach Linehan 1992].

Kognitiv-verhaltensmodifikatorisches Vorgehen dient der:
- Verbesserung der Selbstwahrnehmung und der Einschätzung nahe stehender Personen
- Erforschung der auslösenden Situationen für Affektauslenkungen und (selbstschädigende) Impulshandlungen
- Erlernen affektregulierender Verhaltensweisen
- Einübung eines Krisenmanagements zur Suizidprophylaxe und zur Prophylaxe autodestruktiven Verhaltens
- Erlernen von Selbstkontrollmaßnahmen
- Kognitive Umstrukturierung und Abbau dichotomen Denkens
- Training sozialer Fertigkeiten.

Psychodynamisch-konfliktorientierte Psychotherapie zeigt sich ebenfalls in kontrollierten Studien bei Erwachsenen als effektiv (I). Hier liegen kontrollierte Studien für den ambulanten, teilstationären und stationären Bereich vor. Die sog. Mentalization based therapy erwies sich ebenfalls in einer Studie bei Erwachsenen als wirksam (II).

Psychodynamisch-konfliktorientierte Psychotherapie dient dem:
- Aufbau oder Reorganisation des Selbstbildes und der Eigenintegrität
- Verbesserung der Beziehungsfähigkeit durch korrektive emotionale Erfahrung
- Einsicht in Zusammenhänge zwischen biographischen Erfahrungen und aktuellen konflikthaften Beziehungen
- Bewältigung akuter oder chronischer Traumata und Reifungskrisen
- Förderung ambivalenter Erlebnisfähigkeit
- Stärkung der Ich-Funktionen, besonders der Affektregulation.

Pharmakologische Behandlung:
- Eine Indikation zur Pharmakotherapie besteht bei ausgeprägten Impulskontrollstörungen, bei massiven Angstzuständen bis hin zu psychotischen Dekompensationen sowie bei schwerwiegenden affektiven Ausnahmezuständen.
- Carbamazepin bei starken Stimmungsschwankungen und Autoaggressivität (**IV–V**)
- Atypische Neuroleptika (z.B. Olanzapin, Clozapin und Risperidon) bei Impulsivität und depressiven Störungen (**II–III**), auch bei affektiver Instabilität
- SSRI (z.B. Fluoxetin) bei ausgeprägten affektiven Störungen und/oder Impulsivität (unter Beachtung der Risiken) (**II–III**)
- MAO-Hemmer beeinflussen Wut, Affekte und Impulskontrollstörungen in kontrollierten Studien positiv. SSRIs zeigen im Hinblick auf Impulshandlungen, Fremd- und Autoaggression ebenfalls positive Effekte (**III**).
- Lithium, Carbamazephin oder Valproat können bei ausgeprägten impulshaften und aggressiven Symptomen eingesetzt werden (**II–III**).
- Beratung von Eltern und/oder Erziehungspersonen (obligat für den Umgang mit dem vom Jugendlichen gezeigten Problemverhalten und für seine Modifizierung). Bestehen pathogene Interaktionsmuster in der Familie, kann eine strukturierende Familientherapie sinnvoll sein.

Ängstlich-vermeidende Persönlichkeitsstörung
Die Behandlungsmaßnahmen entsprechen vielfach denen bei sozialen Phobien, sollten aber längerfristiger angelegt sein, da die Reflexion allgemeiner Lebensprobleme und Lebensziele der Patienten mehr Raum einnimmt.

Kognitiv-verhaltensmodifikatorisches Vorgehen (V) (s. auch Leitlinie „Angststörungen")
- Training und Einübung sozialer Fertigkeiten (Social-Skills-Training)
- Aufbau eines positiven Selbstkonzeptes und Stärkung des Selbstwertgefühls (Selbstsicherheitstraining).

Medikation
- Positive Effekte zeigten sich in kontrollierten Studien für reversible MAO-Hemmer und SSRIs, aber auch für potente Benzodiazepine wie Alprazolan und Clonazepam (**II–III**).

Entspannung (V)
- Autogenes Training nach Schulz
- Progressive Muskelentspannung nach Jacobson.

Psychodynamisch-konfliktorientierte Psychotherapie ist bei ausgeprägten zwischenmenschlichen Unsicherheiten und Beziehungsstörungen angezeigt.

Ferner sollte eine Beratung der Eltern und/oder Erziehungspersonen zur Unterstützung des Jugendlichen in der Beziehungsaufnahme und sozialen Kompetenz erfolgen.

Histrionische Persönlichkeitsstörung
Zur Behandlung der histrionischen Persönlichkeitsstörung gibt es nur wenige empirische Studien.

Kognitiv-verhaltenstherapeutisches Vorgehen (V)
◢ Reduktion der Bedürfnisse des Patienten auf ein real erfüllbares Maß
◢ Entwicklung von Problemlösestrategien bei bestehenden Beziehungskonflikten.

Stützend-edukative und konfrontative Maßnahmen (V)
◢ Verbesserung der Selbstwahrnehmung im Hinblick auf Selbstbezogenheit, sofortige Bedürfnisbefriedigung und Verlangen nach Aufmerksamkeit

Psychodynamisch-konfliktorientierte Psychotherapie ist bei Vorhandensein von Traumata in der Vorgeschichte und/oder Reifungskrisen indiziert.

Ferner sollte eine Beratung der Eltern und/oder Erziehungspersonen und/oder eine strukturierend stützende Familientherapie erfolgen.

4.3 Besonderheiten bei ambulanter Behandlung

Das Vorgehen in den unterschiedlichen Behandlungssettings unterscheidet sich nicht qualitativ, sondern in der Intensität der Betreuung des Patienten.

4.4 Besonderheiten bei teilstationärer Behandlung

Siehe Kapitel 4.3

4.5 Besonderheiten bei stationärer Behandlung

Siehe Kapitel 4.3

4.6 Jugendhilfe- und Rehabilitationsmaßnahmen

Bei der ängstlich-vermeidenden Persönlichkeitsstörung sind wohnortbezogene Maßnahmen in Form von Freizeitgestaltung zur Förderung von sozialer Kompetenz, Selbstsicherheit und Beziehungsaufbau sinnvoll.

Bei chronischen Interaktionsstörungen (insbesondere dissoziale, Borderline- und histrionische Persönlichkeitsstörungen) im häuslichen und sozialen Umfeld kann eine stationäre Behandlungsmaßnahme in einer spezifischen Jugendhilfeeinrichtung sinnvoll sein.

Bei erheblicher Fremd- und/oder Selbstgefährdung muss die Durchführung von stationären Jugendhilfemaßnahmen unter freiheitsentziehenden Bedingungen erwogen werden.

Bei entsprechender Indikationsstellung muss die Fortführung ambulanter jugendpsychiatrischer Behandlung sichergestellt werden.

5 Literatur

Bateman A, Fonagy P, Treatment of borderline personality disorder with psychoanalytically oriented partial hospitalization: an 18-month follow-up. Am J Psychiatry (2001), 158, 1932–1933

Fiedler P (2003) Persönlichkeitsstörungen. 2. Aufl. Psychologie Verlags Union, Weinheim

Grilo C et al., Gender differences in personality disorders in psychiatrically hospitalized adolescents. American Journal of Psychiatry (1996), 153, 1089–1091

Herpertz S, Sass H (2003) Persönlichkeitsstörungen. Georg Thieme, Stuttgart, New York

Herpertz-Dahlmann B (2003) Persönlichkeitsstörungen aus kinder- und jugendpsychiatrischer Sicht. In: Herpertz S, Saß H (Hrsg.), Persönlichkeitsstörungen, 167–176. Georg Thieme, Stuttgart, New York

Herpertz-Dahlmann B, Herpertz S, Persönlichkeitsstörungen. In: Herpertz-Dahlmann B et al. (Hrsg.), Entwicklungspsychiatrie, 2. Aufl. im Druck. Schattauer, Stuttgart, New York

Kernberg OF, Dulz B, Sachsse U (2000) Handbuch der Borderline-Störung. Schattauer, Stuttgart, New York

Kernberg PF, Weiner AS, Bardenstein KK (2001) Persönlichkeitsstörungen bei Kindern und Jugendlichen. Klett-Cotta, Stuttgart

Lieb K et al., Borderline personality disorder. Lancet (2004), 31, 453–461

Linehan MM, Heard HL (1992) Dialectic behavior therapy for borderline personality disorder. In: Clarkin JF, Marziali E, Munroe-Blum H (Hrsg.), Borderline personality disorder. Clinical and empirical perspectives, 248–267. Guilford, New York

Markowitz PJ, Recent trends in the pharmacotherapy of personality disorders. Journal of personality disorders (2004), 18 (1), 90–101

Newton-Howes G, Typer P, Pharmacotherapy for personality disorders. Expert Opinion Pharmacotherapy (2003), 4 (10), 1643–1649

Nissen G (2000) Persönlichkeitsstörung, Ursachen – Erkennung – Behandlung. Kohlhammer, Suttgart, Berlin

Perry JC, Banon MD, Eanne F, Effectiveness of psychotherapy for personality disorders. American Journal of Psychiatry (1999), 156, 1312–1321

Petermann F, Petermann U (1993) Training mit Jugendlichen. Förderung von Arbeits- und Sozialverhalten. Psychologie Verlags Union, Weinheim

Sass H, Herpertz S (1996) Persönlichkeits- und Verhaltensstörungen. In: Gastpar MT, Kasper S, Linden M (Hrsg.), Lehrbuch der Psychiatrie und Repetitorium, 188–206. De Gruyter, Berlin, New York

Frühere Bearbeiter dieser Leitlinie

C. Wewetzer, S. Herpertz,
B. Herpertz-Dahlmann

Jetzige Bearbeiter dieser Leitlinie

C. Wewetzer, S. Herpertz,
B. Herpertz-Dahlmann, K.-U. Oehler

Korrespondenzadresse

Prof. Dr. med. Christoph Wewetzer
Klinik für Kinder- und Jugendpsychiatrie
und Psychotherapie der Städtischen
Kliniken Köln gGmbH
Florentine-Eichler-Str. 1
51067 Köln

Abnorme Gewohnheiten und Störungen der Impulskontrolle (F63)

Pathologisches Glücksspiel (F63.0)

1 Klassifikation

1.1 Definition

Pathologisches Spielen ist durch die Unfähigkeit charakterisiert, dem Impuls zum Glücksspiel zu widerstehen, obwohl schwerwiegende persönliche, familiäre oder berufliche Konsequenzen drohen oder bereits eingetreten sind. Männer sind häufiger betroffen als Frauen.

1.2 Leitsymptome

- Häufiges und wiederholtes Spielen
- Ständige gedankliche Beschäftigung mit dem Glücksspiel (z.B. Spieltechniken, Möglichkeiten der Geldbeschaffung für neue Glücksspiele)
- Wiederholte erfolglose Versuche, dem Spieldrang zu widerstehen
- Fortgesetztes Spiel trotz schwerwiegender Konsequenzen wie Verarmung, Zerrüttung der persönlichen Beziehungen
- Das Spiel dient als Möglichkeit, Problemen oder einer depressiven Stimmung auszuweichen
- Das Spielverhalten wird oft gegenüber Familienangehörigen, dem Therapeuten oder anderen verheimlicht
- Kriminelle Handlungen wie Diebstahl zur Finanzierung des Spielens
- Spielen mit steigenden Geldmengen, um die erwünschte Spannung zu erzielen
- Unruhe oder erhöhte Irritierbarkeit bei dem Versuch, auf Spielen zu verzichten
- Vertrauen auf andere zur Begleichung der Schulden.

1.3 Schweregradeinteilung

Entfällt.

1.4 Untergruppen

Entfällt.

1.5 Ausschlussdiagnose

Entfällt.

2 Störungsspezifische Diagnostik

2.1 Symptomatik

Interview (mit Eltern oder Stellvertreter und Patient bzw. Patientin getrennt)
- Allgemeine Anamnese des Jugendlichen
- Spezifische Anamnese, in der die in den Leitsymptomen genannten Verhaltensmuster erfragt werden.

2.2 Störungsspezifische Entwicklungsgeschichte

Befragung von Eltern oder Stellvertretern
Die folgenden Störungen werden in der Vorgeschichte von Patienten mit pathologischem Glücksspiel häufiger gefunden:
- Hyperkinetisches Syndrom im Kleinkind- oder frühen Schulalter
- Tourette-Syndrom

- Störung des Sozialverhaltens
- Drogen- und Alkoholmissbrauch bzw. -abhängigkeit (häufig!)
- Affektive und Angststörungen
- Die Störung tritt manchmal in Zusammenhang mit dem Tod einer wichtigen Bezugsperson, einer körperlichen Erkrankung, schulischen oder beruflichen Misserfolgen und Schwierigkeiten im sozialen Umfeld auf.

2.3 Psychiatrische Komorbidität und Begleitstörungen

Befragung von Eltern und Patienten
- Vor allem Alkohol- oder Drogenmissbrauch bzw. -abhängigkeit
- Hyperkinetisches Syndrom mit und ohne Störung des Sozialverhaltens
- Affektive Erkrankungen (pathologisches Spielen findet sich häufiger bei Patienten mit depressiver oder bipolarer Erkrankung)
- Angststörungen
- Persönlichkeitsstörungen
- Negative Stressbewältigung
- Suizidalität!

2.4 Störungsrelevante Rahmenbedingungen

Befragung von Eltern und Patienten
- Familienanamnese
- Drogen- oder Alkoholabhängigkeit in der Familie, vor allem bei den Eltern
- Häufung von pathologischen Spielern in der Familie
- Geringe familiäre und/oder außerfamiliäre Unterstützung
- Feststellung von Entwicklungsstörungen
- Feststellung kognitiver Probleme
- Eruierung körperlicher Erkrankungen.

2.5 Apparative, Labor- und Testdiagnostik

Allgemeine Leistungs- und Persönlichkeitsdiagnostik.

2.6 Weitergehende Diagnostik und Differenzialdiagnostik

Befragung von Eltern und Patienten, Beobachtung, Testdiagnostik
- Gewohnheitsmäßiges Spielen oder soziales Spielen (Kontrollmöglichkeit durch den Betroffenen ist vorhanden)
- Spielen im Rahmen einer akuten Manie (F30)
- Spielen im Rahmen einer dissozialen Persönlichkeitsstörung (F60.2) (zusätzliche dissoziale oder aggressive Handlungen und mangelnde Empathie gegenüber anderen) oder Störung des Sozialverhaltens (F91). (Diese Störung ist im Jugendalter wesentlich häufiger als das pathologische Spielen.)
- Spielen im Rahmen einer Borderline-Persönlichkeitsstörung.

3 Multiaxiale Bewertung

3.1 Identifizierung der Leitsymptome

Hierbei ist vor allem auf den für das pathologische Spielen typischen Kontrollverlust zu achten, außerdem Überprüfung der Kriterien einer zusätzlichen Störung des Sozialverhaltens.

3.2 Identifizierung weiterer Symptome und Belastungen

Auf der MAS-Achse V (aktuelle abnorme psychosoziale Umstände) sind eine psychische

Störung eines Elternteils sowie akute belastende Lebensereignisse, z.B. Verlust einer liebevollen Beziehung, abzuklären.

3.3 Differenzialdiagnostik und Hierarchie des diagnostischen und therapeutischen Vorgehens

- Soziales Spielen (im Freundeskreis mit vorher vereinbarten und begrenzten Verlusten)
- Professionelles Spielen (mit absehbaren Risiken)
- Spielen im Rahmen von bipolaren Erkrankungen, Störungen des Sozialverhaltens und antisozialer Persönlichkeitsstörung (s. Kap. 2.3). Bei Suizidalität und psychiatrischen Erkrankungen (affektive Störungen, aber auch hyperkinetisches Syndrom) sind diese vorrangig zu behandeln.

4 Interventionen

4.1 Auswahl des Interventionssettings

Eine stationäre Behandlung kann angezeigt sein, um eine Herausnahme aus dem Milieu des Patienten zu gewährleisten und längerfristige Behandlungsschritte zu planen. Weitere Indikationen können ausgeprägte depressive Verstimmung und Suizidalität sein.

4.2 Hierarchie der Behandlungsentscheidung und Beratung

Über die Wirksamkeit bestimmter Behandlungsmethoden liegen wenige empirische Befunde vor. Allgemeine Behandlungsprinzipien, die bei den meisten hier genannten Impulskontrollstörungen gelten, sind:
- Aufklärung, Zielanalyse, Motivationsklärung
- Anleitung zur Selbstbeobachtung, Protokollierung von auslösenden Situationen, begleitenden Emotionen und Kognitionen
- Klärung und Bearbeitung der Hintergrundproblematik
- Verhaltenstherapeutische Techniken
  - Training zur Verbesserung der Stressbewältigung, des Problemlöseverhaltens und der sozialen Kompetenz
  - Systematische Desensibilisierung, bei der die Entspannung mit dem Gedanken an Spielverzicht gekoppelt wird
  - Kognitive Umstrukturierung
  - In-sensu- und In-vivo-Exposition (sukzessiver Ersatz anfänglich externer Kontrolle durch Selbstkontrolle)
- Anschluss an eine Selbsthilfegruppe
- Beratung der Eltern und/oder stützend-strukturierende Familientherapie.

Randomisierte placebokontrollierte Studien bei Erwachsenen zeigten keine eindeutige Überlegenheit von selektiven Serotonin-Wiederaufnahmehemmern (Fluvoxamin, Sertralin, Paroxetin) gegenüber Placebo. Beachtenswert ist hierbei ein ausgeprägter Placeboeffekt von 50–70%. Kontrollierte Studien zu Lithium, Valproat und Topiramat belegten eine Wirksamkeit, beinhalteten jedoch keinen Placebovergleich. Insgesamt kann zur Zeit keine Empfehlung zur medikamentösen Behandlung des pathologischen Glückspiels im Kindes- und Jugendalter gegeben werden.

Es gibt nur ganz wenige kontrollierte Studien, die auf eine Wirksamkeit von Verhaltenstherapie oder kognitiv-behavioraler Therapie hinweisen. Beachte: Die Studien zeichnen sich durch kleine Fallzahlen und unzureichendes Design aus (V).

4.3 Besonderheiten bei ambulanter Behandlung

Siehe Kapitel 4.1 und 4.2.

4.4 Vorgehensweise und Besonderheiten bei teilstationärer Behandlung

Siehe Kapitel 4.1 und 4.2.

4.5 Vorgehensweise und Besonderheiten bei stationärer Behandlung

Siehe Kapitel 4.1 und 4.2.

4.6 Jugendhilfe- und Rehabilitationsmaßnahmen

Bei Auftreten von pathologischem Spielen in der Adoleszenz und Aufrechterhaltung der Symptomatik durch ein pathologisches Milieu ist eine stationäre Behandlungsmaßnahme in einer spezifischen Jugendhilfeeinrichtung sinnvoll. Eine Strukturierung des Alltags verbunden mit dem Wiedereinstieg in Schul- oder Berufsausbildung kann für jugendliche Patienten mit pathologischem Glücksspiel sehr hilfreich sein.

4.7 Entbehrliche Therapiemaßnahmen

Entfällt.

Pathologische Brandstiftung (Pyromanie) (F63.1)

1 Klassifikation

1.1 Definition

Unter Pyromanie versteht man wiederholte Brandstiftung, die meist in der Kindheit beginnt, ohne dass erkennbare Motive vorliegen (auszuschließen sind materieller Gewinn, Rache, politischer Extremismus sowie Spurenbeseitigung nach krimineller Handlung). Die echte Pyromanie ist selten, sie tritt häufiger bei Männern als bei Frauen auf.

Brandstiftung im Kindes- und Jugendalter ist praktisch immer nur im Rahmen von Störungen des Sozialverhaltens zu beobachten, die an dieser Stelle *nicht* gemeint sind. Neben Brandstiftung weisen diese Jugendlichen regelverletzendes, aggressives und delinquentes Verhalten auf, das im Allgemeinen schwerwiegender als bei dissozialen Jugendlichen ohne Brandstiftung in der Anamnese ist.

1.2 Leitsymptome

- Faszination von allen Themen, die mit Feuer und Feuerbekämpfung in Verbindung stehen
- Ein unwiderstehlicher Drang und wachsende Spannung vor der Feuerlegung sowie Erleichterung und Zufriedenheit nach ihrer Ausführung. Das Feuer wird nicht aus Wut, Rache oder einer profitablen Absicht gelegt.

1.3 Schweregradeinteilung

Entfällt.

1.4 Untergruppen

Entfällt.

1.5 Ausschlussdiagnose

Entfällt.

2 Störungsspezifische Diagnostik

2.1 Symptomatik

Eltern und Patient sollten nach den Leitsymptomen befragt werden. Das besondere Interesse an Feuer muss erfragt werden. Patienten mit echter Pyromanie halten sich häufig in der Nähe von Feuer oder Brandherden auf oder veranlassen falschen Feueralarm. Selten geben die Brandstifter zu, dass sie den Brand gelegt haben.

2.2 Störungsspezifische Entwicklungsgeschichte

Befragung von Eltern oder Stellvertretern. Das ausgeprägte Interesse an Feuer besteht im Allgemeinen schon seit der frühen Kindheit. Viele Patienten waren daher schon als Kinder oder Jugendliche an Brandstiftung beteiligt. In der Literatur wird berichtet, dass ein Teil der Eltern in Berufen arbeitet, die mit Feuer zu tun haben, oder die Brandstifter sind selbst Mitglied einer freiwilligen Feuerwehr.

2.3 Psychiatrische Komorbidität und Begleitstörungen

Befragung von Eltern und Patienten
Es gibt nur eine begrenzte Anzahl von Fallstudien, die darauf hinweisen, dass eine Komorbidität mit affektiven Störungen, Persönlichkeitsstörungen und Suchterkrankungen vorliegen kann.

2.4 Störungsrelevante Rahmenbedingungen

- Familienanamnese: Spezifische familiäre Befunde sind bei der Pyromanie nicht bekannt
- Feststellung von Entwicklungsstörungen
- Feststellung kognitiver Probleme
- Feststellung von akutem Drogen- oder Alkoholmissbrauch.

2.5 Apparative, Labor- und Testdiagnostik

- Allgemeine Leistungs- und Persönlichkeitsdiagnostik.

2.6 Weitergehende Diagnostik und Differenzialdiagnostik

Befragung von Eltern und Patient, Beobachtung, Testdiagnostik
- Antisoziale Persönlichkeitsstörung (zusätzliche aggressive oder dissoziale Handlungen, mangelnde Empathie, F60.2)
- Hyperkinetische Störungen (F90)
- Entwicklungsbedingtes Experimentieren mit Feuer
- Im Kindes- und Jugendalter ist Brandstiftung fast immer ein Verhaltensmerkmal der Störung des Sozialverhaltens (F91), nur in seltenen Fällen liegt eine echte Pyromanie vor (s. Kap. 1.1). Vielfach ist der Übergang zwischen unbeabsichtigter Brandstiftung, Brandlegung im Rahmen einer Störung des Sozialverhaltens und der pathologischen Brandstiftung fließend.
- Brandstiftung im Rahmen einer akuten Schizophrenie (F20) oder Manie (F30)
- Brandstiftung bei organisch bedingten psychiatrischen Störungen (F0) oder geistiger Behinderung
- Alkoholismus, Drogen- und Medikamentenintoxikation (F1).

3 Multiaxiale Bewertung

3.1 Identifizierung der Leitsymptome

- Verifizierung der für die Pyromanie typischen emotionalen Spannung im Zusammenhang mit Feuer

3.2 Identifizierung weiterer Symptome und Belastungen

Feststellung einer umschriebenen Entwicklungsstörung, einer Intelligenzminderung und psychosozialer Belastungsfaktoren.

3.3 Differenzialdiagnose und Hierarchie des diagnostischen und therapeutischen Vorgehens

Siehe Kapitel 2.3 und 2.6. Unbedingt erforderlich ist der Ausschluss einer Störung des Sozialverhaltens und/oder einer hyperkinetischen Störung, die ein umfassenderes Vorgehen erforderlich macht. Bei einer Komorbidität von Pyromanie und hyperkinetischer Störung sollte primär die hyperkinetische Störung behandelt werden.

4 Interventionen

Über eine wirksame Behandlung bei Kindern und Jugendlichen gibt es keine gesicherten Erkenntnisse. Am ehesten sind verhaltenstherapeutische Maßnahmen empfehlenswert: Informationen über den sicheren Umgang mit Feuer, Monitoring (Dokumentation der Emotionen, die bei dem Wunsch nach Feuerlegung auftreten), Maßnahmen zur „Sättigung" (wiederholtes Feuermachen unter Aufsicht), Elterntraining und eventuell Aversionstraining.

Kontrollierte und randomisierte Studien zeigen die Effektivität von kognitiv-behavioraler Therapie und Psychoedukation bei Kindern im Grundschulalter auf (II). Dabei handelt es sich jedoch nicht um Pyromanie im engeren Sinne.

Pathologisches Stehlen (Kleptomanie) (F63.2)

1 Klassifikation

1.1 Definition

Die betroffene Person versagt darin, dem Impuls zu widerstehen, Dinge (in Geschäften oder an anderen Orten) zu stehlen, die weder dem persönlichen Gebrauch noch der Bereicherung dienen. Gestohlene Gegenstände werden versteckt, weggegeben, gehortet oder zurückgegeben. Die echte Kleptomanie ist im Vergleich zum gewöhnlichen Ladendiebstahl extrem selten und scheint häufiger bei Frauen aufzutreten.

1.2 Leitsymptome

- Steigende Spannung vor der Handlung
- Freude, Erleichterung oder ein Gefühl der Befriedigung während und nach der Tat
- Der/die Betroffene handelt nicht aus Ärger oder Rache
- Zwischen den einzelnen Diebstählen können Angst und Schuldgefühle auftreten, verhindern aber nicht das erneute Stehlen.

1.3 Schweregradeinteilung

Entfällt.

1.4 Untergruppen

Entfällt.

1.5 Ausschlussdiagnose

Entfällt.

2 Störungsspezifische Diagnostik

2.1 Symptomatik

Eltern und Patient sollten nach den genannten Leitsymptomen befragt werden. Insbesondere ist es wichtig, die steigende Spannung vor der Handlung und den Spannungsabfall nach der Handlung zu erfragen, um die Kleptomanie von Störungen des Sozialverhaltens abzugrenzen. Patienten mit Kleptomanie sind sich fast immer darüber bewusst, dass ihr Verhalten falsch ist, und empfinden Scham und Schuldgefühle. Vielfach vermeiden sie Orte, wo das Stehlen eine besonders große Versuchung darstellt; manche betreten kein Geschäft mehr.

2.2 Störungsspezifische Entwicklungsgeschichte

Befragung von Eltern oder Stellvertretern
- Die meisten Patienten berichten über traumatische Lebensereignisse, aber die wenigsten können angeben, was dem ersten Stehlakt vorausging
- Bei einem Teil der Patienten verläuft die Erkrankung periodisch mit längerfristigen Remissionen, bei anderen chronisch ohne bedeutende Fluktuation.

2.3 Psychiatrische Komorbidität und Begleitstörungen

Befragung von Eltern und Patienten
- Monopolare und bipolare depressive Störungen
- Angststörung
- Essstörung, vor allem Bulimia nervosa
- Sexuelle Funktionsstörungen
- Drogen- und Alkoholmissbrauch.

2.4 Störungsrelevante Rahmenbedingungen

- Familienanamnese: Spezifische familiäre Befunde sind bei der Kleptomanie nicht bekannt.
- Feststellung von Entwicklungsstörungen
- Feststellung von kognitiven Problemen.

2.5 Apparative, Labor- und Testdiagnostik

- Allgemeine Leistungs- und Persönlichkeitsdiagnostik.

2.6 Weitergehende Diagnostik und Differenzialdiagnostik

Befragung von Eltern und Patienten, Beobachtung, Testdiagnostik
- Gewöhnliches Stehlen zu persönlichem Nutzen
- Störung des Sozialverhaltens (zusätzlich andere dissoziale Handlungen) (F91)
- Antisoziale Persönlichkeitsstörungen (Auftreten anderer aggressiver oder antisozialer Handlungen, mangelnde Empathie und Egozentrik) (F60.2)
- Stehlen im Rahmen einer akuten Manie (F30)
- Stehlen im Rahmen organischer psychiatrischer Störungen (F0), auch bei geistiger Behinderung
- Stehlen im Rahmen von depressiven Episoden (F31–33)
- Stehlen von Nahrungsmitteln im Rahmen einer Bulimia nervosa.

Stehlen wird bei Jugendlichen manchmal als Mutprobe, oppositionelles Verhalten oder Ritual beobachtet. Ein solches Verhalten ist nicht als Kleptomanie zu klassifizieren.

3 Multiaxiale Bewertung

3.1 Identifizierung der Leitsymptome

Siehe Kapitel 1.2, insbesondere Abklärung eines ununterdrückbaren Impulses, den Diebstahl durchzuführen.

3.2 Identifizierung weiterer Symptome und Belastungen

Feststellung von umschriebenen Entwicklungsstörungen, von Intelligenzminderungen und psychosozialen Belastungen.

3.3 Differenzialdiagnose und Hierarchie des diagnostischen und therapeutischen Vorgehens

- Unterscheidung von gewöhnlichem Diebstahl
- Unterscheidung von Diebstahl als Racheakt oder Mutprobe
- Vortäuschung einer Kleptomanie, um Strafverfolgung zu entgehen.

Siehe auch Kapitel 2.3 und 2.6.

Tief greifende psychiatrische Störungen, insbesondere affektive Erkrankungen und Essstörungen, sind vorrangig zu behandeln.

4 Interventionen

Es gibt nur wenige gesicherte Erkenntnisse. Verhaltenstherapeutische Interventionen (einschließlich aversiver Techniken) haben sich in Einzelfallstudien als wirksam erwiesen, in anderen Fällen wurden Serotonin-Wiederaufnahmehemmer mit Erfolg eingesetzt.

Kontrollierte Studien gibt es weder für das Erwachsenen- noch Jugendlichenalter. Zusammenfassend ist der Evidenzgrad aller verfügbaren Studien nicht höher als IV einzuschätzen.

Trichotillomanie (F63.3)

1 Klassifikation

1.1 Definition

Die betroffene Person wehrt sich vergeblich gegen den Impuls, ihre Haare auszureißen, mit der Folge eines beträchtlichen Haarverlustes. Während die Störung im Kindesalter etwa gleich häufig bei Mädchen und Jungen beobachtet wird, zeigt sich im Jugend- und Erwachsenenalter ein Überwiegen des weiblichen Geschlechts.

In der Literatur besteht Uneinigkeit darüber, ob die Trichotillomanie als Störung der Impulskontrolle oder als eine Störung aus dem Spektrum der Zwangserkrankungen angesehen werden soll.

1.2 Leitsymptome

- Ein Gefühl steigender Spannung vor dem Ausreißen der Haare
- Freude, Zufriedenheit oder Erleichterung während oder nach dem Haareausreißen
- Spannung und Erleichterung müssen nicht immer vorhanden sein.
- Das Ausreißen kann in allen behaarten Körperregionen, auch im Schambereich, erfolgen; am häufigsten betrifft es die Kopfhaare, Augenbrauen und Wimpern.
- Neben der Trichotillomanie kann Trichophagie mit der Gefahr eines Bezoar auftreten.
- Von einigen Patienten wird die Störung verleugnet.

1.3 Schweregrad

Die Trichotillomanie kann sich auf einige Stellen des behaarten Kopfes beschränken, kann aber auch den ganzen Kopf und weitere Haarregionen (s.o.) betreffen.

1.4 Untergruppen

In der neueren Literatur werden 2 Formen unterschieden:
- Eine frühe Form, die vielfach vor dem sechsten Lebensjahr auftritt, meist nur wenige Monate anhält und gut auf einfache verhaltenstherapeutische Maßnahmen anspricht
- Eine späte Form, die in der frühen Adoleszenz beginnt und zur Habitualisierung und späteren Chronifizierung neigt.

Es ist unklar, ob ein Übergang von der frühen in die adoleszente Form der Trichotillomanie existiert oder ob es sich um 2 unterschiedliche Krankheitsentitäten handelt.

1.5 Ausschlussdiagnose

Entfällt.

2 Störungsspezifische Diagnostik

2.1 Symptomatik

Eltern und Patient sollten nach den genannten Leitsymptomen befragt werden. Insbesondere sollte geklärt werden, ob der Patient den Akt des Haareausreißens realisiert und welche Affekte vor, während und nach dem Haareausreißen auftreten. Viele Patienten leugnen ihre Störung und tragen Hüte oder Perücken, um die kahlen Stellen zu verdecken. An den betroffenen Lokalisationen finden sich im Allgemeinen Haare unterschiedlicher Länge, manchmal Anzeichen von Verletzungen.

2.2 Störungsspezifische Entwicklungsgeschichte

Hier sollten Belastungssituationen, Trennungserlebnisse und Deprivationserfahrungen eruiert werden.

2.3 Psychiatrische Komorbidität und Begleitstörungen

Befragung von Eltern und Patienten
- Angsterkrankung (soziale Phobie als Folge der Trichotillomanie)
- Zwangserkrankung (s. Kap. 1.1)
- Affektive Störungen (primär oder sekundär)
- Alkohol- und Drogenmissbrauch.

Fast alle Patienten erleben ihre Erkrankung als stigmatisierend und sozial isolierend.

2.4 Störungsrelevante Rahmenbedingungen

Befragung von Eltern und Patienten
- Familienanamnese: Bei den Familienangehörigen scheint eine erhöhte Prävalenz von Erkrankungen aus dem Formenkreis der Zwangserkrankungen, Ticstörungen oder Stereotypien vorzuliegen
- Feststellung von Entwicklungsstörungen
- Feststellung kognitiver Probleme (Intelligenzminderung)
- Eruierung körperlicher Erkrankungen.

Bei einer Trichophagie sollte das Vorliegen eines Trichobezoars ultrasonographisch, radiologisch oder endoskopisch abgeklärt werden.

2.5 Apparative, Labor- und Testdiagnostik

In einigen Fällen wird das Vorliegen einer Trichotillomanie vom Patienten und der Familie verneint. Zur Abgrenzung von der Alopecia areata oder einer Tinea capitis ist daher in seltenen Fällen eine Biopsie erforderlich.
- Allgemeine Leistungs- und Persönlichkeitsdiagnostik.

2.6 Weitergehende Diagnostik und Differenzialdiagnostik

Befragung von Eltern und Patient
- Haareausreißen nach einer Hauterkrankung
- Haareausreißen als Reaktion auf einen Wahn oder eine Halluzination (Schizophrenie, besonders Leibhalluzinationen) (F20)
- Haarezupfen oder Haaredrehen im Rahmen einer stereotypen Bewegungsstö-

rung (ohne ein Gefühl der Entlastung nach dem Haareausreißen)
▲ Haareausreißen im Rahmen eines Münchhausen-Syndroms
▲ Haareausreißen bei Intelligenzminderung.

2.7 Entbehrliche Diagnostik

Entfällt.

3 Multiaxiale Bewertung

3.1 Identifizierung der Leitsymptome

Überprüfung des Vorliegens der Leitsymptome (s. Kap. 1.2), insbesondere des Spannungsgefühls vor und während des Haareausreißens. Weiterhin Überprüfung der Kriterien einer Zwangserkrankung.

3.2 Identifizierung weiterer Symptome und Belastungen

Abklärung von umschriebenen Entwicklungsstörungen, einer Intelligenzminderung und körperlicher Erkrankungen (v.a. Hauterkrankungen) bzw. Folgeerkrankungen (Trichobezoar) sowie von psychosozialen Belastungen (psychische Störung der Eltern).

3.3 Differenzialdiagnose und Hierarchie des diagnostischen und therapeutischen Vorgehens

Bei Haareausreißen im Rahmen anderer Erkrankungen (Schizophrenie, geistige Behinderung, Autismus) sollten diese vordringlich behandelt werden.

4 Interventionen

4.1 Auswahl des Interventionssettings

Bei jungen Kindern ist der Behandlungsmodus überwiegend ambulant in enger Zusammenarbeit mit den Eltern. Bei Jugendlichen kann eine stationäre Behandlung sinnvoll sein, wenn sich die Trichotillomanie im familiären Umfeld habitualisiert hat, eine Diagnostik bezüglich auslösender Situationen erfolgen soll und/oder eine Chronifizierung der Störung droht.

4.2 Hierarchie der Behandlungsentscheidung und Beratung

Bei Kindern reichen im Allgemeinen Aufklärung über das Problem, stützend-strukturierende Maßnahmen sowie einfache verhaltenstherapeutische Techniken. Immer ist zusätzlich eine intensive Beratung der Eltern erforderlich. Bei Jugendlichen mit bereits länger andauernder Störung liegen nur wenige Erkenntnisse über wirksame Therapiemaßnahmen vor. Für dieses Lebensalter existieren keine kontrollierten Studien. Am ehesten eignen sich kognitiv-behaviorale Therapie, Response Prevention (Verhinderung des Haarezupfens trotz Impuls) und Habit reversal (Einüben alternativer Verhaltensweisen als Antwort auf den Impuls). In 2 randomisierten kontrollierten Studien bei Erwachsenen zeigte sich die Verhaltenstherapie der medikamentösen Behandlung mit Fluoxetin/Clomipramin überlegen (II). Allerdings ließ auch der Effekt der Verhaltenstherapie innerhalb von 2 Jahren deutlich nach. Patienten, die bei Beendigung der Therapie eine vollständige Remission in Bezug auf das Haarezupfen zeigten, wiesen deutlich bessere Ergebnisse nach 2 Jahren auf. Die Behandlung sollte daher unbedingt auf eine komplette Remission der Trichotillomanie abzielen.

4.3 Besonderheiten bei ambulanter, teilstationärer oder stationärer Behandlung

Entfällt.

4.4 Jugendhilfe- und Rehabilitationsmaßnahmen

Bei Verstärkung der Symptomatik im familiären Umfeld kann eine zeitweilige außerfamiliäre Unterbringung notwendig werden. Hier ist die Mitwirkung von Einrichtungen der Jugendhilfe erforderlich.

4.5 Entbehrliche Therapiemaßnahmen

Entfällt.

5 Literatur

Bennett BK et al., Burn education awareness recognition and support (BEARS): a community based juvenile firesetters assessment and treatment program. J Burn Care Rehabil (2004), 25, 324–327

Blanco C et al., A pilot placebo-controlled study of fluvoxamine for pathological gambling. Annuals of Clinical Psychiatry (2002), 14, 9–15

Dannon PN et al., Topiramate versus fluvoxamine in the treatment of pathological gambling: a randomized, blind-rater comparison study. Clinical Neuropharmacololgy (2005), 28, 6–10

Grant JE et al., Paroxetine treatment of pathological gambling: a multi-centre randomized controlled trial. Int Clinical Neuropharmacololgy (2003), 18, 243–249

Herpertz S (2000) Behandlung von abnormen Gewohnheiten und von Störungen der Impulskontrolle. In: Möller HJ (Hrsg.), Therapie psychiatrischer Erkrankungen, 1076–1086, Georg Thieme, Stuttgart

Keijsers GP et al., Behavioural treatment of trichotillomania: Two-year follow-up results. Behav Res Ther (2006), 44(3), 359–370. Epub 2005 May 31.

King RA et al., Childhood trichotillomania: clinical phenomenology, comorbidity, and family genetics. Journal of the American Academy of Child and Adolescent Psychiatry (1995), 34, 1451–1459

Kolko DJ, Efficacy of cognitive-behavioral treatment and fire safety education for children who set fires: initial and follow-up outcomes. Journal of Child Psychology and Psychiatry (2001), 42, 359–369

Lynch WJ, Maciejewski PK, Potenza MN, Psychiatric correlates of gambling in adolescents and young adults grouped by age at gambling onset. Arch Gen Psychiatry (2004), 61, 1116–1122

Minnen A van et al., Treatment of trichotillomania with behavioral therapy or fluoxetine: a randomized, waiting-list controlled study. Archives of General Psychiatry (2003), 60, 517–522

Oakley-Brown MA, Adams P, Mobberley PM, Interventions for pathological gambling. Cochrane Database Systems Review (2000), 2, CD01521

Pietrzak RH, Ladd GT, Petry NM, Disordered gambling in adolescents: epidemiology, diagnosis, and treatment. Paediatr Drugs (2003), 5, 583–595

Warnke A (2005) Störungen der Impulskontrolle und abnorme Gewohnheiten. In: Schneider S. (Hrsg.), Enzyklopädie der Psychologie, Bd. Störungen bei Kindern und Jugendlichen. Hogrefe, Göttingen

Frühere Bearbeiter dieser Leitlinien
B. Herpertz-Dahlmann, C. Wewetzer, K. Holtkamp, S. Herpertz

Jetzige Bearbeiter dieser Leitlinien
B. Herpertz-Dahlmann, K. Holtkamp, S. Herpertz, M. Meusers, B. Peters-Wallraf

Korrespondenzadresse:
Dr. Michael Meusers
Gemeinschaftskrankenhaus Herdecke
Gerhard-Kienle-Weg 4
58313 Herdecke

Störungen der Geschlechtsidentität (F64) sowie der sexuellen Entwicklung und Orientierung (F66)

Störungen der Geschlechtsidentität (F64)

1 Klassifikation

1.1 Definition

Störungen der Geschlechtsidentität sind durch ein anhaltendes und starkes Unbehagen über und/oder Leiden am eigenen biologischen Geschlecht charakterisiert. Sie gehen einher mit dem Wunsch oder der Beteuerung, dem anderen Geschlecht anzugehören und entsprechend leben zu wollen. Sie können bis zum Wunsch nach gegengeschlechtlicher hormoneller Behandlung und nach einer operativen Geschlechtsumwandlung führen.

1.2 Leitsymptome

Zwei Hauptsymptome sind wegweisend:
- Der Wunsch, dem anderen Geschlecht anzugehören
- Das Unbehagen über das eigene Geschlecht.

Die Darstellung der Leitsymptome für Störungen der Geschlechtsidentität im Kindesalter orientiert sich an den DSM-IV-Kriterien (die 2 Hauptsymptome werden in den ICD-10-Kriterien in unbefriedigender Weise miteinander vermischt); bei Jugendlichen wird auch auf ICD-10 Bezug genommen.

Erstes diagnostisches Hauptkriterium
Es besteht der dringliche und anhaltende Wunsch, dem anderen Geschlecht anzugehören.
Bei Kindern sollten 4 der folgenden 5 Kriterien erfüllt sein:

- Wiederholt geäußerter Wunsch oder Beharren darauf, dem anderen Geschlecht anzugehören
- Bevorzugtes Tragen der Kleidung des anderen Geschlechts oder Nachahmung eines Erscheinungsbildes des anderen Geschlechts
- Dringliche und andauernde Bevorzugung der gegengeschlechtlichen Rolle im Spiel oder anhaltende Phantasien, dem anderen Geschlecht anzugehören
- Intensiver Wunsch, an den für das andere Geschlecht typischen Spielen und Aktivitäten teilzunehmen
- Starke Präferenz von gegengeschlechtlichen Spielkameraden.

Jugendliche äußern den Wunsch, dem anderen Geschlecht anzugehören, als Person des anderen Geschlechts zu leben und behandelt zu werden, oder die Überzeugung, dass sie die typischen Gefühle des anderen Geschlechts besitzen. Nicht selten treten Jugendliche auch real in der gegengeschlechtlichen Rolle auf und werden in dieser akzeptiert.

Zweites diagnostisches Hauptkriterium
Ein dauerndes Unbehagen über das eigene Geschlecht.
Bei Kindern werden die folgenden Symptome beobachtet:

Bei Jungen:
- Ablehnung der männlichen Genitalien
- Wunsch nach Verschwinden der männlichen Genitalien
- Äußerung, dass es schöner wäre, keinen Penis zu haben

- Abneigung gegen Jungenspiele und -spielzeuge, insbesondere gegen körperliche Wettkampfspiele.

Bei Mädchen:
- Abneigung, im Sitzen zu urinieren
- Versicherung, dass sie einen Penis hat oder einer bei ihr wachsen wird
- Wunsch, dass Brustbildung und Menstruation nicht eintreten
- Ausgeprägte Ablehnung typisch weiblicher Kleidung.

Jugendliche sind vordringlich damit befasst, sich ihrer primären und sekundären Geschlechtsmerkmale zu entledigen und Merkmale des anderen Geschlechts zu entwickeln (z.B. Wunsch nach hormoneller und chirurgischer Behandlung, um möglichst weitgehend das Aussehen einer Person des anderen Geschlechts zu erreichen), oder sie glauben, im Körper des falschen Geschlechts geboren worden zu sein. Jugendliche zeigen oft Gefühle von Verzweiflung und Hass gegen den eigenen Körper und leiden an Depressionen, die bis zu Suizidversuchen führen können.

1.3 Schweregradeinteilung

Entfällt.

1.4 Untergruppen

Bis zur Pubertät ist die Diagnose „Störung der Geschlechtsidentität des Kindesalters" (F64.2) zu stellen.

Nach der Pubertät ist die Diagnose „Transsexualismus" (F64.0) zu stellen, wenn der Wunsch, als Angehöriger des anderen Geschlechts zu leben, und der Wunsch nach Geschlechtsumwandlung mindestens 2 Jahre durchgehend bestehen.

Sind die diagnostischen Kriterien nur teilweise erfüllt oder liegen gleichzeitig intersexuelle Fehlbildungen vor, so können die Diagnosen „Sonstige Störung der Geschlechtsidentität" (F64.8) oder „Nicht näher bezeichnete Störung der Geschlechtsidentität" (F64.9) zutreffen.

1.5 Ausschlussdiagnose

- Schizophrenie und wahnhafte Störungen (F2)
- Intersexuelle Störungen: unbestimmtes Geschlecht und Pseudohermaphroditismus (Q56.0–Q56.4), Anomalien der Gonosomen (Q97), adrenogenitale Störungen (E25)
- Sexuelle Reifungskrise (F66.0), ich-dystone Sexualorientierung (F66.1): Siehe Kapitel 2.6.

2 Störungsspezifische Diagnostik

2.1 Symptomatik

Exploration der Eltern und psychiatrische Untersuchung des Kindes/Jugendlichen

Bei Kindern
Befragung der Eltern bzw. Erziehungspersonen
- Besonderes Interesse an Kleidung, Schmuck, Kosmetik des anderen Geschlechts
- Tragen der Kleidung des anderen Geschlechts
- In besonderem Maße bevorzugte bzw. abgelehnte Spiele und Spielzeuge
- Interesse an Sport und körperlichen Kampfspielen
- Interesse an Tanz und Ballett
- Körpererleben
- Freunde und Spielkameraden: Hat das Kind Freunde und Spielkameraden? Wird es von ihnen akzeptiert? Wie reagieren diese auf geschlechtsatypisches Verhalten?

Bei Jugendlichen
Befragen der Eltern bzw. Erziehungspersonen
- Körpererleben
- Wunsch des/der Jugendlichen, dem anderen Geschlecht anzugehören
- Führen eines Vornamens des anderen Geschlechts
- Öffentliches Auftreten als Person des anderen Geschlechts
- Wunsch nach medizinischer und chirurgischer „geschlechtsumwandelnder" Behandlung
- Freunde: Hat er/sie Freunde? Wird er/sie von ihnen akzeptiert? Wie reagieren Freunde auf geschlechtsatypisches Verhalten?

Untersuchung des Kindes/Jugendlichen
- Exploration entsprechend der Elternbefragung, soweit möglich. Exploration der Wünsche und Phantasiewelt des Kindes/Jugendlichen, z.B. „Drei Wünsche", „Magische Verwandlung", Fragen nach Träumen, Idealen, Vorbildern, Lieblingsschauspielern usw.
- Eine einseitige Exploration geschlechtstypischer bzw. -atypischer Verhaltensweisen soll vermieden werden, vielmehr soll das gesamte psychosoziale Umfeld Beachtung finden.
- Der Schwerpunkt der ersten Untersuchungsgespräche sollte auf therapierelevanten Themen liegen: Leidensdruck, Einsichtsfähigkeit, Veränderungswunsch, Beziehungsfähigkeit, Fähigkeit zu verbaler psychotherapeutischer Arbeit im Vergleich zu symbolischer Arbeit.
- Ein weiterer Schwerpunkt der ersten Gespräche sind das Körpererleben, Beziehungen zu anderen Kindern bzw. Jugendlichen und die soziale Akzeptanz.
- Beobachtung des Kindes/Jugendlichen im Hinblick auf geschlechtstypische bzw. -atypische Kleidung, Schmuck, Kosmetik, Gestik und Mimik.

2.2 Störungsspezifische Entwicklungsgeschichte

Befragung von Eltern und Kind/Jugendlichem (soweit möglich)
- Erstes Auftreten geschlechtsatypischen Verhaltens
- Gegengeschlechtliche Wünsche
- Lebensereignisse, die das Kind als emotional traumatisierend erlebt haben kann (z.B. Geburt eines Geschwisters, Tod eines nahen Angehörigen oder einer den Eltern nahe stehenden Person, sexuelle Missbrauchserlebnisse)
- Wünsche und Erwartungen der Eltern hinsichtlich ihres Kindes
- Reaktionen der Eltern auf das Auftreten von geschlechtsatypischen Verhaltensweisen und Interessen
- Förderung/Einschränkung gegengeschlechtlicher Verhaltensweisen und Interessen durch die Eltern
- Hinweise auf intersexuelle Fehlbildungen
- Eine körperliche Untersuchung sollte mit besonderer Vorsicht durchgeführt werden (hohe Schambesetzung).

2.3 Psychiatrische Komorbidität und Begleitstörungen

- Emotionale Störung mit Trennungsangst (F93.0) (Kinder und Jugendliche)
- Emotional instabile Persönlichkeitsstörung, Borderline-Typ (F60.31) (Jugendliche).

2.4 Störungsrelevante Rahmenbedingungen

Besondere Bedeutung hat bei Geschlechtsidentitätsstörungen die emotionale Zuwendung der Eltern/Bezugspersonen zum Kind.

- Druck, sich entgegen dem subjektiven geschlechtsspezifischen Empfinden zu verhalten
- Förderung geschlechtsatypischen Verhaltens durch die Bezugspersonen
- Unsicherheiten bei geschlechtsatypischem Verhalten, Grenzen zu setzen
- Ächtung und demütigende Verspottung geschlechtsatypischen Verhaltens durch Peers (insbesondere bei Jungen während der ersten Schuljahre), auch wenn es dadurch oftmals zu einem Nachlassen offenkundig femininen Verhaltens bei Jungen kommt.

2.5 Apparative, Labor- und Testdiagnostik

- Screening-Verfahren: Child Behavior Checklist bzw. bei Jugendlichen Youth Self Report (Achenbach; Fragen nach geschlechtsatypischen Verhaltensweisen und Interessen)
- Spezifischeres Screening-Instrument: Menschzeichnung; Kinder und Jugendliche mit Störungen der Geschlechtsidentität zeichnen signifikant häufiger spontan als erstes eine Person des anderen Geschlechts.

2.6 Differenzialdiagnostik

- Intersexuelle Störungen: körperliche Untersuchung, ggf. endokrinologische und genetische Untersuchung
- Störungen der Geschlechtsidentität bei Personen kurz vor oder während der Pubertät: Die betroffene Person leidet unter einer Unsicherheit hinsichtlich ihrer Geschlechtsidentität oder ihrer sexuellen Orientierung (F66.0: sexuelle Reifungskrise).
- Die Geschlechtsidentität oder sexuelle Präferenz ist eindeutig, aber die betroffene Person hat den Wunsch, diese wäre anders, und unterzieht sich möglicherweise einer Behandlung, um diese zu ändern; wichtig ist hier vor allem die Abwehr einer homosexuellen Orientierung (F66.1: Ich-dystone Sexualorientierung).
- Die Differenzialdiagnose ist nach Exploration und psychiatrischer Untersuchung des/der Jugendlichen zu stellen.
- Vorübergehende Geschlechtsidentitätsunsicherheit im frühen Kindesalter: Bei beiden Geschlechtern sind deutlich häufiger im Vorschulalter als später Wünsche, dem anderen Geschlecht anzugehören, und geschlechtsatypisches Verhalten, insbesondere Crossdressing, zu beobachten. In der Regel verschwinden diese Wünsche und Verhaltensweisen spontan. Sie sind deutlich weniger intensiv ausgeprägt als bei Störungen der Geschlechtsidentität.

2.7 Entbehrliche Diagnostik

Eine genetische und endokrinologische Untersuchung sollte nur durchgeführt werden, wenn das Vorliegen einer intersexuellen Störung begründet vermutet wird.

3 Multiaxiale Bewertung

3.1 Identifizierung der Leitsymptome

Zusammenfassung der diagnostischen Ergebnisse und Überprüfung des Vorliegens der Leitsymptome: Dringlicher und anhaltender Wunsch, dem anderen Geschlecht anzugehören, und dauerndes Unbehagen über das eigene Geschlecht.

3.2 Identifizierung weiterer Symptome und Belastungen

Feststellung von umschriebenen Entwicklungsstörungen, von Intelligenzminderung, von organischen Erkrankungen und Beurteilung der psychosozialen Anpassung. Bei Intelligenzminderungen liegen die Symptome der Geschlechtsidentitätsstörung oftmals in besonders rigider Ausprägung vor, wodurch eine psychotherapeutische Behandlung sehr erschwert werden kann. Bei ausgeprägten Intelligenzminderungen werden seltener Geschlechtsidentitätsstörungen beobachtet.

3.3 Differenzialdiagnose und Hierarchie des diagnostischen und therapeutischen Vorgehens

Siehe Abb. 22: Entscheidungsbaum.

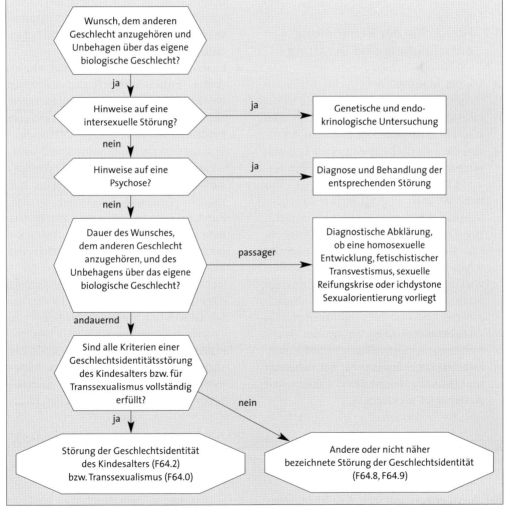

Abb. 22: Entscheidungsbaum bei Geschlechtsidentitätsstörungen im Kindes- und Jugendalter

4 Interventionen

4.1 Auswahl des Interventionssettings

◢ Die Behandlung kann meist ambulant durchgeführt werden.
◢ Eine stationäre oder teilstationäre Therapie ist nur bei schwerwiegender psychiatrischer Komorbidität indiziert: Suizidversuche, Psychosen, schwere depressive Erkrankung.

4.2 Hierarchie der Behandlungsentscheidung und Beratung

◢ Die bei Störungen der Geschlechtsidentität generell indizierte Behandlung ist die individuelle tiefenpsychologisch oder kognitiv orientierte Psychotherapie.
◢ Ziel der psychotherapeutischen Behandlung ist nicht die Beseitigung der Geschlechtsidentitätsstörung, dieses ist nur in Einzelfällen möglich, wird jedoch häufiger im Kindesalter beobachtet. Ein früher Therapiebeginn ist daher sinnvoll. Die Therapie dient auch der diagnostischen Klärung, ob eine transsexuelle Entwicklung vorliegt. Nach den klinischen Erfahrungen in größeren Behandlungszentren und den wenigen vorliegenden prospektiven Studien nimmt der Anteil transsexueller Entwicklungen mit zunehmenden Alter deutlich zu, bei Patienten im Kindesalter kommt es nur sehr selten zu dieser Entwicklung.

4.3 Besonderheiten bei ambulanter Behandlung

Bei Jugendlichen mit der ICD-10-Diagnose „Transsexualismus" folgt die Behandlung den Grundregeln der Behandlung erwachsener transsexueller Patienten [vgl. Sigusch 2001].

◢ Eine mindestens einjährige psychotherapeutische Arbeit dient der Abklärung, ob eine Unterstützung geschlechtsumwandelnder Maßnahmen (gegengeschlechtliche Hormonbehandlung, chirurgische Eingriffe, Namens- und Personenstandsänderung) indiziert ist.
◢ Falls der Wunsch nach Geschlechtsumwandlung bestehen bleibt, muss ein sog. Alltagstest von mindestens einjähriger Dauer durchlaufen werden. Der Patient muss während dieses Alltagstests möglichst voll in der angestrebten Geschlechtsrolle leben, die psychotherapeutische Behandlung sollte hierzu begleitend durchgeführt werden.
◢ Geschlechtsumwandelnde Maßnahmen sollten frühestens nach dem Erreichen des 18. Lebensjahres eingeleitet werden. Nur in Ausnahmefällen, in denen eine eindeutige transsexuelle Entwicklung vorliegt (die Diagnose sollte von 2 unabhängigen Fachleuten gestellt werden), kann vor dem 18. Geburtstag eine hormonelle Therapie begonnen werden. Zunächst sollten Hormone mit reversiblen Effekten gewählt werden, bei biologisch männlichen Patienten GnRH-Analoga oder Antiandrogene, bei biologisch weiblichen Patienten GnRH-Analoga oder Gestagene. Möglichst nicht vor dem 16. Geburtstag kann anschließend eine Therapie mit gegengeschlechtlichen Hormonen begonnen werden. Geschlechtskorrigierende operative Eingriffe sollten frühestens nach dem 18. Geburtstag begonnen werden.

Bei Kindern ist das primäre Ziel der Psychotherapie, die sich aus dem „Anderssein", der psychischen und sozialen Außenseiterstellung entwickelnden Konflikte zu vermindern. Dieses kann auch durch eine konkrete Beratung der Eltern erreicht werden, denn diese zeigen häufig Unsicherheiten, ob und in welchem Umfang sie geschlechtsatypische

Kleidung und Aktivitäten erlauben sollen. Die Eltern sollten über den wahrscheinlichen Verlauf von Störungen der Geschlechtsidentität im Kindesalter aufgeklärt werden: Bei Jungen kommt es meist zu homosexueller Partnerwahl oder bisexuellem Verhalten. Mädchen können auch nach länger dauernder und intensiver Symptomatik meist im Laufe der pubertären Entwicklung den Wunsch aufgeben, dem anderen Geschlecht anzugehören und über ihr biologisches Geschlecht nicht länger Unbehagen empfinden.

Kindergartenerzieher und Lehrer sollten, optimal durch die Eltern, in Grundzügen über das Vorliegen einer Geschlechtsidentitätsstörung aufgeklärt werden, um zu vermeiden, dass auf das Kind Druck ausgeübt wird, sich geschlechtstypisch zu verhalten.

Die psychotherapeutische Arbeit sollte langfristig sein, d.h. über einen Mindestzeitraum von 2 Jahren 1- bis 2-mal wöchentlich, geplant werden. Bei jüngeren Kindern ist sie nach den Regeln der Spieltherapie durchzuführen, gestaltendes und expressives Spiel hat Vorrang vor Regelspielen. Bei älteren Kindern sollte der Versuch verbaler psychotherapeutischer Arbeit gemacht werden.

4.4 Besonderheiten bei teilstationärer Behandlung

Entfällt.

4.5 Besonderheiten bei stationärer Behandlung

Bei jugendlichen Patienten mit einer Geschlechtsidentitätsstörung, die einer stationären Behandlung bedürfen, kann eine Unterbringung in einem Einzelzimmer notwendig sein.

4.6 Jugendhilfe- und Rehabilitationsmaßnahmen

Führt bei Jugendlichen die Symptomatik zu gravierenden unlösbaren Konflikten in Elternhaus, Schule oder Beruf, so kann eine Unterbringung des/der Jugendlichen in einer (ggf. therapeutischen) Wohngruppe notwendig werden, weiterhin ein Wechsel von Schule oder Arbeitsplatz, wobei Lehrer/Ausbilder in angemessener Weise vorab zu informieren sind.

4.7 Entbehrliche Therapiemaßnahmen

Liegt eine intersexuelle Störung nicht vor, so ist bei Störungen der Geschlechtsidentität eine Behandlung mit Sexualhormonen kontraindiziert. Eine psychopharmakologische Behandlung ist nur bei gleichzeitigem Vorliegen einer anderen psychiatrischen Störung indiziert, die eine solche Behandlung erfordert.

5 Literatur

Bradley SJ, Zucker KJ, Gender identity disorder: a review of the past 10 years. J. Am. Acad. Child Adolesc. Psychiatry 36 (1997) 872 – 880

Green R, The „sissy boy syndrome" and the development of homosexuality. New Haven, London: Guilford Press 1987

Meyenburg B (2006) Geschlechtsidentitätsstörungen im Kindes- und Jugendalter. In: Sigusch V (Hrsg.), Sexuelle Störungen und ihre Behandlung. 4. Aufl., Thieme, Stuttgart

Meyenburg B, Gender identity disorder in adolescence: outcomes of psychotherapy. Adolescence (1999), 34, 305–313

Sigusch V (2006) Transsexuelle Entwicklungen. In: Sigusch V (Hrsg.), Sexuelle Störungen und ihre Behandlung, 4. Aufl., Thieme, Stuttgart

Smith YLS, van Goozen SHM, Cohen-Kettenis PT, Adolescents with Gender Identity Disorder who were Accepted or Rejected for Sex Reassignment Surgery: A Prospective Follow-up Study. J Am Acad Child Adolesc Psychiatry (2001), 40, 472–481

The Royal College of Psychiatrists, Council Report CR63, January 1998, Gender Identity Disorders in Children and Adolescents. IJT II,2, (http://www.rcpsych.ac.uk/files/pdfversion/cr63.pdf, 2.8.2006)

Zucker KJ, Bradley SJ (1995) Gender identity disorder and psychosexual problems in children and adolescents. Guilford Press, New York

Psychische und Verhaltensprobleme in Verbindung mit der sexuellen Entwicklung und Orientierung (F66)

1 Klassifikation

1.1 Definition

Bei psychischen und Verhaltensstörungen in Verbindung mit der sexuellen Entwicklung und Orientierung leiden Patienten unter einer Unsicherheit hinsichtlich ihrer Geschlechtsidentität oder der sexuellen Orientierung, die zu Ängsten oder Depressionen führt (Sexuelle Reifungskrise F66.0).

Bei der ich-dystonen Sexualorientierung (F66.1) ist die sexuelle Ausrichtung klar, aber die Betroffenen wünschen, es wäre anders.

1.2 Leitsymptome

Die Symptome einer sexuellen Reifungskrise können sehr vielfältig sein:
- Bei einer Unsicherheit hinsichtlich der Geschlechtsidentität kann schon im frühen Kindesalter der Wunsch geäußert werden, dem anderen Geschlecht anzugehören, oder gar nach einer Geschlechtsumwandlung.
- Unsicherheiten hinsichtlich der sexuellen Orientierung bestehen in der Regel erst ab der Pubertät.
- Häufig sind Ängste, Depressionen, sozialer Rückzug als Folge der Unsicherheit der Geschlechtsidentität.
- Typisch sind Ängste männlicher Jugendlicher, homosexuell zu sein.

Ich-dystone Sexualorientierung (F66.1)
- Jugendliche, die sich ihrer homosexuellen Orientierung bewusst werden; hierdurch ist starker Leidensdruck häufig (wegen Befürchtung von Ablehnung, Spott und Verschmähung durch Familie/Gesellschaft).
- In der Folge treten häufig Ängste und Depressionen bis hin zu Suizidversuchen und Wünschen nach Behandlung zur Veränderung der sexuellen Orientierung oder zu Wünschen nach Geschlechtsumwandlung auf.
- Die homosexuelle Orientierung selbst ist nicht als Störung anzusehen.

1.3 Schweregradeinteilung

- Psychische und Verhaltensprobleme in Verbindung mit der sexuellen Orientierung können in unterschiedlich schwerer Ausprägung auftreten.
- In besonders schweren Fällen können Selbstverstümmelungen, Wünsche nach operativer Geschlechtsumwandlung und Suizidversuche auftreten. Angesichts der Vielfalt der Symptome erscheint eine systematische Schweregradeinteilung nicht sinnvoll.

1.4 Untergruppen

Mit der fünften Stelle der ICD-10-Verschlüsselung können die problematische Entwicklungsphase und die sexuelle Orientierung gekennzeichnet werden:
- Heterosexuell: F66.x0
- Homosexuell: F66.x1
- Bisexuell: F66.x2
- Andere, einschl. präpubertär: F66.x8.

1.5 Ausschlussdiagnose

Entfällt.

2 Störungsspezifische Diagnostik

2.1 Symptomatik

Bei allen psychischen und Verhaltensproblemen in Verbindung mit der sexuellen Entwicklung und Orientierung und bei der ich-dystonen Sexualorientierung ist in erster Linie eine eingehende psychiatrische Untersuchung des Kindes/Jugendlichen notwendig, in der spezifisch auf die Geschlechtsidentität und sexuelle Orientierung eingegangen werden muss. Daneben sind Eltern bzw. Bezugspersonen störungsspezifisch zu explorieren.

Bei Unsicherheiten der Geschlechtsidentität sind geschlechtstypische bzw. -atypische Verhaltensweisen, Interessen, Wünsche, Spiele, Freizeitaktivitäten und Berufswünsche zu beobachten bzw. zu explorieren (s. hierzu Leitlinie „Störungen der Geschlechtsidentität"). Bei Unsicherheiten hinsichtlich der Sexualorientierung bzw. bei der ich-dystonen Sexualorientierung sind in erster Linie die betroffenen Jugendlichen zu explorieren. Von besonderer Bedeutung sind die die Masturbation begleitenden sexuellen Phantasien. Dieses ist oft sehr schwierig, da dieses Thema in ganz erheblichem Maße schambesetzt ist. Eine hohe Sensibilität und großes Taktgefühl seitens des Untersuchers sind notwendig.

2.2 Störungsspezifische Entwicklungsgeschichte

Die störungsspezifische Entwicklungsgeschichte ist durch Exploration des Kindes bzw. Jugendlichen und der engeren Bezugspersonen zu erheben.

2.3 Psychiatrische Komorbidität und Begleitstörungen

Unsicherheiten hinsichtlich der sexuellen Orientierung oder Geschlechtsidentität treten nicht selten bei Zwangserkrankungen auf. Zwangssymptome können die Funktion haben, solche Unsicherheiten abzuwehren. Beobachtet wurde ebenfalls eine Komorbidität mit paranoiden schizophrenen Psychosen.

Die mit einer ich-dystonen Sexualorientierung einhergehenden Ängste und Depressionen können einen Schweregrad erreichen, der eine eigene Diagnose einer depressiven Störung notwendig macht.

Wird eine homosexuelle Orientierung vom sozialen Umfeld des Jugendlichen abgelehnt oder gar verfolgt oder bestraft, so ist die Diagnose einer Anpassungsstörung (F43.2) zu stellen.

2.4 Störungsrelevante Rahmenbedingungen

Von besonderer Bedeutung als Rahmenbedingung ist die Einstellung des sozialen Umfeldes gegenüber abweichender sexueller Orientierung, hier insbesondere die religiöse Einstellung. Angehörige religiöser Minderheitengruppen können eine abweichende Sexualorientierung als besonders belastend und unakzeptierbar erleben.

2.5 Apparative, Labor- und Testdiagnostik

Spezifische diagnostische Testverfahren zum Erfassen psychischer und Verhaltensstörungen in Verbindung mit der sexuellen Entwicklung und Orientierung existieren nicht.

2.6 Weitergehende Diagnostik und Differenzialdiagnostik

Bei sexuellen Reifungskrisen mit Unsicherheit hinsichtlich der Geschlechtsidentität oder der sexuellen Orientierung und auch bei der ich-dystonen Sexualorientierung ist das Vorliegen einer Geschlechtsidentitätsstörung differenzialdiagnostisch abzugrenzen (diagnostische Kriterien s. Leitlinie zu Störungen der Geschlechtsidentität – F64). Differenzialdiagnostisch bedeutsam sind ferner das Vorliegen einer Zwangserkrankung und einer paranoiden schizophrenen Psychose (diagnostische Kriterien s. Leitlinie zu Schizophrenie – F20).

2.7 Entbehrliche Diagnostik

Entfällt.

3 Multiaxiale Bewertung

3.1 Identifizierung der Leitsymptomatik

Entfällt.

3.2 Identifizierung weiterer Symptome und Belastungen

Entfällt.

3.3 Differenzialdiagnosen und Hierarchie des diagnostischen und therapeutischen Vorgehens

Entfällt.

4 Interventionen

4.1 Auswahl des Interventionssettings

Indiziert ist meist eine ambulante Therapie, sofern nicht eine stationäre Behandlung aus folgenden Gründen notwendig ist:
▲ Komorbidität mit schwerwiegenden anderen psychiatrischen Erkrankungen
▲ Suizidgefahr
▲ Scheitern ambulanter Behandlungsversuche bei in erheblichem Ausmaß belastender Symptomatik (Angst, Depression).

4.2 Hierarchie der Behandlungsentscheidung und Beratung

Entfällt.

4.3 Besonderheiten bei ambulanter Behandlung

Therapiemethodisch indiziert sind eine tiefenpsychologische oder kognitive Psychotherapie. Bei schweren Ängsten oder ausgeprägter depressiver Symptomatik kann eine kurzfristige symptomatische, anxiolytische respektive antidepressive, medikamentöse Behandlung notwendig werden, insbesondere mit selektiven Serotonin-Reuptake-Hemmern. In der Regel ist auch eine Beratung der Eltern oder Erzieher notwendig. Hierbei ist unbedingt darauf zu achten, dass die Intimsphäre der Patienten gewahrt wird. Der Inhalt des Beratungsgesprächs sollte daher prinzipiell mit dem Patienten vorher abgesprochen werden.

Vorrangig ist die Beratung der Eltern und/oder Bezugspersonen bei einer vom Jugendlichen konflikthaft erlebten homosexuellen Orientierung. Sinnvoll kann eine Heranführung des Jugendlichen an eine homosexuelle Jugendgruppe sein, um das oftmals als besonders bedrückend erlebte Gefühl der Isolation zu vermindern.

4.4 Besonderheiten bei teilstationärer Behandlung

Entfällt.

4.5 Besonderheiten bei stationärer Behandlung

Entfällt.

4.6 Jugendhilfe- und Rehabilitationsmaßnahmen

Entfällt

4.7 Entbehrliche Therapiemaßnahmen

Entfällt.

5 Literatur

Düring S (2006) Probleme der weiblichen sexuellen Entwicklung. In: Sigusch V (Hrsg.), Sexuelle Störungen und ihre Behandlung, 4. Aufl. Georg Thieme, Stuttgart

Friedrich WN et al., Normative sexual behavior in children. Pediatrics (1991), 88, 456–464

Meyenburg B (2000) Sexuelle Auffälligkeiten im Kindes- und Jugendalter. In: Dannecker M, Reiche R (Hrsg.), Sexualität und Gesellschaft. Campus, Frankfurt a. M., New York

Schmauch U (2006) Probleme der männlichen sexuellen Entwicklung. In: Sigusch V (Hrsg.), Sexuelle Störungen und ihre Behandlung, 4. Aufl. Georg Thieme, Stuttgart

Bearbeiter dieser Leitlinien
B. Meyenburg

Korrespondenzadresse
Dr. med. Bernd Meyenburg
Abt. für Kinder- und Jugendpsychiatrie
Zentrum der Psychiatrie
Klinikum der Johann Wolfgang Goethe-Universität Frankfurt am Main
Deutschordenstraße 50
60590 Frankfurt am Main

Intelligenzminderung (F70–79) und grenzwertige Intelligenz

1 Klassifikation

1.1 Definition

Gemäß ICD-10 wird unter einer Intelligenzminderung eine sich in der Entwicklung manifestierende, stehen gebliebene oder unvollständige Entwicklung der geistigen Fähigkeiten verstanden, wobei besondere Beeinträchtigungen von Fertigkeiten vorliegen, die zum Intelligenzniveau beitragen, wie z.B. Kognition, Sprache, motorische und soziale Fähigkeiten. Ferner liegt stets eine Beeinträchtigung des Anpassungsverhaltens vor.

Die Lernbehinderung wird nicht als separate psychiatrische Kategorie der ICD-10 geführt. Sie ist gemäß internationaler Terminologie als grenzwertige Intelligenz im Bereich von IQ 85–70 definiert.

1.2 Leitsymptome

Für die Intelligenzminderung (geistige Behinderung) ist neben dem verminderten Intelligenzniveau die erschwerte Anpassung an die Anforderungen des alltäglichen Lebens bedeutsam. Dies gilt in geringerem Ausmaß auch für die Lernbehinderung (s. 1.3).

Die angegebenen IQ-Werte sind als Richtlinien gemeint und sollten im Hinblick auf die Problematik der transkulturellen Vergleichbarkeit nicht zu starr angewendet werden.

Personen mit Intelligenzminderungen sind nach Schweregrad in ihrer Unabhängigkeit in der Selbstversorgung, im Erlernen schulischer und beruflicher Fertigkeiten, in ihrer emotionalen und sozialen Entwicklung aufgrund von Lernschwierigkeiten beeinträchtigt.

Die medizinische Komorbidität und die Prävalenzraten für psychiatrische Störungen sind mindestens 3- bis 4-mal so hoch wie in der allgemeinen Bevölkerung (ergänzend hierzu s. 1.3).

1.3 Schweregradeinteilung

Leichte Intelligenzminderung (F70)
Der IQ-Bereich liegt zwischen 50 und 69. Die Personen erwerben Sprache verzögert, jedoch in einem Umfang, dass eine alltägliche Konversation normal gelingt. Die meisten erlangen eine volle Unabhängigkeit in der Selbstversorgung (Essen, Waschen, Ankleiden, Darm- und Blasenkontrolle) und in praktischen und häuslichen Tätigkeiten, bei allerdings verlangsamter Entwicklung. Schwierigkeiten treten beim Erlernen schulischer Fertigkeiten, insbesondere beim Erlernen des Lesens und der schriftsprachlichen Äußerungen auf. Die meisten sind für eine Arbeit anlernbar, die praktische Fähigkeiten und angelernte Handarbeit verlangt. Eine emotionale und soziale Unreife kann bestehen, sodass sie u.U. eigenständig den Anforderungen einer Ehe oder Kindererziehung nicht nachkommen können.

Mittelgradige Intelligenzminderung (F71)
Der IQ liegt gewöhnlich im Bereich zwischen 35 und 49. Die Leistungsprofile können sehr unterschiedlich sein. Das Ausmaß der Sprachentwicklung reicht von der Fähigkeit,

an einfachen Unterhaltungen teilzunehmen, bis zu einem Sprachgebrauch, der lediglich für die Mitteilung der Grundbedürfnisse ausreicht; einige lernen niemals sprechen, verstehen einfache Anweisungen, andere lernen Handzeichen. Die Fähigkeiten zur Selbstversorgung entwickeln sich verzögert, einige Personen benötigen lebenslange Beaufsichtigung. Schulisch lernen sie einige grundlegende Fertigkeiten im Lesen, Schreiben und Zählen. Als Erwachsene sind sie in der Lage, einfache praktische Tätigkeiten zu verrichten, wenn die Aufgaben einfach, gut strukturiert sind und eine Beaufsichtigung besteht. Ein völlig unabhängiges Leben im Erwachsenenalter wird selten erreicht.

Die Betroffenen sind in der Regel körperlich voll beweglich und aktiv, fähig, Kontakte zu pflegen, sich zu verständigen und einfache soziale Leistungen zu bewältigen.

Schwere Intelligenzminderung (F72)
Die Störung ähnelt hinsichtlich des klinischen Bildes dem unteren Leistungsbereich der mittelgradigen Intelligenzminderung. Die meisten Personen mit schwerer Intelligenzminderung haben ausgeprägte motorische Beeinträchtigungen. Der IQ liegt gewöhnlich im Bereich zwischen 20 und 34.

Schwerste Intelligenzminderung (F73)
Der IQ wird auf unter 20 eingeschätzt. Dies bedeutet, dass die betroffenen Personen unfähig sind, Aufforderungen oder Anweisungen zu verstehen oder sich danach zu richten. Meistens sind sie immobil oder sehr bewegungseingeschränkt, inkontinent und auch nonverbal nur zu sehr begrenzter Kommunikation fähig. Sie können weniger oder gar nicht für ihre Grundbedürfnisse sorgen und benötigen ständige Hilfe und Überwachung.

Sprachlich verstehen die Betroffenen im günstigsten Fall grundlegende Anweisungen und können bestenfalls einfache Forderungen formulieren.

Einfachste visuell-räumliche Fertigkeiten wie Sortieren und Zuordnen können erworben werden; mit Beaufsichtigung und Anleitung können sie in geringem Maße an häuslichen und praktischen Aufgaben beteiligt werden.

1.4 Untergruppen

Die verschiedenen Schweregrade der Intelligenzminderung können als Untergruppen gelten (s. 1.3). Trotz der Feststellung der ICD-10, dass intelligenzgeminderte Personen an allen psychiatrischen Störungen erkranken können, wird unter F84.4 die überaktive Störung mit Intelligenzminderung und Bewegungsstereotypien gesondert aufgeführt. Zugleich wird eingeräumt, dass es sich hierbei um eine schlecht definierte Störung von unsicherer nosologischer Validität handelt.

Überaktive Störung mit Intelligenzminderung und Bewegungsstereotypien (F84.4)
Die Diagnose erfordert die Kombination einer entwicklungsbezogenen, unangemessen schweren Hyperaktivität mit motorischen Stereotypien und einer mittelgradigen/schweren Intelligenzminderung (IQ unter 50). Die Kinder profitieren gewöhnlich nicht von Stimulanzien und können eine schwere dysphorische Reaktion zeigen, wenn ihnen Stimulanzien gegeben werden. In der Adoleszenz kann die Hyperaktivität in verminderte Aktivität übergehen.

Eine klassifikatorische Differenzierung kann nach ICD-10 durch das Ausmaß der ggf. begleitenden Verhaltensstörung erfolgen:

Liegt keine oder eine nur geringe Verhaltensstörung vor, wird F7x.0 kodiert; liegt eine deutliche Verhaltensstörung vor, die eine Beobachtung oder Behandlung erfordert, wird F7x.1 registriert.

1.5 Ausschlussdiagnose

- Demenz (F00)
- Andere desintegrative Störung des Kindesalters (F84.3).

2 Störungsspezifische Diagnostik

2.1 Symptomatik

(s. Abb. 23).

Die Informationen über Entwicklungs-, Bildungs- und Krankheitsgeschichte müssen durch Befragung von mehreren zuverlässigen, unabhängigen Quellen erhoben werden.

Exploration der Eltern/Bezugspersonen hinsichtlich des Entwicklungsstandes:
- Kognitive Leistungsfähigkeit: Denken, Wahrnehmung, Gedächtnis
- Sprache, Motorik, Lernfähigkeit, Emotionalität
- Soziale Anpassungsfähigkeit (bezogen auf die jeweilige Entwicklungsstufe)
- Persönlichkeit, Temperament
- Kommunikation und zwischenmenschliche Fähigkeiten (Sprachverständnis, expressive Sprache)
- Eigenständigkeit, Selbstbestimmtheit
- Lebenspraktische Fertigkeiten, schulische Fertigkeiten, Freizeit, Körperhygiene, Ernährung (Essen, Trinken)
- Information von Kindergarten/Schule, Frühförderstellen, ärztlichen Praxen/Kliniken

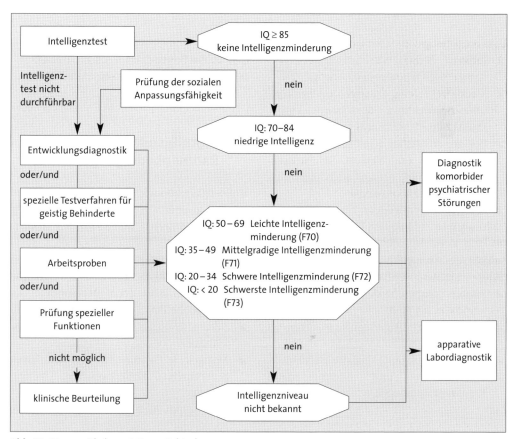

Abb. 23: Diagnostik der geistigen Behinderung

- Untersuchung/klinischer Eindruck des Intelligenz- bzw. Entwicklungsniveaus (vgl. 2.5)
- Beobachtung von Verhalten und Interaktion mit relevanten Bezugspersonen während Testung, Arbeitsproben, Spiel, anderen strukturierten Situationen im sozialen Kontext von Kindergarten/Schule oder anderen Einrichtungen
- Selbstschilderung in Abhängigkeit von der Beeinträchtigung und Kooperationsfähigkeit der jeweiligen Person
- Medizinische Untersuchung (internistisch-neurologisch).

2.2 Störungsspezifische Entwicklungsgeschichte

Intelligenzminderung
Exploration der Eltern/Bezugspersonen hinsichtlich:
- Risiken während der Schwangerschaft, Geburt, Neugeborenenperiode
- Meilensteine der Entwicklung (motorische Entwicklung, Sprachentwicklung, Sauberkeitsentwicklung)
- Beginn, Intensität (Gesamtentwicklung, Teilbereiche) und Verlauf der Entwicklung (Stillstand, Abbau, auch Beeinflussung durch Belastungen)
- Entwicklungsstörungen und Behinderungen in der Familie.

Soziale Anpassungsfähigkeit
Exploration der Eltern/Bezugspersonen:
- Soziale Kompetenz des Kindes und Integration in die Familie
- Belastende Bedingungen/Ressourcen in der Familie
- Förderungskonzepte und -möglichkeiten
- Entwicklungs- und Bildungsverlauf; Krankheitsanamnese.

Informationen von Kindergarten, Schule oder sonstigen Einrichtungen
- Soziale Kompetenz des Kindes und Integration in die Gruppe
- Belastende Bedingungen/Ressourcen im Kindergarten/Schule etc.
- Förderungskonzepte der Erzieher/Lehrer.

2.3 Psychiatrische Komorbidität und Begleitstörungen

Spezifische Komorbidität:
- Autismus
- Hyperkinetische Störung (Erethie)
- Stereotype Bewegungsstörungen und Automutilation
- Essstörungen (Pica, Rumination, Polyphagie, Polydipsie)
- Ausscheidungsstörungen (Enuresis/Enkopresis).

Unspezifische psychiatrische Komorbidität:
- Jede andere psychische Störung kann auftreten.

2.4 Störungsrelevante Rahmenbedingungen

Umweltfaktoren wie Bildungsmöglichkeiten, soziokultureller Hintergrund, Anregung durch die Umwelt, Umgang mit der Störung selbst.

Exploration der Eltern/Bezugspersonen hinsichtlich psychosozialer Bedingungen und familiärer Ressourcen, insbesondere:
- Spezifische Bewältigungsstrategien
- Inkonsistentes/restriktives Erziehungsverhalten
- Mangelnde Wärme in den familiären Beziehungen, Zurückweisung, Überforderung
- Bereitschaft zur aktiven Mitarbeit bei der Förderung in Kindergarten, Schule oder sonstigen Einrichtungen

- Motivation, Persönlichkeitsmerkmale, Umfang der Beeinträchtigungen
- Krankheiten und Syndrome (z.B. Chromosomenaberrationen, Stoffwechselerkrankungen, Sinnesbehinderungen, Zerebralparese, Fehlbildungen, Epilepsie)
- Ausmaß begleitender psychischer Störungen.

2.5 Apparative, Labor- und Testdiagnostik

Der Schwerpunkt liegt bei der Intelligenz-, Entwicklungs- und Leistungsdiagnostik zur Abklärung der Intelligenzminderung. Erforderlich ist die individuelle Testung in Abhängigkeit von der Beeinträchtigung und Kooperationsbereitschaft der Person.

Bei der Auswahl der Instrumente und Interpretation der Ergebnisse müssen der soziokulturelle Hintergrund, bisherige Bildungsmöglichkeiten sowie kommunikative, motorische und sensorische Beeinträchtigungen berücksichtigt werden. In der Regel ist das Profil der Stärken und Schwächen einer Person in der Alltagsbewältigung eine präzisere Grundlage für die Abschätzung der Lernfähigkeit als die Bestimmung des Intelligenzquotienten.

Die medizinischen Zusatzuntersuchungen orientieren sich jeweils an spezifischen Indikationen.

Psychologische Untersuchung
- Ausführliche Untersuchung der Intelligenz mit standardisierten Intelligenztests (z.B. Kaufman Assessment Battery for Children, Wechsler-Verfahren)
- Ausführliche Entwicklungsdiagnostik, wenn eine Intelligenztestung aufgrund der Beeinträchtigung und Kooperationsfähigkeit bzw. des Alters (Säugling, Kleinkind, mentales Alter < 3) nicht möglich ist:
- Erfassung des Entwicklungsstandes (z.B. Bayley Scales of Infant Development, Sensomotorisches Entwicklungsgitter, Denver-Entwicklungsskalen, Münchener Funktionelle Entwicklungsdiagnostik, Ordinalskalen zur sensomotorischen Entwicklung)
- Erfassung von Leistungen mit speziellen standardisierten Verfahren für die zugrunde liegende Subpopulation (z.B. Snijders-Oomen Nonverbaler Intelligenztest, Testbatterie für geistig behinderte Kinder, TBGB)
- Arbeitsproben (z.B. Malen, Spielen, Alltagsfertigkeiten beim Essen, Anziehen usw.; Kulturtechniken)
  - Erfassung spezieller Funktionen (z.B. neuropsychologische Verfahren, BLN-K, TÜKI, Heidelberger Sprachentwicklungstest HSET, Frostigs Entwicklungstest der visuellen Wahrnehmung FEW, Körperkoordinationstest für Kinder KTK, spezielle Untertests der Leistungsverfahren oder Skalen der Entwicklungsverfahren)
- Fragebogen zur Erfassung des Verhaltens und der gegenwärtigen sozialen Anpassungsfähigkeit (z.B. Verhaltensfragebogen für Entwicklungsstörungen VFE, Vineland Social Maturity Scale, deutsche Kurzform; Vineland Adaptive Behavior Scales, American Association on Mental Retardation, Adaptive Behavior Scale, Heidelberger Kompetenzinventar für geistig Behinderte).

Medizinische Labordiagnostik
Im Einzelfall können indiziert sein:
- Sprach- und Hörprüfung
- Elektrophysiologische Untersuchungen
- Neuroradiologische Untersuchungen
- Biochemische Untersuchungen
- Serologisch-immunologische Untersuchungen
- Hormonanalysen
- Liquor-Untersuchungen
- Biopsien
- Zytogenetische und molekulargenetische Untersuchungen (z.B. bei Down-Syndrom,

Fragilem-X-Syndrom, Angelman-Syndrom, Prader-Willi-Syndrom, Williams-Beuren-Syndrom, Rubinstein-Taybi-Syndrom, Turner-Syndrom, Klinefelter-Syndrom sowie Suche nach Mikrodeletionen bei unspezifischer geistiger Behinderung).

2.6 Weitergehende Diagnostik und Differenzialdiagnostik

Differenzialdiagnostisch sind abzugrenzen:
- Umschriebene Entwicklungsstörungen (Teilleistungsstörungen)
- Lernstörungen ohne Intelligenzminderung
- Tief greifende Entwicklungsstörungen (F84)
- Demenz
- Desintegrative Psychosen (F84.3)
- Seh-, Hör- oder Sprachstörung
- Misshandlung oder massive Vernachlässigung des Kindes

2.7 Entbehrliche Diagnostik

Keine Angaben.

3 Multiaxiale Bewertung

3.1 Identifizierung der Leitsymptome

- Es muss eine Störung im Intelligenzniveau und eine Störung der Anpassung an die Anforderungen des alltäglichen Lebens bestehen (s. Kap. 1.1, 1.3).
- Die Intelligenzminderung wird gemäß ICD-10-Kriterien erfasst, nach MAS auf Achse III kodiert.
- Sie bezieht sich auf eine sich in der Entwicklung manifestierende, stehengebliebene oder unvollständige Entwicklung der geistigen Fähigkeiten.
- Die Informationen zur Beurteilung beruhen auf klinischem Eindruck, Anpassungsverhalten und psychometrischen Befunden.

3.2 Identifizierung weiterer Symptome und Belastungen

Die psychiatrische Komorbidität wird auf der Achse I erfasst, das spezifische körperliche Syndrom auf Achse IV, die begleitenden abnormen psychosozialen Bedingungen auf Achse V und die Beurteilung der psychosozialen Anpassung auf Achse VI gemäß MAS.

Eine psychiatrische Komorbidität ist bei Personen mit Intelligenzminderung mindestens 3- bis 4-mal häufiger als in der Normalbevölkerung; sie wird wahrscheinlicher, je schwerer der Grad der Intelligenzminderung ist. Ebenso ist eine mit dem Schweregrad assoziierte Häufung der Prävalenz für spezifische körperliche Beeinträchtigungen und Fehlbildungen zu beachten.

Die Beurteilung der psychosozialen Anpassung ist von wesentlicher Bedeutung für die Schweregradeinteilung.

Aufgrund der beeinträchtigten Fähigkeit zur sprachlichen Verständigung bei schwereren Intelligenzminderungen ist die Diagnostik psychiatrischer Störungen erheblich erschwert und in hohem Maße von Verhaltensbeobachtung, anamnestischen Kenntnissen und fremdanamnestischen Angaben abhängig.

3.3 Differenzialdiagnosen und Hierarchie des diagnostischen und therapeutischen Vorgehens

- Zur Differenzialdiagnostik siehe Abbildung 23.
- Zum therapeutischen Vorgehen siehe Abbildung 24.

4 Interventionen

4.1 Auswahl des Interventionssettings

Behandlungen von Kindern und Jugendlichen mit Intelligenzminderung sollten, wann immer möglich, im vertrauten Lebensumfeld durchgeführt werden. Je nach Schweregrad werden Kinder und Jugendliche mit Intelligenzminderung ganz oder teilweise in spezialisierten Einrichtungen betreut und beschult. Insbesondere Behandlungen, die auf den Aufbau und die Erweiterung von Funktionen und Fertigkeiten abzielen, sind daher in der Regel ambulant unter Einschluss gezielter Anleitungen für Eltern sowie Pflege-, Erziehungs- und Betreuungspersonal durchzuführen.

Stationäre oder teilstationäre kinderpsychiatrisch-psychotherapeutische Interventionen können indiziert sein, wenn ambulante Maßnahmen nicht ausreichend erfolgreich sind, z.B. infolge mangelnder Ressourcen in der Familie oder in der betreuenden Einrichtung bei besonders ausgeprägten komorbiden Störungen.

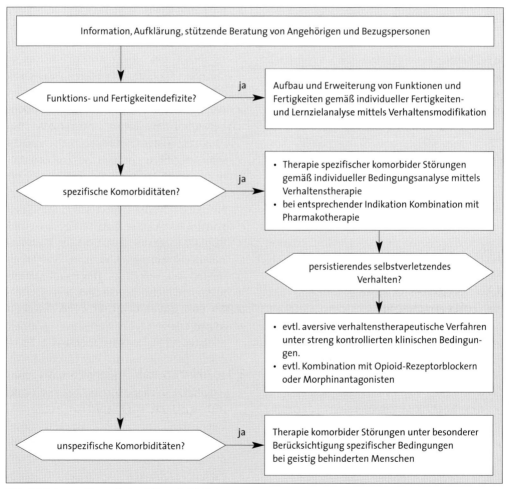

Abb. 24: Interventionen bei geistiger Behinderung

4.2 Hierarchie der Behandlungsentscheidung und Beratung

(s. Abb. 24).

Jeder Behandlung sollte eine sorgfältige Information und Aufklärung über die Art der Behinderung, ihre speziellen Auswirkungen auf das Erlernen sozial adaptiver Fertigkeiten, auf die Bewältigung von Anforderungen des täglichen Lebens (z.B. im Kontakt mit anderen Menschen) sowie auf die Verarbeitung und Bewältigung von Gefühlszuständen (z.B. Angst, Freude, Traurigkeit) vorausgehen.

Training lebenspraktischer Fertigkeiten
Die Auswahl und Hierarchisierung von Behandlungszielen zum Aufbau und zur Erweiterung von Funktionen und Fertigkeiten sollte im Rahmen einer stützenden Beratung mit den Angehörigen bzw. zuständigen Bezugspersonen und, soweit dies möglich ist, auch mit dem Patienten selbst besprochen werden.

Ziele für Trainingsmaßnahmen können z.B. angemessenes Toilettenverhalten, Körperpflegeverhalten, selbstständiges An- und Auskleiden, Essverhalten, soziale Fertigkeiten, praktische Problemlösefertigkeiten, Ausdauer und Konzentration und anderes mehr sein. Die Ziele sollten im Hinblick auf ihre jeweilige Bedeutung für die Gesamtsituation des Patienten (d.h. das Ausmaß seiner Abhängigkeit von anderen Menschen bzw. seine Möglichkeiten zu selbstbestimmtem Handeln, Bewegungsfreiheit, Eigenständigkeit) hierarchisiert werden.

Im Bereich des Aufbaus und der Erweiterung von Funktionen und Fertigkeiten werden die folgenden Methoden angewendet:
- Methoden der Verhaltensmodifikation (operante Konditionierung, sukzessive Approximation, Generalisationslernen)
- Methoden des Eltern- und Mediatorentrainings.

Diese Behandlungen basieren immer auf sorgfältigen Analysen des individuell vorhandenen Funktions- und Fertigkeitenniveaus sowie auf einer Operationalisierung von zielorientierten Teillernschritten. Das gezielte Training lebenspraktischer Fertigkeiten soll die Kompetenz zu eigenständiger Lebensbewältigung anheben und dient auch der Prävention von sekundären Verhaltens- und Emotionsstörungen (Hospitalismus).

Behandlung komorbider Störungen
Der Aufbau und die Erweiterung von Funktionen und Fertigkeiten können erschwert werden durch spezifische psychische Störungen. Einige Störungen machen spezielle Interventionen erforderlich:
- Bei autistischem Verhalten sind besondere Akzente hinsichtlich des Fertigkeitenerwerbs im Bereich der sozialen Funktionen zu setzen, z.B. durch Aufbau von Blickkontakt, Imitationsverhalten, sprachlicher Kommunikation und Interaktion.
- Bei stereotypem und selbstverletzendem Verhalten sind gemäß individueller Bedingungsanalyse verhaltenstherapeutische Verfahren einzusetzen, insbesondere positive Verstärkung von alternativen oder mit dem Problemverhalten unvereinbaren Verhaltensweisen, Stimuluskontrolle, gezielte Beschäftigungs- und Kontaktangebote, funktionelle Kommunikationstrainings, Löschung und Timeout, Over-Correction. Die Kombination mehrerer Techniken ist üblich (IV).
- Bei persistierendem und schwerwiegend selbstverletzendem Verhalten können aversive verhaltenstherapeutische Techniken (z.B. dosierbare elektrische Reize, aversive Gerüche und Sichtblockaden) eingesetzt werden. Solche Verfahren sind insbesondere aus ethischen Gründen umstritten, ihr Einsatz ist nur unter streng kontrollierten klinischen Bedingungen in hierfür ausgestatteten und mit diesen Techniken vertrauten Behandlungszentren vertretbar (IV).

- Bei akuter motorischer Unruhe und Erethie, Affektdurchbrüchen und Erregungszuständen, aber auch zur Verminderung von autistischem und stereotypem Verhalten kann der Einsatz von Neuroleptika zusätzlich erwogen werden (III).
- Für die Therapie unspezifischer psychischer Störungen bei Personen mit Intelligenzminderungen gelten im Grundsatz die gleichen Prinzipien wie bei nicht intelligenzgeminderten Personen. Es sind jedoch einige Besonderheiten zu berücksichtigen:
  - Für die Psychopharmakotherapie sind Indikationseinschränkungen besonderer Art zu beachten. Die Behandlung von hyperkinetischen Störungen mit Stimulantien ist in der Regel weniger bzw. nur bei höherer Dosierung (0,60 mg/kg) wirksam (II). Zur Behandlung von disruptivem, aggressivem und dissozialem Verhalten kann Risperidon eingesetzt werden (II). Problematisch sind Dauermedikation und hohe Dosen sowie der parallele Einsatz mehrerer Psychopharmaka.
  - Die Möglichkeiten für den Einsatz kognitiver Psychotherapieverfahren sind in Abhängigkeit vom Grad der Intelligenzminderung eingeschränkt. An zentraler Stelle stehen daher einfache, auf den psychologischen Lern- und Verhaltenstheorien basierende Techniken der operanten und klassischen Konditionierung. Die therapeutischen und rehabilitativen Maßnahmen müssen jeweils auf das Entwicklungsalter bezogen sein. Dementsprechend stehen in der Frühförderung sensomotorisches Training, Sprachtherapie und der Aufbau sozialer und kommunikativer Fertigkeiten mit besonderer Betonung der Elternarbeit (z.B. auch als Mediatoren) im Vordergrund. Im mittleren Kindesalter zielen die Maßnahmen vornehmlich auf sonderpädagogische Förderung, die Erweiterung sozialer Kompetenzen und die Entwicklung der Selbstständigkeit. Ab dem Jugendalter stehen Fragen der beruflichen Eingliederung, der Wohn- und Lebensverhältnisse einschließlich Partnerschaft und Sexualität zur Klärung an.

4.3 Besonderheiten bei ambulanter Behandlung

Die unter 4.2 beschriebenen Interventionsmöglichkeiten sind in der Regel ambulant zu handhaben, wenn die Ressourcen der Familie oder der betreuenden Einrichtung ausreichen und keine besonders ausgeprägten komorbiden Störungen vorliegen.

In aller Regel sind die Kinder mit Intelligenzminderungen im Vorschul- und Schulalter heute im familiären Rahmen führbar und ambulant zu betreuen.

4.4 Besonderheiten bei teilstationärer Behandlung

Das Vorgehen entspricht dem unter 4.2 genannten, sofern eine entsprechende Kooperation der Familie bzw. betreuenden Einrichtung möglich ist und die teilstationäre Einrichtung verkehrsmäßig in vertretbarer Zeit zu erreichen ist, sodass eine tägliche Anfahrt und Rückkehr in die Familie möglich wird.

4.5 Besonderheiten bei stationärer Behandlung

Grundsätzlich gelten die unter 4.2 beschriebenen Interventionsmöglichkeiten. Im stationären Rahmen können insbesondere intensive Übungsbehandlungen unter gleichzeitiger Elternanleitung erfolgen. Insbesondere bei Patienten mit schwergradiger Intelligenzminderung und ausgeprägten komorbiden Störungen können die diagnostischen und therapeutischen Anforderungen so schwierig sein, dass sie zunächst stationär bewältigt werden müssen. Dies gilt auch für die Einleitung pharmakotherapeutischer Behandlungsmaßnahmen.

4.6 Jugendhilfe- und Rehabilitationsmaßnahmen

Einen besonderen Stellenwert haben beratende, das Betreuungsumfeld stützende, beziehungsstiftende und -erhaltende sowie pädagogisch-rehabilitative Maßnahmen. Dies schließt gemäß der Sozialpsychiatrievereinbarung für die BRD den ambulanten Einsatz von Psychologen und Sozialpädagogen, familienentlastende Dienste, schulische und berufsbildende Beratung, Hilfen für Wohnung und Unterbringung sowie Beratung in sozialrechtlichen Fragen ein.

Die Zuordnung zum Personenkreis der Personen mit geistiger Behinderung gemäß SGB IX ist ab leichter Intelligenzminderung möglich.

4.7 Entbehrliche Therapiemaßnahmen

Behandlung mit speziellen Ernährungen und Diäten sowie Hormonen. Zelltherapie beim Down-Syndrom.

5 Literatur

Aman MG et al., Double-blind, placebo-controlled study of risperidone for the treatment of disruptive behaviours in children with subaverage intelligence. American Jouranl of Psychiatry (2002), 159, 1337–1346

Aman MG, Buican B, Arnold LE, Methylphenidate treatment in children with borderline IQ and mental retardation: analysis of three aggregated studies. Journal of Child and Adolescent Psychopharmacology (2003), 13, 29–40

Bibliographie der Bundesvereinigung Lebenshilfe, Marburg

Einfeld S, Tonge B, Steinhausen HC (2002) Psychische Störungen bei Kindern und Jugendlichen. Lehrbuch der Kinder- und Jugendpsychiatrie, 5. Aufl. Urban & Schwarzenberg, München

Neuhäuser G, Steinhausen HC (Hrsg.) (2003) Geistige Behinderung. Grundlagen, klinische Syndrome, Behandlung und Rehabilitation, 3. Aufl. Kohlhammer, Stuttgart

Pearson D et al., Effects of methylphenidate treatment in children with mental retardation and ADHD: Individual variation in medication response. Journal of the American Academy of Child and Adolescent Psychiatry (2004), 43, 686–689

Sarimski K (1997) Entwicklungspsychologie genetischer Syndrome. Hogrefe, Göttingen

Sarimski K (2005) Psychische Störungen bei bchinderten Kindern und Jugendlichen. Hogrefe, Göttingen

Sarimski K, Steinhausen HC (2006) Geistige Behinderung und schwere Entwicklungsstörung. KIDS Kinder-Diagnostik-System Band 2. Hogrefe, Göttingen

Steinhausen HC (2006) Verhaltensfragebogen für Kinder mit Entwicklungsstörungen (VFE). Hogrefe, Göttingen

Steinhausen HC, von Aster M (Hrsg.) (1999) Verhaltenstherapie und Verhaltensmedizin bei Kindern und Jugendlichen. 2. Aufl. Beltz-PVU, Weinheim

Warnke A, Remschmidt H (2000) Behandlung bei geistiger Behinderung. In: Möller (Hrsg.), Therapie psychiatrischer Erkrankungen, 547–561. Enke, Stuttgart

Frühere Bearbeiter dieser Leitlinie
H.-C. Steinhausen, H. Lugt, M. von Aster

Jetzige Bearbeiter dieser Leitlinie
H.-C. Steinhausen

Korrespondenzadresse
Prof. Dr. med. Dr. phil. H.-C. Steinhausen
Zentrum für Kinder- und Jugendpsychiatrie
Universität Zürich
Neumünsterallee 9
8032 Zürich
Schweiz

Umschriebene Artikulationsstörungen (F80.0) (Phonologische Störung)

1 Klassifikation

1.1 Definition

Eine Artikulationsstörung ist durch Fehler in der Lautbildung gekennzeichnet, die unter Berücksichtigung des Entwicklungsalters außerhalb des Normbereiches liegen. Die Lautbildungsfehler sind nicht durch sensorische, organische bzw. neurologische Erkrankungen oder falsche Sprachvorbilder zu erklären. Nach heutiger Auffassung sind sie vorwiegend Ausdruck der Anwendung falscher phonologischer Regeln bzw. von Regeln, die früheren Entwicklungsstufen entsprechen, und nicht Folge sprechmotorischer Defizite bzw. auditiver Wahrnehmungsschwächen. Der Begriff der „Artikulationsstörung" wird deshalb zunehmend durch den Terminus „Phonologische Störung" ersetzt. Die umschriebene Artikulationsstörung wird auf der Achse II des MAS in der Kinder- und Jugendpsychiatrie kodiert (spezifische Entwicklungsstörungen).

1.2 Leitsymptome

Leitsymptome sind Aussprachefehler wie Auslassungen, Ersetzen oder Fehlbildungen von Lauten. Am häufigsten sind /s/, /sch/, /ch/ und /r/ betroffen. Die expressiven und rezeptiven Sprachfertigkeiten und die nonverbale Intelligenz liegen innerhalb des Normbereichs (IQ über 70).

1.3 Schweregradeinteilung

Nach der Anzahl der Lautbildungsfehler können Artikulationsstörungen in eine partielle, multiple und universelle Dyslalie eingeteilt werden. Zur Bewertung des Schweregrades kann der Prozentsatz korrekt gebildeter Laute angegeben werden (Percentage Consonant Correct – PCC).

1.4 Untergruppen

Betrifft die Artikulationsstörung nur einzelne Laute, so kann eine Einteilung nach den Lauten (Sigmatismus, Rhotazismus usw.) sowie der Art des Fehlers (Auslassung versus Ersetzen) erfolgen. Das psycholinguistische Klassifikationsmodell nach Dodd [Dodd 1995; Fox 2005] unterscheidet zwischen phonetischer Störung, phonologischer Verzögerung, konsequenter und inkonsequenter phonologischer Störung.

1.5 Ausschlussdiagnose

- Beeinträchtigung der Artikulation durch Gaumenspalte oder andere organische Störungen der für das Sprechen notwendigen anatomischen Strukturen
- Folgen eines Hörverlustes (H91.9)
- Intelligenzminderung (F70–F79)
- Apraxie (R48.2) oder Aphasie (R47.0)
- Aussprachefehler in Verbindung mit einer Entwicklungsstörung der expressiven oder rezeptiven Sprache (F80.1, F80.2).

2 Störungsspezifische Diagnostik

2.1 Symptomatik

Beobachtung des Sprechverhaltens des Kindes

Die Störung wird während der Exploration des Kindes deutlich. Wenn im spontanen Erzählen bestimmte Laute oder Lautverbindungen nicht vorkommen, so sollte das Kind mit Bildmaterial zum Sprechen dieser Laute angeregt werden. Die Fähigkeit, Laute und Lautverbindungen korrekt zu bilden, hängt ab von der Stellung des Lautes im Wort, der Schwierigkeit des Wortes und der Komplexität der grammatischen Struktur, in die das Wort eingebunden ist. Neben der Spontansprache sind das Nachsprechen und Lesen zu beurteilen. Tonbandaufzeichnungen erleichtern die Analyse.

Exploration der Eltern

Die Eltern haben sich in die Sprache des Kindes „eingehört", und ihre Angaben zur Art und Intensität der Artikulationsstörung sind oft unzuverlässig.

2.2 Störungsspezifische Entwicklungsgeschichte

Die Störung besteht primär. Es gab keine Phase, in der die betroffenen Laute regelrecht gesprochen wurden. Eine familiäre Häufung ist nicht ungewöhnlich.

2.3 Spezifische psychiatrische Komorbidität und Begleitstörungen

Häufig treten Artikulationsstörungen in Verbindung mit einem Dysgrammatismus auf. Das klinische Bild ist dann jedoch den expressiven oder rezeptiven Sprachentwicklungsstörungen und nicht den reinen Artikulationsstörungen zuzuordnen. Bei ausgeprägten Artikulationsstörungen können sich reaktiv eine Sprechhemmung bis hin zum Mutismus und emotionale Störungen bzw. Verhaltensstörungen entwickeln.

2.4 Störungsrelevante Rahmenbedingungen

Exploration der Eltern
- Negative Reaktionen des Umfeldes auf die eingeschränkte Verständlichkeit der Sprache des Kindes (Hänseleien, Ablehnung)
- Reaktionen des Kindes bei der Aufforderung zur Wiederholung des Gesprochenen
- Motivation der Eltern zur aktiven Mitarbeit.

Orientierende Untersuchung
- Intelligenzentwicklung
- Andere Entwicklungsbereiche
- Körperliche Untersuchung
- Kinderneurologische Untersuchung: Zerebralparese?
- Beurteilung der Motorik unter Einschluss der Oralmotorik: myofunktionelle Störung?
- Pädaudiologische Diagnostik: Hörminderung? Fehlbildung?

Vorschulische, schulische und therapeutische Förder- und Therapiemöglichkeiten vor Ort
- Logopädie
- Sprachheilkindergarten
- Sonderschule für Kinder mit Sprachstörungen.

2.5 Apparative, Labor- und Testdiagnostik

- Artikulatorisch orientierte Lautbildungstests (Überprüfung der Lautbildung im An-, Mit- und Endlaut und von häufig

vorkommenden Konsonantenhäufungen, unzureichende Altersnormierung), z.B. Lauttreppe von Möhring, Lautbildungstest für Vorschulkinder (LBT/DLBT von Fried), Bremer Artikulationstest (BAT von Niemeyer)
- Phonologisch orientierte Lautbildungstests (exakte phonologische Analyse der Äußerungen des Kindes, unzureichend altersnormiert), z.B. Psycholinguistische Analyse kindlicher Sprechstörungen (PLAKSS von Fox), Analyseverfahren zu Aussprachestörungen bei Kindern (AVAK von Hacker und Wilgermein)
- Lautdiskriminationstests, z.B. Lautunterscheidungstest für Vorschulkinder (LUT von Fried), Bremer Lautdiskriminationstest (BLDT von Niemeyer), Subtest Phonemdifferenzierung aus dem PLD-SES von Kauschke und Siegmüller
- Mundmotoriktest, z.B. Mundmotoriktest von Draf, Subtest Mundmotorik aus dem PLD-SES von Kauschke und Siegmüller, Materialien zur Diagnose und Therapie der Mundmotorik (MMPM von Frank und Grziwotz-Buck)
- (Zumindest orientierende) Intelligenzdiagnostik
- (Zumindest orientierende) Untersuchung der expressiven und rezeptiven Sprache, z.B. Sprachscreening für das Vorschulalter (SSV von Grimm)
- Konsiliarisch: pädaudiologische Diagnostik
- Ggf. EEG.

2.6 Weitergehende Diagnostik und Differenzialdiagnostik

Auszuschließen sind Lautbildungsstörungen als Folge von:
- Erkrankungen im Oralbereich (z.B. Gaumenspalte)
- Neurologischen Erkrankungen (z.B. infantile Zerebralparese)
- Hörstörungen (z.B. Hochtonverlust)
- Expressiven oder rezeptiven Sprachentwicklungsstörungen
- Allgemeinen Verzögerungen der kognitiven Entwicklung
- Falschen Sprachvorbildern (gelegentlich bei partieller Dyslalie von Bedeutung).

2.7 Entbehrliche Diagnostik

Entfällt.

3 Multiaxiale Bewertung

3.1 Identifizierung der Leitsymptome

- Überprüfen des Vorliegens relevanter Lautbildungsstörungen und Ausschluss anderer Formen von Aussprachestörungen
- Ausschluss von umschriebenen Entwicklungsstörungen der Sprache.

3.2 Identifizierung weiterer Symptome und Belastungen

- Überprüfen des Vorliegens komorbider Störungen, insbesondere psychoreaktiver emotionaler Störungen und Verhaltensstörungen (Achse I)
- Ausschluss von Intelligenzstörungen (Achse III)
- Ausschluss organischer Erkrankungen der Sprechorgane (Achse IV)
- Feststellen abnormer psychosozialer Bedingungen (Achse V) und Beurteilung der psychosozialen Anpassung (Achse VI). Insbesondere ist die Integration in Kindergarten bzw. Schule oder Beruf und Gleichaltrigengruppen zu beachten.

3.3 Differenzialdiagnosen und Hierarchie des diagnostischen Vorgehens

Siehe Abbildung 25.

4 Interventionen

4.1 Auswahl des Interventionssettings

Die Behandlung erfolgt ambulant und sollte möglichst bis zur Einschulung abgeschlossen sein.

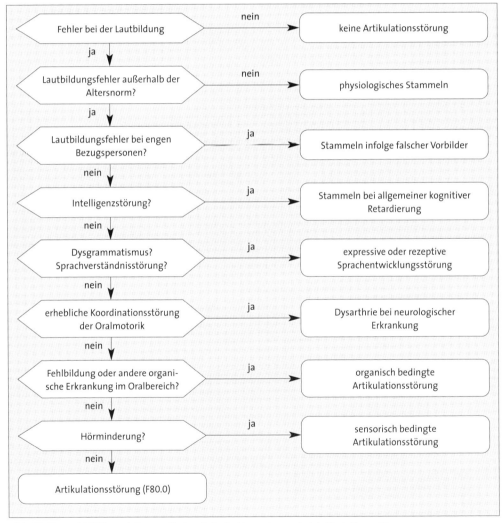

Abb. 25: Komorbidität und diagnostischer Entscheidungsbaum bei Artikulationsstörungen

4.2 Hierarchie der Behandlungsentscheidung und Beratung

Siehe Abbildung 26.

4.3 Besonderheiten bei ambulanter Behandlung

Voraussetzung für eine Therapie ist eine ausreichende Motivation des Kindes und der Eltern.

Information und Beratung der Eltern und des Kindes
Eltern und Kinder sind über vermutete Ursachen, Aufrechterhaltung und Prognose der Artikulationsstörung zu informieren. Eine Beratung sollte frühzeitig erfolgen und folgende Hinweise enthalten:
◢ Achten auf sauber artikulierte Sprachvorbilder
◢ Erhöhung der auditiven Aufmerksamkeit durch Sing-, Sprach- und Rollenspiele
◢ Anregung zum Sprechen durch emotional positive, sprachmotivierende Situationen
◢ Sprech- und Imitationsspiele mit Frontalcharakter, die dem Kind eine genaue Beobachtung der Artikulation der Eltern ermöglichen
◢ Bei Fehlern kein Tadeln, Kritik oder sonstige negative Rückmeldungen
◢ Richtige Wiederholung falsch gesprochener Wörter bzw. Sätze durch die Eltern
◢ Ermutigung und Belohnung bei Versuchen zur richtigen Lautbildung.

Logopädische Behandlung
Die Art der Therapie hängt wesentlich vom Entwicklungsstand des Kindes/Jugendlichen ab. Bei jüngeren Kindern stehen indirekte, in ein Spiel integrierte Übungen im Vordergrund. Bei älteren Kindern/Jugendlichen

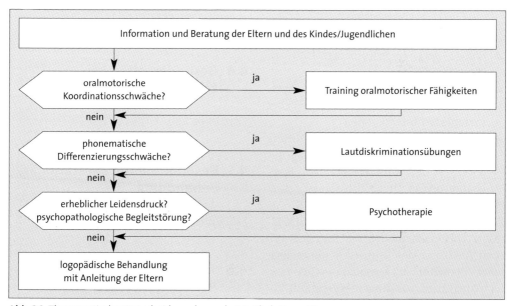

Abb. 26: Therapeutischer Entscheidungsbaum bei Artikulationsstörungen

können Bewusstmachen der/des Lautbildungsfehler/s und der Einsatz von Spiegel und Artikulationshilfen (Tonbandaufnahmen, audiovisuelle Sprachtrainer u.Ä.) sinnvoll sein. Im Mittelpunkt steht ein Training der Lautdifferenzierung und der Lautbildung, wobei in phonologisch orientierten Therapieansätzen Laut*differenzierungs*übungen und in phonetisch orientierten Laut*bildungs*übungen als besonders wichtig angesehen werden.

Die Therapie setzt sich in der Regel aus folgenden Bausteinen zusammen:
- Training oralmotorischer Fähigkeiten
- Lautdiskriminationsübungen
- Lautbildungsübungen beginnend mit Lautmalereien, Tierlauten und Geräuschen
- Schrittweise Anbahnung der Laute in der Reihenfolge der physiologischen Entwicklung oder nach pragmatischen Gesichtspunkten (zuerst für die Sprechverständlichkeit besonders wichtige Laute oder zuerst für das Kind besonders leicht zu sprechende Laute)
- Einbau der neu erworbenen Laute in Wörter und Sätze
- Anregung und Ermutigung zum Sprechen durch die Imitation alltäglicher sprachlicher Interaktionen
- Anleitung der Eltern zur Durchführung von Übungen mehrmals am Tag für jeweils einige Minuten und zur Sprechanregung in Alltagssituationen.

Zur logopädischen Behandlung wurden zahlreiche Therapiemethoden mit unterschiedlichen Ansatzpunkten entwickelt (phonologischer, phonetischer, sensomotorischer bzw. motokinästhetischer Ansatz, Assoziations- sowie Imitationsmethoden, Modellieren, Feedback-Therapie u. a.). Bislang ist unklar, welche der Methoden besonders erfolgversprechend sind und ob die Effektivität einzelner Verfahren von der Art der Artikulationsstörung abhängt. Systematische Evaluationsstudien mit einer Gegenüberstellung verschiedener Therapieverfahren fehlen weitgehend. Studien zur Effektivität einer Einbeziehung der Eltern kommen zu widersprüchlichen Ergebnissen.

Kontrollierte Studien sprechen dafür, dass logopädische Übungen zur Lautdifferenzierung und Lautanbildung die Lautbildungsfähigkeit tatsächlich verbessern, dass eine frühzeitige Behandlung effektiver als eine später einsetzende Therapie ist und dass Grammatikübungen bzw. eine allgemeine Sprachanregung ohne ein spezielles Lautierungstraining keinen Einfluss auf die Lautbildungsfähigkeit ausüben. Diese Aussagen beruhen auf Studien, die dem Evidenzgrad III entsprechen. Die Effektivität nonverbaler oralmotorischer oder auditiver Übungen konnte bislang nicht belegt werden.

Therapiebegleitende Maßnahmen sind psychotherapeutische Maßnahmen bei Vorliegen eines erheblichen Störungsbewusstseins mit Sprachhemmung oder psychoreaktiven emotionalen Störungen oder Verhaltensstörungen.

4.4 Besonderheiten bei teilstationärer Behandlung

Entfällt (s. Kap. 4.1).

4.5 Besonderheiten bei stationärer Behandlung

Entfällt (s. Kap. 4.1).

4.6 Jugendhilfe- und Rehabilitationsmaßnahmen

Die Finanzierung der logopädischen Behandlung erfolgt im Kleinkindalter in der Regel durch die Krankenkassen. Eine längerfristige Betreuung ist ggf. durch Sozialhilfemaßnahmen sicherzustellen. Kinder mit einer ausgeprägten Lautbildungsstörung sind nach der Eingliederungshilfe-Verordnung (§ 1 Abs. 6 der VO zu § 47 BSHG) als körperlich wesentlich behindert einzustufen. Es besteht damit Anspruch auf Eingliederungshilfe.

Bei Therapieresistenz, erheblicher Einschränkung der Verständlichkeit der Sprache oder ungünstigen sozialen Entwicklungsbedingungen kann die Betreuung im Rahmen einer pädagogischen Fördereinrichtung (z.B. Sprachheilkindergarten, -schule) indiziert sein.

4.7 Entbehrliche Therapiemaßnahmen

Tomatis-Therapie, Differenzierungstraining mit nonverbalen Aufgaben (Töne, Geräusche).

5 Literatur

Dodd B (1995) Differential diagnosis and treatment of children with speech disorder. Whurr Publishers, London

Forrest K, Are oral-motor exercises useful in the treatment of phonological/articulatory disorders? Seminars in Speech and Language 23 (2002), 15–25

Fox AV (2005) Kindliche Aussprachestörungen. 3. Aufl., Schulz-Kirchner, Idstein

Franke U (2001) Artikulationstherapie bei Vorschulkindern. 6. Aufl., Reinhardt, München

Hacker D (1999) Phonologie. In: Baumgartner S, Füssenich I (Hrsg.), Sprachtherapie mit Kindern, 15–79. Reinhardt, München

Law J, Garrett Z, Nye C, The efficacy of treatment for children with developmental speech and language delay/disorder: a meta-analysis. Journal of Speech, Language, and Hearing Research (2004), 47, 924–943

Shriberg LD, Kwiatkowski J, Developmental phonological disorders I: A clinical profil. Journal of Speech and Hearing Research (1994), 37, 1100–1126

Shriberg LD, Kwiatkowski J, Gruber FA, Developmental phonological disorders II: Short-term speech-sound normalization. Journal of Speech and Hearing Research (1994), 37, 1127–1150

Shriberg LD, Gruber FA, Kwiatkowski J, Developmental phonological disorders III: Long-term speech-sound normalization. Journal of Speech and Hearing Research (1994), 37, 1151–1177

Suchodoletz W v (2001) Sprach- und Sprechstörungen. In: Steinhausen HC (Hrsg.), Entwicklungsstörungen, 83–107. Kohlhammer, Stuttgart

Suchodoletz W v (2006) Diagnostik bei Artikulationsstörungen. In: Petermann U & Petermann F (Hrsg.), Diagnostik sonderpädagogischen Förderbedarfs, 187–209. Hogrefe, Göttingen

Bearbeiter dieser Leitlinie
W. von Suchodoletz, A. Warnke, H. Amorosa

Korrespondenzadresse
Prof. Dr. med. Waldemar von Suchodoletz
Institut und Poliklinik für Kinder- und Jugendpsychiatrie und Psychotherapie
Ludwig-Maximilians-Universität
Nußbaumstraße 7
80336 München

Umschriebene Entwicklungsstörungen der Sprache (F 80.1, F 80.2)

1 Klassifikation

1.1 Definition

Bei den umschriebenen Störungen der Sprache sind die normalen Entwicklungsmuster der Sprache von frühen Entwicklungsstufen an beeinträchtigt. Die Störungen können nicht direkt neurologischen Störungen, Störungen des Sprechablaufs, sensorischen Beeinträchtigungen, Intelligenzminderungen oder Umweltfaktoren zugeordnet werden.

Für die expressive Störung gilt, dass die gesprochene Sprache des Kindes, d.h. aktiver Wortschatz, Grammatik und die Fähigkeit, Inhalte sprachlich auszudrücken, in ihrem Niveau deutlich unter seinem Intelligenzniveau liegt. Das Sprachverständnis ist dagegen altersgemäß. Begleitende Störungen der Artikulation sind häufig.

Für die rezeptive Störung gilt, dass das Sprachverständnis, d.h. die Fähigkeit, gesprochene Sprache altersentsprechend zu entschlüsseln, unterhalb des seinem Intelligenzalter angemessenen Niveaus liegt. Häufig ist auch die expressive Sprache beeinträchtigt. Störungen der Lautproduktion sind insbesondere bei jungen Kindern häufig.

Die Forderung, dass eine Diskrepanz zur nonverbalen Intelligenz bestehen muss, wird in letzter Zeit häufig kritisiert, da sich die Art der Sprachstörung und die Ansprechbarkeit auf Behandlung bei Kindern mit oder ohne Diskrepanz zwischen Sprachleistung und kognitiven Fähigkeiten nicht unterscheiden.

1.2 Leitsymptome

Expressive Störung
- Später Beginn des Sprechens
- Für das Alter zu geringer Wortschatz
- Die Verständlichkeit ist eingeschränkt.
- Äußerungslänge zu kurz für das Lebensalter, z.B. Ein- bis Zweiwortäußerungen mit 36 Monaten, nur einfache Hauptsätze mit 6–7 Jahren.
- Oft inkorrekte Wortstellung im Satz
- Schwierigkeiten bei Gebrauch der grammatikalischen Wortformen, z. B. Plural oder Vergangenheitsformen
- Ältere Kinder haben große Schwierigkeiten, ein Erlebnis oder einen Ablauf verständlich darzustellen.

Rezeptive Störung
- Kein altersentsprechendes Verständnis der gesprochenen Sprache
- Kein oder nicht zuverlässiges Befolgen von Anweisungen
- Kein korrektes Beantworten von Fragen trotz Kenntnis der richtigen Antwort
- Jüngere Kinder sprechen gar nicht oder nur einzelne Wörter, beginnen zu echolalieren oder sprechen in einem unverständlichen Kauderwelsch mit angemessener Intonation.
- Im Vordergrund der Symptomatik stehen anfangs oft autistisch oder zwanghaft wirkende Verhaltensweisen, später Verhaltensstörungen mit geringem sozialen Kontakt, Rückzug, Depressivität, Schulverweigerung oder Aggressivität. Erst bei gezielter Beobachtung und Untersuchung wird die Sprachverständnisstörung deutlich.

1.3 Schweregradeinteilung

Rezeptive und expressive Sprachentwicklungsstörungen unterscheiden sich hinsichtlich der Prognose und der Häufigkeit begleitender psychiatrischer Störungen. Kinder mit rezeptiver Störung weisen häufiger begleitende psychiatrische Störungen auf und haben insgesamt eine schlechtere Prognose.

1.4 Untergruppen

Nach der ICD-10 wird zwischen den expressiven (F80.1) und den rezeptiven (F80.2) Sprachentwicklungsstörungen unterschieden. Dabei sind bei rezeptiven Störungen meist auch expressive Störungen vorhanden. Diese Einteilung wird kritisiert, da bei genauerer Untersuchung bei vielen Kindern mit expressiven Störungen auch Auffälligkeiten im Sprachverständnis gefunden werden.

1.5 Ausschlussdiagnose

Expressive Störung
- Rezeptive Störung (F80.2)
- Tief greifende Entwicklungsstörungen (F84.x)
- Erworbene Aphasie (R47)
- Landau-Kleffner-Syndrom (F80.3)
- Elektiver Mutismus (F94.0)
- Intelligenzminderung (F70–79)

Rezeptive Störung
- Erworbene Aphasie (R47)
- Landau-Kleffner-Syndrom (F80.3)
- Tief greifende Entwicklungsstörungen (F84.x)
- Elektiver Mutismus (F94.0)
- Intelligenzminderung (F70–79)
- Sprachentwicklungsverzögerung infolge Hörverlust (H90; H91)

2 Störungsspezifische Diagnostik

2.1 Symptomatik

Befragung der Bezugspersonen und des Kindes/Jugendlichen

Je jünger das Kind ist, in desto höherem Maße muss die Information von den Bezugspersonen kommen. Die Angaben der Bezugspersonen zu den expressiven Störungen sind vergleichsweise zuverlässig. Folgende Information wird erfragt:
- Wie lang sind die Äußerungen des Kindes?
- Macht es Wortstellungs- oder Endungsfehler?
- Kann das Kind Erlebnisse oder Geschichten so berichten, dass der Zuhörer es versteht?
- Kann es seine Äußerungen verändern, wenn es nicht verstanden wird?
- Ist der Wortschatz etwa altersgemäß?
- Fallen dem Kind Wörter, die es sicher kennt, häufig nicht ein (Wortfindungsstörungen)? Wortfindungsstörungen können von Kindern etwa ab dem sechsten Lebensjahr auf direktes Befragen angegeben werden.

Bei den Angaben zum Sprachverständnis werden die Fähigkeiten des Kindes von den Bezugspersonen meist erheblich überschätzt.
- Versteht das Kind Sprache altersentsprechend?
- Vereinfachen die Bezugspersonen ihre Sprache zum Kind, im Vergleich mit Gleichaltrigen?
- Setzen die Bezugspersonen verstärkt nonverbale Mittel zur Verständigung ein?
- Achten die Bezugspersonen darauf, dass sie immer wieder die gleichen Wörter benutzen, damit das Kind sie versteht?
- Beginnt das Kind häufig mit der Ausführung einer Tätigkeit, bevor der Erwachsene seine Anweisung beendet hat?

- Antwortet das Kind auffallend häufig mit „ja" auf Fragen?
- Werden Echolalien beobachtet?
- Kann sich das Kind mehrere Aufträge in der richtigen Reihenfolge merken?
- Zeigt das Kind wenig Interesse an Sprache, „schaltet" es „ab", wenn gesprochen wird?
- Lässt es sich nicht gern altersgemäße Texte vorlesen?
- Kommt es häufiger zu Missverständnissen im Alltag, weil das Kind etwas falsch verstanden hat?
- Bestehen Schulleistungsprobleme und in welcher Form?
- Versteht das Kind beim Lesen altersentsprechende Texte?

Beobachtung der Sprache
Expressive Störungen sind meist schnell zu erkennen. Die Sprachentwicklung setzt verspätet ein. Der Wortschatz nimmt sehr langsam zu, viele Wörter sind für Fremde völlig unverständlich. Das Kind hat mit 2 Jahren keine Zweiwortäußerungen. Mit 3 Jahren bildet es auch kurze Sätze nicht korrekt. Beginnt es, Sätze zu bilden, sind sie dysgrammatisch mit falscher Wortstellung, falschen Artikeln und inkorrekten Wortendungen. Häufig bestehen ausgeprägte Wortfindungsstörungen. Nebensätze werden oft selbst im Schulalter noch nicht angewandt.

Bei älteren Kindern werden die Störungen z.T. erst deutlich, wenn das Kind spontan etwas Längeres erzählt, z.B. ein Erlebnis oder eine Fernsehsendung. Das Kind ist nur unzureichend in der Lage, Inhalte, die es klar im Kopf hat, verbal darzustellen. Teilweise greifen die Kinder auf nonverbale Mittel zurück und spielen z.B. die Begebenheit.

Rezeptive Störungen müssen systematisch überprüft werden, da sie sonst oft der Beobachtung in einer typischen Untersuchungssituation entgehen. Hinweise erhält man, wenn Fragen nicht korrekt oder sehr vage beantwortet werden und/oder wenn Anweisungen, die von Gestik begleitet sind, prompt befolgt werden, das Kind aber auf rein verbal gegebene Aufforderungen nicht oder nicht richtig reagiert. Viele der Kinder „hören nicht zu", sie erscheinen unaufmerksam für Sprache.

2.2 Störungsspezifische Entwicklungsgeschichte

Von den **Bezugspersonen** werden Informationen zu folgenden Punkten erfragt:
- Hat das Kind als Baby geplappert? Gab oder gibt es Trink- oder Essstörungen? Kaut das Kind altersentsprechend?
- Wie alt war das Kind bei Auftreten der ersten Wörter? Zunahme des Wortschatzes?
- Wann wurden die ersten Zwei- bzw. Dreiwortäußerungen beobachtet?
- Wie hat sich die Verständlichkeit der Sprache entwickelt?
- Ab wann konnte das Kind über Dinge sprechen, die in der Situation nicht vorhanden waren?
- Wenn die sprachlichen Möglichkeiten nicht ausreichten, versuchte das Kind dann, sich anders verständlich zu machen?
- Hat das Kind sprachliche Fähigkeiten expressiv oder rezeptiv wieder verloren, die ihm bereits sicher zur Verfügung standen?
- Hatte das Kind häufiger Mittelohrentzündungen, evtl. mit Erguss? Wurden Paukenröhrchen eingesetzt?
- Wie war die Entwicklung im motorischen und kognitiven Bereich, im Spielverhalten und in der Interaktion mit Erwachsenen und Gleichaltrigen?
- Hat das Kind Rückschritte in anderen Entwicklungsbereichen gemacht?
- Gibt es eine familiäre Belastung mit Sprachstörungen oder Lese-Rechtschreibproblemen?

Bei mehrsprachig aufgewachsenen Kindern:
- Welche Sprachen wurden mit dem Kind gesprochen? Waren die verschiedenen Sprachen an bestimmte Personen oder Situationen fest gekoppelt?
- Wie verlief der Spracherwerb in der Muttersprache?
- Hat das Kind durch Umzug o.Ä. einen Sprachwechsel erlebt? Wie lange und wie oft ist es mit der Zielsprache konfrontiert?

2.3 Psychiatrische Komorbidität und Begleitstörungen

Zwischen 50 und 60% der Kinder mit Sprachentwicklungsstörungen weisen Diagnosen auf der ersten Achse des multiaxialen Klassifikationsschemas auf. Am häufigsten ist das Hyperkinetische Syndrom, gefolgt von emotionalen Störungen mit Rückzug, Ängstlichkeit, Tagträumen und einer Störung des Sozialverhaltens. Multiple Tics, Enuresis und Enkopresis sind häufige Störungen bei den jüngeren Kindern.

Weitere Entwicklungsstörungen, besonders im Bereich der Motorik, sind häufig. Mehr als 50% haben im Schulalter Lese-Rechtschreibstörungen und z.T. auch Rechenstörungen.

2.4 Störungsrelevante Rahmenbedingungen

Zur Klärung der Entstehungsbedingungen und für die Planung der Behandlung ist es wichtig, folgende Faktoren abzuklären:

Sprachliche Modelle für das Kind
- Wie viel wird mit dem Kind gesprochen?
- Gibt es andere Personen mit Sprachstörungen in der Familie?
- Wird Dialekt in der Familie oder der Umgebung gesprochen?
- Gibt es Personen mit Hörstörungen in der Familie?
- Werden in der Umgebung des Kindes andere Sprachen gesprochen?
- Wer spricht welche Sprache wie häufig mit dem Kind?

2.5 Apparative, Labor- und Testdiagnostik

Untersuchung kognitiver Fähigkeiten
Bei der Einschätzung der Intelligenz muss auf nonverbale Verfahren zurückgegriffen werden, da die Korrelation zwischen verbalem IQ und sprachlichen Fähigkeiten sehr hoch ist.

Für Vorschulkinder
- Snijders-Oomen Nonverbaler Intelligenztest (SON-R 2½–7)
- Kaufman Assessment Batterie for Children (K-ABC); enthält eine nonverbale Skala. Beim Kaufman-Test ist zu berücksichtigen, dass er sehr viele Untertests enthält, die das Kurzzeitgedächtnis überprüfen. Gerade Störungen des auditiven Kurzzeitgedächtnisses sind aber bei sprachentwicklungsgestörten Kindern häufig.
- Columbia Mental Maturity Scale (CMM), eine eindimensionale Testreihe.

Für Schulkinder
- Snijders-Oomen Nonverbaler Intelligenztest (SON-R 5½–17)
- Hamburg-Wechsler-Intelligenztest für Kinder III (HAWIK-III), Handlungsteil
- Adaptives Intelligenz-Diagnostikum 2 (AID-2)
- Kaufman Assessment Battery for Children (K-ABC); enthält eine nonverbale Skala
- Hamburg-Wechsler-Intelligenztest für Erwachsene (HAWIE-R)
- Grundintelligenztest Skala 1 (CFT 1)

- Auditives und visuelles Kurzzeitgedächtnis, soweit nicht in den Intelligenztests vorhanden
- Abklärung einer Lese-Rechtschreibstörung bei Schulkindern.

Gehör und auditive Wahrnehmung
Eine pädaudiologische Untersuchung sollte in jedem Fall erfolgen, auch wenn klinisch der Eindruck besteht, dass das Gehör unauffällig ist.

Eine Beurteilung der zur Zeit sehr häufig angewendeten Tests zur Erfassung der auditiven Wahrnehmung ist abschließend nicht möglich, da die methodisch ausreichenden Untersuchungen dazu eher für eine geringe Validität und Reliabilität sprechen.

Entwicklungsneurologische Untersuchung, EEG
Viele der Kinder haben neurologische und insbesondere motorische Auffälligkeiten.

Ein Schlaf-EEG sollte bei jedem Kind mit einer ausgeprägten Sprachverständnisstörung oder dem Hinweis auf einen Sprachverlust durchgeführt werden.

Diagnostik von Stoffwechselstörungen, genetische Untersuchung
Diese Untersuchungen sollten insbesondere dann durchgeführt werden, wenn Sprachstörungen familiär auftreten.

Psychiatrische Abklärung
Wegen der häufig begleitenden psychiatrischen Störungen, die für das therapeutische Vorgehen von entscheidender Bedeutung sind, sollte immer auch eine kinder- und jugendpsychiatrische Diagnostik erfolgen.

Sprachtests, Untersuchung der Spontansprache
Der Elternfragebogen für die Früherkennung von Risikokindern (ELFRA) von Grimm und Doil kann als Screening-Instrument für Kinder mit 12 und 24 Monaten eingesetzt werden.

Je nach Alter und Sprachstand des Kindes kommen verschiedene Sprachtests in Frage. Die Normierung der Tests ist oft mangelhaft, sodass sie häufig mehr zur klinischen Einschätzung und nicht als Test im eigentlichen Sinne herangezogen werden können.

Für Vorschulkinder
- Aktiver Wortschatztest (AWST) zur Überprüfung des Wortschatzes; Kiese, Kozielski
- Sulser Sprachtest II, Screeningtest zur Überprüfung der Grammatik; Sulser
- Reynell-Test in der Übersetzung von Sarimski
- Teddy-Test; Friedrich
- Kindersprachtest für das Vorschulalter (KISTE); Häuser, Kasielke, Schneidereiter, Ingenkamp
- Analyse der Spontansprache nach Clahsen
- Logopädischer Sprachverständnistest (LSVT), Psycholinguistischer Sprachverständnis- und Sprachentwicklungstest (PSST); Wettstein
- Screening-Verfahren zur Erfassung von Sprachentwicklungsverzögerungen (SEV); Heinemann, Höpfner
- Bildwortserie nach Schäfer/Schilling
- Sprachentwicklungstest für 2-jährige Kinder (SETK-2); Grimm
- Sprachentwicklungstest für 3- bis 5-jährige Kinder (SETK-3–5); Grimm
- Marburger Sprachverständnistest für Kinder (MSVK)
- Evozierte Sprachdiagnose grammatischer Fähigkeiten (ESGRAF); Motsch.

Für Schulkinder
- Heidelberger Sprachentwicklungstest (HSET); Grimm, Schöler
- Allgemeiner Deutscher Sprachtest (ADST), ab etwa 10 Jahren; Steinert
- Testbatterie Grammatische Kompetenz (TGK) Tewes/Turner
- Informelles Verfahren zur Überprüfung von Sprachverständnisleistungen (IVÜS); Endres, Baur

- Untertests des Psycholinguistischen Entwicklungstests (PET); Angermaier
- Logopädischer Sprachverständnistest (LSVT), Psycholinguistischer Sprachverständnis- und Sprachentwicklungstest (PSST); Wettstein
- Evozierte Sprachdiagnose grammatischer Fähigkeiten (ESGRAF); Motsch

2.6 Weitergehende Diagnostik und Differenzialdiagnostik

Sprach- und Intelligenzleistung korrelieren normalerweise in allen Verfahren zur Intelligenzmessung hoch. Die Diagnose „umschriebene Sprachentwicklungsstörung" kann nur gestellt werden, wenn eine Diskrepanz von einer Standardabweichung zwischen der Leistung in einem nonverbalen Intelligenztest und der Leistung in einem Sprachtest besteht.

Wenn bei bestehender Intelligenzminderung – die ja häufig mit einem unausgeglichenen Profil der intellektuellen Leistungsfähigkeit und besonders mit einer Sprachbeeinträchtigung einhergeht – eine Sprachbeeinträchtigung besteht, welche deutlich schwerer ist als die Entwicklungsverzögerung nichtverbaler Fähigkeiten, soll eine umschriebene Entwicklungsstörung des Sprechens und der Sprache zusätzlich zur Intelligenzminderung kodiert werden.

Hörstörungen sind sehr häufig und führen zu einer Beeinträchtigung der Sprachentwicklung. Hörstörungen und umschriebene Sprachentwicklungsstörungen können aber auch gleichzeitig auftreten.

50% der Kinder mit einem frühkindlichen Autismus entwickeln keine Sprache. Bei den übrigen Kindern können alle Symptome einer Sprachentwicklungsstörung beobachtet werden. Treten die typischen Symptome des frühkindlichen Autismus auf, so wird keine umschriebene Sprachentwicklungsstörung diagnostiziert.

Bei jüngeren Kindern mit einer erworbenen Aphasie kann das Querschnittsbild des Landau-Kleffner-Syndroms den umschriebenen Sprachentwicklungsstörungen sehr ähnlich sein, die Vorgeschichte muss hier zur Entscheidung herangezogen werden.

Diskutiert werden muss immer eine unzureichende sprachliche Förderung (Achse V der ICD) oder ein unzureichender Kontakt mit der zu erlernenden Sprache.

2.7 Entbehrliche Diagnostik

Bildgebende Verfahren sollten nur in Abhängigkeit vom neurologischen Befund und dem EEG bzw. bei fehlendem Behandlungsfortschritt eingesetzt werden.

3 Multiaxiale Bewertung

Es muss immer ein Gesamttherapieplan erstellt werden, der die Störungen bzw. Auffälligkeiten auf allen Achsen berücksichtigt.

3.1 Identifizierung der Leitsymptome

Dieses ist nur im Zusammenhang mit der Intelligenz, also Achse III, möglich (Diskrepanz von einer Standardabweichung zwischen der Leistung in einem nonverbalen Intelligenztest und der Leistung in einem Sprachtest. Dabei ist die häufig unzureichende Normierung vieler Sprachtests und die Fehlerbreite der Intelligenztests zu berücksichtigen). Eine Lese-Rechtschreibstörung muss berücksichtigt werden.

3.2 Identifizierung weiterer Symptome und Belastungen

Die psychiatrischen Störungen müssen unbedingt bei der Behandlungsplanung berücksichtigt werden. Die körperlichen Auffälligkeiten, die psychosozialen Bedingungen und die psychosoziale Anpassung müssen geklärt werden.

Bei allen Kindern mit einer Sprachentwicklungsstörung sollte im Jahr vor der Einschulung der Bielefelder Screeningtest zur Vorhersage einer Lese-Rechtschreibstörung (BISC) durchgeführt werden. Bei Kindern mit einer Leistung, die ein Risiko bedeutet, sollte ein entsprechendes Training nach Küspert und Schneider noch im Vorschulalter durchgeführt werden (s. Leitlinien zu Lese- und Rechtschreibstörungen).

3.3 Differenzialdiagnosen und Hierarchie des diagnostischen und therapeutischen Vorgehens

Siehe Abbildung 27.

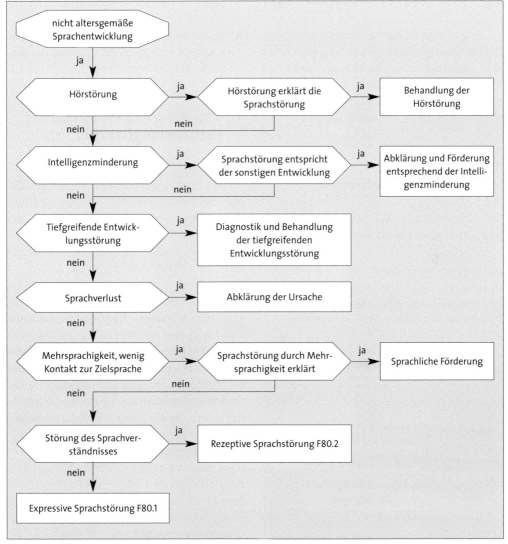

Abb. 27: Entscheidungsbaum für die Hierarchie des diagnostischen Vorgehens

4 Intervention

Die Übergänge zwischen einer langsamen, aber noch normalen, und einer gestörten Sprachentwicklung sind gerade bei jungen Kindern fließend. Es empfiehlt sich, Kinder bis zu etwa 3 Jahren mit nicht so ausgeprägten Rückständen der Sprachentwicklung in monatlichen Abständen zu beobachten und die Mütter in der Förderung der Sprache im Alltag anzuleiten. Kinder mit ausgeprägten Störungen sollten frühzeitig, d.h. zwischen 2 und 3 Jahren, bereits logopädisch behandelt werden.

Es gibt eine Reihe von Ansätzen zur sehr frühen Intervention bei Kindern im ersten und zweiten Lebensjahr. Die Verfahren zur Diagnostik und Behandlung sind aber bisher nicht so ausreichend überprüft, als dass sie allgemein empfohlen werden können.

4.1 Auswahl des Interventionssettings

Die Behandlung kann überwiegend ambulant durchgeführt werden. Eine teilstationäre oder stationäre Behandlung kann in einzelnen Fällen indiziert sein

- bei besonders schwer ausgeprägten Störungen mit unverständlicher Spontansprache oder schwersten Sprachverständnisstörungen noch im Schulalter, die ambulant nicht ausreichend verbessert werden konnten
- bei ausgeprägten Störungen und zusätzlichen psychiatrischen Störungen wie einem hyperkinetischen Syndrom, Störung des Sozialverhaltens, schweren emotionalen Störungen, besonders mit Suizidalität
- bei Überlastung der Familien durch die häufigen Therapien der Sprache, der Motorik und des Verhaltens.

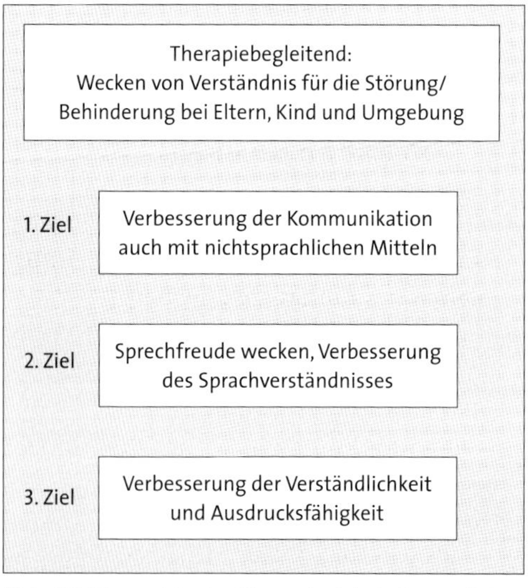

4.2 Beratung und Hierarchie der Behandlungsschritte

(s. Abb. 28).

Am Anfang der Behandlung stehen immer die Aufklärung und Beratung des Kindes/Jugendlichen, der Bezugspersonen, der Erzieher und Lehrer. Die Beratung der Bezugspersonen und die Anleitung, wie sie mit dem Kind sprachlich umgehen sollten, ist therapiebegleitend regelmäßig notwendig. Bei Kindern unter 3 Jahren mit weniger ausgeprägten Störungen steht oft die Beratung und Anleitung der Eltern, wie sie ihr Kind sprachlich fördern können, im Vordergrund, während bei ausgeprägteren Störungen und bei Kindern über 3 Jahren zunehmend die direkte Behandlung des Kindes gleichberechtigt neben die Beratung der Bezugspersonen tritt.

Die Sprachtherapie wird anfangs und bei schwereren Störungen immer als Einzeltherapie erfolgen, erst später ist ein Hereinnehmen eines zweiten oder dritten Kindes zeitweilig sinnvoll. Altersabhängig stehen unterschiedliche Aspekte der Behandlung im Vordergrund:

	Therapiebegleitend: Wecken von Verständnis für die Störung/Behinderung bei Eltern, Kind und Umgebung
1. Ziel	Verbesserung der Kommunikation auch mit nichtsprachlichen Mitteln
2. Ziel	Sprechfreude wecken, Verbesserung des Sprachverständnisses
3. Ziel	Verbesserung der Verständlichkeit und Ausdrucksfähigkeit

Abb. 28: Hierarchie der Therapieziele bei umschriebenen Entwicklungsstörungen der Sprache

- Bei Kindern mit unverständlicher Spontansprache oder schweren Störungen des Sprachverständnisses stehen der Aufbau und die Erweiterung der Kommunikation, auch mit anderen Mitteln als der Lautsprache (Gebärden, Gestik, Bilder), ganz im Vordergrund.
- Die Verbesserung des Sprachverständnisses gerade bei schwereren Störungen hat Vorrang vor der Verbesserung der expressiven Sprache.
- Die Verbesserung der Verständlichkeit der gesprochenen Sprache und der Ausdrucksfähigkeit ist das nächste Ziel. Dabei stehen je nach Störung eine Verbesserung der Artikulation, der Grammatik oder des Wortschatzes im Vordergrund.
- Bei Kindern, die mehr als eine Therapie benötigen, ist eine Absprache unter den Therapeuten bezüglich des Vorgehens und der Elternberatung dringend notwendig.
- Psychiatrische Störungen müssen gleichzeitig mit den Sprachstörungen behandelt werden, da sie den Sprachfortschritt beeinträchtigen. Sie müssen auch bei der Planung der Sprachtherapie berücksichtigt werden (z.B. kurze Einheiten bei Aufmerksamkeitsstörungen).
- Ausreichende Intensität, entsprechend der Schwere der Störung, und Regelmäßigkeit der Sprachtherapie sind wichtig.

4.3 Besonderheiten bei ambulanter Behandlung

Ausreichende Intensität und Regelmäßigkeit müssen gewährleistet sein, ohne die Familie und das Kind übermäßig zu belasten. Die Entfernung zwischen dem Wohnort und der Therapieeinrichtung ist zu berücksichtigen. Die Umgebung des Kindes muss in die Therapie einbezogen werden.

4.4 Besonderheiten bei teilstationärer Behandlung

Diese kommt dann in Frage, wenn ambulant eine ausreichende Intensität und Regelmäßigkeit nicht erreicht werden kann und wenn die Komplexität der Störungen eine intensive multidisziplinäre Behandlung notwendig erscheinen lässt. Auch hier müssen der tägliche Weg zu bewältigen und die Bezugspersonen in die Behandlung einbezogen sein.

Wenn das Kind durch seine Sprachstörung sehr stark in der Kommunikation mit Gleichaltrigen beeinträchtigt ist, muss Sorge dafür getragen werden, dass es im sozialen Bereich die entsprechende Unterstützung erhält, um in die Gruppe integriert zu werden.

4.5 Besonderheiten bei stationärer Behandlung

Eine stationäre Behandlung ist dann indiziert, wenn die Entfernung von der Klinik eine teilstationäre Behandlung nicht sinnvoll erscheinen lässt oder die übrige Symptomatik eine stationäre Behandlung erfordert.

4.6 Jugendhilfe- und Rehabilitationsmaßnahmen

- Hilfen für den Besuch der Schule, die den sprachlichen und intellektuellen Fähigkeiten des Kindes entsprechen
- Behandlung der Lese-Rechtschreibstörung, wenn schulische Maßnahmen nicht ausreichen
- Förderung der Motorik und der sozialen Integration
- Heilpädagogischer Kindergarten, Tagesstätte oder andere heilpädagogische Maßnahmen

- Ggf. Heimunterbringung (auch falls ansonsten keine geeignete Schule zur Verfügung steht)
- Behandlung von psychiatrischen Störungen

4.7 Entbehrliche Therapiemaßnahmen

- Methode nach Delacato, Kinesiologie, Therapie nach Tomatis, Audiva
- Psychotherapeutische Maßnahmen, wenn keine entsprechende psychiatrische Diagnose vorliegt.

Generell ist zu allen diagnostischen Schritten bzw. Strategien festzuhalten, dass die wissenschaftliche Bewertung auf nicht randomisierten Studien, jedoch mit gutem Design (III) beruht. Die Wirksamkeit der Behandlung wurde für Vorschulkinder an mehreren randomisierten Studien überprüft und in einer systematischen Review zusammengefasst (II).

5 Literatur

Amorosa H, Noterdaeme M (2002) Rezeptive Sprachstörungen. Hogrefe, Göttingen

Baur S, Endres R, Kindliche Sprachverständnisstörungen. Die Sprachheilarbeit (1999), 44, 318–328

Bode H, Sprachstörungen im Vorschulalter. Ist die Behandlung effektiv? Kinderärztliche Praxis (2001), 72, 298–303

Endres R, Baur S, Informelles Verfahren zur Überprüfung von Sprachverständnisleistungen (IVÜS). Die Sprachheilarbeit (2000), 45, 64–71

Gebhard W (2001) Entwicklungsbedingte Sprachverständnisstörungen bei Kindern im Grundschulalter. Utz-Verlag, München

Goorhuis-Brouwer SM, Frühzeitige Erkennung von Sprachentwicklungsstörungen. Folia Phoniatrica (1990), 42, 260–264

Grimm H (1999) Störungen der Sprachentwicklung. Hogrefe, Göttingen

Hesse G et al., Benefit-, Effektivitäts und Effizienznachweis therapeutischer Verfahren bei zentral-auditiven Verarbeitungs- und Wahrnehmungsstörungen. Sprache Stimme Gehör (1998), 22, 194–198

Law J, Nye C, The Efficacy of Treatment for Children With Develomental Speech and Language Delay/Disorder: A Metaanalysis. Journal of Speech, Language, and Hearing Research (2004), 47, 924–943

Schöler H, Fromm W, Kany W (1998) Spezifische Sprachentwicklungsstörung und Sprachlernen. Edition Schindele, Heidelberg

Von Suchodoletz W (2004) Zur Prognose von Kindern mit umschriebenen Sprachentwicklungsstörungen. In: Von Suchodoletz W (Hrsg.), Welche Chancen haben Kinder mit Entwicklungsstörungen? 155–199. Hogrefe, Göttingen

Zollinger B (1997) Spracherwerbsstörungen. Grundlagen zur Früherfassung und Frühtherapie. Haupt, Bern

Bearbeiter dieser Leitlinie

H. Amorosa, R. Endres, H. Kiefl, W. von Suchodoletz

Korrespondenzadresse

Prof. Dr. Hedwig Amorosa
Forsterstraße 43
10999 Berlin

Umschriebene Entwicklungsstörungen schulischer Fertigkeiten (F81)

1 Klassifikation

1.1 Definition

Der Begriff der umschriebenen Entwicklungsstörungen schulischer Fertigkeiten umfasst die spezifischen und deutlichen Beeinträchtigungen des Erlernens des Lesens, Rechtschreibens und Rechnens. Ihnen gemeinsam ist die ätiologische Annahme, dass diese Störungen wesentlich in einer zentralnervösen, kognitiven Störung der Informationsverarbeitung begründet sind. Grundbedingungen für die Diagnose einer umschriebenen Entwicklungsstörung sind:

- Klinisch eindeutige Beeinträchtigungen spezieller schulischer Fertigkeiten: Eine der schulischen Fertigkeiten wird mit „mangelhaft" oder „ungenügend" benotet; in den Vorschuljahren sind meistens in den Bereichen Sprechen oder Sprache, seltener auch der Motorik und Visuo-Motorik, Entwicklungsstörungen vorgekommen; es können als begleitende Probleme Unaufmerksamkeit, motorische Unruhe und psychische Störungen bestehen; die Störungen lassen sich auch durch vermehrte Hilfen nicht immer überwinden.
- Der Leistungsstand des Kindes in der gestörten schulischen Fertigkeit liegt deutlich unter dem Intelligenzniveau und ist nicht durch eine Intelligenzminderung erklärbar.
- Die Entwicklungsstörung muss spätestens bis zum fünften Schuljahr in Erscheinung getreten sein, in der Regel zeigt sich die Beeinträchtigung von Anfang der Schulzeit an.
- Die Beeinträchtigung darf nicht direkt Folge mangelnder Lerngelegenheit sein, wie z.B. von Schulversäumnis, unqualifiziertem Unterricht oder häufigem Schulwechsel.
- Unkorrigierte Seh- oder Hörstörungen oder andere neurologische Erkrankungen erklären die Entwicklungsstörung nicht. Auch handelt es sich nicht um den Verlust einer bereits erworbenen schulischen Fertigkeit.

Lese- und Rechtschreibstörung (F81.0)
Definierendes Merkmal ist eine umschriebene Beeinträchtigung in der Entwicklung der Lesefertigkeiten und damit verbunden sehr häufig der Rechtschreibung. In der späteren Kindheit und im Erwachsenenalter ist regelhaft die Lesefähigkeit verbessert, die Rechtschreibproblematik das meist größere Defizit.

Isolierte Rechtschreibstörung (F81.1)
Diagnostisches Merkmal ist die Entwicklungsstörung der Rechtschreibfertigkeit, ohne dass eine umschriebene Lesestörung in der Vorgeschichte nachzuweisen ist.

Rechenstörung (F81.2)
Die umschriebene Beeinträchtigung von Rechenfertigkeiten umfasst Schwächen in den Grundrechenarten Addition, Subtraktion, Multiplikation und Division. Weniger relevant sind die höheren mathematischen Fertigkeiten, die für Algebra, Trigonometrie, Geometrie sowie Differenzial- und Integralrechnung benötigt werden.

Kombinierte Störung schulischer Fertigkeiten (F81.3)
Eine kombinierte Störung liegt vor, wenn sowohl Lese- und Rechtschreibfähigkeiten als auch Rechenfertigkeiten beeinträchtigt sind, ohne dass die Entwicklungsstörungen durch eine allgemeine Intelligenzminderung oder unangemessene Beschulung erklärbar sind.

1.2 Leitsymptome

Lese- und Rechtschreibstörung (F81.0 bzw. F81.1 und F81.3)
Die Lesestörung ist durch folgende Fehler gekennzeichnet:
- Auslassen, Ersetzen, Verdrehen oder Hinzufügen von Worten oder Wortteilen
- Niedrige Lesegeschwindigkeit
- Startschwierigkeiten beim Vorlesen, langes Zögern oder Verlieren der Zeile im Text
- Ungenaues Phrasieren
- Vertauschen von Wörtern im Satz oder von Buchstaben in den Wörtern.

Dazu kommen Defizite im Leseverständnis: die Beeinträchtigung, Gelesenes wiederzugeben und aus dem Gelesenen Schlüsse zu ziehen oder Zusammenhänge daraus zu ersehen.
Die Rechtschreibfehler sind – ebenso wie die Lesefehler – vom schulischen Entwicklungsstand des Kindes abhängig. Eine Fehlertypologie, mit der sich die umschriebene Rechtschreibstörung definieren ließe, gibt es nicht. In der deutschen Schriftsprache finden sich folgende Fehler:
- Reversionen (Verdrehungen von Buchstaben im Wort: b-d, p-q)
- Reihenfolgefehler (Umstellungen von Buchstaben im Wort)
- Auslassungen von Buchstaben oder Wortteilen
- Einfügungen von falschen Buchstaben oder Wortteilen
- Regelfehler (z.B. Dehnungsfehler, Fehler in Groß- und Kleinschreibung) und sog. Wahrnehmungsfehler (d-t, g-k usw. werden verwechselt)
- Fehlerinkonstanz: Ein und dasselbe Wort wird in schweren Fällen auch nach u.U. mehrjähriger Übung unterschiedlich fehlerhaft geschrieben.

Unter therapeutischem Aspekt und aus ätiologischen Überlegungen heraus wurden verschiedene Typologien von Fehlern vorgeschlagen. Unter therapeutischen Gesichtspunkten erscheint eine Einteilung nach der Fehlerart hilfreich:
- Phonemfehler als Verstöße gegen die lautgetreue Schreibung (Phonem-Graphem-Zuordnungsprobleme sowie Probleme bei der Wortdurchgliederung: Auslassungen, Reversionen, Hinzufügungen, umgangssprachlich bedingte Schreibweisen)
- Regelfehler als Verstöße gegen die regelhaften Abweichungen von der lautgetreuen Schreibung (schwerpunktmäßig Ableitungsfehler und Groß-/Kleinschreibungsfehler)
- Speicherfehler oder Merkfehler als Verstöße gegen die regelhaften Abweichungen, da es sich hierbei vorwiegend um Ausnahmen handelt.

Rechtschreibfehler treten vor allen Dingen beim Diktat und bei spontanem Schreiben (z.B. Aufsatz) auf, während das Abschreiben von Anfang an oder in späteren Klassenstufen weitgehend fehlerlos sein kann. Die Kinder können auch die Worte in aller Regel korrekt artikuliert aussprechen und dennoch das Wort fehlerhaft schreiben.
Kinder, die leicht auswendig lernen und solche mit höherer Intelligenz, kompensieren u.U. die Lese- und Rechtschreibstörung; sie versagen erst in der dritten Klasse oder erst nach dem Wechsel in eine weiterführende Schule (Realschule, Gymnasium), wenn

ungeübte Schriftsprachleistungen und Aufsätze gefordert werden oder ein höheres Leistungs- und Temponiveau bei schriftlichen Arbeiten abverlangt wird. Schwerer betroffene Kinder sind meist nicht fähig, die Fehler beim Lesen und Rechtschreiben selbst zu erkennen und zu korrigieren.

Beim frühen Erlernen und auch bei den Lernvoraussetzungen im Vorschulalter lassen sich bei den lese-rechtschreibgestörten Kindern Schwierigkeiten erkennen, das Alphabet aufzusagen, die Buchstaben korrekt zu benennen, einfache Wortreime zu bilden und – trotz normaler peripherer Hörfähigkeit – Laute zu unterscheiden (gestörte lautsprachliche Bewusstheit).

Rechenstörung (F81.2 bzw. F81.3)
Es können in folgenden Bereichen Schwierigkeiten bestehen:
- Zahlensemantik: Rechenoperationen und die ihnen zugrunde liegenden Konzepte werden nicht ausreichend verstanden (z.B. mehr-weniger, ein Vielfaches, Teil-Ganzes), die Größe einer Menge kann unzureichend erfasst und zu einer anderen Menge in Beziehung gesetzt werden (vergleichen), schließlich ist der Aufbau gegliederter Zahlenstrahl- oder Zahlenraumvorstellungen und damit die Fähigkeit des Überschlagens und Schätzens von Mengen und Rechenergebnissen erschwert.
- Sprachliche Zahlenverarbeitung wie Erwerb der Zahlwortsequenz und der Zählfertigkeiten sowie Speichern von Faktenwissen (Einmaleins)
- Erwerb des arabischen Stellenwertsystems und seiner syntaktischen Regeln sowie der hierauf aufbauenden Rechenprozeduren
- Übertragen von Zahlen aus einer Kodierung in eine andere (Zahlwort – arabische Ziffer – analoge Mengenrepräsentation).

1.3 Schweregradeinteilung

Keine bekannt.

1.4 Untergruppen

Lese- und Rechtschreibstörung
Die isolierte Rechtschreibstörung (F81.1) und die kombinierte Störung schulischer Fertigkeiten (F81.3) lassen sich als Untergruppen der Lese- und Rechtschreibstörung verstehen.

Eine Unterteilung in phonologische (sprachliche Begleitstörungen dominieren) und visuelle (visuell-räumliche Symptome dominieren) Subgruppen hat vorläufig eher nur wissenschaftliche Relevanz.

Die „Störung schriftlichen Ausdrucks" wird im DSM-IV (315.2) als Subgruppe der Störung der Schriftsprachentwicklung eingeführt. Diagnostisch entscheidend ist dabei die Störung des schriftlichen Ausdrucks, nicht die Lese- und Rechtschreibfehler oder graphomotorische Schwächen. Beim Niederschreiben kommt es zu grammatikalischen Fehlern, Fehlern der Interpunktion, Rechtschreibfehlern und graphomotorischen Unzulänglichkeiten. Im deutschen Sprachraum fehlt es hierzu an diagnostischen Instrumenten.

Rechenstörung
Die isolierte Rechenstörung (F81.2) und die kombinierte Störung schulischer Fertigkeiten (F81.3) lassen sich als Subgruppen der Rechenstörung verstehen.

Dabei erscheint es nach heutigem Wissen am ehesten angebracht, mit Bezug auf diese beiden ICD-Klassen zwischen 2 Arten von Störungen zu unterscheiden: zum einen solche, bei denen primär die Zahlensemantik betroffen ist, d.h. die Fähigkeit, Zahlen- und Mengenrelationen zu visualisieren und mentale Schemata einfacher Rechenprozeduren zu erzeugen; zum anderen treten Störungen auf, bei denen die Schwierigkeiten primär im sprachlichen und/oder Symbolisierungscharakter (arabischer) Zahlen bzw. in der Merkfähigkeit für Zahlen ihren Ursprung haben. Im letzteren Fall ist die Wahrscheinlichkeit, dass auch Störungen im Bereich des Schriftspracherwerbs (F81.3) vorliegen, erhöht.

1.5 Ausschlussdiagnose

- Erworbene Dyslexie (R48.0)
- Erworbene Leseverzögerung infolge emotionaler Störung (F93)
- Lese-Rechtschreibschwierigkeiten und Rechenschwierigkeiten infolge eines unangemessenen Unterrichts (Z55.x)
- Erworbene Rechenstörung, erworbene Rechtschreibstörung (R48.8).

2 Störungsspezifische Diagnostik

2.1 Symptomatik

Lese- und Rechtschreibstörung
Die Anamnese und Exploration sollten mit dem betroffenen Schüler, seinen Eltern und – wenn möglich – dem Deutschlehrer bzw. dem Mathematiklehrer erhoben werden. Zu erfragen sind:
- Schulnoten im Diktat; Fragen nach Diskrepanz zwischen Noten im Fach Deutsch (Lesen und Rechtschreiben) zu Noten in anderen Schulfächern
- Art und Häufigkeit der Fehler beim Lesen und Rechtschreiben
- Einsicht in Schulhefte und Schulzeugnisse
- Diskrepanz zwischen den Schwierigkeiten im Lesen und der Rechtschreibung und Leistungen bei nicht schriftsprachlich gebundenen schulischen Anforderungen, z B. im Rechnen oder im mündlichen Unterricht. Im späteren Schulalter kommt es in schweren Fällen zu einer generalisierten Beeinträchtigung der schulischen Leistung, wo immer Schriftsprache in die Leistungsanforderung einfließt, wie z.B. bei rechnerischen Textaufgaben.

Rechenstörung
- Schulnoten in Mathematik
- Fragen nach der Diskrepanz zwischen Rechenleistungen und Notenbild in anderen Schulfächern
- Art und Häufigkeit spezifischer Fehler.

2.2 Störungsspezifische Entwicklungsgeschichte

Anamnese und Exploration
- Vorschulische Entwicklung des Sprechens und der Sprache sowie der Motorik und der visuo-motorischen Koordination
- Art, Qualität und Kontinuität der schulischen Unterrichtung im Lesen und der Rechtschreibung bzw. im Rechnen und ggf. Fördermaßnahmen
- Häufigkeit von Klassen- bzw. Schulwechsel
- Motivationsverlauf: Charakteristisch ist eine zunächst normal motivierte Einschulungsphase, gefolgt von rasch einsetzender Enttäuschung des Kindes über das Versagen im Lesen und Rechtschreiben bzw. im Rechnen
- Dauer der Hausaufgaben und Hausaufgabenkonflikte und ihre Spezifität im Zusammenhang mit Lesen, Rechtschreiben bzw. Rechnen
- Aus den Zeugnisnoten der ersten und zweiten Grundschulklasse lassen sich die Diskrepanzen zwischen beeinträchtigter schriftsprachlicher Leistung bzw. mathematischer Leistung und alternativen Schulfächern erkennen. In späteren Zeugnissen ist oft eine Generalisierung des Lernleistungsversagens feststellbar.

- Bisherige spezifische schulische Fördermaßnahmen und außerschulische Therapien
- Bisherige spezifische diagnostische Maßnahmen: Hörprüfung, Sehtestung
- Eine Schweigepflichtentbindung ist einzuholen, wenn die Lehrer befragt werden.

2.3 Psychiatrische Komorbidität und Begleitstörungen

- Andere Entwicklungsstörungen der motorischen Funktionen, des Sprechens und der Sprache; bei Lese-Rechtschreibstörungen zusätzlich Rechenstörungen und bei Rechenstörungen zusätzlich Lese-Rechtschreibschwierigkeiten
- Aktivitäts- und Aufmerksamkeitsstörungen (insbesondere bei Rechenstörungen)
- Anpassungsstörungen: ängstlich und/oder depressiv (insbesondere bei Rechenstörungen)
- Schulangst
- Psychosomatische Symptome: Kopf- und Bauchschmerzen, Übelkeitsgefühle und Erbrechen als Symptom von Schulangst im Zusammenhang mit Schulleistungsanforderungen
- Störungen des Sozialverhaltens, gekennzeichnet durch Aggressivität, Kontaktstörungen, dissoziale Verhaltensauffälligkeiten, Lügen und Stehlen (insbesondere bei Lese- und Rechtschreibstörungen)

Die Verlaufscharakteristik besteht darin, dass die Komorbidität bzw. die Begleitstörungen im Laufe der ersten Schulklasse bzw. in späteren Grundschuljahren im Zusammenhang mit schulischen Anforderungen verstärkt auftreten und z.B. an Wochenenden oder in Ferienzeiten geringer ausgeprägt erscheinen. Emotionale Probleme sind häufiger während der frühen Schulzeit, Störungen des Sozialverhaltens und Hyperaktivitätssyndrome eher in der Adoleszenz deutlich, dann auch verbunden mit niedrigem Selbstwertgefühl, Anpassungsproblemen in der Schule und Hausaufgabenkonflikten.

Bei Rechenstörungen
Als Begleitstörungen können je nach Subtyp sprachliche Entwicklungsdefizite und/oder visuell-räumliche und optische Verarbeitungsstörungen vorliegen.

2.4 Störungsrelevante Rahmenbedingungen

- Familienanamnese: Erfragen familiärer Belastungen bezüglich Sprachentwicklung, Entwicklungsstörungen im Lesen und Rechtschreiben bzw. im Rechnen bei Eltern, Geschwistern und Großelterngeneration
- Zur familiären Situation: Es ist zu erfragen, inwieweit chronische Hausaufgabenkonflikte bestehen und inwiefern kompensatorische Interessen und Begabungen des Kindes gefördert werden.
- Schulische Situation: Unterstützung in der Schule durch Förderkurse und durch Rücksichtnahme bei der Notengebung
- Frage nach Bestrafungserfahrungen im Zusammenhang mit der Entwicklungsstörung: Bloßstellung in der Schule, Hänseleien
- Ausmaß außerschulischer Förderung: Hausaufgabenhilfe, Möglichkeiten und Nutzung therapeutischer Angebote zur Übungsbehandlung vor Ort
- Art und Schweregrad der Begleitstörungen und die Qualität kompensatorischer Begabungen
- Elterliche und kindliche Leistungserwartungen, schulische und berufliche Zielsetzung.
- Ergänzend siehe Kapitel 3.

2.5 Apparative, Labor- und Testdiagnostik

Lese- und Rechtschreibstörungen
Unverzichtbar ist die Testung von Lesen und Rechtschreiben (Primärsymptomatik):
- Standardisierte Leseprüfung
- Standardisierte Rechtschreibprüfung
- Intelligenzdiagnostik: Sie ist aufgrund der Diskrepanzdefinition für die Diagnose, aber auch für die Behandlungskonzeption unverzichtbar. Als geeignete Verfahren bieten sich an: HAWIK-III, Wechsler Intelligenztest für Erwachsene (WIE), Adaptives Intelligenzdiagnostikum (AID), CFT 1, CFT 20-R. Die Durchführung eines ausführlicheren Verfahrens (HAWIK-III, WIE, AID-2) ist der Anwendung eines der kürzeren Verfahren (CFT 1, CFT 20-R) wegen der größeren Messgenauigkeit vorzuziehen. Bei der Anwendung des HAWIK-III, WIE oder AID-2 ist jedoch zu berücksichtigen, dass Kinder mit einer Lese-Rechtschreibstörung im Verbalteil des Tests aufgrund sprachlicher Defizite schlechter abschneiden können als im Handlungsteil. In diesem Fall ist der Handlungs-IQ als Referenzwert heranzuziehen [s. Warnke, Hemminger, Plume 2004].
- Empfohlen für die Testung von Lesen und Rechtschreiben werden zusätzlich:
  - Buchstabenlesen
  - Buchstabendiktat
  - Abschreiben von Wörtern und Texten
  - Zahlenlesen
- Sprachentwicklungsdiagnostik (orientierend z.B. phonologische Bewusstheit, auditive Wahrnehmung)
- Diagnostik weiterer Teilleistungsbereiche orientierend: motorische Entwicklung, Visuo-Motorik, Konzentration
- Internistische und neurologische Untersuchung einschließlich EEG (orientierende Überprüfung von Seh- und Hörfunktion und Ausschluss einer Zerebralparese)
- Anamnese und Exploration sowie psychiatrischer Status
- Fachärztliches Konsil: augenärztlicher Befund zur Sehtüchtigkeit, pädaudiologischer Befund zur Hörfähigkeit

Die Diagnose stützt sich unter Berücksichtigung anamnestischer und schulischer Lese-Rechtschreibproblematik auf die Ergebnisse von Rechtschreib-, Lese- und Intelligenztests. Das Leistungsniveau im Lesen bzw. Schreiben soll zur Stellung einer Diagnose zunächst den Grenzwert von Prozentrang ca. 10 nicht überschreiten, d.h., bezogen auf die Normgruppe des Testverfahrens ist die ermittelte individuelle Leistung eindeutig nicht alters- bzw. jahrgangsstufengemäß.

Als weiteres (zusätzliches) Kriterium kommt ein Diskrepanzkriterium zur Anwendung, d.h., die Rechtschreib- bzw. Leseleistung soll mindestens 1,2 Standardabweichungen (zwischen 1–1,5 Standardabweichungen) unterhalb dessen liegen, was aufgrund der Intelligenz zu erwarten ist. Das heißt, dass die Rechtschreib- bzw. Leseleistung eindeutig nicht das Niveau erreicht, das man aufgrund der Intelligenz der Person erwarten würde. Dies kann auch in Zeugnisnoten Ausdruck finden. Schließlich sollte eine Diagnose nicht bei Vorliegen einer Intelligenzminderung (IQ < 70) gestellt werden.

Das Diskrepanzkriterium ist in der Regel das geeignete Maß zur Stützung der klinischen Diagnose einer Lese-Rechtschreibstörung. Bei extrem niedrigem oder extrem hohem IQ kann es sein, dass das IQ-Diskrepanzmodell dem klinischen Befund nicht entsprechen kann. In diesen Fällen bildet das Regressionsmodell den klinischen Befund besser ab (s. Tab. 5). Der Vorteil des Regressionsmodells gegenüber dem IQ-Diskrepanzmodell ist, dass Verzerrungen in den Extrembereichen der Verteilung der Rechtschreib- oder Leseleistung vermieden werden. Im Vergleich zum Diskrepanzmodell wird für überdurchschnittlich Intelligente eine höhere und für unterdurchschnittlich Intelligente eine niedrigere Diskrepanz zum Erfüllen des Kriteriums benötigt. Beispielsweise ist in den Extrembereichen eines höheren IQ das Kriterium eines Lese-Rechtschreibprozentrangs von ≤ 10 nicht immer adäquat zur Abbildung des klinischen Bildes (z.B. in Diktaten oder Aufsätzen hohe Fehlerquote in der Rechtschreibung und diskrepant dazu signifikant bessere Noten in Bezug auf Inhalt der Aufsatzleistung). Für genau durchschnittliche Intelligenz führen Diskrepanz- und Regressionsmodell zu identischen Ergebnissen. Für administrative Zwecke – z.B. bei Auseinandersetzungen zur Eingliederungshilfe – wird in der Regel der Rückgriff auf das Diskrepanzkriterium verlangt.

Zusammengefasst ergeben sich folgende Kriterien (s. Abb. 29):
- Richtungsweisend: Prozentrang im Lesen/Rechtschreiben ca. ≤ 10
- IQ ≥ 70
- Rechtschreib- bzw. Leseleistung liegt mindestens 1,2 Standardabweichungen unterhalb der Leistung, die aufgrund der Intelligenz zu erwarten ist (T-Wert-Diskrepanz zwischen höherem IQ und niedrigerem Lese-Rechtschreibtestwert ≥ 12-T-Wertpunkte).

Die Erfüllung dieser Kriterien ist zentral für die Diagnose, im klinischen Einzelfall kann aber auch davon abgewichen werden, wenn z.B. in früherem Alter das Kriterium erfüllt war oder eine intensive Therapie der Legasthenie den Prozentrang anhob, ohne dass alle Kriterien erfüllt sind. Ergänzend zu den Testergebnissen sollten außerdem die Schulleistungen (Zeugnisse, schriftliche Arbeiten) des Kindes herangezogen werden, da diese Aufschluss über die Leistungen des Kindes im schulischen Kontext, also außerhalb einer möglicherweise als künstlich erlebten Testsituation, geben.

Zur Abgrenzung von Lese-Rechtschreibstörung und isolierter Rechtschreibstörung:

Tab. 5: Die Tabelle gibt wieder, welcher Prozentrang im Rechtschreibtest mindestens zu erwarten ist, wenn ein bestimmter IQ vorliegt. Liegt der Prozentrang im Rechtschreibtest unter dem Erwartungswert oder ist gleich dem Erwartungswert, der für den entsprechenden IQ in der Tabelle errechnet wurde, so liegt eine Störung im Rechtschreiben vor. Die Regressionsberechnung setzt eine Korrelation von r = .40 zwischen IQ und Lese-Rechtschreibleistung bzw. Rechenleistung voraus. Diese Korrelationssetzung ist durch empirische Studien belegt [s. Schulte-Körne et al. 2001; Kingma, Koops 1983]

IQ	Prozentrang im Lesen/Rechtschreiben
70–72	2
73–74	2.5
75–76	3
77–79	3
80–81	3.5
82–84	4
85–86	5
87–89	6
90–91	7
92–94	8
95–96	8.5
97–99	10
100–101	12
102–104	13
105–106	14
107–109	16
110–111	17
112–114	19
115–116	21
117–119	23
120–121	25
122–124	27
125–126	30
127–129	32
130–131	34
132–134	37
135–136	40
137	43

Beispiele zur Anwendung der Tabelle:
Es wurden ein Prozentrang von 7 im Lesen und eine Intelligenz von 90 gemessen. Der Prozentrang liegt unterhalb von 10 und der IQ oberhalb von 70. In der Tabelle kann man ablesen, dass bei einem IQ von 90 ein Prozentrang kleiner oder gleich 7 im Lesen erwartungswidrig ist. Somit sind die Kriterien für eine Lesestörung erfüllt.
Es wurden ein Prozentrang von 20 im Rechtschreiben und ein überdurchschnittlicher IQ von 117 gemessen. Der IQ ist größer 70, so dass dieses Kriterium erfüllt ist. Der Rechtschreibprozentrang ist jedoch nicht kleiner als 10, so dass dieses Kriterium nicht erfüllt ist. In diesem Extrembereich des IQ wird jedoch die Regressionstabelle zur Diagnose herangezogen. Für einen IQ von 117 errechnete sich ein kritischer Prozentrang von 23. Da der festgestellte Prozentrang 20 beträgt und somit unter dem kritischen Prozentrang von 23 liegt, sind die Kriterien einer Rechtschreibstörung erfüllt.

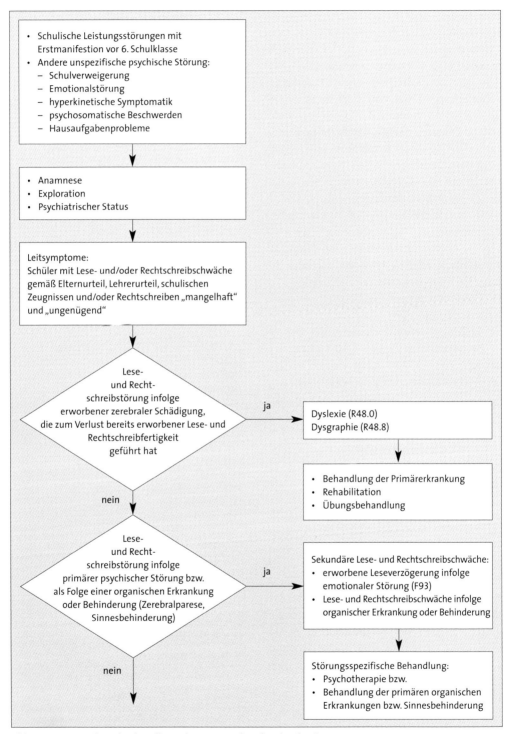

Abb. 29: Diagnostik und Behandlung der Lese- und Rechtschreibstörung

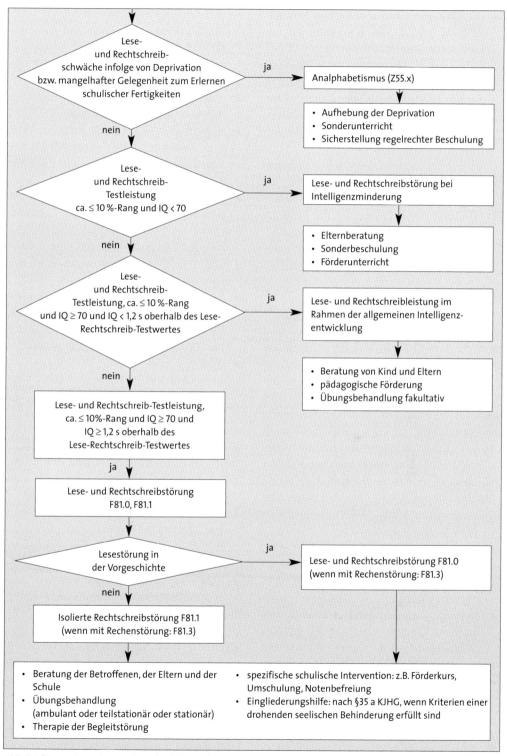

Abb. 29 (Fortsetzung)   s = Standardabweichung

- Bei Vorliegen einer spezifischen Minderleistung gemäß der o.a. Kriterien im Lesen (also Lesetest-Prozentrang ≤ 10, IQ ≥ 70 und IQ-Diskrepanz zum Lesetest-Prozentrang) ist die Diagnose einer **Lese-Rechtschreibstörung** zu stellen. Eine Beeinträchtigung der Rechtschreibleistung kann vorliegen, ist aber nicht diagnostisches Kriterium.
- Bei Vorliegen einer spezifischen Minderleistung gemäß der o.a. Kriterien im Rechtschreiben und gleichzeitiger Nichterfüllung der Kriterien für die Leseleistung (auch anamnestisch eine Lesestörung eruierbar) ist die Diagnose einer **isolierten Rechtschreibstörung** zu stellen.

Rechenstörung

Die grundsätzliche Diagnostik entspricht formal dem Vorgehen bei den Lese- und Rechtschreibstörungen. Da die Korrelation zwischen Rechen- und Intelligenzleistung vergleichbar hoch ist wie zwischen der Rechtschreib- und Intelligenzleistung, wird auch für die Diagnose einer Rechenstörung die Verwendung der Regressionstabelle nach oben genannter Maßgabe im Abschnitt Lese-Rechtschreibstörung empfohlen (Korrelation zwischen IQ und Rechenleistung $r = .36–.53$ [Kingma, Koops 1983]). Bei der klinischen Prüfung sollten folgende Fertigkeitenbereiche berücksichtigt werden:

- Zählfertigkeiten: Das Kind wird gebeten, mit „1" beginnend, die Zahlenreihe in der richtigen Reihenfolge vor- und rückwärts zu zählen.
- Zählhandlung: Mit den Händen zeigend, ist eine kleinere Anzahl vorgegebener Gegenstände (z.B. Äpfel, Geldstücke usw.) abzuzählen.
- Transkodieren: Die Zahlen sollen aus der Wortform in die arabischen Ziffernzeichen übertragen werden (z.B. „sieben" = 7).
- Zahlwörter Mengen zuordnen: Konkreten Mengen (z.B. 5 Holzstäbchen), abgebildeten gegenständlichen Mengen (der Abbildung von 5 Äpfeln) und einer Anzahl abstrakter Korrelate (5 Striche) ist das Zahlwort (im Beispiel also „fünf") zuzuordnen.
- Arabischen Ziffern die Mengen zuordnen (konkret, abgebildet, abstrakt)
- Sich in der Vorstellung vergegenwärtigen: Zahlbegriffe mit gegenständlichen Korrelaten (Zahlenbewusstheit: z.B. Ziffer 5 = 5 Äpfel)
- Zuordnen von Zahlen zu analogen Repräsentationen: Auf einem „Zahlenstrahl" wie dem Metermaß liegt die kleinere Zahl links, die größere Zahl rechts.
- Lösen von Kopfrechenaufgaben in den Grundrechenarten
- Schriftliches Addieren, Subtrahieren, Multiplizieren und Dividieren. Lehrstoff im zweiten Schuljahr ist der Zahlenraum bis 100, im dritten Schuljahr bis 1000.
- Auditive und visuelle Zahlworterkennung: 2–3, 14–40; dabei sind Hör-, Lese- und Schreibfehler möglich, z.B. die Verwechslung oder Vertauschung von 53 mit 35.
- Transferverständnis und Analogieverständnis: $4 + 2 = 2 + 4$ (aber nicht: $4 – 2 = 2 – 4$); $12 + 1 = 13$; $22 + 1 = 23$; $5 \times 4 = 20$; $5 \times 40 = 200$
- Gedächtnisfunktionsprüfung: Merken einer Ziffer beim Kopfrechnen (Arbeitsgedächtnis), Beherrschen des Einmaleins (Langzeitgedächtnis)
- Lösen von Textaufgaben: Reichen Lesefertigkeiten, Sinnentnahme und Aufgabenverständnis aus?

Spezifisch ist die Anwendung von standardisierten Rechentests: Diese sind je nach Klassenniveau des betroffenen Schülers auszuwählen. Verfahren mit aktuellen Normen: Heidelberger Rechentest für erste bis vierte Klassen (HRT 1–4), Deutscher Mathematiktest für erste, zweite, dritte und vierte Klassen (DEMAT 1+, DEMAT 2+, DEMAT 3+, DEMAT

4), ZAREKI-R (Testverfahren für Dyskalkulie). Außerdem: Mathematiktest für zweite Klassen (MT 2), Diagnostischer Rechentest für dritte Klassen (DRT 3); für ältere Schüler: Rechentest 9+.

Zur Bewertung: Ein Prozentrang < 10 ist diagnostisch richtungsweisend. Ausschlaggebend sind auch die klinischen Befunde, die das qualitative Niveau des Rechenvermögens aufzeigen. Im Übrigen gelten die o.g. Kriterien zur Intelligenz und Diskrepanz. Die Regressionstabelle, die für die Lese-Rechtschreibstörung entworfen wurde, kann analog für die Bestimmung einer Rechenstörung angewandt werden.

2.6 Weitergehende Diagnostik und Differenzialdiagnostik

Differenzialdiagnostisch sind auszuschließen:
- Lese- und Rechtschreibstörung bzw. Rechenstörung aufgrund einer neurologischen Erkrankung, wie z.B. einer zerebralen Bewegungsstörung, Epilepsie (Absencen) oder Sinnesfunktionsstörung (Sehen, Hören): Sicherung durch neurologische Untersuchung, EEG, Seh- und Hörprüfung, Exploration
- Der Verlust einer bereits erworbenen Lesefertigkeit (Dyslexie R48.0), Rechtschreibfähigkeit (R48.8) bzw. Rechenfertigkeit (R48.8) aufgrund einer erworbenen zerebralen Schädigung: Anamnese
- Erworbene Lese-Rechtschreibhemmung bzw. Rechenschwäche infolge emotionaler Störung oder anderer psychiatrischer Störungen (z.B. F93.–): Exploration und Familiendiagnostik
- Lese-Rechtschreibschwäche bzw. Rechenschwäche infolge von mangelnder Unterrichtung: Analphabetismus (Z55.x, s. Abb. 29 und 30): Anamnese und Exploration.

2.7 Entbehrliche Diagnostik

Keine Angaben.

3 Multiaxiale Bewertung

3.1 Identifizierung der Leitsymptome

Die Leitsymptomatik ergibt sich aus einer Bewertung der Befunde zu den Achsen II und III des multiaxialen Klassifikationsschemas (vgl. Kap. 2.5 und 3.2). Ausschluss von primären Ursachen durch Störungsbilder aus Achsen I, IV und V.

3.2 Identifizierung weiterer Symptome und Belastungen

Die Diagnose der umschriebenen Entwicklungsstörungen ist aus der Diskrepanz der Lese- und Rechtschreibleistung bzw. Rechenleistung (Achse II) zum relativ höheren Intelligenzniveau (Achse III) abzuleiten. Dabei ist eine Intelligenzminderung (IQ < 70) auszuschließen. Als Rahmenbedingungen sind die Befunde zu den Entwicklungsstörungen im Bereich der Sprache und Motorik wichtig (Achse II). Die mögliche Komorbidität und die Begleitstörung, deren Klassifikation auf Achse I erfolgt, entspricht den in Kapitel 2.3 angesprochenen Störungen. Besondere Bedeutung kommt dabei den Anpassungsstörungen mit Angst und Depression, der Schulangst, der Aufmerksamkeits- und Hyperaktivitätsstörung und den Störungen des Sozialverhaltens zu. Von Relevanz – nicht zuletzt auch hinsichtlich der möglichen Fördermaßnahmen im Rahmen der Eingliederungshilfe – ist die Prüfung, ob die psychischen Begleitstörungen bzw. die Komorbidität in einem funktionellen sekundären Zusammenhang mit der Lese- und Rechtschreibstörung bzw. Rechenstörung stehen.

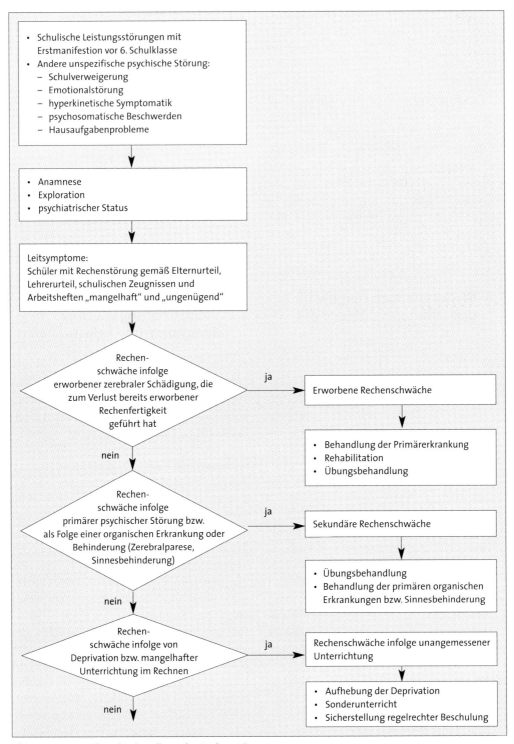

Abb. 30: Diagnostik und Behandlung der Rechenstörung

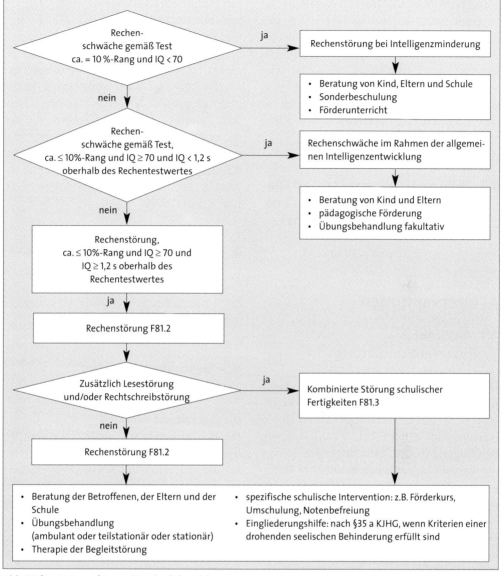

Abb. 30 (Fortsetzung)   s = Standardabweichung

Eine neurologische Erkrankung oder Sinnesfunktionsstörung (Zerebralparese, Epilepsie, Seh- und Hörfunktionsstörung, sekundäres Lese- und Rechtschreib- oder Rechenversagen, Verlustsyndrom nach erworbener Hirnschädigung) sind als Ursache für das Versagen im Lesen und Rechtschreiben bzw. Rechnen auszuschließen (Achse IV). Die psychosozialen Umstände (Achse V) sind insbesondere hinsichtlich der Variablen innerfamiliärer (mögliche Belastung durch Entwicklungsstörungen ebenfalls bei Eltern und Geschwistern; erzieherische Konflikte in der Hausaufgabensituation; erzieherische Strafen für schulisches Versagen; mangelhafte schulische Förderung) und schulischer bzw. beruflicher Verhältnisse (Belastungen oder Störungen in der Schule oder am Arbeitsplatz) bedeutsam. Die Globalbeurteilung der psychosozialen Anpassung (Achse VI) gibt Aufschluss, inwieweit infolge der Lese-Rechtschreibstörung bzw. Rechenstörung die begabungsadäquate schulische, berufliche oder soziale Eingliederung gefährdet ist und daher im Einzelfall die Voraussetzungen für eine Eingliederungshilfe nach § 35 a KJHG vorliegen.

3.3 Differenzialdiagnosen und Hierarchie des diagnostischen und therapeutischen Vorgehens

Siehe hierzu Abbildungen 29 und 30.

4 Interventionen

4.1 Auswahl des Interventionssettings

Die Behandlungsziele umfassen die funktionelle Behandlung des Lesens und Rechtschreibens bzw. des Rechnens und die Unterstützung des Kindes bei der psychischen Bewältigung der Beeinträchtigungen infolge der Entwicklungsstörung schulischer Fertigkeiten. Ziel der Hilfsmaßnahmen ist es immer auch, die Kooperation von Elternhaus und Schule zu gewinnen. Ggf. ist eine Behandlung der begleitenden psychischen Symptome notwendig und eine Unterstützung im Rahmen der Eingliederungshilfe sicherzustellen.

Die ambulante Therapie ist indiziert, wenn die innerschulischen Fördermöglichkeiten ausgeschöpft sind, ohne dass eine begabungsadäquate schulische Eingliederung sichergestellt werden konnte.

Teilstationäre und stationäre Interventionen sind im Rahmen kinder- und jugendpsychiatrischer Einrichtungen in den Fällen angezeigt, in denen eine schwere psychische Begleitsymptomatik (schwere Schulangst mit chronischer Schulverweigerung, Depression mit Suizidalität, dissoziale Entwicklung und drohende Ausschulung) besteht.

Stationäre Fördermöglichkeiten sind indiziert, wenn vor Ort die familiären, die schulischen und auch ambulanten Hilfen nicht ausreichen, um eine adäquate schulische Integration zu gewährleisten. Bei Komorbidität oder schwergradiger Symptomatik ist eine stationäre Behandlung in einer Klinik für Kinder- und Jugendpsychiatrie angezeigt; im Übrigen spezielle Internate (s. Kap. 4.5 und 4.6).

4.2 Hierarchie der Behandlungsentscheidung und Beratung

Siehe hierzu Kapitel 4.3 sowie Abbildung 29 und 30.

4.3 Besonderheiten bei ambulanter Behandlung

Die Therapie mit dem Kind
Die Behandlung hat – unabhängig vom Behandlungssetting – vorrangig die Funktionsstörung des Lesens und Rechtschreibens bzw. des Rechnens anzugehen. Gleichzeitig sind psychische Verarbeitungsprozesse sowie die psychosozialen Konsequenzen der Beeinträchtigung der Lese- und Rechtschreibfähigkeit bzw. Rechenstörung zu beachten. Eine Behandlungsindikation ergibt sich, wenn eine Generalisierung des zunächst umschriebenen schulischen Versagens auf andere Schulleistungsbereiche droht bzw. besteht, die begabungsadäquate schulische und berufliche Eingliederung durch die Entwicklungsstörung gefährdet ist oder wenn infolge der Entwicklungsstörung psychische Begleitstörungen manifest geworden sind.

Allgemeine Richtlinien für die Vorgehensweise in der Behandlung der Lese- und Rechtschreibstörung bzw. Rechenstörung sind:

- Therapieplanung auf Grundlage einer multiaxialen Diagnostik
- Ausführliche Erklärung der Diagnose für das betroffene Kind
- Einbeziehung von Eltern und Lehrer in Planung, Organisation und Durchführung der Hilfsmaßnahmen
- Einleitung spezifischer schulischer Fördermaßnahmen so früh wie möglich: Schulische Förderkurse, evtl. Berücksichtigung der Lese-Rechtschreibschwäche bzw. Rechenschwäche in der Benotung (keine Abwertung der Aufsatzleistung aufgrund der schlechten Rechtschreibung, Vorlesen der Textaufgabe beim Rechnen); innerschulisches Vermeiden von Bloßstellung, Hänseln und Bestrafung, die sich aus einem Versagen aufgrund der Entwicklungsstörungen ergeben könnten.

Spezifische Übungsbehandlung: Sie ist indiziert, wenn die innerschulischen und familiären Hilfen nicht ausreichen und die schulische Eingliederung bedroht ist. Die Übungsbehandlung sollte möglichst häufig – mindestens 1- bis 2-mal wöchentlich – erfolgen. Bei schweren Ausprägungsformen ist eine Einzeltherapie unerlässlich; eine Förderung in Kleingruppen und im Klassenverband ist nur bei entsprechender personeller Kapazität und günstiger Unterrichtsgestaltung als hilfreich anzunehmen.

Die Behandlung erfolgt durch entsprechend qualifizierte Lehrer der Regelschulen, durch Sonderpädagogen, durch Psychologen und Pädagogen in Erziehungsberatungsstellen, freien Praxen und anderen Therapieeinrichtungen sowie in kinder- und jugendpsychiatrischen Praxen und klinischen Einrichtungen. Dabei sind Kenntnisse des Erst-Lese- und Rechtschreibunterrichts bzw. des Erst-Rechenunterrichts, der funktionellen Übungsbehandlung, von verhaltenstherapeutischen und heilpädagogischen Methoden vorauszusetzen.

Das Training spezifischer Teilleistungsfunktionen, die als Begleitsymptome der Lese- und Rechtschreibschwäche bzw. Rechenschwäche diagnostiziert sind, sollte – wenn indiziert – in einem unmittelbaren Bezug zum Lesen und Rechtschreiben bzw. Rechnen stehen (z.B. Konzentrationsschulung beim Lesevorgang, reflexives Arbeiten zur Fehlerkontrolle während des Rechnens).

Die Behandlung psychischer Begleitstörungen kann beinhalten:
- Abbau von leistungsbezogenen Ängsten und Aufbau von Lernmotivation, Übungen zur Konzentration und Entspannung, die Erarbeitung von Selbsthilfemethoden, Techniken der Fehlerkontrolle und Selbstbestätigung
- Einübung von Bewältigungsstrategien: Verarbeiten von Fehlererfahrung und Versagenserlebnissen
- Behandlung spezifischer psychopathologischer Symptome wie z.B. Schulangst, Einnässen, dissoziale Entwicklung.

Ergänzend zu den kindbezogenen Maßnahmen sind Eltern- und Lehrerberatung und ggf. Elterntraining u.U. unter Einbeziehung der jeweiligen Fachlehrer indiziert.

Eine spezifische Medikation zur Behandlung der Lese-Rechtschreibschwäche bzw. Rechenschwäche gibt es nicht. Es gibt Hinweise, dass Nootropika im Einzelfall bei schwerwiegender Symptomatik die Leseflüssigkeit verbessern (z.B. Piracetam 3 x 1200 mg/d) (I). Bei Hyperkinetischem Syndrom kommen Stimulanzien infrage.

Die Hilfestellung für die Familie beinhaltet:
- Erklärung der Diagnose
- Erziehungsberatung insbesondere hinsichtlich der Hausaufgabensituation (evtl. Elterntraining).

Schulberatung
- Sozialrechtliche Beratung (hinsichtlich § 35 a KJHG), wenn die Voraussetzungen

für eine drohende seelische Behinderung, also eine Gefährdung der schulischen Eingliederung, gegeben sind.

Die Hilfe hinsichtlich des schulischen Bereiches schließt ein:
- Mitteilung der Diagnose an den verantwortlichen Fachlehrer
- Sicherstellung, dass nach den Empfehlungen der Kultusministerkonferenz vom 20.04.1978 bzw. nach den länderspezifischen Richtlinien zur schulischen Förderung von Kindern mit Entwicklungsstörungen des Lesens und Rechtschreibens verfahren wird.

Prinzipien der Übungsbehandlung
Die Behandlungsmaßnahmen sollten so früh wie möglich und möglichst in Einzeltherapie erfolgen. In der Therapiesituation stehen Lese- und Rechtschreibtraining bzw. Rechentraining im Mittelpunkt.

Beim Lese- und Rechtschreibtraining hat sich in der Regel folgendes Programm bewährt: Erarbeitung der Laute und Buchstaben z.B. durch Sprech- und Hörübungen. Die Lese- und Rechtschreibübung beginnt mit dem Lesen und Schreiben der sog. lauttreuen Wörter. Danach werden mehr und mehr Rechtschreibregeln mit ihren Abweichungen eingeführt. Prinzipiell werden das Aufgliedern des gesprochenen Wortes in seine phonologischen Bestandteile, Lautbildung und Lautunterscheidung innerhalb des Wortes, die Analyse des Wortes in Laute und die Synthese des Wortes aus Einzellauten bzw. Einzelbuchstaben, die Assoziation zwischen Laut (Phonem) und Buchstaben (Graphem) geübt sowie eine Silbenschulung vorgenommen. Dies wird ergänzt durch Erlernen der Regeln der Groß- und Kleinschreibung und andere Rechtschreibregeln (I, II, III).

Bei der Übungsbehandlung kann die Verwendung von Symbolen und von Handzeichen (Lautgebärden) hilfreich sein (V).

Es gibt Hinweise, dass die Vermittlung von Lernstrategien eine effiziente Trainingsergänzung darstellt (I).

Eine Überforderung ist durch ein Arbeiten entlang der „Null-Fehler-Grenze" zu vermeiden. Zunächst üben mit möglichst kurzen lautgetreuen Worten. Die Übungen beinhalten eine Analyse und Korrektur der sich wiederholenden, individuellen Fehler, das Lesen und Schreiben von ganzen Sätzen, das sinnverstehende Lesen und Schreiben von Texten, die Vermittlung einer Einsicht für die Regeln und die Ausnahmen der Orthographie. Dabei ist das jeweilige Alter bzw. der schulische Stand des Kindes zu beachten.

Der Trainingserfolg wird dabei nachweislich durch den systematischen Aufbau eines Lernprogramms und die Individualisierung der Durchführung erhöht (I, III).

Übungsmaterialien in Form von Übungsprogrammen lassen sich nutzen. Computerprogramme zur Förderung der Lese- und Rechtschreibfertigkeiten und Rechenfertigkeiten sind verfügbar (IV, V).

Die gezielte Prävention von Lese-Rechtschreibschwierigkeiten kann bereits im Kindergartenalter beginnen. Es gibt Evidenz darüber, dass eine vorschulische Förderung der phonologischen Bewusstheit und der Buchstabenkenntnis den Schriftspracherwerb wesentlich erleichtert. Es ließen sich langfristige Trainingseffekte auf die Lese-Rechtschreibkompetenz nachweisen (I).

Die spezifische Übungsbehandlung zum Rechnen beinhaltet ergänzend bzw. alternativ eine Reihenfolge, die der diagnostischen Stufenfolge in Abschnitt 2.5 entspricht. Begonnen wird auf der Stufe, die das Kind gerade noch beherrscht:
- Aufbau der Voraussetzungen für das Rechnen, wie z.B. der Mengenbegriff, das Unterscheiden von > und <
- Erarbeitung mathematischer Grundkenntnisse und Rechenoperationen mit Hilfe anschaulichen Materials, bildlicher und symbolischer Darstellung und Schu-

lung im Erfassen von Mengen durch Handeln
◢ Analysieren der subjektiven mathematischen „Regeln" und der Fehlerschwerpunkte des Kindes
◢ Erarbeiten einzelner Rechenoperationen und ihre Einübung
◢ Schulung in der abstrakt-mathematischen Sprache
◢ Untergliedern von Rechenoperationen in kleinste Schritte
◢ Erarbeiten von Strategien im Umgang mit mathematischen Aufgaben (z.B. Untergliedern der Aufgaben, Verwenden optischer Hilfen)
◢ Einüben einer übersichtlichen Form, um Rechenaufgaben schriftlich zu lösen.

Dabei ist dem Grundsatz zu folgen, dass jegliche Überforderung zu vermeiden ist. Es ist hilfreich, die von den Kindern durchgeführten Rechenstrategien bzw. Denkvorgänge verbalisieren zu lassen.

Zur Verstärkung bieten sich Token-Programme an. Jede neue Stufe muss gesondert eingeführt werden (z.B. die Regeln der Division). Eltern können Teile des Übungsprogramms übernehmen. Für die Übungen sollten nicht die eigentlichen Hausaufgaben verwendet werden. Übungsblätter lassen sich durch Abänderung entsprechender Aufgaben in Rechenbüchern gewinnen [zur Therapie weiterführend: Warnke, Küspert 2001].

4.4 Besonderheiten bei teilstationärer Behandlung

Die Behandlungsprinzipien entsprechen den in Kapitel 4.1, 4.2 und 4.3 dargelegten Grundsätzen. In der Regel ist eine Komorbidität oder Ausschulung Ursache teilstationärer Behandlung bei Entwicklungsstörungen schulischer Fertigkeiten. Hierbei haben die Beschulung im Rahmen der Tagesklinik und die psychotherapeutische bzw. pharmakologische Behandlung der komorbiden Störungen (z.B. Stimulanzienbehandlung bei Hyperkinetischem Syndrom; die spezifische Behandlung einer Schulangst) eine besondere Bedeutung.

4.5 Besonderheiten bei stationärer Behandlung

Hier gelten die in Kapitel 4.1, 4.2, 4.3 und 4.4 dargelegten Behandlungsgrundsätze. In der Regel erfolgt die stationäre Behandlung bei schweren Beeinträchtigungen der schulischen Fertigkeiten und zusätzlichen Begleitstörungen von Krankheitswert oder auch bei nicht hinreichenden familiären Ressourcen zur Förderung des Kindes. Daher stellt sich im stationären Rahmen relativ häufiger als im ambulanten und teilstationären Bereich die Frage einer nachfolgenden Beschulung in spezifischen Internaten. Bei sehr großem Schweregrad kommen regional auch sog. LRS-Klassen oder auch eine Sonderschule in Frage.

4.6 Jugendhilfe- und Rehabilitationsmaßnahmen

Fakultativ ergibt sich die Notwendigkeit der Eingliederungshilfe nach §35 a KJHG. Ergibt sich aus der „Globalbeurteilung der psychosozialen Anpassung" (MAS-Achse VI) infolge der Lese-Rechtschreibstörung bzw. Rechenstörung eine zumindest mäßige Beeinträchtigung, so ist in der Regel von einer drohenden oder aber bereits bestehenden seelischen Behinderung auszugehen (s. Kap. 2.5 und 4.3).

4.7 Entbehrliche Therapiemaßnahmen

Behandlungen, die nicht eine konkrete Einübung des Lesens, Rechtschreibens bzw. Rechnens beinhalten.

5 Literatur

Esser G, Schmidt M, 17 Jahre danach – Was wird aus Kindern mit Legasthenie? Psycho (2001), 27, 432–435

Hemminger U et al., Testdiagnostische Verfahren zur Überprüfung der Fertigkeiten im Lesen, Rechtschreiben und Rechnen. Eine kritische Übersicht. Zeitschrift für Kinder- u. Jugendpsychiatrie und Psychotherapie (2000), 28, 189–199

Klicpera C, Gasteiger-Klicpera B (1995) Psychologie der Lese- und Schreibschwierigkeiten. Entwicklung, Ursachen, Förderung. Beltz, Weinheim

Küspert P, Schneider W (2006) Hören, lauschen, lernen. Sprachspiele für Kinder im Vorschulalter. 5. Aufl. Vandenhoeck & Ruprecht, Göttingen

Plume E, Schneider W (2004) Hören, lauschen, lernen 2. Spiele mit Buchstaben und Lauten für Kinder im Vorschulalter. Würzburger Buchstaben-Laut-Training. Vandenhoeck & Ruprecht, Göttingen

Schulte-Körne G et al., Zur Diagnostik der Lese-Rechtschreibstörung. Zeitschrift für Kinder- u. Jugendpsychiatrie und Psychotherapie (2001), 29, 113–116

Strehlow U, Haffner J, Definitionsmöglichkeiten und sich daraus ergebende Häufigkeit der umschriebenen Lese-Rechtschreibstörung – theoretische Überlegungen und empirische Befunde an einer repräsentativen Stichprobe junger Erwachsener. Zeitschrift für Kinder- und Jugendpsychiatrie und Psychotherapie (2002), 30, 113–126

Suchodoletz W von (2003) Therapie der Lese-Rechtschreibstörung. Traditionelle und alternative Behandlungsverfahren im Überblick. Kohlhammer, Stuttgart

Warnke A, Schulte-Körne G (2007) Umschriebene Entwicklungsstörung des Lesens und der Rechtschreibung. In: Herpertz-Dahlmann B et al., Entwicklungspsychiatrie. 2. Aufl. Schattauer, Stuttgart

Warnke A, Hemminger U, Plume E (2004) Lese-Rechtschreibstörungen. Leitfaden Kinder- und Jugendpsychiatrie. Hogrefe, Göttingen

Zu Rechenstörungen

Aster M von, Umschriebene Rechenstörung. Psycho (2001), 27, 425–431

Aster M von, Lorenz JH, (2005) Rechenstörungen bei Kindern. Neurowissenschaft, Psychologie, Pädagogik. Vandenhoeck & Ruprecht, Göttingen

Born A, Oehler C (2005) Kinder mit Rechenschwäche erfolgreich fördern. Kohlhammer, Stuttgart

Grissemann H (1996) Dyskalkulie heute. Huber, Bern

Kingma J, Koops W, Piagetian tasks, traditional intelligence and achievement tests. British Journal of Educational Psychology (1983), 53, 278–290

Lorenz JH, Radatz H (1993) Handbuch des Förderns im Mathematikunterricht. Schroeder, Hannover

Neumärker KJ von, Aster M (Eds.), Disorders on Number Processing and Calculation Abilities. European Child & Adolescent Psychiatry (2000), 9 (Suppl. 2)

Warnke A, Küspert P (2001) Rechenschwäche (Dyskalkulie). In: Lauth GW, Brack UB, Linderkamp F (Hrsg.), Verhaltenstherapie mit Kindern und Jugendlichen. Praxishandbuch, 221–232. Beltz PVU, Weinheim

Wejda S (2004) Rechenschwäche – der Kampf mit den Zahlen. Hilfen bei Dyskalkulie. Cornelsen, Berlin

Frühere Bearbeiter dieser Leitlinie

A. Warnke, H. Amorosa, M. von Aster, K.-U. Oehler, U. Strehlow, G. Niebergall, G. Schulte-Körne

Jetzige Bearbeiter dieser Leitlinie

A. Warnke, H. Amorosa, M. von Aster, K.-U. Oehler, U. Strehlow, G. Niebergall, G. Schulte-Körne, E. Plume

Korrespondenzdresse

Prof. Dr. A. Warnke
Universitätsklinikum Würzburg
Klinik und Poliklinik für Kinder- und Jugendpsychiatrie und Psychotherapie
Füchsleinstraße 15
97080 Würzburg

Tief greifende Entwicklungsstörungen (F84)

1 Klassifikation

1.1 Definition

Frühkindlicher Autismus
- Tief greifende, meist wahrscheinlich genetisch bedingte Entwicklungsstörung
- Manifestation vor dem vollendeten dritten Lebensjahr
- Persistiert während der gesamten Lebenszeit

Das **Asperger-Syndrom** sowie der **atypische Autismus** umfassen Teilaspekte des frühkindlichen Autismus.

Rett-Syndrom. Beginn erst nach normaler Entwicklungsperiode mit Sprach- und Kommunikationsstörungen, neurologischen Koordinationsstörungen und charakteristischen stereotypen Handbewegungen (fast nur Mädchen betroffen).

Sonstige desintegrative Störung des Kindesalters. Zunächst normale Entwicklung, dann bleibender Verlust erworbener Fertigkeiten der Sprache, der gegenseitigen sozialen Interaktion und Kommunikation (s. Autismus) sowie stereotype Verhaltensmuster.

Hyperaktive Störung mit Intelligenzminderung und Bewegungsstereotypien. Exzessive Aktivität, Stereotypien, Selbstbeschädigung, intellektuelle Behinderung.

1.2 Leitsymptome

Für die Diagnosestellung des frühkindlichen Autismus sind folgende Symptome wesentlich (I):

Qualitative Auffälligkeiten der gegenseitigen sozialen Interaktion
- Unfähigkeit, soziale Interaktionen durch nichtverbales Verhalten zu regulieren (Blickkontakt, soziales Lächeln, subtiles Mienenspiel, mimischer Ausdruck von Gefühlen; interaktionsbegleitendes Mienenspiel fehlt weitgehend)
- Unfähigkeit, Beziehung zu Gleichaltrigen aufzunehmen (ausgeprägter Mangel an Interesse an anderen Kindern, an Phantasiespielen mit Gleichaltrigen; fehlende Reaktion auf Annäherungsversuche anderer; Unfähigkeit, Freundschaft einzugehen)
- Mangel an Aufmerksamkeit oder Freude, die mit anderen geteilt wird (andere werden nicht auf Dinge gelenkt, um sie daran zu interessieren)
- Mangel an sozio-emotionaler Gegenseitigkeit (Annäherungsversuche des Kindes und seine Reaktionen in sozialen Situationen sind unangemessen oder unpassend; Gefühlsäußerungen, wie jemanden zu trösten, fehlen; andere Personen scheinen wie Gegenstände benutzt zu werden).

Qualitative Auffälligkeit der Kommunikation und Sprache
- Bei der Hälfte der Kinder (in neueren Studien evtl. nur $1/3$) mit frühkindlichem

Autismus entweder keine oder unverständliche Sprache
- Keine Kompensation der mangelnden Sprachfähigkeiten durch Mimik oder Gestik, kein spontanes Imitieren der Handlungen anderer, insbesondere bei Kindern unter 4 Jahren, später kein spontanes oder phantasievolles Spielen bzw. Symbolspielen
- Stereotype, repetitive oder idiosynkratische sprachliche Äußerungen (neologische Wortbildungen, Vertauschung der Personalpronomina, verzögerte Echolalie, kein sprachlicher Austausch im Sinne einer informellen Konversation).

Repetitive, restriktive und stereotype Verhaltensmuster
- Ausgedehnte Beschäftigung mit stereotypen, ungewöhnlichen Handlungen und eng begrenzten Spezialinteressen (zwanghaftes Festhalten an nicht funktionalen Handlungen oder Ritualen, extrem ängstliche oder beunruhigte Reaktion beim Unterbrechen dieser Handlungen)
- Stereotype und repetitive motorische Manierismen (Drehen oder Flackern der Finger vor den Augen, Schaukeln, Auf- und-ab-Hüpfen)
- Beschäftigung mit Teilobjekten oder nicht funktionellen Elementen von Gegenständen (ungewöhnliches Interesse an sensorischen Teilaspekten wie am Anblick, Berühren, an Geräuschen, am Geschmack oder Geruch von Dingen oder Menschen).

1.3 Schweregradeinteilung

Sie richtet sich nach folgenden Kriterien:
- Eine allgemein verbindliche Übereinkunft über eine Definition von Schweregraden besteht derzeit nicht.
- Intensität der Auffälligkeit in den einzelnen Bereichen

- Das intellektuelle Leistungsniveau im Bereich der geistigen Behinderung oder die schwere Beeinträchtigung in der sozialen Interaktion, der Kommunikation (insbesondere der Sprache) und die stereotypen, ritualisierten Verhaltensweisen verhindern eine Verselbstständigung im Erwachsenenalter.
- Begleitende Symptomatik (wie Einschränkung der sprachlichen Äußerungsfähigkeit, der Motorik, Grad der intellektuellen Beeinträchtigung und störender fakultativer Symptome wie Hyperaktivität, bizarre Essmuster)
- Ausmaß der notwendigen Aufsicht und Pflege (Achse VI MAS)

Im revidierten ADOS [Beobachtungsinstrument – Rühl et al. 2004], wird eine Schweregradeinteilung (Schwellenwert) für Autismus (höher) bzw. für Autismus Spektrum (etwas niedriger) unterschieden.

1.4 Untergruppen

Asperger-Syndrom
- Qualitative Beeinträchtigung der gegenseitigen sozialen Interaktion
- Begrenzte, repetitive und stereotype Verhaltensmuster, Interessen und Aktivitäten
- Es fehlt eine klinisch eindeutige, allgemeine und schwerwiegende Verzögerung der gesprochenen oder rezeptiven Sprache und/oder der kognitiven Entwicklung.
- Die Kommunikationsstörung wird im ICD-10 nicht erwähnt; sie stellt aber eine bedeutsame Beeinträchtigung dar und wird nicht durch die gute Sprachfähigkeit kompensiert.
- Die kommunikativen und sprachlichen Fähigkeiten sind in den ersten 3 Lebensjahren unauffällig.

Atypischer Autismus
Auffällige oder beeinträchtigte Entwicklung entsprechend den Autismus-Kriterien, jedoch kann das Manifestationsalter nach dem dritten Lebensjahr liegen, und/oder nicht alle Störungsbereiche entsprechen der Definition des Autismus (atypisches Erkrankungsalter und/oder atypische Symptomatik).

Rett-Syndrom
- Nach eindeutig normaler Entwicklung Abnahme des Kopfwachstums zwischen dem fünften Lebensmonat und vierten Lebensjahr
- Gleichzeitig Verlust der erworbenen zielgerichteten Handbewegungen zwischen fünftem und dreißigstem Lebensmonat
- Gleichzeitig Kommunikationsstörung mit beeinträchtigter sozialer Interaktion und Störungen der Koordination beim Gang und den Rumpfbewegungen
- Verlangsamung mit Störung der expressiven und rezeptiven Sprache
- Stereotype Handbewegungen vor dem Körper
- Nur das weibliche Geschlecht ist betroffen.

Sonstige desintegrative Störungen
- Verlust erworbener Fertigkeiten nach normaler Entwicklung in den ersten 2 Jahren
- Auffälligkeiten der gegenseitigen sozialen Interaktion und der Kommunikation, Auftreten stereotyper Verhaltensmuster und Interessensverlust an der Umwelt
- Störungen in der expressiven und rezeptiven Sprache, im Spiel und in den sozialen Fertigkeiten
- Nicht alle Gebiete müssen gleichzeitig betroffen sein, wesentlich ist der Abbau erworbener Fähigkeiten.

Überaktive Störung mit Intelligenzminderung und Bewegungsstereotypien
- Motorische Ruhelosigkeit und exzessive Aktivitäten, oft in unangemessenen Situationen
- Repetitives und stereotypes Verhalten
- Die soziale Interaktionsfähigkeit, die Kommunikationsfähigkeit und die Kontaktaufnahme zu anderen Personen sind nicht beeinträchtigt.
- Intellektuelle Fähigkeiten im mittleren geistigen Behinderungsbereich oder darunter.

2 Störungsspezifische Diagnostik

2.1 Symptomatik

- Eine zuverlässige Diagnostik der autistischen Störung erfordert die gezielte, entwicklungs- und symptomorientierte Befragung der Eltern und eine strukturierte Beobachtung des Verhaltens des betroffenen Kindes oder Jugendlichen.
- Dazu bedarf es der Anwendung standardisierter Interview- und Beobachtungsverfahren, um die Diagnose zu sichern.
- Als differenzierte Untersuchungsinstrumente werden derzeit die Autismus-Diagnostische Interview-Revision (ADI-R) (I) und das Autismus-Diagnostische Beobachtungs-Instrument (ADOS) (II) eingesetzt; beide Instrumente verlangen eine intensive Schulung. Zum Screening empfehlen sich Fragebögen wie der Fragebogen über Verhalten und Soziale Kommunikation (VSK) (II).
- Weitere, weniger an den letzten Revisionen der Klassifikationen (ICD-10/DSM-IV) orientierten Verfahren sind: die Autismus-Beurteilungs-Skala (CARS) oder die Autismus-Verhaltensliste (ABC).

2.2 Störungsspezifische Entwicklungsgeschichte

◢ Die spezifische Symptomatik des Autismus ist früh erkennbar.
◢ Die sichere Diagnose vor dem achtzehnten Lebensmonat oder vor dem damit korrespondierenden Entwicklungsalter ist differenzialdiagnostisch unsicher.

2.3 Psychiatrische Komorbidität und Begleitstörungen

Achse I
◢ Häufige komorbide Störungen sind Konzentrations- und Aufmerksamkeitsdefizite im Sinne einer hyperkinetischen Störung bei fast der Hälfte der Kinder mit Autismus im Verlauf der Erkrankung sowie Ticstörungen (III). Auto- und Fremdaggressionen sind nicht selten.
◢ Häufig schwerwiegende Begleitsymptome sind Selbstverletzungen, Probleme der Sauberkeitsentwicklung, Ess- und Schlafprobleme (IV).

Achse II
◢ Erhebliche Sprachdefizite unterschiedlichen Ausmaßes (I). Probleme der Lesefähigkeit überdurchschnittlich häufig (I).

Achse III
◢ Intellektuelle Behinderung in 30–50–75% der Fälle (II) und/oder
◢ spezielle Probleme der sozialen Wahrnehmung bei besserer Gestaltwahrnehmung bzw. neuropsychologisch verifizierbare Defizite der Exekutivfunktionen (Probleme der Handlungsplanung, Handlungskontrolle) der zentralen Kohärenz (partialisierte Reizwahrnehmung, die den Gesamtzusammenhang zugunsten des Einzelreizes vernachlässigt) und der „Theory of Mind" (eigene und fremde Gedanken erkennen z.B. am jeweiligen Ausdrucksverhalten) (II).

Achse IV
◢ Epileptische Anfälle in bis zu 30% der Fälle (Verzögerung der motorischen Entwicklung, häufig hypotoner Muskeltonus, motorische Unbeholfenheit, „Clumsiness" (III)).

2.4 Störungsrelevante Rahmenbedingungen

Achse V
◢ Häufig gewaltige Überforderung der Bezugspersonen des Kindes sowie depressive Symptomatik, überprotektive Schutzhaltung, Zerbrechen der Familie (unvollständige Familie).

Achse VI
◢ Die Pflegebedürftigkeit des betroffenen Patienten ist in der Regel überdurchschnittlich hoch (III).

2.5 Apparative Labor- und Testdiagnostik

◢ Intelligenzdiagnostik (s. Abb. 31) und neuropsychologische Testdiagnostik; bei fehlendem Instruktionsverständnis und fehlender Kooperationsfähigkeit kann eine Grobeinschätzung des Funktionsniveaus mit adaptiven Verhaltensskalen erfolgen (z.B. Vineland Adaptive Behavior Scales)
◢ Hörprüfung (wegen der mangelnden Reaktion auf akustische Reize oft schwer differenzierbar)
◢ Sehprüfung (wegen der Gesamtstörung Visus oft nicht sicher einschätzbar)
◢ Neurologische Untersuchung (zur Beurteilung der motorischen Behinderung, zur Differenzialdiagnose)
◢ EEG (wegen der erhöhten zerebralen Erregungsbereitschaft)

- Mindestens einmal eine Untersuchung mithilfe eines bildgebenden Verfahrens (CT, MRT) zum Ausschluss einer bekannten organischen Erkrankung, z.B. einer tuberösen Hirnsklerose
- Chromosomale Untersuchung zur Auffindung chromosomaler Aberrationen und molekulargenetische Untersuchung zur Differenzierung von möglichen Begleiterkrankungen wie dem Fragilen-X-Syndrom.

2.6 Weitergehende Diagnostik und Differenzialdiagnostik

Schwere geistige Behinderung
Die Differenzialdiagnose ist bei IQ < 35 und bei sehr jungen Kindern schwierig. Eine gute Interaktion mit dem Kind entsprechend seinem Entwicklungsstand spricht gegen die Diagnose eines frühkindlichen Autismus.

Entwicklungsstörungen der Sprache und der Motorik
Neben den für autistische Störungen typischen Auffälligkeiten des Sprechens (monoto-

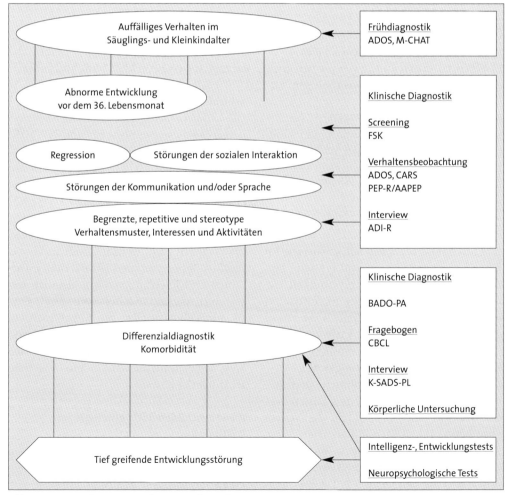

Abb. 31: Synopsis der Diagnostik Autistischer Störungen

ne Modulation, Lautstärke, Sprachflüssigkeit, Sprechgeschwindigkeit, Tonfall und Rhythmus) und der stereotypen und repetitiven Verwendung der Sprache kann die Abgrenzung zu Artikulationsstörungen (F80.0) und zum Landau-Kleffner-Syndrom (F80.3) gewöhnlich aufgrund des Sachverhaltes vorgenommen werden, dass bei diesen Patienten die nonverbale Kommunikation noch relativ intakt ist. Die Differenzierung zur expressiven (F80.1) und rezeptiven (F80.2) Sprachstörung ist unter Umständen erschwert, da nicht wenige dieser Kinder auch autismusähnliche Verhaltensauffälligkeiten zeigen. Bei Verzögerung/Störung der motorischen Entwicklung (F82) liegen keine motorischen Stereotypien vor.

Überaktive Störung mit Intelligenzminderung und Bewegungssstereotypien (F84.4)
Es fehlen die für den Autismus typischen Kommunikations- und Interaktionsstörungen.

Bindungsstörungen (F94.1/F94.2)
Kinder mit Deprivationssyndromen und/oder Sinnesstörungen zeigen nach einigen Monaten in adäquatem Umfeld deutlich schnellere und bessere sprachliche Funktionen als Kinder mit Autismus.

Rett-Syndrom (F84.2)
Tritt fast nur bei Mädchen auf, erworbene Fähigkeiten gehen verloren und typische psychomotorische Entwicklungsstörungen treten auf. Molekulargenetische Identifikation ist in den meisten Fällen möglich (Mutation des *MECP2*-Gens).

Sonstige desintegrative Störungen des Kindesalters (F84.3) bzw. Hellersche Demenz
Bis zum Alter von mindestens 2 Jahren liegt eine normale Entwicklung vor, der Verlust erworbener Fähigkeiten differenziert diese Störung vom Autismus (cave: beim Autismus können z.B. sprachliche Fähigkeiten in einigen Fällen in den ersten 2 Lebensjahren rückläufig sein).

Fragiles-X-Syndrom
Die Differenzierung vom Autismus ist durch molekulargenetische Untersuchungen eindeutig möglich. Nur etwa 1% der Kinder mit Autismus zeigen auch ein Fragiles-X-Syndrom.

Tuberöse Hirnsklerose
Der Ausschluss ist durch spezifische Untersuchungsmethoden (Hautdiagnostik bzw. bildgebende Verfahren) möglich.

Phenylketonurie
Hierbei ist der Nachweis des gestörten Phenylalaninabbaus erforderlich.

Frühkindliche schizophrene Psychose
Die hierbei auftretenden Wahnsymptome, Halluzinationen oder Verschlechterung des erlangten Niveaus fehlen beim Autismus.

Schizoide Persönlichkeitsstörung
Die Differenzialdiagnose gegenüber dem Asperger-Syndrom ist schwierig (eine weit in die frühe Kindheit zurückführende klare Anamnese mit Auffälligkeiten entsprechend den Leitlinien autistischer Störungen schließt eine Persönlichkeitsstörung aus).

Mutismus und Angstsyndrome
Im Vergleich zum Autismus finden sich wesentlich bessere soziale Wahrnehmung, Bindungs- und Spielverhalten bzw. deutlich bessere averbale Reaktivitäten von Mimik, Gestik und Blickkontakt; die Situationen, in denen Auffälligkeiten gezeigt werden, sind selektiv, z.B. unauffälliger Gebrauch der Sprache bei mutistischen Kindern in vertrauter Umgebung.

Pränatalschäden und neurologische Dysfunktion
Sie sind zwar häufige Begleiterscheinungen des Autismus als eine Folge der genetischen Prädisposition und relativ unabhängig von der Ausprägung der Kernsymptomatik des

Autismus. Perinatalschäden (Asphyxie) kommen beim Autismus eher selten vor.

2.7 Entbehrliche Diagnostik

- Außer bei schwerer geistiger Behinderung sind weiterführende Stoffwechseluntersuchungen nicht empfehlenswert.
- Eine psychodynamische Untersuchung mit dem Ziel, Ursachenforschung als Identifikation pathogener Erziehungseinflüsse und Schuldzuweisung zu betreiben (z.B. mangelnde Eltern-Kind-Beziehung).

3 Multiaxiale Bewertung

3.1 Identifizierung der Leitsymptome

- Kriterien der Diagnose eines Autismus entsprechend den Leitsymptomen
- Bewertung der häufigen Begleitsymptome und der Komorbidität.

3.2 Identifizierung weiterer Symptome und Belastungen

- Die Eigenheiten der Sprache (Achse II), der intellektuellen Defizite (Achse III), ferner der häufigen neurologischen Defizite und des Anfallsgeschehens (Achse IV)
- Bei schwerer intellektueller Behinderung (IQ < 35) stark vermehrter Anteil organischer Ursachen
- Abnorme psychosoziale Situationen (Achse V) komplizieren die Problematik autistischer Kinder wesentlich, z.B. unvollständige Familie, elterliche Disharmonie, „Sündenbock"-Zuordnung, überprotektive Handlungen
- Das Ausmaß der Pflegeprobleme (Achse VI) belastet die Familie in einem außergewöhnlichen Maß.

3.3 Differenzialdiagnosen und Hierarchie der diagnostischen und therapeutischen Vorgehensweisen

Siehe Abbildungen 31–33.

4 Interventionen

- Eine kausale Behandlung der Kernsymptome autistischer Störungen ist bislang nicht möglich.
- Die Behandlung kann die Interaktionsfähigkeit, Selbstständigkeit, soziale Fertigkeiten und Anpassung an die Anforderungen des Alltags erheblich verbessern.
- Die Behandlung soll so früh als möglich beginnen und über längere Zeiträume durchgeführt werden.
- Die vom Kind ausgehende Kontaktstörung, das nicht adäquate Reagieren auf Kontaktversuche der Mütter bzw. anderer Bezugspersonen verlangen eine ausführliche Aufklärung der Eltern über Art und Schwere der Erkrankung.
- Eine genaue Analyse der vorhandenen zusätzlichen Entwicklungsdefizite soll den Eltern gesondert dargestellt werden können.
- Eine medikamentöse zusätzliche Behandlung ist im Einzelfall wirksam gegen komorbide Symptome (Selbst- und Fremdaggressionen, Zwänge, Hyperaktivität).

4.1 Auswahl des Interventionssettings

- Entscheidungskriterien für ambulantes, teil- oder vollstationäres Setting nach Art und Schweregradausbildung und Beschulungsmöglichkeit
- Die frühzeitige Entlastung der Familie und wirksame Unterstützung der Haupt-

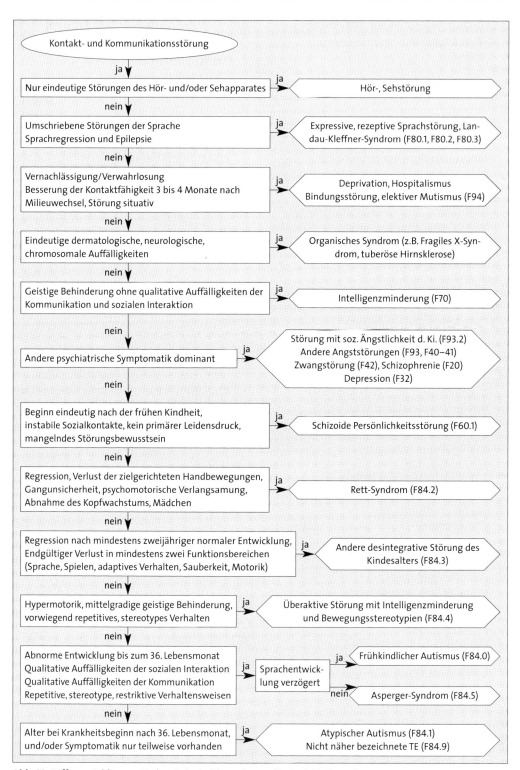

Abb. 32: Differenzialdiagnostischer Entscheidungsbaum für Autistische Störungen

bezugsperson müssen ein wesentlicher Bestandteil des Therapieplanes sein (Überforderungsreaktionen, Belastungen auch anderer Familienmitglieder, z.B. Geschwister).
◢ Die gezielte Therapie bezieht sich auf die Entwicklung der sozialen Wahrnehmung und sozialer Fertigkeiten, der Kommunikation und der Sprachförderung.
◢ Dem Einsatz verhaltenstherapeutischer Techniken (verstärkerorientiertes Training, Üben von Alltagssituationen anhand von Spielmaterial, Elemente des Rollenspieles auch in Gruppen) kommt ein besonderer Stellenwert zu.

4.2 Hierarchie der Behandlungsentscheidung und Beratung

Grundsätzliche Vorgehensweisen:
◢ Aufklärung der Eltern über begrenzte Ziele der Behandlung (keine Heilung, aber Verbesserung der Symptomatik erreichbar, keine Verselbstständigung bei geistiger Behinderung, fraglich bei besseren intellektuellen Fähigkeiten)
◢ Kognitive Verhaltensmodifikation bei den begabteren autistischen Patienten zur Verbesserung der Selbstkontrolle und der Kontaktfähigkeit (z.B. Therapieprogramme, die auf den Abbau von Theory-of-Mind-Defiziten abzielen) (IV)
◢ Verhaltenstherapie und Aufbau sozialer Kompetenzen können die Kommunikation verbessern und exzessives, störendes Verhalten abbauen (z.B. Modifikationsprogramme nach Lovaas, ABA) (I).
◢ Förderung der Selbstständigkeit im lebenspraktischen Alltagsbereich, im Spielverhalten unter Betonung von Interaktionselementen (z.B. Instruktionssysteme wie TEACCH) (II)
◢ Verbesserung der sozialen Fertigkeiten und der Kommunikationsfähigkeiten durch Aktivitäten mit Peers (Gleichaltrigen) (IV)
◢ In der Behandlung sollen nicht m[...] 1 oder 2 Ziele gleichzeitig therapeut[...] angegangen werden.

Besonderheiten: Sprachaufbau
◢ Sprachlicher Aufbau gemäß der Einsicht in die soziale Bedeutung sprachlicher Elemente (Zerlegung in Einzelelemente sozialer Handlung und sprachliches Kommentieren für das Kind im sozialen Kontext) (IV)
◢ Förderung des Sprachverständnisses wie auch aktives Sprechen mit Aufforderungen an das autistische Kind, Alltagsaufforderungen auch nachzukommen (IV)
◢ Eine Sprachanbahnung nach dem achten Lebensjahr zu erreichen ist unwahrscheinlich, wenn bis zu diesem Zeitraum keine sinnvollen Wortbildungen erfolgt sind.

Ergänzende Pharmakotherapie (I/II, IV)
◢ Behandlung mit Psychopharmaka richtet sich eher nach der Komorbidität (Stimulantien bei Hyperaktivität und Konzentrationsproblemen, atypische Neuroleptika zur Verminderung der Aggressivität, Serotonin-Wiederaufnahmehemmer zur Verminderung der Impulsivität und von Ritualisierungen, ferner evtl. Stimmungsstabilisatoren zum Stimmungsausgleich/Verminderung von Aggressionszuständen, bei Anfallsleiden Antiepileptika). Die Kombination von Medikamenten z.B. Stimulanzien und atypische Neuroleptika ist häufig wirksam, aber nicht evaluiert.

Besonderheiten der Komorbidität, und der Kontaktaufnahme, ergänzende Maßnahmen
◢ Krankengymnastik zur Behandlung motorischer Defizite (V)
◢ Sensorische, (auditive, visuelle) und motorische Integrationsbehandlung zur Besserung der Wahrnehmungsfähigkeit nur in Einzelfällen sinnvoll (allerdings in

mit dem Aufbau von und Fremdaggres- alten in moderater ung aggressiven ...nvoll sein.

Musiktherapie oder Reittherapie können zur weiteren Kontaktaufnahme eingesetzt werden; sie verbessern die Primärsymptomatik aber nicht.

4.3 Besonderheiten bei ambulanter Behandlung

◢ Eine alleinige ambulante, individuelle Therapie ohne Einbeziehung der Bezugspersonen und Einwirkung auf andere Situationen (Kindergarten, Schule) ist nicht sinnvoll, weil beim Autismus ein situationsübergreifender Transfer neuer Verhaltensweisen kaum stattfindet.

4.4 Besonderheiten bei teilstationärer Behandlung

◢ Bevorzugte Therapieform am Beginn der Behandlung
◢ Modulierung neuer Fähigkeiten muss parallel in der familiären Umgebung zu den therapeutischen Interventionen im teilstationären Bereich geschehen (autistische Personen können neue Erfahrungen in einer spezifischen Situation kaum auf eine andere übertragen).

4.5 Besonderheiten bei stationärer Behandlung

◢ Stationäre Therapie bei erheblicher Selbst- und Fremdaggression, Stereotypien und Ritualen oder bei Überforderung der Familie.

4.6 Jugendhilfemaßnahmen und Rehabilitationsmaßnahmen

◢ Zuständigkeit der Sozialhilfe (Frühförderung, Unterbringung) wegen Mehrfachbehinderung (seelisch und geistig) und chronischem Verlauf
◢ Die berufliche Eingliederung verlangt eine sorgfältige klientennahe Betreuung durch strukturierte, schrittweise aufgebaute Arbeitsaufträge und (kurze, erneute) Anleitungen (täglich).
◢ Erhebliche depressive Reaktionen durch Einsicht in die eigene Isolation und das Anderssein von autistischen Personen macht häufig eine Aufnahme in eine Gemeinschaft Gleichaltriger in beschützenden Institutionen notwendig.

4.7 Entbehrliche Therapiemaßnahmen

◢ Kontraindiziert sind psychodynamische, aufdeckende Vorgehensweisen (III)
◢ Das Hörtraining nach Tomatis, Trainingsmethoden nach Delacato, skotopisches Sensitivitätstraining, Haltetherapie, Tiertherapien (Pferde, Delphine) entziehen sich bisher einer Validierung, die Gestützte Kommunikation ist weitestgehend unwirksam (III). Einige dieser Methoden können individuell motivierend wirken ohne verbessernden Einfluss auf die Kernsymptomatik zu nehmen.
◢ Unwirksam sind ferner Therapien durch Gaben von Sekretin, hoch dosierte Vitamine (z.B. Megadosen von Vitamin B) oder Spurenelemente.
◢ Der Versuch einer Sprachanbahnung bei nicht sprechenden autistischen Personen nach dem achten Lebensjahr ist nicht sinnvoll, da es unwahrscheinlich ist, dass Kinder, die bis dahin keine sinnvollen Worte sprechen können, noch funktionale Sprache entwickeln (IV).

Tab. 6: Algorithmus der die Diagnose konstituierenden Symptome des Autismus [nach ICD-10, DSM-IV und dem ADI-R] (Bereiche und Untergliederungen)

A	Auffällige/beeinträchtigte Entwicklung bis einschließlich 36. Lebensmonat
B1	**Qualitative Auffälligkeit der gegenseitigen sozialen Interaktion**
B1a	*Unfähigkeit, nichtverbales Verhalten zur Regulation sozialer Interaktionen zu verwenden* (Mangel an direktem Blickkontakt, an sozialem Lächeln und eingeschränkte Mimik)
B1b	*Unfähigkeit, Beziehungen zu Gleichaltrigen aufzunehmen* (keine Phantasiespiele mit Gleichaltrigen/fehlendes Interesse an anderen Kindern/fehlende Reaktion auf die Annäherungsversuche anderer Kinder/Mangel an Gruppenspiel mit Gleichaltrigen oder Freundschaften/Unangemessenheit eines Gesichtsausdrucks/Unangemessenheit sozialer Reaktionen)
B1c	*Mangel an sozio-emotionaler Gegenseitigkeit* Unfähigkeit, Beziehungen zu Gleichaltrigen aufzunehmen (keine Phantasiespiele mit Gleichaltrigen/fehlendes Interesse an anderen Kindern/fehlende Reaktion auf die Annäherungsversuche anderer Kinder/Mangel an Gruppenspiel mit Gleichaltrigen oder Freundschaften/Unfähigkeit, jemandem Trost zu spenden/der Körper einer anderen Person wird zur Verständigung benutzt)
B1d	*Mangel, Freude mit anderen zu teilen* (das Kind zeigt kaum Aufmerksamkeit und nimmt kaum Angebote wahr, etwas mit jemandem zu teilen/teilt keine Bedürfnisse oder Vergnügen mit anderen)
B2	**Qualitative Auffälligkeit der Kommunikation/Sprache**
B2a	*Mangel oder Verzögerung der gesprochenen Sprache und fehlende Kompensation durch Gestik, Mimik* (das Kind hat Schwierigkeiten, auf etwas zu deuten, um Interesse zu bekunden/zeigt kaum konventionelle, zielgerichtete Gesten, wie Nicken oder Kopfschütteln)
B2b	*Relative Unfähigkeit, einen sprachlichen Austausch zu beginnen oder aufrechtzuerhalten* (kaum soziales Lautieren oder Plappern als Kleinstkind/stark verminderte wechselseitige Konversation)
B2c	*Stereotype und repetitive Verwendung der Sprache und/oder idiosynkratischer Gebrauch von Worten oder Phrasen* (verzögerte Echolalie, stereotype Lautäußerungen/unangemessene Fragen oder Fragestellungen/Pronominalumkehr/Neologismen und bizarre Neubildungen von Ausdrücken)
B2d	*Mangel an variierenden spontanen „so tun als ob"-Spielen oder (bei kleinen Kindern) im sozialen Imitationsspiel* (beim Imitieren von Handlungen, phantasievollem Spiel, imitierendem sozialem Spiel)
B3	**Begrenzte, repetitive und stereotype Verhaltensmuster**
B3a	*Umfassende Beschäftigung mit stereotypen und begrenzten Spezialinteressen* (Spezialinteressen/ungewöhnliche und sehr häufige Beschäftigungen)
B3b	*Offensichtlich zwanghaftes Festhalten an nicht funktionalen Handlungen oder Ritualen* (Wortrituale/Zwangshandlungen)
B3c	*Stereotype und repetitive motorische Manierismen* (Hand- und Fingermanierismen)
B3d	*Vorherrschende Beschäftigung mit Teilobjekten oder nicht funktionalen Elementen von Sachen* (repetitiver Gebrauch von Objekten/ungewöhnliche sensorische Interessen)
C	**Das klinische Bild kann nicht durch andere Erkrankungen erklärt werden.**

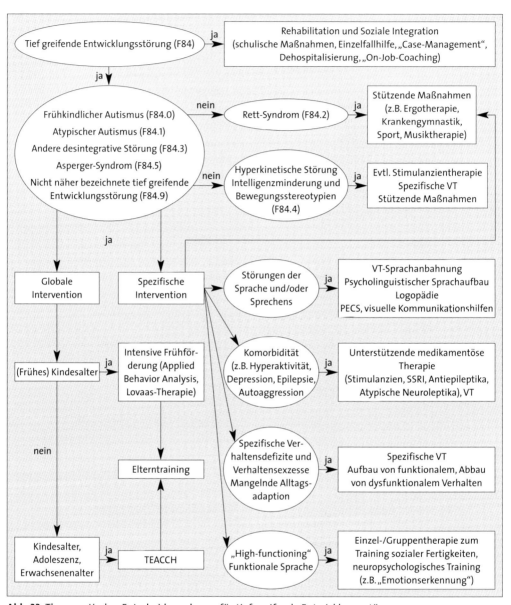

Abb. 33: Therapeutischer Entscheidungsbaum für tief greifende Entwicklungsstörungen

5 Literatur

Amir RE et al., Rett syndrome is caused by mutations in X-linked MECP2, encoding methyl-CpG-binding protein 2. Nature Genetics (1999), 23, 185–188

Bölte S, Crecelius K, Poustka F, Der Fragebogen über Verhalten und soziale Kommunikation: Psychometrische Eigenschaften eines Autismus-Screening-Instruments für Forschung und Praxis. Diagnostica (2000), 46, 149–155

Buitelaar JK, Willemsen-Swinkels SHN, Medication in subjects with autism spectrum disorders. European Child an Adolescent Psychiatry (2000), 9 (Suppl. 1), 185–197

Dawson G, The search for autism's roots. Nature (2001), 411, 882–884

Chakrabarti S, Fombonne E, Pervasive developmental disorders in preschool children. The Journal of the American Medical Association (2001), 285, 3093–3099

Howlin P, Goode S (1998) Outcome in adult life for people with autism and Asperger's syndrome. In: Volkmar FR (Hrsg.), Autism and pervasive developmental disorders, 209–241. Cambridge University Press, Cambridge

Bölte S, Poustka F, Intervention bei autistischen Störungen: Status quo, evidenzbasierte, fragliche und fragwürdige Techniken. Zeitschrift für Kinder- und Jugendpsychiatrie und Psychotherapie (2002), 30, 271–280

Lauritsen M, Ewald H, The genetics of autism. Acta Psychiatrica Scandinavica (2001), 103, 411–427

Lord C (1997) Diagnostic instruments in autism spectrum disorders. In: Cohen DJ, Volkmar FR (Hrsg.), Handbook of autism and pervasive developmental disorders, 460–483. Wiley, New York

Lovaas OI, Behavioral treatment and normal educational and intellectual function in young autistic children. Journal of Consulting and Clinical Psychology (1987), 55, 3–9

Ozonoff S, Cathart K, Effectiveness of a home program intervention for young children with autism. Journal of Autism and Developmental Disorders (1998), 28, 25–32

Poustka F et al., The standardized diagnosis of autism: Autism Diagnostic Interview-Revised: Interrater Reliability of the German Form of the ADI-R. Psychopathology (1996), 29, 145–153

Poustka F (2006) Neurobiology of autism. In: Volkmar FR (Hrsg.), Autism and Pervasive Developmental Disorders 2nd ed., 179–220. Cambridge University Press, Cambridge

Untersuchungsinstrumente

Rühl D et al. (2004) Diagnostische Beobachtungsskala für Autistische Störungen (ADOS). Huber, Bern

Bölte S, Poustka F (2006) Fragebogen zur sozialen Kommunikation (FSK). Huber, Bern

Bölte S et al. (im Druck) Diagnostisches Interview für Autismus in Revision (ADI-R). Huber, Bern

Frühere Bearbeiter

F. Poustka, G. Schmötzer, D. Rühl, B. Bieber-Martin, S. Bölte, H. Amorosa, W. Rotthaus

Jetzige Bearbeiter dieser Leitlinie

F. Poustka, G. Schmötzer, D. Rühl, S. Bölte, H. Amorosa, W. Rotthaus

Korrespondenzadresse

Prof. Dr. Fritz Poustka
Klinik für Psychiatrie und Psychotherapie
des Kindes- und Jugendalters
J.W. Goethe Universität Frankfurt
Deutschordenstraße 50
60590 Frankfurt/M.

Hyperkinetische Störungen (F90)

1 Klassifikation

1.1 Definition

Hyperkinetische Störungen (HKS) sind durch ein durchgehendes Muster von Unaufmerksamkeit, Überaktivität und Impulsivität gekennzeichnet, das in einem für den Entwicklungsstand des Betroffenen abnormen Ausmaß situationsübergreifend auftritt. Die Störung beginnt vor dem Alter von 6 Jahren und sollte in mindestens 2 Lebensbereichen/ Situationen (z.B. in der Schule, in der Familie, in der Untersuchungssituation) über mehr als 6 Monate auftreten.

1.2 Leitsymptome

Leitsymptome sind Unaufmerksamkeit (Aufmerksamkeitsstörung, Ablenkbarkeit), Überaktivität (Hyperaktivität, motorische Unruhe) und Impulsivität. Nach ICD-10 (klinische Kriterien) müssen sowohl Unaufmerksamkeit als auch Überaktivität vorliegen. Die Forschungskriterien verlangen das Vorliegen von Unaufmerksamkeit, Überaktivität und Impulsivität.

1.3 Schweregradeinteilung

Vermutlich handelt es sich um ein kontinuierlich verteiltes Merkmal. Der im DSM-IV beschriebene, vorherrschend unaufmerksame Subtypus scheint eine weniger stark ausgeprägte Variante der Störung zu sein. Generell lässt sich der Schweregrad an der Intensität der Symptomatik, an dem Grad der Generalisierung in verschiedenen Lebensbereichen (Familie, Kindergarten/Schule, Freizeitbereich), der Einschränkung des Funktionsniveaus in diesen Lebensbereichen sowie an dem Grad bemessen, in dem die Symptomatik nicht nur in fremdbestimmten Situationen (z.B. Schule, Hausaufgaben), sondern auch in selbstbestimmten Situationen (Spiel) auftritt.

1.4 Untergruppen

Hinsichtlich der Klassifikation von Subtypen konnte noch kein Konsens gefunden werden. Nach DSM-IV lassen sich hyperkinetische Störungen (Aufmerksamkeitsdefizit-/ Hyperaktivitätsstörungen) wie folgt unterteilen:
- Vorherrschend unaufmerksamer Subtypus
- Vorherrschend hyperaktiv-impulsiver Subtypus
- Gemischter Subtypus.

Bei Jugendlichen und Erwachsenen, die nicht mehr alle notwendigen Symptome zeigen, kann die Diagnose nach DSM-IV durch den Zusatz „in partieller Remission" spezifiziert werden.

ICD-10 macht folgende Unterscheidungen:
- Einfache Aktivitäts- und Aufmerksamkeitsstörung (F90.0)
- Hyperkinetische Störung des Sozialverhaltens (F90.1), bei der sowohl die Kriterien für eine hyperkinetische Störung als

auch für eine Störung des Sozialverhaltens erfüllt sind. Diese Kombinationsdiagnose wird durch die Häufigkeit begründet, mit der beide Störungen gemeinsam auftreten, und mit der im Vergleich zur einfachen Aktivitäts- und Aufmerksamkeitsstörung vermutlich ungünstigeren Prognose.
- Andere und nicht näher bezeichnete hyperkinetische Störung (F90.8/F90.9)
- Aufmerksamkeitsstörung ohne Hyperaktivität (wird unter F98.8 explizit genannt; F90.8 wäre aber vermutlich angemessener)

1.5 Ausschlussdiagnose

- Wenn bei intellektuell retardierten Patienten hyperkinetische Symptome vorliegen, dann müssen diese deutlich stärker ausgeprägt sein, als dies bei Menschen mit diesem Grad an Retardierung üblicherweise der Fall ist. Bei Patienten mit einem IQ unter 50 und extremer Unruhe sowie repetitivem Verhalten muss die Diagnose einer überaktiven Störung mit Intelligenzminderung und Bewegungsstereotypien (F84.4) erwogen werden.
- Tief greifende Entwicklungsstörung (F84) sind nach ICD-10 und nach DSM-IV Ausschlussdiagnosen. Allerdings zeigen nicht alle Kinder und Jugendlichen mit einer tiefgreifenden Entwicklungsstörung auch die Symptome einer hyperkinetischen Störung, und eine Doppeldiagnose bei Patienten, welche die Kriterien beider Störungen erfüllen, setzt sich sowohl in der Forschung als auch der Praxis zunehmend durch.
- Weitere Ausschlussdiagnosen siehe Entscheidungsbaum für die Diagnose hyperkinetischer Störungen (s. Abb. 34).

2 Störungsspezifische Diagnostik

2.1 Symptomatik

Exploration der Eltern und des Kindes/Jugendlichen
Je älter das Kind ist, um so stärker wird es in die Exploration einbezogen. Die Informationen der Eltern sind jedoch meist zuverlässiger.
- Auftreten der Leitsymptome Hyperaktivität, Impulsivität und Aufmerksamkeitsstörung
- Häufigkeit, Intensität und situative Variabilität der Symptomatik (z.B. Symptomatik in der Familie, bei fremdbestimmten oder bei selbst bestimmten Aktivitäten, Symptomatik im Kindergarten bzw. in der Schule)
- Elternfragebogen und (für ältere Kinder und Jugendliche) Selbsturteilsfragebogen zur Erfassung von hyperkinetischer Symptomatik können nützlich sein. Die Beurteilungen der Eltern sind jedoch in der Regel valider.

Informationen vom Kindergarten/von der Schule
mit Einverständnis der Eltern (telefonisch, direkter Kontakt, Berichte oder Fragebogen)
- Auftreten der Leitsymptome Hyperaktivität, Impulsivität und Aufmerksamkeitsstörung
- Häufigkeit, Intensität und situative Variabilität der Symptomatik
- Informationen der Eltern über das Verhalten des Kindes im Kindergarten bzw. in der Schule sind in der Regel nicht ausreichend.

Verhaltensbeobachtung
des Kindes/Jugendlichen während der Exploration sowie während körperlicher und psychologischer Untersuchungen hinsichtlich des Auftretens hyperkinetischer Symptoma-

tik (Symptome der hyperkinetischen Störung müssen jedoch nicht unbedingt beobachtbar sein).

2.2 Störungsspezifische Entwicklungsgeschichte

Exploration der Eltern
- Ungünstige Temperamentsmerkmale im Säuglingsalter (nicht notwendigerweise vorhanden)
- Beginn der Leitsymptome der hyperkinetischen Störung (muss vor dem Alter von 6 Jahren liegen)
- Verlauf der Symptomatik (konstant, fluktuierend, Beeinflussung durch andere Belastungen).

Informationen vom Kindergarten bzw. der Schule über den Störungsverlauf, soweit beurteilbar.

2.3 Psychiatrische Komorbidität und Begleitstörung

Bis zu 80% der Patienten mit ADHS weisen komorbide psychische Störungen auf. Die Abklärung dieser komorbiden Störungen verlangt daher große Sorgfalt. Die häufigste psychiatrische Komorbidität sind Störungen des Sozialverhaltens und umschriebene Entwicklungsstörungen. Emotionale Störungen werden am häufigsten übersehen.

Exploration der Eltern, Informationen vom Kindergarten/von der Schule und Exploration des Patienten
- Störungen des Sozialverhaltens
- Umschriebene Entwicklungsstörungen, schulische Leistungsdefizite und Hinweise auf Teilleistungsschwächen
- Hinweise auf Intelligenzminderung (Lernbehinderung oder geistige Behinderung)
- Ticstörungen (einschl. Tourette-Störung)
- Negatives Selbstkonzept oder depressive Störungen
- Angststörungen (insbesondere Leistungsängste)
- Beeinträchtigte Beziehungen zu Familienmitgliedern, zu Erziehern/Lehrern und zu Gleichaltrigen
- autistische Störungen; Asperger-Syndrom.

Intelligenz-, Entwicklungs- und Leistungsdiagnostik zur Abklärung von Intelligenzminderung, umschriebenen Entwicklungsstörungen oder Lernstörungen, soweit indiziert (s. Kap. 2.5).

2.4 Störungsrelevante Rahmenbedingungen

Exploration der Eltern
hinsichtlich abnormer psychosozialer Bedingungen und familiärer Ressourcen, insbesondere:
- Inkonsistentes Erziehungsverhalten
- Mangelnde Wärme in den familiären Beziehungen
- Spezifische Bewältigungsstrategien der Eltern in kritischen Erziehungssituationen
- Störungskonzepte der Eltern, ihre Therapieerwartungen und ihre Bereitschaft zur aktiven Mitarbeit.

Informationen vom Kindergarten/von der Schule
- Integration des Kindes in die Gruppe
- Belastende Bedingungen im Kindergarten/in der Schule (z.B. Klassengröße, Anteil verhaltensauffälliger Kinder)
- Ressourcen im Kindergarten/in der Schule (z.B. Kleingruppenunterricht, Kleingruppenbeschäftigung)
- Störungskonzepte der Erzieher/Lehrer, ihre Therapieerwartungen und ihre Bereitschaft zur aktiven Mitarbeit.

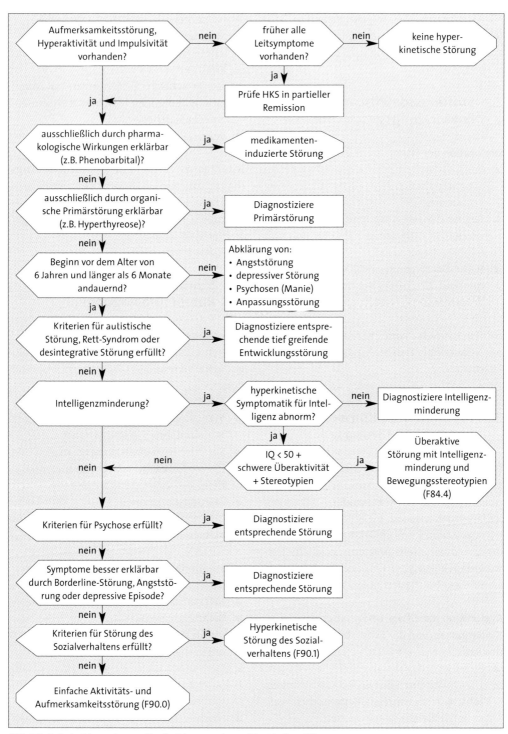

Abb. 34: Entscheidungsbaum für die Diagnose hyperkinetischer Störungen

Körperliche Untersuchung des Patienten
- Eine orientierende internistische und neurologische Untersuchung sollte durchgeführt werden.
- Kontakt und Kooperation mit Haus- und/oder Kinderarzt
- Durchführung von Hör- und Sehtests, falls indiziert
- Andere medizinische Untersuchungen, falls indiziert.

2.5 Apparative, Labor- und Testdiagnostik

Testpsychologische Diagnostik
- Zumindest eine orientierende Intelligenzdiagnostik wird bei allen Schulkindern empfohlen
- Bei Schulkindern ist immer dann eine ausführliche testpsychologische Untersuchung der Intelligenz und schulischer Teilleistungen notwendig, wenn Hinweise auf Leistungsprobleme (Noten, Klassenwiederholung, Sonderbeschulung) oder schulische Unterforderung vorliegen. Neuropsychologische Verfahren können ergänzend hilfreich sein.
- Bei Vorschulkindern wird eine ausführliche Entwicklungsdiagnostik wegen der hohen Komorbiditätsraten von Entwicklungsstörungen und wegen der meist fehlenden zuverlässigen Angaben zum Entwicklungsstand grundsätzlich empfohlen.

Apparative Labordiagnostik
Zu achten ist auf mögliche begleitende körperliche Erkrankungen, z.B. Störungen des Schilddrüsenstoffwechsels sowie akute und chronische zerebrale Erkrankungen. Gegebenenfalls. sind bildgebende Verfahren bei fraglichen Hinweisen auf einen raumfordernden Prozess oder eine EEG-Ableitung zur Differenzialdiagnostik bezüglich. epilepsiebedingter Aufmerksamkeitsstörungen indiziert.

2.6 Weitergehende Diagnostik und Differenzialdiagnostik

Exploration der Eltern, des Patienten und Informationen vom Kindergarten bzw. der Schule sowie Beobachtung in der Untersuchungssituation
- Störung des Sozialverhaltens (kann auch komorbide Störung sein)
- Intelligenzminderung in Form von Lernbehinderung oder geistige Behinderung (kann auch komorbide Störung sein)
- Tief greifende Entwicklungsstörung
- Borderline-Persönlichkeitsstörung (im Jugendalter; kann auch komorbide Störung sein)
- Depressive Episode oder Dysthymia (kann auch komorbide Störung sein)
- Panikstörung oder generalisierte Angststörung
- Manische Episode (v.a. im Jugendalter)
- Schizophrene Störung (v.a. im Jugendalter)
- Medikamenteneffekte, z.B. von Antiasthmatika, Phenobarbital, Antihistaminika, Steroiden, Sympathomimetika
- Organische/neurologische Primärstörung, z.B. Epilepsie (z.B. Petit mal), Hyperthyreose, Migräne (kann auch komorbide Störung sein)
- Desorganisierte, chaotische Familienverhältnisse; Misshandlung oder massive Vernachlässigung des Kindes, biopsychosoziale Belastungen; neurotoxische Substanzen in der Umgebung des Kindes/Jugendlichen (können auch komorbide Bedingungen sein)
- Suchterkrankung.

2.7 Entbehrliche Diagnostik

Videogestützte Beobachtung von HKS-Symptomen in simulierten Situationen (sog. Videodiagnostik) und apparative Diagnostik von Aufmerksamkeit und anderen neuropsychologischen Funktionen (z.B. exekutiven Funktionen) können zur Erhärtung der Diagnose hilfreich sein, jedoch die Exploration von Eltern oder Lehrern nicht ersetzen. Zur Überprüfung der Effekte von Pharmakotherapie sind diese Verfahren aufgrund ihrer begrenzten ökologischen Validität (d.h. ihrer begrenzten Fähigkeit, die Symptomausprägung in alltäglichen Situationen abzubilden) wenig hilfreich.

3 Multiaxiale Bewertung

3.1 Identifizierung der Leitsymptome

Zusammenfassung der diagnostischen Ergebnisse und Überprüfung des situationsübergreifenden Vorliegens der Leitsymptome Aufmerksamkeitsstörung, Hyperaktivität und Impulsivität. Sind auch die Kriterien für eine Störung des Sozialverhaltens erfüllt, wird eine hyperkinetische Störung des Sozialverhaltens (F90.1) diagnostiziert.

3.2 Identifizierung weiterer Symptome und Belastungen

Feststellung von komorbiden psychischen Störungen sowie von umschriebenen Entwicklungsstörungen, Intelligenz (-minderung), organischen Erkrankungen, begleitenden abnormen psychosozialen Bedingungen und Beurteilung der psychosozialen Anpassung.

3.3 Differenzialdiagnosen und Hierarchie des diagnostischen und therapeutischen Vorgehens

Siehe Abbildung 34.

4 Interventionen

4.1 Auswahl des Interventionssettings

Die Behandlung kann meist ambulant durchgeführt werden. Eine stationäre oder teilstationäre Therapie kann in folgenden Fällen indiziert sein:
- Bei besonders schwer ausgeprägter hyperkinetischer Symptomatik
- Bei besonders schwer ausgeprägten komorbiden Störungen (z.B. Störungen des Sozialverhaltens)
- Bei mangelnden Ressourcen in der Familie oder im Kindergarten bzw. in der Schule oder besonders ungünstigen psychosozialen Bedingungen
- Nach nicht erfolgreicher ambulanter Therapie.

4.2 Hierarchie der Behandlungsentscheidung und Beratung

Ansatzpunkte einer multimodalen Behandlung
Die Behandlung wird in der Regel als multimodale Behandlung durchgeführt.
Die multimodale Behandlung der hyperkinetischen Symptomatik kann folgende Interventionen umfassen:
- Aufklärung und Beratung (Psychoedukation) der Eltern, des Kindes/Jugendlichen und des Erziehers bzw. des Klassenlehrers (wird immer durchgeführt)
- Elterntraining und Interventionen in der Familie (einschl. Familientherapie) zur Verminderung der Symptomatik in der Familie
- Interventionen im Kindergarten/in der Schule (einschl. Platzierungs-Interventionen) zur Verminderung der Symptomatik im Kindergarten/in der Schule
- Kognitive Therapie des Kindes/Jugendlichen (ab dem Schulalter) zur Verminde-

rung von impulsiven und unorganisierten Aufgabenlösungen (Selbstinstruktionstraining) oder zur Anleitung des Kindes/Jugendlichen zur Modifikation des Problemverhaltens (Selbstmanagement)
◢ Pharmakotherapie zur Verminderung hyperkinetischer Symptome in der Schule (im Kindergarten), in der Familie oder in anderen Umgebungen
◢ Außerdem können diätetische Behandlungen (oligoantigene Diät; Omega-3/Omega-6 Supplementierung) sowie Neurofeedback möglicherweise hilfreich sein. Weitere Studien sind jedoch notwendig, um die Wirksamkeit und die Indikation dieser Intervention genauer abschätzen zu können.

Zur Behandlung der komorbiden Störungen können ergänzend Interventionen durchgeführt werden, vor allem:
◢ Soziales Kompetenztraining bei sozialen Kompetenzdefiziten und aggressiven Verhaltensstörungen
◢ Einzel- und/oder Gruppenpsychotherapie (auf tiefenpsychologischer, nondirektiver oder verhaltenstherapeutischer Basis) zur Verminderung von geringem Selbstwertgefühl und/oder Problemen mit Gleichaltrigen
◢ Übungsbehandlungen zur Verminderung von umschriebenen Entwicklungsstörungen (Teilleistungsschwächen).
◢ Pharmakotherapie (z.B. bei Tic-Störungen; aggressiven Durchbrüchen)

Multimodale Behandlung bei Schulkindern und bei Jugendlichen
Grundlage der multimodalen Behandlung ist die Aufklärung und Beratung der Eltern und des Kindes/Jugendlichen (ab dem Schulalter), die immer durchgeführt wird. Die anderen Interventionen werden bei entsprechenden Indikationen durchgeführt, die dem Entscheidungsbaum für die multimodale Therapie bei Schulkindern und Jugendlichen (s. Abb. 35) entnommen werden können:

◢ Eine primäre Pharmakotherapie ist meist dann indiziert, wenn eine stark ausgeprägte, situationsübergreifende hyperkinetische Symptomatik mit einer erheblichen Beeinträchtigung des Patienten oder seines Umfeldes und einer ausgeprägten Einschränkung der psychosozialen Anpassung (z.B. drohende Umschulung in Sonderschule, massive Belastung der Eltern-Kind-Beziehung) vorliegt.
◢ Liegt eine solche stark ausgeprägte Störung nicht (mehr) vor und sind ausgeprägte Aufmerksamkeitsstörungen und Impulsivität auch unter optimalen Arbeitsbedingungen in der Untersuchungssituation zu beobachten, kann ein Selbstinstruktionstraining indiziert sein. Das Kind ist dann typischerweise nicht in der Lage, auch bei dem Angebot von attraktiven Belohnungen Hausaufgaben über eine der Klassenstufe des Kindes angemessene Zeit mit angemessenem Arbeitstempo organisiert durchzuführen. Da nicht erwartet werden kann, dass durch das Selbstinstruktionstraining die meisten Auffälligkeiten in der Familie und in der Schule vermindert werden können, ist es sinnvoll, parallel Interventionen in der Familie und/oder in der Schule durchzuführen und nicht den Effekt eines isolierten Selbstinstruktionstrainings abzuwarten.
◢ Treten hyperkinetische oder oppositionelle/aggressive (externale) Verhaltensstörungen im Unterricht auf, dann können Interventionen in der Schule (einschl. Aufklärung und Beratung der Lehrer) unter Einschluss von patientenzentrierten Selbstmanagement-Verfahren (vor allem bei älteren Kindern und Jugendlichen) angezeigt sein. Sind diese Interventionen nicht (hinreichend) erfolgreich, dann kann alternativ (ergänzend) Pharmakotherapie indiziert sein.
◢ Treten hyperkinetische oder oppositionelle/aggressive (externale) Auffälligkei-

ten des Kindes/Jugendlichen in der Familie auf, dann können Elterntrainings mit Interventionen in der Familie unter Einschluss von patientenzentrierten Selbstmanagement-Verfahren (vor allem bei älteren Kindern und Jugendlichen) angezeigt sein. Sind diese Interventionen nicht (hinreichend) erfolgreich, dann kann alternativ (ergänzend) Pharmakotherapie indiziert sein. Dies erscheint jedoch nur dann angezeigt, wenn hyperkinetische Auffälligkeiten auch in der Schule auftreten. Ist das nicht der Fall, wird die Störung vermutlich durch spezifische familiäre Bedingungen aufrechterhalten, die es durch andere Interventionen zu behandeln gilt.
- Wenn Auffälligkeiten sowohl in der Familie als auch in der Schule auftreten, sollten Interventionen in der Familie und in der Schule parallel durchgeführt werden, da Generalisierungen von einem Lebensbereich auf den anderen nicht von vornherein erwartet werden können.
- Liegen nach der Behandlung der hyperkinetischen Symptomatik komorbide Störungen weiterhin vor, dann kann eine spezifische Behandlung dieser Störungen indiziert sein.

Multimodale Behandlung von Kindern im Vorschulalter

Bei der multimodalen Behandlung von Kindern im Vorschulalter sind folgende Abweichungen zu beachten:
- In erster Linie werden ein Elterntraining mit Interventionen in der Familie und im Kindergarten (Evidenzgrad II) sowie flankierende Maßnahmen und Platzierung in speziellen Einrichtungen durchgeführt.
- Eine medikamentöse Therapie sollte erst erwogen werden, wenn diese Interventionen nicht ausreichen.
- Kognitive Therapie des Kindes ist altersbedingt nicht durchführbar (Evidenzgrad II).

4.3 Besonderheiten bei ambulanter Behandlung

Aufklärung und Beratung (Psychoedukation)

Die Aufklärung und Beratung der Eltern wird immer durchgeführt. Aufklärung und Beratung des Kindes kann etwa ab dem Schulalter in altersangemessener Form vorgenommen werden. Die Beratung der Erzieher bzw. der Lehrer wird mit Einverständnis der Eltern immer dann durchgeführt, wenn im Kindergarten/in der Schule behandlungsbedürftige Auffälligkeiten auftreten.

Die Aufklärung und Beratung der Eltern und der Erzieher/Lehrer oder anderer wichtiger Bezugspersonen (III) umfasst:
- Information hinsichtlich der Symptomatik, der vermuteten Ätiologie und des vermutlichen Verlaufes sowie der Behandlungsmöglichkeiten
- Beratung hinsichtlich pädagogischer Interventionen zur Bewältigung konkreter Problemsituationen, insbesondere
  - durch positive Zuwendung bei angemessenem Verhalten,
  - durch angemessene Aufforderungen und Grenzsetzungen in einer eindeutigen Weise,
  - durch angemessene negative Konsequenzen bei auffälligem Verhalten.

Bei der Beratung der Eltern müssen die konkreten familiären Bedingungen und Belastungen berücksichtigt werden.

Die Aufklärung und Beratung des Kindes/Jugendlichen (III) wird ab dem Schulalter entsprechend dem Entwicklungsstand des Kindes/Jugendlichen durchgeführt und umfasst:

Information hinsichtlich der Symptomatik, der vermuteten Ätiologie und des vermutlichen Verlaufes sowie der Behandlungsmöglichkeiten

Anleitung zur Selbstbeobachtung und Selbststeuerung.

Elterntraining und Interventionen in der Familie (I) (einschl. Familientherapie) zur

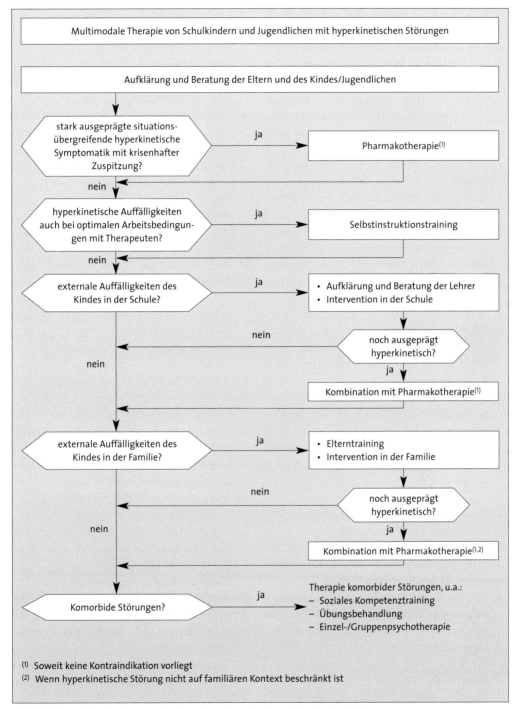

Abb. 35: Hierarchie des therapeutischen Vorgehens bei hyperkinetischen Störungen

Verminderung externaler (hyperkinetischer/aggressiver) Symptomatik in der Familie:
- Voraussetzung für die Durchführung von Elterntrainings und von Interventionen in der Familie ist die Kooperationsbereitschaft der Hauptbezugsperson sowie das Vorhandensein von Ressourcen in der Familie, die bei den Interventionen genutzt werden können.
- Das Elterntraining einschl. der verhaltenstherapeutischen Interventionen in der Familie beinhaltet die Anwendung positiver Verstärkung und negativer Konsequenzen bei umschriebenem Problemverhalten in spezifischen Problemsituationen unter Einbeziehung spezieller verhaltenstherapeutischer Techniken (Token-Systeme, Verstärker-Entzug, Auszeit).
- Selbstmanagement-Interventionen (mit Selbstbeobachtung, Selbstbeurteilung und Selbstverstärkung) sollten ab dem Schulalter Bestandteil der Interventionen in der Familie sein.
- Bei Störungen der familiären Beziehungen und bei Jugendlichen können familientherapeutische Interventionen (auf verhaltenstherapeutischer, struktureller, systematischer oder analytischer Basis) hilfreich sein.

Interventionen im Kindergarten/in der Schule (I) (einschl. Platzierungs-Interventionen) zur Verminderung externaler (hyperkinetischer/aggressiver) Symptomatik im Kindergarten/in der Schule:
- Bei Vorschulkindern mit stark ausgeprägter Symptomatik kann eine Platzierung in einer vorschulischen Sondereinrichtung indiziert sein.
- Bei Schulkindern Zusammenarbeit mit der Schule, den Schulbehörden und den Eltern bei der Platzierung des Kindes in einer Schule/Klasse, die der grundlegenden schulischen Leistungsfähigkeit des Kindes entspricht. Eine Sonderbeschulung ist jedoch nicht grundsätzlich notwendig.
- Interventionen im Kindergarten/in der Schule auf verhaltenstherapeutischer Basis setzen Kooperation der Erzieher bzw. des Lehrpersonals sowie Ressourcen voraus, die durch die Interventionen aktiviert werden können.
- Verhaltenstherapeutische Interventionen im Kindergarten/in der Schule beinhalten die Anwendung positiver Verstärkung und negativer Konsequenzen bei umschriebenem Problemverhalten in spezifischen Problemsituationen unter Einbeziehung spezieller verhaltenstherapeutischer Techniken (Token-Systeme, Response-Cost, Auszeit).
- Selbstmanagement-Interventionen (mit Selbstbeobachtung, Selbstbeurteilung und Selbstverstärkung) sollten ab dem Schulalter Bestandteil der Interventionen in der Schule sein.
- Schulbegleiter/Integrationshelfer.

Kognitive Therapie des Kindes/Jugendlichen (II) zur Verminderung von impulsiven und unorganisierten Aufgabenlösungen und/oder zur Anleitung des Kindes/Jugendlichen zur Modifikation des Problemverhaltens:
- Kognitive Therapie ist bei Kindern ab dem Schulalter durchführbar.
- Eine ausschließliche Behandlung des Kindes/Jugendlichen mit Selbstinstruktionstraining oder Selbstmanagement-Interventionen ist im Allgemeinen nicht hinreichend Erfolg versprechend.

Pharmakotherapie zur Verminderung hyperkinetischer Symptome in der Schule (im Kindergarten), in der Familie oder in anderen Umgebungen.

Vor einer medikamentösen Behandlung sollten die Patienten körperlich untersucht werden, einschließlich Blutdruck- und Pulsmessung, sowie eine gründliche Anamnese erhoben werden, die explizit nach körperlicher Belastbarkeit fragt, nach Episoden von Müdigkeit und Erschöpfung oder Brustschmerzen unter Belastung, Herzerkrankungen des Patienten sowie nach Hinweisen auf ein Anfallsleiden. In der Familienanamnese sollten plötzliche und ungeklärte Todesfälle, Herzerkrankungen erfragt werden. Wenn Hinweiszeichen auf ein kardiales Risiko oder auf ein Anfallsleiden vorliegen, sollten weitergehende Untersuchungen erfolgen.

Wenn medikamentöse Behandlung empfohlen wird, sind die Eltern über Nutzen und Risiken der Durchführung und Unterlassung der medikamentösen Therapie zu informieren. Die Information sollte folgende Aspekte beinhalten:
- Erwartete Veränderungen der Symptomatik
- Dosierung und Verlauf der medikamentösen Therapie
- Mögliche Nebenwirkungen.

Bei medikamentöser Behandlung sind die Effekte in der Schule, zu Hause und während anderer Aktivitäten des Kindes zu kontrollieren. Das Kind ist als aktiver Teilnehmer in diesen Prozess einzubinden.

In Deutschland sind Methylphendiat und Atomoxetin zur Behandlung von Kindern (ab dem Alter von 6 Jahren) und Jugendlichen mit hyperkinetischen Störungen zugelassen. Amphetamin (d-/l-Amphetamin, Amphetaminsalze) ist zur Behandlung der Störung in anderen Ländern zugelassen und wird in Deutschland individuell rezeptiert. Die Wirksamkeit von Modafinil konnte in mehreren kontrollierten Studien nachgewiesen werden (Evidenzgrad I), die Substanz ist aber nicht zur Behandlung von ADHS wegen seltener ausgeprägter Nebenwirkungen (Steven Johnsons Disease) zugelassen. Trizyklische Antidepressiva und Bupropion sowie Alpha-Agonisten (Clonidin, Guanfazin) haben sich darüber hinaus in Studien als wirkungsvoll erwiesen; allerdings sind die Effektstärken in der Regel geringer als bei den zugelassenen Substanzen, und die Studien haben methodische Schwächen (II).

Psychostimulanzien (Methylphenidat, Amphetamin) sind am besten evaluiert, sehr wirkungsvoll (I) und im Allgemeinen die Medikation der Wahl. Schizophrenie, Hyperthyroidismus, kardiale Arrhythmien, Angina Pectoris und Glaukom werden als absolute Kontraindikationen betrachtet. Als relative Kontraindikationen, vor allem für eine initiale Behandlung, gelten:
- Hypertension, Depression
- Tics (oder Familienanamnese eines Tourette-Syndroms)
- Tief greifende Entwicklungsstörungen
- Geistige Behinderung
- Medikamenten-/Drogenmissbrauch im unmittelbaren Umfeld des Kindes/Jugendlichen oder durch den Jugendlichen selbst [vgl. Taylor et al. 2004].

Die Psychostimulanzientherapie sollte adaptiv bezüglich der Dosierung und der Tagesabschnitte, die durch die Therapie abgedeckt werden soll, eingesetzt werden; d.h. sie orientiert sich an den konkreten Symptomen, die in bestimmten Tagesabschnitten vermindert werden sollen. Bei einer Stimulanzientherapie zur Verminderung hyperkinetischer Auffälligkeiten in der Schule erfolgt die Gabe nur an Schultagen. Erfolgt die Medikation auch zur Verminderung von ADHS-Symptomen in der Familie, dann können täglich mehrfache Gaben von schnell freigesetzten Stimulanzien, auch an Wochenenden, notwendig sein. Eine Stimulanzienbehandlung kann auch während der Ferienzeit indiziert sein, wenn hierdurch die soziale Integration des Kindes in die Familie oder in die Gleichaltrigengruppen gewährleistet wird und keine Wachstumsverzögerungen auftreten. Mehrfache Gaben pro Tag sind indiziert, wenn längere Tagesabschnitte abgedeckt werden sollen oder wenn Rebound-Phänomene auftreten. Retard-Präparate können für eine kontinuierliche Wirkung über längere Tagesabschnitte besser geeignet sein, und sie können Probleme lösen, die mit Mehrfachgaben verbunden sein können (Stigmatisierung, unregelmäßige Einnahme). Stimulanzienpräparate mit schnell freigesetztem Methylphenidat sind jedoch in der Dosierung flexibler und lassen sich meist besser an das Tagesprofil der Anforderungen an den Patienten anpassen, sie sind darüber hinaus deutlich kostengünstiger. Daher werden Stimulanzienpräparate mit schnell freigesetztem Methylphenidat zur Austestung der Effekte einer Stimulanzientherapie häufig präferiert.

Eine individuelle Einstellung der optimalen Dosierung ist in kontrollierten Versuchen beginnend mit niedrigen Dosen notwendig. Die Tagesdosierungen von Methylphenidat liegen im Allgemeinen unter 1 mg/kg Körpergewicht bzw. überschreiten auch bei Jugendlichen selten eine Tagesdosis von 60 mg. Die Zulassung ist auf 60 mg/Tag begrenzt. Insbesondere bei Retard-Präparaten können allerdings höhere Dosierungen notwendig sein und bessere Wirkungen erzielen. Im individuellen Heilversuch können daher in Einzelfällen auch höhere Tagesdosierungen ausgetestet werden. Pulsfrequenz und Blutdruck sowie weitere Nebenwirkungen sollten in solchen Fällen besonders genau kontrolliert werden.

Eine Übersicht über die Dosierungen kann der Tabelle 7 entnommen werden.

Methylphenidat ist für das Vorschulalter nicht zugelassen, die Behandlung kann jedoch in einzelnen Fällen indiziert sein, nachdem eine intensive psychologische Therapie sich als nicht (hinreichend) wirkungsvoll erwiesen hat. Die vorliegenden Studien weisen darauf hin, dass Methylphenidat auch bei 3- bis 5-Jährigen wirksam ist (II) und in diesem Altersbereich niedrige Dosen wirkungsvoll sein können, dass vorsichtiger aufdosiert werden sollte und die Nebenwirkungsrate (emotionale Labilität, Weinerlichkeit) erhöht ist.

Tab. 7: In Deutschland zugelassene Präparate zur Behandlung von ADHS

Substanz	Handelsname (Handelsform)	Durchschnittl. Wirkdauer/ Dosis [h]	mg/kg KG	Dosierung/ Tag ca.	Anzahl der Einzelgaben
Methylphenidat mit schneller Freisetzung	Ritalin (Tbl., 10 mg)	3–4	0,3–1,0	10–40 mg max. 60 mg	1–3
	Medikinet (Tbl., 5, 10, 20 mg)				
	Equasym (Tbl. 5, 10, 20 mg)				
	Methylphenidat Hexal/ratiopharm/TAD (Tbl. 5, 10, 20 mg)				
d-l-Amphetamin	Amphetaminsaft oder Kapseln (Rezeptur erforderlich)	4–5	0,1–0,5	5–20 mg, max. 40 mg	1–3
Methylphenidat mit modifizierter Freisetzung	Medikinet Retard (Tbl. 10, 20, 30, 40 mg)	6–8	0,3–1,0	max. 60 mg	1
	Concerta (Kps. 18, 36, 54 mg)	8–10	0,3–1,0	max. 54 mg	1
	Equasym Retard (Kps. 10, 20, 30 mg)	6–8	0,3–1,0	max. 60 mg	1
Atomoxetin	Strattera (Kps. 10, 18, 25, 40, 60 mg)	24	0,5–1,2	18–60 mg, max. 100 mg bei mehr als 70 kg KG	1–2

Atomoxetin (Strattera) ist ein Noradrenalin-Wiederaufnahmehemmer, der nicht dem Betäubungsmittelgesetz unterliegt und der sich in mehreren kontrollierten Studien als wirkungsvoll erwiesen hat (I). Bei Kindern und Jugendlichen bis zu 70 kg Körpergewicht sollte die Behandlung mit Atomoxetin mit einer Gesamttagesdosis von etwa 0,5 mg/kg begonnen werden. Diese Initialdosis sollte für mindestens 7 Tage beibehalten werden, bevor die Dosis entsprechend der klinischen Wirksamkeit und Verträglichkeit auftitriert wird. Die empfohlene Tagesdosis während der Dauerbehandlung beträgt etwa 1,2 mg/kg.

Die maximale Wirksamkeit wird nach etwa 6 Wochen erreicht. Die in den placebokontrollierten Studien ermittelten Effektstärken sind jedoch eher geringer als die von Methylphenidat, und direkte Vergleichsstudien zur Wirksamkeit von Methylphenidat bzw. von Amphetamin mit Atomoxetin weisen auf eine geringere Wirksamkeit hin. Atomoxetin scheint im Vergleich zur Methylphenidat weniger stark ausgeprägte Nebenwirkungen auf Appetit und Schlaf zu haben, allerdings können häufiger Übelkeit und Müdigkeit auftreten. Das Substanzmissbrauchspotenzial von Atomoxetin ist vermutlich geringer als das von Methylphenidat. Atomoxetin kann bei Patienten wirksam sein, die nicht auf Methylphenidat ansprechen.

Differenzielle Indikation

Die Studienlage und die klinische Erfahrung weisen darauf hin, dass Methylphenidat generell Medikation der ersten Wahl ist, vor allem wenn schneller Wirkungseintritt notwendig ist und wenn eine hyperkinetische Störung (bzw. Aufmerksamkeitsdefizit/Hyperaktivitätsstörung) oder eine hyperkinetische Störung des Sozialverhaltens ohne weitere komorbide Störungen vorliegen. Atomoxetin kann als Medikation der ersten Wahl eingesetzt werden, vor allem bei Gefahr von Substanzmissbrauch durch den Patienten oder auch im Umfeld des Patienten und wenn eine Wirksamkeit über den gesamten Tag notwendig ist. Atomoxetin ist, möglicherweise auch bei komorbiden Angststörungen oder bei komorbider Tic-Symptomatik, als Medikation der ersten Wahl indiziert. Ist Methylphenidat wegen mangelnder Wirksamkeit oder starker Nebeneffekte nicht hilfreich, kann Atomoxetin Mittel der zweiten Wahl sein. Bei geringer/mangelnder Wirksamkeit von Methylphenidat kann alternativ auch Amphetamin gewählt werden, das allerdings bislang nicht als Fertigpräparat zur Verfügung steht.

Trizyklische Antidepressiva haben sich ebenfalls als wirkungsvoll erwiesen (II), allerdings liegt die Wirksamkeit unter der von Methylphenidat. Desipramin sollte mit großer Vorsicht verschrieben werden, da Berichte von plötzlichen Todesfällen vorliegen.

- Blutdruck und Pulsfrequenz sollten vor der Verschreibung von Antidepressiva überprüft werden.
- Ein EKG sollte in Betracht gezogen werden, wenn Beeinträchtigungen kardialer Funktionen vorliegen könnten.
- Eine EKG-Überwachung sollte durchgeführt werden, wenn die Tagesdosis 3,5 mg/kg KG übersteigt.
- Die Bestimmung von Serumspiegeln kann hilfreich sein, wenn Hinweise auf Toxizität und/oder mangelnde Medikamenten-Compliance vorliegen.

Die Risiken von *Neuroleptika* sind im Allgemeinen größer als ihr Nutzen bei der Behandlung hyperkinetischer Störungen, deshalb ist eine Behandlung mit Neuroleptika sorgfältig abzuwägen.

Risperidon hat sich bei der Behandlung v.a. impulsiv-aggressiven Verhaltens gut bewährt, weist eine gute Datenlage auf, auch die Kombination mit Methylphenidat kann sinnvoll sein.

Im Vorschulalter sollte die medikamentöse Therapie mit Stimulanzien eine Ausnahme darstellen und nur dann erfolgen, wenn die Symptomatik die soziale Integration des Kindes verhindert, altersnotwendige Entwicklungsschritte nicht ermöglicht und verhaltenstherapeutische Interventionen nicht hinreichend erfolgreich waren.

Verlaufskontrolle
- Symptome der Aufmerksamkeitsstörung, Impulsivität und Hyperaktivität
- Schulische Leistungen und schulisches Verhalten
- Emotionale Entwicklung
- Beziehungen zu Gleichaltrigen
- Freizeitaktivitäten
- Familiäre Interaktionen und familiäre Beziehungen
- Bei medikamentöser Behandlung Kontrolle von Blutdruck, Pulsfrequenz, Körpergröße und Körpergewicht, Tics, Appetit, Affekt und andere Nebeneffekte (z.B. EEG und EKG bei Indikation)
- Bei medikamentöser Therapie ist ein- oder mehrmals pro Jahr die Durchführung kontrollierter Auslassversuche zur Überprüfung der Notwendigkeit der Weiterführung der Behandlung zu bedenken. Dies sollte in Zusammenarbeit mit Eltern und Lehrern und mithilfe von Verhaltensbeurteilungen erfolgen. Der Beobachtungszeitraum muss dabei ausreichend lange sein und sich auf eine durchschnittliche Belastungssituation beziehen (d.h. zu Schulzeiten stattfinden). Bei der Behandlung mit Antidepressiva sind ähnliche Überlegungen indiziert, wobei auf das systematische Ausschleichen der Medikation bei Absetzen zu achten ist.

Besondere Aspekte
Bei Jugendlichen sind Hinweise für das Vorliegen von Störungen des Sozialverhaltens, affektiven Störungen, Drogen-/Medikamentenmissbrauch und Persönlichkeitsstörungen besonders zu beachten.

Wenn bei Jugendlichen neben der hyperkinetischen Störung auch Störungen des Sozialverhaltens oder Drogen-/Medikamentenmissbrauch vorliegen, ist die Möglichkeit in Betracht zu ziehen, dass der/die Jugendliche verschriebene Medikamente missbraucht oder verkauft. Andererseits existieren positive Erfahrungen hinsichtlich der Behandlung von Suchtkranken mit MPH. Atomoxetin kann in diesem Fall Medikament der ersten Wahl sein.

Bei hyperkinetischen Kindern mit Ticstörungen oder bei familienanamnestisch bekannten Ticstörungen wird die Stimulanzientherapie kontrovers diskutiert, ist jedoch nicht absolut kontraindiziert. Initial auftretende oder sich verstärkende Tics klingen häufig nach wenigen Wochen ab (II). Ticsymptome können sich unter Stimulanzientherapie auch verbessern (II). Wenn bei einer guten Response auf Stimulanzien ausgeprägte Tics persistieren, sollte eine Kombination mit Medikamenten erwogen werden, die gegen Tics wirksam sind. Eine Therapie mit Atomoxetin kann bei komorbider Tic-Symptomatik auch als primäre Therapie indiziert sein.

4.4 Besonderheiten bei teilstationärer Behandlung

Teilstationäre Behandlung ist indiziert bei einem ausgeprägten Schweregrad, der die familiäre und schulische Integration gefährdet. Im Rahmen der teilstationären und stationären Behandlung sind intensive Therapieansätze möglich, wobei besonders folgende Aspekte zu beachten sind:
- Mototherapie und Ergotherapie können als ergänzende Behandlung indiziert sein (IV).
- Der Transfer von Verhaltensänderungen auf das natürliche soziale Umfeld des Kindes (Familie, Schule) ist besonders zu berücksichtigen.
- Beurteilung der schulischen Belastbarkeit im Kleingruppenunterricht.

Teilstationäre Behandlung ist nur möglich, wenn ausreichend Ressourcen im elterlichen Haushalt für die abendliche Betreuung vorhanden sind und keine akute Selbst- und/oder Fremdgefährdung vorliegt. Die tagesklinische Behandlung erfordert ein erhebliches Maß an noch vorhandenen familiären Ressourcen, da die Familie morgens, abends und nachts den Belastungen, die durch die Symptomatik des Patienten entstehen, gewachsen sein muss. Einigen Patienten fällt es auch schwer, ständig zwischen den beiden Kontexten, in denen u. U. sehr unterschiedliche Bedingungen und Werte herrschen, hin und her zu wechseln. Ist eine räumliche Distanzierung zur Deeskalation intrafamiliärer Konflikte erforderlich und eine vorübergehende Entlastung der Angehörigen, kann dies vollstationär leichter umgesetzt werden. Einschlafstörungen treten bei Patienten mit ADHS auch ohne Methylphenidat-Behandlung gehäuft auf. Lässt sich diese Symptomatik ambulant nicht ausreichend bessern, ist eine vollstationäre Behandlung von Vorteil, da einerseits im heimischen Bereich eingefahrene symptomerhaltende Muster unterbrochen werden können und andererseits direkt Beobachtung und Methodenerprobung durch Fachpersonal erfolgen kann.

4.5 Besonderheiten bei stationärer Behandlung

Siehe Kapitel 4.4.

4.6 Jugendhilfe- und Rehabilitationsmaßnahmen

Bei ausgeprägten hyperkinetischen Störungen sind häufiger langfristige Hilfen notwendig, die eine Kooperation mit der Jugendhilfe erfordern und die Hilfe zur Erziehung bzw. Eingliederungshilfe entsprechend § 27 bzw. 35 a nach SGB VIII erfordern.

Der Prävention von schulischen Leistungsdefiziten und von Störungen des Sozialverhaltens sollte besondere Beachtung geschenkt werden.

4.7 Entbehrliche Therapiemaßnahmen

- Phosphatarme Diät gilt als obsolet.
- Die Wirksamkeit homöopathischer Arzneimittel ist für die Behandlung der hyperkinetischen Kernsymptomatik nicht belegt. Es liegen Studien vor, die die Unwirksamkeit im Vergleich zu Placebo belegen.
- Die Wirksamkeit nondirektiver oder tiefenpsychologischer Therapie zur alleinigen Behandlung der hyperkinetischen Kernsymptomatik ist nicht belegt.
- Die Wirksamkeit von Mototherapie, Krankengymnastik, Psychomotorik und Ergotherapie zur alleinigen Behandlung der hyperkinetischen Kernsymptomatik ist nicht belegt.
- Die Wirksamkeit von Entspannungsverfahren (einschl. autogenem Training) bei der Behandlung der hyperkinetischen Kernsymptomatik ist nicht hinreichend belegt.
- Einzelne kleine Studien weisen auf die Wirksamkeit von mehrfach ungesättigten Fettsäuren hin; es liegen jedoch auch Studien vor, die keine Wirksamkeit im Vergleich zu Placebo nachweisen. Weitere Studien sind notwendig, um diese Nahrungsergänzung empfehlen zu können.
- Die Wirksamkeit von Neurofeedback ist in einigen kleineren Studien nachgewiesen worden, ausführlichere Studien zur Generalisierung der Therapieeffekte auf den Alltag und zur Stabilität der Effekte sind jedoch notwendig, um diese Therapie generell zu empfehlen.

5 Literatur

American Academy of Child and Adolescent Psychiatry, Practice Parameter for the Use of Stimulant Medications in the Treatment of Children, Adolescents, and Adults. Journal of the American Academy of Child and Adolescent Psychiatry (2002), 41 (Suppl.), S 26–49

Banaschewski T et al., Long-acting medications for the Hyperkinetic Disorders: A systematic review and European treatment guideline. Eur Child Adolesc Psychiatry, (2006), May 5

Barkley RA (2006) Attention deficit hyperactivity disorder: A handbook for diagnosis and treatment, 3. Ed. Guilford, New York

Döpfner M, Frölich J, Lehmkuhl G (2000) Hyperkinetische Störungen. Leitfaden Kinder- und Jugendpsychotherapie, Bd. 1. Hogrefe, Göttingen

Döpfner M, Schürmann S, Frölich J (2002) Therapieprogramm für Kinder mit hyperkinetischem und oppositionellem Problemverhalten (THOP), 3. veränd. Aufl. Psychologie Verlags Union, Weinheim

Döpfner M, Lehmkuhl G, Evidenzbasierte Therapie von Kindern und Jugendlichen mit Aufmerksamkeitsdefizit-/Hyperaktivitätsstörung (ADHS). Praxis der Kinderpsychologie und Kinderpsychiatrie (2002), 51, 419–440

Sevecke K, Döpfner M, Lehmkuhl G, Die Wirksamkeit von Stimulanzien-Retardpräparaten bei Kindern und Jugendlichen mit ADHD – eine systematische Übersicht. Zeitschrift für Kinder- und Jugendpsychiatrie und Psychotherapie (2004), 32, 265–278

Spitczok von Brisinski I, Tagesklinische und vollstationäre Diagnostik und Behandlung bei ADS und ADHS/HKS – Aspekte der Indikation und Verweildauer. Forum der Kinder- und Jugendpsychiatrie und Psychotherapie (2003), 13, Heft 1, 48–60

Taylor E et al., Clinical guidelines for hyperkinetic disorder – first upgrade. European Child & Adolescent Psychiatry (2004), 13 (Suppl. 1), I 7–30

Frühere Bearbeiter dieser Leitlinie
M. Döpfner, G. Lehmkuhl

Jetzige Bearbeiter dieser Leitlinie
M. Döpfner, G. Lehmkuhl, R. Schepker, Jan Frölich

Korrespondenzadresse
Prof. Dr. sc. hum. Manfred Döpfner
Klinik und Poliklinik für Psychiatrie und Psychotherapie des Kindes- und Jugendalters der Universität zu Köln
Robert-Koch-Str. 10
50931 Köln

Auf den familiären Rahmen beschränkte Störung des Sozialverhaltens (F91.0)

1 Klassifikation

1.1 Definition

Diese Störung des Sozialverhaltens umfasst ein Muster dissozialen, aggressiven oder aufsässigen Verhaltens mit Verletzungen altersentsprechender sozialer Erwartungen, welches länger als 6 Monate besteht und auf den familiären Rahmen beschränkt ist.

Sie kommt oft gleichzeitig mit schwierigen psychosozialen Umständen vor (F91) und kann mit einer hyperkinetischen Störung (F90) oder mit einer emotionalen Störung, vorzugsweise Depression oder Angst (F92), kombiniert sein.

Ob die auf den familiären Rahmen beschränkten Störungen des Sozialverhaltens insgesamt eine leichte Form der ganzen Gruppe der Störungen des Sozialverhaltens oder eine eigene Störung darstellen, ist nicht hinreichend geklärt.

1.2 Leitsymptome

- Deutliches Maß an Ungehorsam, Streiten oder Tyrannisieren
- Ungewöhnlich häufige oder schwere Wutausbrüche
- Grausamkeit gegenüber anderen Menschen oder Tieren
- Erhebliche Destruktivität gegenüber Eigentum
- Zündeln
- Stehlen
- Häufiges Lügen
- Weglaufen von zu Hause.

Bei erheblicher Ausprägung genügt jedes einzelne der genannten Symptome für die Diagnosestellung, nicht jedoch einzelne dissoziale Handlungen.

1.3 Schweregradeinteilung

- Leicht: zusätzlich zu den für die Diagnose erforderlichen Symptomen nur wenige/keine weiteren Symptome; geringer Schaden für Dritte. Keine Auffälligkeiten außerhalb des familiären Rahmens
- Schwer: zusätzlich zu den für die Diagnose erforderlichen Symptomen eine Vielzahl weiterer Probleme; beträchtlicher Schaden für Dritte. Auffälligkeiten auch außerhalb des familiären Rahmens bereits vorhanden, jedoch nicht in einer Ausprägung, um Diagnosen unter F91.1ff. zu rechtfertigen.

1.4 Untergruppen

Bezüglich der Symptomatik kann unterschieden werden zwischen einer offensichtlichen, vordergründigen Form mit Streiten, Ungehorsam, Drohungen etc. und einer verdeckten Form mit Lügen, Stehlen etc. Treten beide Formen gleichzeitig auf, ist das eher ein Hinweis auf den Schweregrad der Störung als auf die Pathogenese. Beide Formen können bezüglich Ersterkrankungsalter in eine früh auftretende Form (vor dem zehnten Lebensjahr) und eine erst in der Adoleszenz einsetzende Form unterteilt werden. Schließlich ist insbesondere bei Knaben die

Unterform von prognostischer Bedeutung, die früh auftritt und mit hyperkinetischen Störungen verbunden ist.

Bezüglich der Pathogenese sind folgende Untergruppen auch therapierelevant:
- Die Beschränkung auf den familiären Rahmen bedeutet eine leichte Ausprägung der Störung des Sozialverhaltens. Dieselben Mechanismen wie bei den übrigen Störungen des Sozialverhaltens (soziale Wahrnehmungsstörungen, Impulskontrollstörungen, Temperamentsfaktoren etc.) liegen vor, sind aber nur leicht ausgeprägt, und/oder das außerfamiliäre Milieu ist hochstrukturiert und tragfähig, sodass außerhalb der Familie keine Symptomatik von Störungswert entsteht.
- Die Beschränkung auf den familiären Rahmen entsteht dadurch, dass das Kind außerhalb der Familie aufgrund seiner sozialen Ängste seine Impulse soweit kontrolliert, dass die Symptomatik nur im sicheren Rahmen der Familie Störungswert erreicht.
- Die Beschränkung auf den familiären Rahmen bedeutet einen kategorialen Unterschied zu den übrigen Störungen des Sozialverhaltens. Die dysfunktionalen Verhaltensweisen des Kindes sind hauptsächlich Resultat einer Lerngeschichte, bei der dort und nur dort Wutausbrüche, Ungehorsam und Streit positiv und negativ verstärkt werden oder geduldet werden, was das Kind als Zustimmung interpretiert. Zu einer Generalisierung der Störung kommt es nicht, weil das Kind außerhalb der Familie andere Lernerfahrungen machen kann, da es keine Störungen der sozialen Wahrnehmung und keine Impulskontrollstörung hat.

1.5 Ausschlussdiagnose

Ausschlussdiagnosen bilden einerseits die übrigen Störungen des Sozialverhaltens, andererseits die Bindungsstörungen. Bei den Störungen des Sozialverhaltens bei fehlenden sozialen Bindungen (F91.1) resp. bei vorhandenen sozialen Bindungen (F91.2) ist die Symptomatik auch außerhalb des familiären Rahmens deutlich vorhanden. Dies trifft auch auf die Störung des Sozialverhaltens mit oppositionellem, aufsässigem Verhalten zu (F91.3). Bei der reaktiven Bindungsstörung (F94.1) bestehen neben negativen sozialen Interaktionen auch widersprüchliche oder ambivalente soziale Reaktionen und eine deutliche emotionale Komponente in Form von Apathie, Unglücklichsein oder Furchtsamkeit. Bei der Bindungsstörung mit Enthemmung (F94.2) bestehen Auffälligkeiten im Sinne von unüblich diffusem Bindungsverhalten, allgemeiner Anklammerungstendenz oder wahllos freundlichem, aufmerksamkeitssuchendem Verhalten.

2 Störungsspezifische Diagnostik

2.1 Symptomatik

Interview mit Kind/Jugendlichem und Eltern (getrennt und zusammen, evtl. zusätzlich andere Familienmitglieder) bezüglich der genannten Symptome. Ergänzende Informationen aus dem außerfamiliären Bereich (Spielgruppe, Kindergarten, Schule) sind v.a. nötig zur Abgrenzung gegen die übrigen Störungen des Sozialverhaltens und die hyperkinetische Störung.
- Umgang mit und Ausleben von Impulsen
- Fähigkeit zur Übernahme von Verantwortung für eigene Handlungen und Entwicklung von Gewissen und Schuldgefühlen
- Stimmung, Affekt, Selbstwert, Suizidalität

- Paranoide Zuschreibungen
- Anamnese bezüglich Missbrauch von Zigaretten, Alkohol, Drogen oder anderen Substanzen.

2.2 Störungsspezifische Entwicklungsgeschichte

Bei der Erhebung der störungsspezifischen Entwicklungsgeschichte ist einerseits all das zu berücksichtigen, was bei den übrigen Störungen des Sozialverhaltens (F91.1ff.) bedeutungsvoll ist, da die auf den familiären Rahmen beschränkten Störungen des Sozialverhaltens eine leichtere Form oder eine Vorform der übrigen Störungen des Sozialverhaltens darstellen könnten. Anderseits ist aber auch an diejenigen Aspekte zu denken, die einen kategorialen Unterschied zwischen den auf den familiären Rahmen beschränkten Störungen des Sozialverhaltens und den übrigen Störungen des Sozialverhaltens begründen könnten.

Im Hinblick auf die ganze Bandbreite der Störungen des Sozialverhaltens sind folgende Informationen zu beschaffen:
- Pränatale und Geburtsanamnese
- Insbesondere mütterlicher Alkohol- und Drogenmissbrauch
- Mütterliche Infektionen
- Einnahme von Medikamenten
- Medizinische Vorgeschichte
- Insbesondere ZNS-Beeinträchtigungen/Störungen (z.B. Anfallsleiden, Unfälle)
- Vorgeschichte bezüglich körperlichem und/oder sexuellem Missbrauch
- Vorgeschichte in Bezug auf Stieffamilienstatus, Adoptionen, Unterbringung in Pflegefamilien oder Heimen
- Schullaufbahn und Entwicklung etwaiger schulischer Leistungsschwierigkeiten (intellektuelle Leistungsfähigkeit, Aufmerksamkeit, Teilleistungsstörungen, Verhalten im Unterricht)
- Temperamentsfaktoren.

Diagnostisches Interview mit dem Kind/Jugendlichen:
- Insbesondere familiäre Beziehungen
- Peer-Beziehungen
- Freizeitverhalten
- Delinquenz und eventuelle Strafen
- Drogenmissbrauch
- Sexuelle Entwicklung (auch sexueller Missbrauch von Dritten)
- Kontrollüberzeugungen.

Bei Bedarf Einholen von Schweigepflichtentbindungen bezüglich medizinischer, schulischer, strafrechtlicher oder ähnlicher Daten (Jugendgericht, Bewährungshilfe).

2.3 Psychiatrische Komorbidität und Begleitstörung

- Hyperkinetische Störungen (bei deutlicher Ausprägung Zuordnung zu F90.1)
- Depressive Störungen (bei deutlicher Ausprägung Zuordnung zu F92)
- Phobische oder Angststörungen (bei deutlicher Ausprägung Zuordnung zu F92)
- Zwangsstörungen (bei deutlicher Ausprägung Zuordnung zu F92)
- Dissoziative oder somatoforme Störungen (bei deutlicher Ausprägung Zuordnung zu F92).

2.4 Störungsrelevante Rahmenbedingungen

Um die Entwicklung einer Störung des Sozialverhaltens zu erfassen, die sich nicht nur in der Beschränkung auf den familiären Rahmen, sondern auch in der Pathogenese von den übrigen Störungen des Sozialverhaltens unterscheidet, sind folgende Aspekte zu berücksichtigen:
- Dysfunktionaler elterlicher Erziehungsstil als Folge von Überforderungen, man-

gelnder Kompetenz (ohne Anzeichen von Vernachlässigung, Gewalt, Feindseligkeit, die eher zu den übrigen Störungen des Sozialverhaltens prädisponieren)
◢ Sündenbockposition des Kindes (jedoch wiederum ohne völlige Isolierung des Kindes, welche wiederum eher zu den übrigen Störungen des Sozialverhaltens prädisponieren würde)
◢ Misfit zwischen elterlichen Erwartungen und Persönlichkeitsmerkmalen des Kindes.

Zu den Risikofaktoren für F91.0 sind zu rechnen:
◢ Dissoziale Verhaltensweisen (inkl. Delinquenz) in der Familie (Modelle)
◢ Gewaltanwendung innerhalb der Familie
◢ Körperlicher und/oder sexueller Missbrauch innerhalb der Familie
◢ Gefährdende Umfeldbedingungen
◢ Abnorme Familienstruktur.

Andere psychische Störungen in der Familienvorgeschichte:
◢ Insbesondere hyperkinetische Störungen
◢ Störungen mit Missbrauch psychoaktiver Substanzen
◢ Spezifische Entwicklungsstörungen (Teilleistungsstörungen)
◢ Affektive Störungen
◢ Persönlichkeitsstörungen
◢ Bindungsstörungen (z.B. bei mütterlicher Depression oder Substanzmissbrauch)
◢ Impulskontrollstörungen.

Die erwähnten störungsrelevanten Rahmenbedingungen sind zu sehen auf dem Hintergrund der jeweiligen ethnischen Normen und Werte. Sowohl Gewaltanwendung wie auch abnorme familiäre Strukturen differieren im Ausmaß der Belastungen für die Kinder deutlich zwischen verschiedenen Ethnien.
Bei den protektiven Faktoren sind v.a. soziale Erfahrungen außerhalb der Familie zu erfragen, die die Möglichkeit zum Erlernen ungestörter sozialer Interaktionen ermöglichen.

2.5 Apparative, Labor- und Testdiagnostik

◢ Familiendiagnostik: Fragebogen bezüglich familiärer Beziehungen, Familienklima
◢ Standardfragebogen für Eltern/Lehrer bezüglich des Verhaltens des Kindes/Jugendlichen
◢ Ergänzende altersbezogene Testdiagnostik bezüglich Intelligenzniveau, Sprache und Teilleistungsstörungen
◢ Körperliche und neurologische Untersuchung bei anamnestischen Hinweisen oder bei Verdachtsmomenten auf körperliche und/oder sexuelle Misshandlung, neurologische Schädigung, Substanzmissbrauch o.Ä.
◢ Bei Verdachtssymptomen oder anamnestischen Hinweisen Drogenscreening im Urin, in der Notfallbehandlung Blutalkoholkonzentration.

2.6 Weitergehende Diagnostik und Differenzialdiagnostik

Der Ausschluss von Differenzialdiagnosen folgt dem Entscheidungsbaum in Abbildung 36. Häufige diagnostische Schwierigkeiten bestehen bei:
◢ Störungen des Sozialverhaltens, die nicht auf den familiären Rahmen beschränkt sind, sondern auch außerhalb der Familie in abgeschwächter Form auftreten (F91.1ff.)
◢ Bei posttraumatischen Belastungsreaktionen oder Anpassungsstörungen (F43.1/F43.2)
◢ Beim hyperkinetischen Syndrom (F90)
◢ Bei Zwangshandlungen (F42).

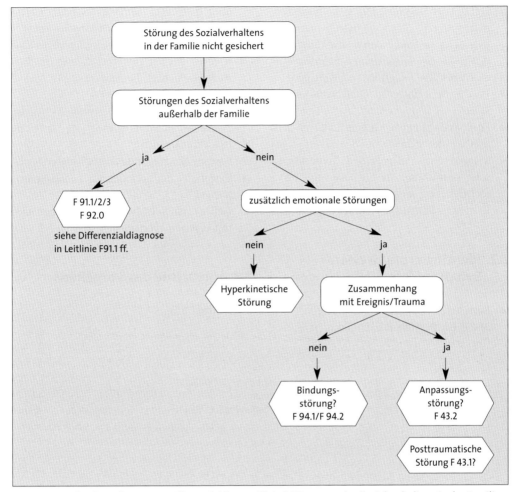

Abb. 36: Entscheidungsbaum zur Differenzialdiagnostik bei Störungen des Sozialverhaltens in der Familie

2.7 Entbehrliche Diagnostik

- Apparative Diagnostik bezüglich hirnorganischer Störungen, wenn keine anamnestischen Hinweise oder Verdachtssymptome vorliegen
- Projektiv-psychologische Diagnostik ohne spezifische Verdachtsmomente.

3 Multiaxiale Bewertung

3.1 Identifizierung der Leitsymptome

- Sind ein oder mehrere Leitsymptome vorhanden?
- Weicht ihre Ausprägung von Lebenskontext und Altersnorm ab?
- Bestehen sie seit wenigstens 6 Monaten wiederholt?
- Bestehen diese Symptome nicht nur im Rahmen einer anderen psychiatrischen Störung?

- Hat bei der Diagnose F92.0 die begleitende emotionale Störung einen hinreichenden Schweregrad, würde also alleiniges Auftreten der emotionalen Störung eine eigenständige Diagnose rechtfertigen?
- Ist die Beziehung zu Gleichaltrigen gestört?
- Sind – vor allem bei Jugendlichen – zeitlich vor der Störung des Sozialverhaltens aufgetretene, ausgeprägte hyperkinetische Symptome, die die Diagnose F90.1 rechtfertigen, ausgeschlossen?
- Besteht begleitender Substanzmissbrauch?

3.2 Identifizierung weiterer Symptome und Belastungen

- Bestehen Entwicklungsstörungen, vor allem im Bereich der Sprache (rezeptive Sprachstörung) und der Schriftsprache (vor allem Lese-Rechtschreibschwäche)?
- Besteht ein reduziertes Intelligenzniveau, welches bei leichter Ausprägung die Störung begünstigt, bei starker die Diagnose ausschließen kann?
- Bestehen chronische körperliche (nicht zerebrale) Erkrankungen, die schlecht bewältigt werden?
- Besteht ein zerebrales Anfallsleiden?
- Bestehen unzureichende Lebensbedingungen?
- Gehört der Betroffene einer Randgruppe mit eigenen Wertnormen an?

3.3 Hierarchie des Vorgehens

Siehe Abbildung 37.

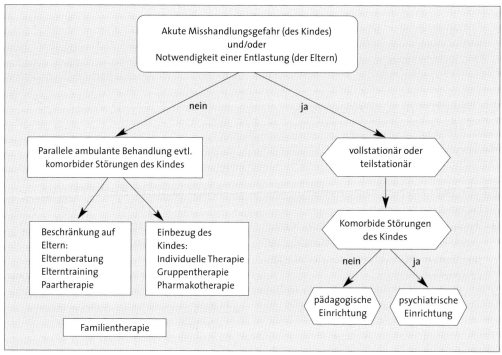

Abb. 37: Hierarchie des Vorgehens bei gesicherter Diagnose einer auf den familiären Rahmen beschränkten Störung des Sozialverhaltens

4 Interventionen

4.1 Auswahl des Interventionssettings

Das Interventionssetting ist einerseits abhängig von der Ausprägung der Störung und vom Misshandlungsrisiko des Kindes, andererseits von der Frage, wie sehr eine Entlastung/Krisenintervention erforderlich ist.
- Besteht weder eine Misshandlungsgefahr noch die Notwendigkeit einer Entlastung/Krisenintervention, ist eine ambulante Behandlung angezeigt.
- Besteht eine Misshandlungsgefahr und/oder eine akute Überforderung der Eltern, ist eine Herausnahme aus der Familie notwendig. Zeigt das Kind gleichzeitig eine komorbide Störung, ist die Aufnahme eher in einer teil- oder vollstationären Klinik angezeigt. Besteht keine komorbide Störung, kann eher eine Unterbringung in einer Einrichtung der Jugendhilfe (mit ambulanter Weiterbehandlung) angezeigt sein.

4.2 Hierarchie der Behandlungsentscheidung und Beratung

- Bei Zweiterkrankungen Abwägung des Behandlungsbedarfs
- Vor der Störung des Sozialverhaltens behandeln: Suizidalität
- Parallel behandelt werden: Substanzmissbrauch, hyperkinetische Störung, Depressivität oder andere emotionale Störungen.

4.3 Besonderheiten bei ambulanter Behandlung

- Wird die auf den familiären Rahmen beschränkte Störung des Sozialverhaltens eher als eine schwächere Form der übrigen Störungen des Sozialverhaltens gesehen, geht es generell bei der Behandlung darum, Risikofaktoren zu reduzieren resp. protektive Faktoren zu stärken.
- Wird die Störung als eine von den übrigen Störungen verschiedene, spezifisch familiäre Interaktionsstörung diagnostiziert, sind entsprechende beraterische und familientherapeutische Maßnahmen notwendig.

Im ersten Fall ist an folgende Interventionen zu denken:

Interventionen in der Familie:
- Identifizieren und Fördern von positiven Elternqualitäten
- Training bezüglich der Entwicklung konsistenter positiver und negativer Konsequenzen, Beendigung zu harter, zu gewährender oder inkonsistenter elterlicher Erziehungspraktiken
- Förderung von Behandlung wichtiger elterlicher Probleme (z.B. Alkoholismus/Drogenmissbrauch)
- Wahl einer adäquate(re)n Schulform, Förderung der Zusammenarbeit von Eltern und Schule/schulpsychologischem Dienst
- Einbeziehung von Familienhilfe, Erziehungsberatungsstellen.

Interventionen beim Kind:
- Individuelle und/oder Gruppenpsychotherapie (kognitive Verhaltenstherapie) für das Kind/den Jugendlichen
- Pharmakotherapie
  - Stimulanzien bzw. niederpotente Neuroleptika bei Kombination mit hyperkinetischen Symptomen
  - Antidepressiva bei einer Störung des Sozialverhaltens mit depressiver Störung.

4.4 Besonderheiten bei teilstationärer Behandlung

- Es besteht ein hilfreiches therapeutisches Milieu, falls die Gruppe nicht überwiegend aus dissozialen Kindern/Jugendlichen zusammengesetzt ist. Innerhalb dieses Milieus ist Verhaltensmodifikation in der Gruppe möglich
- Die notwendige Familientherapie lässt sich oft leichter durchsetzen, hat aber die Kooperation der Eltern und ein zumindest nicht akut schädigendes Familienmilieu zur Voraussetzung.
- Das angebotene Schulprogramm kann helfen, schulische Defizite aufzuholen, und eine Sonderförderung bei Teilleistungsschwächen bieten, wenn es ausreichend verhaltenstherapeutisch strukturiert ist.
- Ein Training prosozialer Verhaltensweisen und sozialer Kompetenz ist in diesen Kontext leichter einzubauen, sofern diesbezüglich wirklich Mangel besteht und nicht vorhandene Kompetenzen lediglich nicht angewendet werden.
- Psychiatrische Begleitstörungen können systematischer behandelt werden.
- Im Übrigen gleicht das Vorgehen dem bei ambulanter Behandlung.

4.5 Besonderheiten bei stationärer Behandlung

- Stationäre Behandlung wegen schwerwiegender Begleiterkrankungen bedingt deren spezifische Therapie.
- Im Übrigen entspricht das Vorgehen dem bei ambulanter und teilstationärer Behandlung.

4.6 Jugendhilfe- und Rehabilitationsmaßnahmen

Angemessene Jugendhilfemaßnahmen sind:
- Nachgehende Erziehungsberatung
- Erziehungsbeistandschaften, vor allem bei älteren Kindern und Jugendlichen
- Teilstationäre Jugendhilfemaßnahmen bei schwachen Schulleistungen und mangelnder Aufsicht und Steuerung durch die Familie, aber intakten Familienbeziehungen
- Vollzeitige außerfamiliäre Betreuung bei ausgeprägter Symptomatik oder chronischem Erziehungsversagen der Eltern.

4.7 Entbehrliche Therapiemaßnahmen

- Die Wirksamkeit von tiefenpsychologisch fundierter oder psychoanalytischer Psychotherapie bei Störungen des Sozialverhaltens ist bisher nicht nachgewiesen.
- Soziale Trainingsgruppen, die aus dissozialen Jugendlichen mit gestörtem Sozialverhalten bestehen, sind kontraindiziert (vgl. Kap. 4.4).
- Non-direktive Spieltherapie ist auch bei jüngeren Kindern unwirksam.
- Die Teilnahme an Selbsthilfegruppen hat sich als unwirksam erwiesen.

Generell ist zu allen unter 4. beschriebenen therapeutischen Schritten bzw. Strategien festzuhalten, dass die wissenschaftliche Bewertung ihrer Wirksamkeit bislang weitgehend auf zusammengetragenem Erfahrungswissen respektierter Experten beruht (V).

5 Literatur

Bird HR et al., Prevalence and Correlates of Antisocial Behaviors Among Three Ethnic Groups. Journal of Abnormal Child Psychology (2001), 29 (6), 465–478

Gadow KD, Nolan EE, Differences between preschool children with ODD, ADHD, and ODD + ADHD symptoms. Journal of Child Psychology and Psychiatry (2002), 43 (2), 191–201

Hill J, Biological, psychological and social processes in the conduct disorders. Journal of Child Psychology and Psychiatry (2002), 43 (1), 133–164

Lavigne JV et al., Oppositional Defiant Disorder With Onset in Preschool Years: Longitudinal Stability and Pathways to Other Disorders. Journal of the Amercian Academy of Child and Adolescent Psychiatry (2001), 40 (12), 1393–1400

Vance JE et al., Risk and Protective Factors as Predictors of Outcome in Adolescents With Psychiatric Dis-order and Aggression. Journal of the Amercian Academy of Child and Adolescent Psychiatry (2002), 41 (1), 36–43

Webster-Stratton C, Reid J, Hammond M, Socials Skills and Problem-solving Training for Children with Early-onset Conduct Problems: Who Benefits? Journal of Child Psychology and Psychiatry (2001), 42 (7), 943–952

Willoughby M, Kupersmidt J, Bryant D, Overt and Covert Dimensions of Antisocial Behavior in Early Childhood. Journal of Abnormal Child Psychology (2001), 29 (3), 177–187

Bearbeiter dieser Leitlinien
W. Felder, M. H. Schmidt

Korrespondenzadresse
Prof. Dr. med. Wilhelm Felder
Universitäre Psychiatrische Dienste Bern (UPD)
Direktion Kinder- und Jugendpsychiatrie (DKJP)
Effingerstrasse 12
3011 Bern
Schweiz

Störungen des Sozialverhaltens (F91.1, F91.2, F91.3, F92)

1 Klassifikation

1.1 Definition

Die Störungen des Sozialverhaltens umfassen ein Muster dissozialen, aggressiven oder aufsässigen Verhaltens mit Verletzungen altersentsprechender sozialer Erwartungen, welches länger als 6 Monate besteht.

Sie kommen oft gleichzeitig mit schwierigen psychosozialen Umständen (F91) vor und können mit deutlichen Symptomen einer emotionalen Störung, vorzugsweise Depression oder Angst, kombiniert sein (F92).

1.2 Leitsymptome

- Deutliches Maß an Ungehorsam, Streiten oder Tyrannisieren
- Ungewöhnlich häufige oder schwere Wutausbrüche
- Grausamkeit gegenüber anderen Menschen oder Tieren
- Erhebliche Destruktivität gegenüber Eigentum
- Zündeln
- Stehlen
- Häufiges Lügen
- Schuleschwänzen
- Weglaufen von zu Hause.

Bei erheblicher Ausprägung genügt jedes einzelne der genannten Symptome für die Diagnosestellung, nicht jedoch einzelne dissoziale Handlungen.

Die Symptomatik kann ggf. nur innerhalb der Familie auftreten (F91.0) oder mit dem Fehlen sozialer Bindungen verbunden sein (F91.1), meist mit frühem Beginn

Bei einer Störung des Sozialverhaltens bei vorhandenen sozialen Bindungen (F91.2) bestehen die genannten Auffälligkeiten bei überwiegend guter Einbindung in die Altersgruppe, wobei es sich häufig um dissoziale oder delinquente Gleichaltrige handelt; ausgenommen sind die Opfer dissozialen Verhaltens. Die Beziehungen zu Erwachsenen sind häufig schlecht.

Bei einer Störung des Sozialverhaltens mit oppositionellem, aufsässigem Verhalten (F91.3) fehlen schwere dissoziale oder aggressive Handlungen. Leitsymptome sind aufsässiges, ungehorsames, feindseliges, provokatives und trotziges Verhalten, die Missachtung der Regeln oder Anforderungen Erwachsener und gezieltes Ärgern anderer. Anderen wird die Verantwortung für eigene Fehler zugeschrieben, Wutausbrüche sind häufig, die Frustrationstoleranz ist niedrig. Diese Verhaltensweisen richten sich mehr gegen Erwachsene als gegen Gleichaltrige. (Für diese Diagnose müssen bei ICD-10 die diagnostischen Kriterien für eine Störung des Sozialverhaltens erfüllt sein, bei DSM-IV dürfen sie nicht zutreffen. ICD-10 erfasst also mit ihrer engeren Definition nur schwerere Formen oppositionellen Verhaltens).

Bei einer kombinierten Störung des Sozialverhaltens und der Emotionen müssen die Leitsymptome einer zusätzlichen emotionalen Störung erfüllt sein. Am häufigsten ist eine begleitende depressive Störung (F92.0, vgl. F32, F33 oder F34). Jede andere Störung des Befindens kommt aber ebenfalls in Frage, z.B. Angst- oder Zwangssymptome (F92.8).

1.3 Schweregradeinteilung

- Leicht: zusätzlich zu den für die Diagnose erforderlichen Symptomen nur wenige/keine weiteren Symptome; geringer Schaden für Dritte
- Schwer: zusätzlich zu den für die Diagnose erforderlichen Symptomen eine Vielzahl weiterer Probleme; beträchtlicher Schaden für Dritte.

1.4 Untergruppen

Neben den in 1.2 aufgezählten 5 Untergruppen (s. auch Abb. 38) gewinnt die Gruppierung nach dem Alter des Beginns an Bedeutung.

Beginn vor dem zehnten Lebensjahr:
- Wesentlich mehr Jungen als Mädchen
- Häufig körperliche Aggression
- Häufig gestörte Peer-Beziehungen
- Eher ungünstiger chronischer Verlauf zur dissozialen Persönlichkeitsstörung.

Beginn nach dem zehnten Lebensjahr:
- Mehr Jungen als Mädchen
- Seltener aggressives Verhalten
- Bessere Beziehungen zu Gleichaltrigen
- Seltener chronischer Verlauf zur dissozialen Persönlichkeitsstörung.

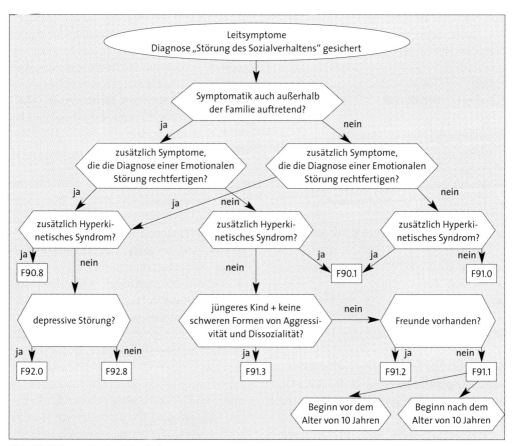

Abb. 38: Störung des Sozialverhaltens: Untergruppen

1.5 Ausschlussdiagnosen

Für Störung des Sozialverhaltens bei vorhandenen sozialen Bindungen:
- Bandenmitgliedschaft ohne manifeste psychiatrische Störung (Z03.2)
- Auf die Familie beschränkte Störung des Sozialverhaltens (F91.0).

Für Störung des Sozialverhaltens mit oppositionellem, aufsässigem Verhalten:
- Störung des Sozialverhaltens mit offensichtlich dissozialem oder aggressivem Verhalten (F91.0, F91.1 oder F91.2).

2 Störungsspezifische Diagnostik

2.1 Symptomatik

Interview mit Kind/Jugendlichem und Eltern (getrennt und zusammen, evtl. zusätzlich andere Familienmitglieder) bezüglich der genannten Symptome.

Vom Kind/Jugendlichen außerdem zu erfragen:
- Familienbeziehungen und ihre Qualität
- Peer-Beziehungen und ihre Qualität
- Freizeitverhalten, insbesondere gewaltbezogene Computerspiele
- Bestrafte Delinquenz und Dunkelfelddelinquenz
- Alkohol-, Nikotin- und Drogenkonsum
- Sexuelle Entwicklung
- Selbstbild.

Von den Eltern außerdem zu erfragen:
- Umgang mit Problemen, familiäre Ressourcen (Stress, sozioökonomischer Status, soziale Integration/Isolation)
- Elterliche Erziehungsmethoden (Strenge, Grenzsetzungen, Vernachlässigung, Gewährenlassen, Inkonsistenz)
- Umgang mit Aggressionen des Kindes/Jugendlichen
- Konfliktlösungsstrategien.

2.2 Störungsspezifische Entwicklungsgeschichte

- Entwicklung des Kindes/Jugendlichen
- Pränatale und Geburtsanamnese, insbesondere mütterlicher Alkohol- und Drogenmissbrauch
- Mütterliche Infektionen
- Einnahme von Medikamenten
- Medizinische Vorgeschichte, insbesondere ZNS-Beeinträchtigungen/Störungen (z.B. Anfallsleiden, Unfälle)
- Vorgeschichte bezüglich körperlichem und/oder sexuellem Missbrauch
- Vorgeschichte in Bezug auf Stieffamilienstatus, Adoptionen, Unterbringung in Pflegefamilien oder Heimen
- Ausbildung von Gewissen und Schuldgefühlen
- Schullaufbahn und Entwicklung etwaiger schulischer Leistungsschwierigkeiten.

2.3 Psychiatrische Komorbidität und Begleitstörung

- Hyperkinetische Störungen (bei deutlicher Ausprägung Zuordnung zu F90.1)
- Alkohol-, Drogen- oder Medikamentenmissbrauch (vgl. Leitlinie zu F1)
- Depressive Störungen (bei deutlicher Ausprägung Zuordnung zu F92)
- Phobische oder Angststörungen (bei deutlicher Ausprägung Zuordnung zu F92)
- Suizidalität
- Paranoid wirkende Zuschreibungen.

2.4 Störungsrelevante Rahmenbedingungen

Einschlägige Familienanamnese
- Dissoziale Verhaltensweisen (inkl. Delinquenz) in der Familie (Modelle, insbesondere Gewaltanwendung innerhalb der Familie)
- Körperlicher und/oder sexueller Missbrauch innerhalb der Familie.
- Psychische Auffälligkeiten/Störungen bei Familienmitgliedern (insbesondere hyperkinetische Störungen, Störungen des Sozialverhaltens, Substanzmissbrauch, affektive Störungen, Persönlichkeitsstörungen, Impulskontrollstörungen)
- Verstärkender Umgang mit den dissozialen Verhaltensweisen
- Gefährdende Umfeldbedingungen, insbesondere Randgruppenzugehörigkeit und soziale Isolierung, extreme ökonomische Armut
- Abnorme Familienstruktur
- Negative schulische Bedingungen, auch soweit sie als Störungsfolge anzusehen sind.

2.5 Apparative, Labor- und Testdiagnostik

- Standardfragebogen für Eltern/Lehrer bezüglich des Verhaltens des Kindes/Jugendlichen
- Ergänzende altersbezogene Testdiagnostik bezüglich Intelligenzniveau, Sprache und Teilleistungsstörungen
- Körperliche und neurologische Untersuchung bei anamnestischen Hinweisen oder bei Verdachtsmomenten auf körperliche und/oder sexuelle Misshandlung, neurologische Schädigung, Substanzmissbrauch oder Ähnliches.
- Bei Verdachtssymptomen oder anamnestischen Hinweisen Drogenscreening im Urin, in der Notfallbehandlung Blutalkoholkonzentration.

2.6 Weitergehende Diagnostik und Differenzialdiagnostik

Der Ausschluss von Differenzialdiagnosen folgt dem Entscheidungsbaum in Abbildung 39, häufige diagnostische Schwierigkeiten bestehen bei:
- Aggressiven Handlungen im Rahmen organischer Psychosyndrome, die von Dissozialität begleitet werden (F0)
- Dissozialen Symptomen im Kontext von Substanzmissbrauch (F1) (als Sekundärfolge/bei Beschaffungskriminalität)
- Bei auf die Familie beschränkter Symptomatik im Rahmen von Zwangshandlungen (F42)
- Bei aggressiven Symptomen im Rahmen manischer Episoden (F30)
- Bei posttraumatischen Belastungsreaktionen oder Anpassungsstörungen (F43.1/F43.2), z.B. nach sexuellem Missbrauch
- Bei Stehlen im Rahmen von Bulimia nervosa (F50.2)
- Bei aggressiven Übergriffen im Rahmen von Impulskontrollstörungen (F63, Borderline-Persönlichkeitsstörungen; F60.3, narzisstischen Persönlichkeitsstörungen).

2.7 Entbehrliche Diagnostik

- Apparative Diagnostik bezüglich hirnorganischer Störungen, wenn keine anamnestischen Hinweise oder Verdachtssymptome vorliegen
- Projektiv-psychologische Diagnostik ohne spezifische Verdachtsmomente.

3 Multiaxiale Bewertung

3.1 Identifizierung der Leitsymptome

Folgende Fragen sollen anamnestisch geklärt werden:

- Sind ein oder mehrere Leitsymptome vorhanden?
- Weicht ihre Ausprägung von Lebenskontext und Altersnorm ab?
- Bestehen sie seit wenigstens 6 Monaten wiederholt?
- Bestehen diese Symptome nicht nur im Rahmen einer anderen psychiatrischen Störung?
- Hat bei der Diagnose F92.0 die begleitende emotionale Störung einen hinreichenden Schweregrad, würde also alleiniges Auftreten der emotionalen Störung eine eigenständige Diagnose rechtfertigen?
- Ist die Beziehung zu Gleichaltrigen gestört?
- Sind – vor allem bei Jugendlichen – zeitlich vor der Störung des Sozialverhaltens aufgetretene, ausgeprägte hyperkinetische Symptome, die die Diagnose F90.1 rechtfertigen, ausgeschlossen?
- Besteht begleitender Substanzmissbrauch?

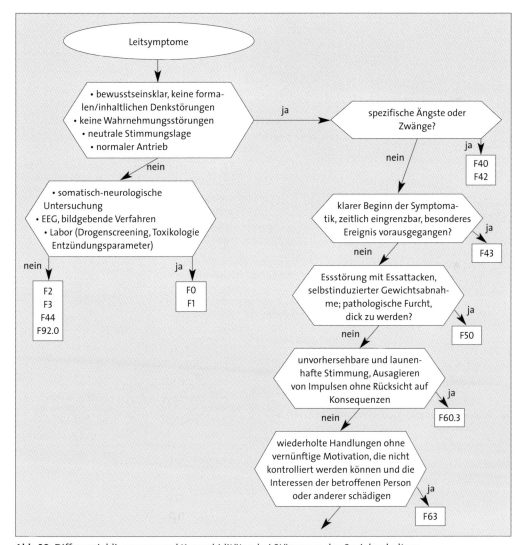

Abb. 39: Differenzialdiagnosen und Komorbiditäten bei Störungen des Sozialverhaltens

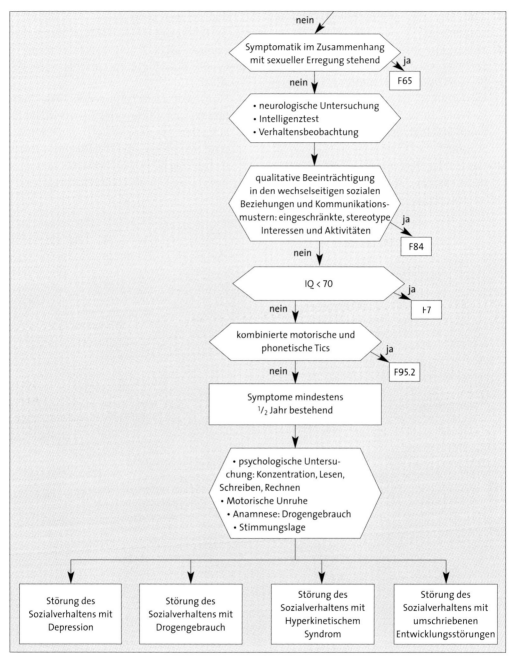

Abb. 39 (Fortsetzung)

3.2 Identifizierung weiterer Symptome und Belastungen

- Bestehen Entwicklungsstörungen, vor allem im Bereich der Sprache (rezeptive Sprachstörung) und der Schriftsprache (vor allem Lese-Rechtschreibschwäche)?
- Besteht ein reduziertes Intelligenzniveau, welches bei leichter Ausprägung die Störung begünstigt, bei starker die Diagnose ausschließen kann?
- Bestehen chronische körperliche (nicht zerebrale) Erkrankungen, die schlecht bewältigt werden?
- Besteht Substanzmissbrauch?
- Besteht ein zerebrales Anfallsleiden?
- Besteht delinquentes oder gewalttätiges Verhalten in der Familie?
- Besteht oder bestand unzureichende Aufsicht und elterliche Kontrolle bzw. ein inkonsistenter Erziehungsstil?
- Besteht chronische Disharmonie zwischen den Eltern?
- Bestehen oder bestanden körperliche Misshandlung und/oder sexueller Missbrauch?
- Bestehen psychische Störungen bei Familienangehörigen?
- Bestehen unzureichende Lebensbedingungen?
- Gehört der Betroffene einer Randgruppe mit eigenen Wertnormen an?
- Bestehen schulische Leistungsdefizite?
- Ist die Symptomatik auf die Familie beschränkt?
- Erstreckt sich die Symptomatik auf die Schule?

3.3 Differenzialdiagnosen und Hierarchie des diagnostischen und therapeutischen Vorgehens

Siehe Abb. 39.

4 Interventionen

4.1 Auswahl des Interventionssettings

Das Interventionssetting richtet sich nach dem Entscheidungsbaum (s. Abb. 40):
- Jugendhilfemaßnahmen (Effekte von Erziehungsbeistandschaft sind häufig begrenzt) bis hin zur außerfamiliären Unterbringung
- Psychiatrische Behandlung
- Längerfristige Interventionen (ambulant/stationär).

Indikationen für eine stationäre Aufnahme:
- Akute Eigen- oder Fremdgefährdung
- Misserfolg der Behandlung bei weniger intensiver Versorgung
- Stationär behandlungsbedürftige psychiatrische Begleitstörungen.

Bei Störungen des Sozialverhaltens, die vor dem zehnten Lebensjahr begonnen haben, ist nach sechsmonatiger Intervention, gleich welcher Art, eine Erfolgskontrolle notwendig!

4.2 Hierarchie der Behandlungsentscheidung und Beratung

- Bei Zweiterkrankungen Abwägung des Behandlungsbedarfs
- Vor der Störung des Sozialverhaltens behandeln: Suizidalität
- Parallel behandelt werden: Substanzmissbrauch, hyperkinetische Störung, Depressivität oder andere emotionale Störungen.

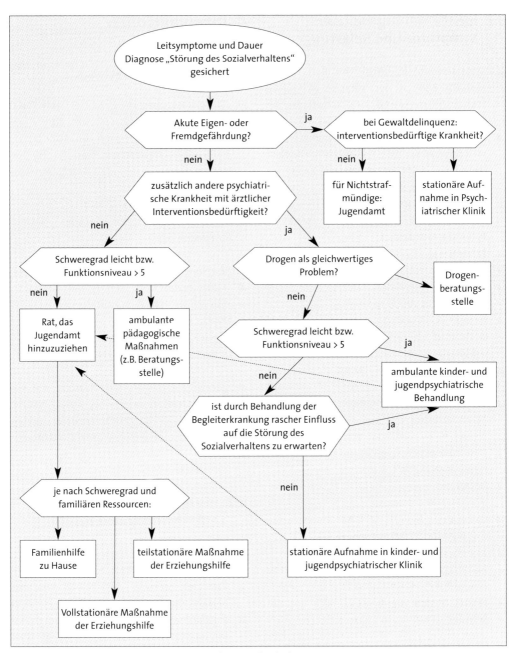

Abb. 40: Interventionssetting bei Störungen des Sozialverhaltens

4.3 Besonderheiten bei ambulanter Behandlung

Interventionen in der Familie als Elterntraining (I)
- Identifizieren und Einsetzen von positiven Elternqualitäten
- Training bezüglich der Entwicklung konsistenter positiver und negativer Konsequenzen, Beendigung zu harter, zu gewährender oder inkonsistenter elterlicher Erziehungspraktiken
- Förderung der Behandlung wichtiger elterlicher Probleme (z.B. Drogenmissbrauch).

Zusätzliche Interventionen beim Kind
- Problemlösetraining einzeln (II) oder in der Gruppe (V)
- Trennung des Kindes/Jugendlichen von ungünstigen Peer-Gruppen, Aufbau von adäquaten Peer-Beziehungen
- Einbeziehung von Familienhilfe und Nutzung von Möglichkeiten außerfamiliärer Unterbringung
- Wahl einer adäquate(re)n Schulform, Förderung der Zusammenarbeit von Eltern und Schule/schulpsychologischem Dienst.

Interventionen bei Jugendlichen
- Multisystemische Behandlung mit Ansätzen an den Betroffenen, den Familienbeziehungen, dem Schul- bzw. Arbeitsmilieu, der Peer-Group und dem Freizeitverhalten nach Hengeler et al. (II)
- Berufsvorbereitende Maßnahmen, Training alltagspraktischer und sozialer Fertigkeiten
- Kooperation mit Jugendstrafinstanzen, Jugendgerichts- und Bewährungshilfe
- Nutzung von Möglichkeiten zur außerfamiliären Unterbringung.

Pharmakotherapie
- Stimulanzien (Methylphenidat, evtl. Atomoxetin) bzw. niederpotente Neuroleptika (Pipamperon), auch bei Impulsivität ohne hyperkinetische Störung (II)
- Risperidon, besonders bei niedriger Intelligenz (II)
- Valproinsäure (III) bzw. Lithium (IV)

4.4 Besonderheiten bei teilstationärer Behandlung

Gegenüber der ambulanten Behandlung bietet die teilstationäre folgende Vorteile, verlangt aber auch Bedingungen:
- Es besteht ein hilfreiches therapeutisches Milieu, falls die Gruppe nicht überwiegend aus dissozialen Kindern/Jugendlichen zusammengesetzt ist. Innerhalb dieses Milieus ist Verhaltensmodifikation in der Gruppe möglich.
- Das notwendige Elterntraining lässt sich oft leichter durchsetzen, hat aber die Kooperation der Eltern und ein zumindest nicht akut schädigendes Familienmilieu zur Voraussetzung.
- Das angebotene Schulprogramm kann helfen, schulische Defizite aufzuholen, und eine Sonderförderung bei Teilleistungsschwächen bieten, wenn es ausreichend verhaltenstherapeutisch strukturiert ist.
- Ein Problemlösetraining ist in diesen Kontext leichter einzubauen und die Steigerung sozialer Kompetenz leichter durchführbar, sofern vorhandene Kompetenzen lediglich nicht angewendet werden.
- Psychiatrische Begleitstörungen können systematischer behandelt werden, sofern die Eltern zustimmen.
- Im Übrigen gleicht das Vorgehen dem bei ambulanter Behandlung.

4.5 Besonderheiten bei stationärer Behandlung

Stationäre Behandlung wegen schwerwiegender Begleiterkrankungen bedingt deren spezifische Therapie.
- Bei stationär behandlungsbedürftigen Kindern und Jugendlichen mit Störungen des Sozialverhaltens werden in der Regel Instanzen der Jugendhilfe hinzugezogen. Kontakte mit Jugendgericht bzw. Bewährungshelfern sind bei Straffälligkeit notwendig.
- Eine stufenweise Weiterbehandlung (ggf. erst teilstationär, Wiedereingliederung in die Herkunftsschule, fortgesetzte ambulante Behandlung kombiniert mit Jugendhilfemaßnahmen) sollte eingeleitet werden.
- Im Übrigen entspricht das Vorgehen dem bei ambulanter und teilstationärer Behandlung.

4.6 Jugendhilfe- und Rehabilitationsmaßnahmen

Früh beginnende Störungen des Sozialverhaltens begründen seelische Behinderungen gemäß § 35 a SGB VIII.

Angemessene Jugendhilfemaßnahmen sind:
- Familienhilfe mit Verhaltensmodifikation bei Störungen mit oppositionellem und aufsässigem Verhalten, also bei jüngeren Kindern
- Erziehungsbeistandschaften sind nur bei hoher Durchführungsqualität hilfreich.
- Teilstationäre Jugendhilfemaßnahmen bei schwachen Schulleistungen und mangelnder Aufsicht und Steuerung durch die Familie, aber intakten Familienbeziehungen
- Vollzeitige außerfamiliäre Betreuung bei ausgeprägter Symptomatik oder chronischem Erziehungsversagen der Eltern.

4.7 Entbehrliche Therapiemaßnahmen

- Tiefenpsychologisch fundierte oder psychoanalytische Psychotherapie
- Soziale Trainingsgruppen, die aus dissozialen Jugendlichen mit gestörtem Sozialverhalten bestehen, sind kontraindiziert.
- Non-direktive Spieltherapie ist auch bei jüngeren Kindern unwirksam.
- Die Teilnahme an Selbsthilfegruppen hat sich als unwirksam erwiesen.

5 Literatur

Biedermann J et al., Is childhood oppositional defiant disorder a precursor to adolescent conduct disorder? Findings from a four-year follow-up study of children with ADHD. Journal of the American Academy of Child and Adolescence Psychiatry (1996), 35, 1193–1204

Brestan EV, Eyberg SM, Effective psychosocial treatments of conduct-disordered children and adolescents: 29 years, 82 studies, and 5,272 kids. J Clin Child Psychol (1998), 27, 180–189

Christian RE et al., Psychopathy and conduct problems in children: II. Implications for subtyping children with conduct problems. Journal of the American Academy of Child and Adolescence Psychiatry (1997), 36, 233–241

Esser G et al., Prävalenz und Verlauf psychischer Störungen im Kindes- und Jugendalter. Zeitschrift für Kinder- und Jugendpsychiatrie und Psychotherapie (1992), 20, 232–242

Henggeler SW, Sheidow AJ, Conduct disorder and delinquency. Journal of Marital and Family Therapy (2003), 29 (4), 505–522

Kazdin AE (2001) Treatment of conduct disorders. In: Hill J, Maugham B (Eds.), Conduct Disorder in Childhood and Adolescence, 408–448. Cambridge University Press, Cambridge, UK

Kazdin AE, Psychosocial treatments for conduct disorder in children. Journal of Child Psychology and Psychiatry (1997), 38, 161–178

Moffit TE, Adolescence-limited and life-course-persistent antisocial behavior: a developmental taxonomy. Psychological Review (1993), 100, 674–701

Olweus D, Annotation: Bullying at school: basic facts and effects of a school based intervention program. Journal of Child Psychology and Psychiatry (1994), 35, 1171–1190

Steiner H, Saxena K, Chang K, Psychopharmacologic strategies for the treatment of aggression in juveniles. CNS Spectrums (2003), 8 (4), 298–308

Trudewind C, Steckel R, Effekte gewalttorientierter Computerspiele bei Kindern: Wirkmechanismen, Moderatoren und Entwicklungsfolgen. Zeitschrift für Familienforschung (2003), 15 (3), 238–271

Wolfenden SR, Williams K, Peat JK, Family and parenting interventions for conduct disorder and delinquency: a meta-analysis of randomized controlled trials. Arch Dis Child (2002), 86 (4), 251–256

Frühere Bearbeiter dieser Leitlinie
M. H. Schmidt, J. Niemeyer, A. Brink, M. Matussek, T. Vehreschild

Jetzige Bearbeiter dieser Leitlinie
M. H. Schmidt, A. Brink, J. Niemeyer, C. Staudter

Korrespondenzadresse
Prof. Dr. Dr. Martin H. Schmidt
J5 (Forschungsgebäude)
68159 Mannheim

Phobische Störungen bei Kindern- und Jugendlichen (F40, F93.1, F93.2)

1 Klassifikation

1.1 Definition

- Gruppe von Störungen, bei der Angst ausschließlich oder überwiegend durch eindeutig definierte, im Allgemeinen ungefährliche Situationen oder Objekte – außerhalb der betreffenden Person – hervorgerufen wird
- Diese Situationen oder Objekte werden charakteristischerweise gemieden oder mit ausgeprägter Angst ertragen.
- Phobische Angst ist subjektiv, physiologisch und im Verhalten von anderen Angstformen nicht zu unterscheiden, sie variiert zwischen leichtem Unbehagen bis zur Panik.
- Befürchtungen des Betroffenen können sich auf Einzelsymptome wie Herzklopfen oder Schwächegefühl beziehen, sie treten häufig zusammen auf mit sekundären Ängsten vor dem Sterben, Kontrollverlust oder dem Gefühl, verrückt zu werden.
- Die Angst wird nicht durch die Erkenntnis gemildert, dass andere solche Situationen oder Objekte nicht als gefährlich oder bedrohlich betrachten.
- Allein die Vorstellung, dass die phobische Situation eintreten könnte, erzeugt gewöhnlich schon Erwartungsangst.
- Psychische oder vegetative Symptome sind primäre Manifestationen der Angst und beruhen nicht auf anderen Symptomen wie Wahn- oder Zwangsgedanken.

Agoraphobie (F40.0)
- Hauptmerkmal ist die Angst, sich an Orten oder in Situationen zu befinden, von denen aus ein Rückzug an einen sicheren Platz, im Allgemeinen nach Hause, schwierig oder peinlich ist.
- Die Angst muss in mindestens 2 der folgenden umschriebenen Situationen auftreten: In Menschenmengen, auf öffentlichen Plätzen, bei Reisen mit weiter Entfernung von zu Hause oder bei Reisen alleine.
- Die Vermeidung der phobischen Situation ist wesentlich.

Soziale Phobien (F40.1)
- Diese Störungen zentrieren sich um die Furcht vor prüfender Betrachtung durch andere Menschen in verhältnismäßig kleinen Gruppen (nicht dagegen in Menschenmengen).
- Die Angst ist auf bestimmte soziale Situationen beschränkt oder überwiegt in solchen Situationen.
- Die phobischen Situationen werden vermieden.
- Der Beginn liegt häufig im Jugendalter.

Spezifische Phobien (F40.2)
- Die Angst bezieht sich isoliert auf bestimmte Objekte oder spezifische Situationen.
- Diese Objekte oder Situationen werden vermieden.
- Spezifische Phobien entstehen gewöhnlich in der Kindheit oder im frühen Erwachsenenalter und können unbehandelt jahrzehntelang bestehen.

Phobische Störungen des Kindesalters (F93.1)
- Abnorm gesteigerte Furcht vor alterstypisch angstbesetzten Objekten oder Situationen
- Der Beginn liegt in der entwicklungsangemessenen Altersstufe
- Ausgeprägtes Vermeidungsverhalten gegenüber solchen Objekten oder Situationen
- Die Angst ist nicht Teil einer generalisierten Störung.

Störung mit sozialer Überempfindlichkeit des Kindesalters (F93.2)
- Kinder mit dieser Störung zeigen eine durchgängige oder wiederkehrende altersunangemessene Furcht vor Fremden oder meiden diese.
- Dieses Verhalten führt zu einer bedeutsamen sozialen Beeinträchtigung.
- Die Störung beginnt vor dem sechsten Lebensjahr und ist nicht Teil einer generalisierten Störung.

1.2 Leitsymptome

Agoraphobie
- Die Angst kann sich darauf beziehen, die Wohnung/das eigene Haus zu verlassen, Geschäfte zu betreten, sich in eine Menschenmenge oder auf öffentliche Plätze zu begeben, alleine in Zügen, Bussen oder Flugzeugen zu reisen bzw. darauf, sich aus einer bestimmten Situation nicht sofort und leicht an einen sicheren Platz, im Allgemeinen nach Hause, zurückziehen zu können.
- Ängste, zu kollabieren und hilflos in der Öffentlichkeit liegen zu bleiben, führen häufig zur Panik.
- Das Fehlen eines sofort nutzbaren „Fluchtweges" kennzeichnet viele dieser agoraphobischen Situationen.
- Die Angst wird von vegetativen Symptomen wie Tachykardie, Schweißausbrüchen, Tremor, Mundtrockenheit, Atembeschwerden, Beklemmungsgefühl, Thoraxschmerzen, Übelkeit oder Erbrechen begleitet.
- Auch wenn der Schweregrad der Angst und das Ausmaß des Vermeidungsverhaltens variieren, ist diese Phobie besonders einschränkend; einige Betroffene sind schließlich völlig an ihr Haus gefesselt.
- Depressive und zwanghafte Symptome sowie soziale Phobien können zusätzlich vorhanden sein, beherrschen aber das klinische Bild nicht.
- Der Beginn liegt meist im frühen Erwachsenenalter, überwiegend sind Frauen betroffen.
- Ohne effektive Behandlung chronifiziert die Störung häufig.

Soziale Phobien
- Zentral ist die Furcht vor prüfender Betrachtung in überschaubaren Gruppen (nicht in Menschenmengen).
- Die Angst kann sich auf bestimmte Situationen wie Essen oder Sprechen in der Öffentlichkeit oder Treffen mit dem anderen Geschlecht beschränken; sie kann aber auch unbestimmt sein und in fast allen sozialen Situationen außerhalb der Familie auftreten.
- Häufig bestehen niedriges Selbstwertgefühl und Furcht vor Kritik.
- Als Begleitphänomene können Erröten, Vermeiden von Blickkontakt, Zittern, Übelkeit oder Drang zum Wasserlassen auftreten.
- Die Symptomatik kann sich bis zu Panikattacken verstärken.
- Ausgeprägtes Vermeidungsverhalten kann zu vollständiger sozialer Isolierung führen.
- Die Störung wird oft nicht erkannt, neigt zu chronischem Verlauf und geht im Erwachsenenalter mit vermehrter sozialer Beeinträchtigung und häufigen komorbiden Störungen einher.

1 Klassifikation

Spezifische Phobien
- Die Angst bezieht sich isoliert auf spezifische Objekte oder Situationen wie bestimmte Tiere, Höhe, Donner, Dunkelheit, Fliegen, geschlossene Räume, Prüfungen, Urinieren oder Defäzieren auf öffentlichen Toiletten, Verzehr bestimmter Speisen, Zahnarztbesuch, Anblick von Blut oder Verletzungen oder darauf, bestimmten Erkrankungen (Strahlenkrankheiten, Geschlechtskrankheiten, AIDS) ausgesetzt zu sein.
- Obwohl die auslösende Situation sehr spezifisch ist, kann sie Panik auslösen.
- Spezifische Phobien entstehen gewöhnlich in der Kindheit oder im frühen Erwachsenenalter und können unbehandelt jahrzehntelang bestehen.
- Das Ausmaß der spezifischen Angst bleibt in der Regel konstant.
- Das Ausmaß der Funktionsbeeinträchtigung hängt vom Vermeidungsverhalten ab.

Phobische Störungen des Kindesalters
- Unangemessen ausgeprägte Angst vor bestimmten Objekten oder Situationen, die in bestimmten Entwicklungsphasen von der Mehrheit der Kinder als beängstigend erlebt werden, z.B. laute Geräusche, imaginäre Gestalten (Gespenster), Tiere (Hunde), Dunkelheit oder Gewitter
- Typische vegetative Begleiterscheinungen sind Herzklopfen, Schwitzen, Zittern, Atembeschwerden sowie Beklemmungs- und Schwindelgefühle.
- Ausgeprägtes Vermeidungsverhalten gegenüber solchen Objekten oder Situationen
- Erzwungene Konfrontation mit dem angstbesetzten Objekt bzw. der angstbesetzten Situation löst ausgeprägte Angst aus und wird typischerweise mit Weinen, Schreien, Fortlaufen oder Anklammern an Bezugspersonen beantwortet.

Störungen mit sozialer Überempfindlichkeit im Kindesalter
- Anhaltende und ausgeprägte Ängstlichkeit in sozialen Situationen, in denen das Kind auf fremde Personen trifft
- Es besteht Befangenheit, Verlegenheit oder übertriebene Sorge über die Angemessenheit des eigenen Verhaltens Fremden gegenüber.
- Auf neue oder erzwungene soziale Situationen wird mit deutlichem Leid und Unglücklichsein, mit Weinen, Schweigen oder Rückzug reagiert.
- Die Angst kann sich entweder auf Erwachsene oder auf Gleichaltrige sowie auf beide Gruppen beziehen.
- Typischerweise werden solche Situationen vermieden.
- Zu Familienmitgliedern oder anderen vertrauten Personen bestehen unbeeinträchtigte selektive Bindungen.
- Die sozialen Beziehungen sind deutlich beeinträchtigt.

1.3 Schweregradeinteilung

- Bisher keine bekannt.
- Generell hängt der Schweregrad von Ausmaß (Intensität und Dauer) der Symptomatik und Auswirkungen des Vermeidungsverhaltens (Beeinträchtigungen in Familie, Gleichaltrigengruppe, Schule, Freizeitverhalten) ab.
- Leichter Schweregrad: Die Symptomatik kann ertragen oder der Auslöser ohne größere Funktionsbeeinträchtigung vermieden werden.
- Ausgeprägter Schweregrad: starke Angstsymptomatik, die sich bis zu Panikattacken steigern kann, mindestens einmal pro Woche, oder die Bewältigung alterstypischer Anpassungs- und Entwicklungsaufgaben wird durch das Vermeidungsverhalten erheblich beeinträchtigt.

1.4 Untergruppen

- Agoraphobie ohne Panikstörung (F40.00)
- Agoraphobie mit Panikstörung (F40.01)
- Ob das Auftreten von Panikattacken bei sozialen und spezifischen Phobien Verlauf und Behandlungsaussichten ungünstig beeinflusst, ist unklar.
- Spezifische Phobien: Blut- und Verletzungsphobien unterscheiden sich von anderen Phobien, da sie eher zu Bradykardie als zu Tachykardie und manchmal zu Bewusstseinsverlust führen.

1.5 Ausschlussdiagnose

Für soziale und spezifische Phobien müssen Ängste, die sich auf das Vorliegen einer Krankheit (Nosophobie) oder auf körperliche Entstellung (Dysmorphophobie) beziehen (hypochondrische Störung F45.2), ausgeschlossen werden.

Für phobische Störungen des Kindesalters müssen Ängste, die nicht an spezifische Entwicklungsphasen gebunden sind, wie z.B. Angst vor öffentlichen Plätzen (Agoraphobie), ausgeschlossen werden.

2 Störungsspezifische Diagnostik

2.1 Symptomatik

- Exploration von Kind/Jugendlichem und Bezugspersonen (getrennt und gemeinsam). Informationen zu Inhalt und Ausprägung (Intensität, Dauer und Häufigkeit) der Angstsymptomatik einschließlich vegetativer Symptome und Vermeidungsverhalten, zu Begleitsymptomatik und symptomerhaltenden Bedingungen/sekundärem Krankheitsgewinn (z.B. Zuwendung, Entlastung von Anforderungen)
- Symptomgenese, insbesondere Vorgeschichte, Auslöser, Beginn, Intensität, situativer Kontext, Auswirkungen
- Bei Kindern fehlen häufig Problembewusstsein und Krankheitseinsicht, d.h., Angst und Vermeidungsverhalten werden nicht unbedingt als abnorm wahrgenommen.
- Schwierigkeiten, die Symptomatik zu beschreiben, finden sich insbesondere bei Kindern, bei schon länger bestehenden Störungen und in Familien mit hohem Angstpegel.
- Bei generalisiertem Vermeidungsverhalten, das in den Alltag gut integriert ist, brauchen Ängste nicht mehr aufzutreten und können dann auch nicht beschrieben werden; deshalb muss Vermeidungsverhalten immer gezielt exploriert werden.
- Ggf. Exploration von weiteren Familienmitgliedern und anderen Bezugspersonen, z.B. Erziehern oder Lehrern.

2.2 Störungsspezifische Entwicklungsgeschichte

- Exploration von Eltern oder Stellvertretern
- Pränatale und Geburtsanamnese (insbesondere prä- und perinatale Risikofaktoren, z.B. Frühgeburt, Sauerstoffmangel)
- Medizinische Vorgeschichte (insbesondere ZNS-Beeinträchtigungen, Unfälle, somatische Erkrankungen)
- Temperamentsfaktoren (Neugierverhalten, Introversion, Irritierbarkeit, Belohnungsabhängigkeit)
- Kognitive Entwicklung (allgemeines Entwicklungsniveau, spezifische Entwicklungsverzögerungen)
- Selbstständigkeitsentwicklung und Risikoverhalten (Bewältigung typischer Schwellensituationen wie Eintritt in Kindergarten, Schule und Ausbildung oder

durch Umzug bedingter Wechsel des vertrauten sozialen Umfeldes)
◢ Belastende Lebensereignisse (Vernachlässigung, Misshandlung oder sexueller Missbrauch, Verlusterlebnisse und andere spezifische Traumata).

2.3 Psychiatrische Komorbidität und Begleitstörungen

Angststörungen weisen untereinander und zu depressiven Störungen hohe Überschneidungen auf. Über die Hälfte der Kinder mit einer Angststörung leiden an einer weiteren Angststörung, ein Drittel sogar an 2 weiteren Angststörungen. Komorbide depressive Störungen treten ebenfalls häufig auf, dabei gehen Angststörungen häufig zeitlich voraus. Durch eine depressive Symptomatik wird oft die vorausgehende Angstsymptomatik verstärkt.
◢ Angststörungen
◢ Depressive Störungen
◢ Hyperkinetische Störungen
◢ Störungen des Sozialverhaltens
◢ Elektiver Mutismus (wird nach neueren Befunden auch als spezifische Unterform sozialer Phobie eingestuft)
◢ Depersonalisationssymptome
◢ Zwangssymptome
◢ Angstbedingte Verweigerung/Vermeidung des Schulbesuchs wurde früher als eigene Störung (Schulangst/Schulphobie) klassifiziert. Sie wird aktuell als Begleitproblematik anderen Angststörungen (bei Trennungsangst, bei sozialer Phobie, bei Agoraphobie etc.) zugeordnet.

2.4 Störungsrelevante Rahmenbedingungen

Familienanamnese bezüglich psychischer Auffälligkeiten
◢ Angststörungen
◢ Persönlichkeitsmerkmale der Eltern, insbesondere Ängstlichkeit und Vermeidungsverhalten (Angstmodelle?)
◢ Depressive Störungen
◢ Substanzbedingte Störungen.

Familiärer Interaktionsstil, Umgang mit der Angstsymptomatik
◢ Überbehütung
◢ Harmoniebedürfnis und Konfliktvermeidung
◢ Symptomunterstützendes Verhalten der Familie, z.B. durch Zuwendung (sekundärer Krankheitsgewinn)
◢ Isolierte Familie.

2.5 Apparative, Labor- und Testdiagnostik

◢ Standardfragebogen für Eltern/Lehrer bezüglich des generellen und angstspezifischen Verhaltens des Kindes/Jugendlichen (Child Behavior Checklist Elternversion, CBCL-4-18 bzw. Lehrerversion, TRF; Diagnostiksystem für psychische Störungen im Kindes- und Jugendalter nach ICD-10 und DSM-IV, DISYPS-KJ)
◢ Operationalisierte Verfahren zur Erfassung von Angst (Kinder-Angst-Test, KAT-II; Angstfragebogen für Schüler, AFS; Social Phobia and Anxiety Inventory for Children – deutsche Fassung, SPAIK; Phobiefragebogen für Kinder und Jugendliche, PHOKI)
◢ Ergänzende altersbezogene testpsychologische Diagnostik bezüglich kognitiven Leistungsniveaus und umschriebener Entwicklungsstörungen.

2.6 Weitergehende Diagnostik und Differenzialdiagnostik

Siehe Abbildung 43 bei Leitlinie Angststörungen (F41, F93.0).

- Angstsymptome können im Rahmen körperlicher Erkrankungs- oder Störungszustände auftreten, z.B. bei Hyperthyreose, Hyperparathyreose, hypoglykämischen Zuständen, Phäochromozytom, vestibulärem Syndrom, Anfallsleiden und Herz-Kreislauf-Erkrankungen.
- Laboruntersuchungen bei klinischen Hinweisen: Schilddrüsenhormone, Parathormone, Blutzucker, Adrenalinabbauprodukte, ggf. EEG und EKG.

Bei Agoraphobie
- Einige Betroffene können wenig Angst erleben, da es ihnen ständig gelingt, phobische Situationen zu vermeiden.
- Depressive, Depersonalisations-, Zwangs- und sozialphobische Symptome können begleitend auftreten; sie sind dann mit der Diagnose Agoraphobie vereinbar, wenn sie das klinische Bild nicht beherrschen.
- Lag bereits ausgeprägte depressive Symptomatik vor, als die phobischen Symptome erstmals auftraten, kann die Diagnose „depressive Episode" die treffendere Hauptdiagnose sein (dies kommt vor allem bei spätem Beginn vor).
- Die Angstsymptomatik darf nicht auf anderen Symptomen wie Wahn- oder Zwangsgedanken beruhen.

Bei sozialen Phobien
- Agoraphobie
- Depressive Störungen (eine Depression ist aber nur dann zu diagnostizieren, wenn der phobischen Störung ein depressives Syndrom vorausging)
- Die Angstsymptomatik darf nicht auf anderen Symptomen wie Wahn- oder Zwangsgedanken beruhen.

Bei spezifischen Phobien
- Die Furcht vor spezifischen Erkrankungen wie Krebs, Herz- oder Geschlechtskrankheit soll unter hypochondrische Störung (F45.2) eingeordnet werden, es sei denn, sie bezieht sich auf eine spezielle Situation, in der eine solche Erkrankung erworben werden könnte.
- Erreicht die Überzeugung, krank zu sein, wahnhafte Ausprägung, handelt es sich um eine wahnhafte Störung (F22.0).
- Die von anderen nicht nachvollziehbare Überzeugung von Abnormität oder Entstellung bestimmter Körperteile (z.B. Dysmorphophobie) ist in Abhängigkeit von ihrer Ausprägung und Hartnäckigkeit als hypochondrische Störung (F45.2) oder wahnhafte Störung (F22.0) zu klassifizieren.

Bei phobischer Störung des Kindesalters
- Ängste, die nicht typisch für bestimmte Entwicklungsphasen sind, schließen die Diagnose aus; sie sind ggf. den phobischen oder den anderen Angststörungen zuzuordnen.
- Emotionale Störungen mit Trennungsangst des Kindesalters
- Störung mit sozialer Überempfindlichkeit des Kindesalters.

Bei Störung mit sozialer Überempfindlichkeit des Kindesalters
- Emotionale Störung mit Trennungsangst des Kindesalters
- Phobische Störung des Kindesalters.

2.7 Entbehrliche Diagnostik

Die Abklärung der körperlichen Begleitsymptomatik von Angststörungen sollte nur bei notwendiger Indikation erfolgen, denn sie kann insbesondere bei Wiederholung zur Aufrechterhaltung und Verstärkung der Symptomatik beitragen.

3 Multiaxiale Bewertung

3.1 Identifizierung der Leitsymptome

◢ Sind ein oder mehrere Leitsymptome vorhanden?
◢ Seit wann bestehen sie?
◢ Weicht ihre Ausprägung von Lebenskontext und Altersnorm ab?
◢ Ist die Angst typisch für eine bestimmte Entwicklungsphase?
◢ Treten Panikattacken auf?
◢ Tritt Vermeidungsverhalten auf, wenn ja, in welcher Ausprägung?
◢ Bestehen Begleitstörungen?
◢ Ist die Symptomatik im Rahmen einer anderen psychiatrischen Störung zu sehen?

3.2 Identifizierung weiterer Symptome und Belastungen

◢ Bestehen umschriebene Entwicklungsstörungen, insbesondere Lese-Rechtschreibstörungen oder Rechenstörungen?
◢ Besteht ein eingeschränktes kognitives Leistungsniveau?
◢ Liegen körperliche Erkrankungen vor, die die Angstsymptomatik begründen (vgl. Kap. 2.6)?
◢ Bestehen chronische körperliche Erkrankungen, die die Angstsymptome nicht begründen, die aber schlecht bewältigt werden?
◢ Besteht ein zerebrales Anfallsleiden?
◢ Gibt es Angstmodelle in der Familie?
◢ Bestehen psychische Störungen bei anderen Familienangehörigen?
◢ Gibt es weitere ungünstige familiäre Rahmenbedingungen (symptomunterstützendes Verhalten, isolierte Familie, belastende Lebensereignisse)?
◢ Erstreckt sich die Symptomatik auf die Schule?

◢ Führen die Angstsymptomatik oder das daraus resultierende Vermeidungsverhalten zu Beeinträchtigungen in der Familie, in der Schule, im Kontaktverhalten?

3.3 Differenzialdiagnose und Hierarchie des diagnostischen und therapeutischen Vorgehens

Siehe Kapitel 2.6.

4 Interventionen

4.1 Auswahl des Interventionssettings

Die Auswahl des Interventionssettings erfolgt in Abhängigkeit vom Entwicklungsstand, den Ergebnissen der entwicklungspsychopathologischen Diagnostik und den Auswirkungen der Symptomatik auf die Bewältigung notwendiger Entwicklungsaufgaben sowie nach dem Ausmaß der psychosozialen Beeinträchtigung.

Ambulante Behandlung. Liegen keine Begleitstörungen vor, erscheint bei mäßiger Ausprägung der Symptomatik und ausreichender Kooperation der Betroffenen und ihrer Familien in der Regel zunächst ambulante Behandlung Erfolg versprechend.

Stationäre Behandlung kann in folgenden Fällen notwendig bzw. sinnvoll sein:
◢ Misserfolg ambulanter Behandlungen
◢ Ausgeprägte Begleitstörungen
◢ Ausgeprägte soziale Beeinträchtigung durch die Angstsymptomatik bzw. das Vermeidungsverhalten (z.B. Vermeidung von Schulbesuch, soziale Isolation)
◢ Ungünstige symptomverstärkende Bedingungen in der Familie, die sich als schwer beeinflussbar erweisen (z.B. Überängstlichkeit der Eltern, spezifische Angststörung mit Modellwirkung eines Elternteils).

4.2 Hierarchie der Behandlungsentscheidung und Beratung

Die Grundprinzipien der Behandlung gelten für alle Settings. Ziel der Behandlung ist es, dass die Betroffenen lernen, sich in der Angst auslösenden Situation zu behaupten. Die Therapie wird in der Regel als multimodale Behandlung durchgeführt. Die verschiedenen Behandlungsformen sind dabei nicht alternativ, sondern häufig in Kombination mit unterschiedlicher Gewichtung und unterschiedlicher zeitlicher Reihenfolge einzusetzen. Eine umfassende Behandlung sollte folgende Komponenten berücksichtigen:
- Informationsvermittlung über Angststörungen für Eltern und Kinder
- Rücksprache/Beratung mit Schule und Hausarzt
- Verhaltensorientierte Interventionen
- Psychodynamische Psychotherapie
- Einbeziehung der Familie/Familientherapie
- Pharmakotherapie.

Aufklärung und Beratung

Eine alters- bzw. entwicklungsadäquate Aufklärung des Kindes/Jugendlichen sowie der Eltern wird immer durchgeführt. Sie umfasst Informationen hinsichtlich folgender Punkte:
- Symptomatik
- Vermutete Ätiologie
- Bedingungen, die die Symptomatik aufrechterhalten oder verstärken
- Behandlungsmöglichkeiten
- Vor- und Nachteile verschiedener Therapiemethoden
- Prognose.

Als Voraussetzung einer erfolgreichen Behandlung sind folgende Punkte zu beachten:
- Entwicklung von Therapiezielen und eines Behandlungsplanes gemeinsam mit Eltern und Kind
- Etablierung eines Arbeitsbündnisses
- Erstellen eines Therapiekontraktes
- Prüfung der Realisierbarkeit und Akzeptanz von Interventionen
- Prüfung der Behandlungsmotivation und evtl. Einsatz von Maßnahmen zur Verbesserung der Motivation bei Patient und Eltern.

Kognitiv-verhaltenstherapeutische Interventionen

Die Wirksamkeit kognitiv-behavioraler Interventionen (CBT) bei der Behandlung phobischer Störungen ist durch eine Reihe gut kontrollierter randomisierter Therapiestudien wissenschaftlich belegt (I). Dabei zeigte sich, dass die Wirksamkeit der CBT nicht von komorbiden Störungen beeinflusst wird. Neben der Einzeltherapie erweist sich auch eine Gruppentherapie als effizient, allerdings profitierten in einer kontrollierten Studie hoch ängstliche Kinder mehr von einer Einzeltherapie. Auch die Stabilität der Effekte konnte für einen Zeitraum von bis zu 6 Jahren nachgewiesen werden.

Sie zielen in der Regel auf eine direkte Änderung des Verhaltens und der Kognitionen im Umgang mit den Angst auslösenden Situationen. Dabei kommt den Expositionsverfahren ein besonderer Stellenwert zu. Grundlage der Expositionsbehandlung ist die Konfrontation mit dem Angst auslösenden Reiz und die aktive Bewältigung der dabei entstehenden Angst. In der Regel werden in abgestufter Form zunehmend stärker angstbesetzte Reize und Situationen aufgesucht und unter Einsatz kognitiver und behavioraler Techniken so lange geübt und überwunden, bis eine Angstreduktion erfolgt.

Als unterstützende weitere Elemente kommen oft folgende Ansätze und Techniken zum Einsatz:
- Kognitive Restrukturierung/innerer Dialog
- Kontingente Verstärkung, Entspannungstechniken und systematische Desensibilisierung

- Soziales Kompetenztraining
- Verbesserung von Problemlöseverhalten
- Modelllernen
- Verhaltenstherapeutische Ansätze sozialen Lernens (Modelllernen, Problemlöseverhalten oder soziales Kompetenztraining) sind indiziert, wenn die phobische Symptomatik wesentlich mit Defiziten sozialer Kompetenz einhergeht (z.B. bei sozialer Phobie).

Psychodynamische Interventionen
Eine große Zahl von Fallberichten sowie Meta-Analysen bei klinisch heterogenen Gruppen belegen die allgemeine Wirksamkeit. Bei Kindern mit Angststörungen liegen nur wenige, methodisch unzureichend kontrollierte systematische Studien vor (V).

Psychodynamische Therapie zielt auf die Förderung von Persönlichkeitsentwicklung und Konfliktbewältigung unter besonderer Berücksichtigung der individuellen (frühkindlichen) Lebensgeschichte und unbewusster Prozesse. Neben möglichen äußeren Belastungen müssen auch intrapsychische Konflikte bei der Entstehung von Angstsymptomen beachtet werden. Solche Konflikte können auch ohne äußere Belastung durch die Auseinandersetzung mit anstehenden alterstypischen Entwicklungsaufgaben auftreten.

Die Indikation für eine psychodynamische Therapie besteht insbesondere bei älteren Kindern und Jugendlichen, wenn die Symptomatik mit intrapsychischen Konflikten der Ich-Entwicklung, der Selbst- und Objektwahrnehmung und der Selbstwertregulation in einem engen Zusammenhang steht. Sie erscheint auch bei komplexeren Angststörungen mit vermehrter Komorbidität indiziert.

Methoden und Techniken sind hierbei:
- Analytische Einzel- und Gruppengespräche
- Fokaltherapie
- Imaginationsverfahren
- Spieltherapeutische Ansätze.

Auf das Familiensystem bezogene Interventionen
Mehrere kontrollierte Studien belegen die Wirksamkeit familien- und elternbezogener Interventionen, besonders wenn die Eltern selbst eine Angstproblematik aufweisen (II).

Familienbezogene Ansätze sehen Angstsymptome als Ausdruck dysfunktionaler Interaktionen und familiärer Beziehungen, wobei oft eigene Ängstlichkeit der Eltern und deren Haltung gegenüber kindlichen Ängsten und Vermeidungshaltungen sowie Rollenverschiebungen von Bedeutung sind.
- Eine Beratung über den Umgang der Eltern mit dem Angst- und Vermeidungsverhalten ihres Kindes ist generell notwendig.
- Stützende und belohnende familiäre Reaktionen bei Konfrontation mit den angstauslösenden Situationen sind hilfreich, die Symptomatik unterstützende Reaktionen müssen aber unbedingt unterbunden werden.
- Belastet die Angstsymptomatik die Familienbeziehungen deutlich oder steht sie damit in ursächlichem Zusammenhang, sind familientherapeutische/familienorientierte Gespräche und Maßnahmen indiziert.
- Auch die ungünstige Modellwirkung von Bezugspersonen mit einer eigenen Angstproblematik ist in diesem Rahmen zu berücksichtigen (ggf. ist separate Behandlung notwendig).

Pharmakologische Interventionen
Insgesamt ist die empirische Evidenz für die Wirksamkeit von Psychopharmaka bei sozialen Phobien hoch (II). 2 kontrollierte randomisierte Studien bestätigen die Wirksamkeit von selektiven Serotonin-Wiederaufnahmehemmern, deren Effektivität im Erwachsenenalter hinreichend erprobt ist (I). Allerdings ist bisher kein SSRI im Kindes- und Jugendalter für die Indikation „soziale Phobie" zugelassen; bei einer solchen Behand-

lung handelt es sich also (noch?) um einen Off-Label-Use mit entsprechenden Verpflichtungen zur Aufklärung der Erziehungsberechtigten.

Bei Angststörungen sind eine Reihe verschiedener Substanzen wirksam: Mittel der ersten Wahl sind derzeit selektive Serotonin-Wiederaufnahmehemmer, Mittel der zweiten Wahl serotonerge und noradrenerge trizyklische Antidepressiva, die jedoch vermehrt unerwünschte Nebenwirkungen aufweisen und eher bei komorbider Depressivität Erfolge zeigen. Benzodiazepine wirken rasch, sind ohne ausgeprägte Nebenwirkungen, sollten aber wegen ihres Suchtpotenzials nur möglichst kurzfristig (maximal 6 Wochen) eingesetzt werden. Ausreichende empirische Evidenz für die Behandlung mit Benzodiazepinen und Beta-Rezeptorenblockern liegt bisher nur bei Erwachsenen vor.

Generell ist die Gabe von Psychopharmaka bei Angststörungen im Kindes- und Jugendalter eher die Ausnahme und sollte nur vorübergehend und als Unterstützung für andere Maßnahmen eingesetzt werden. Eine alleinige Behandlung mit Psychopharmaka ist abzulehnen.

- Bei ausgeprägten verlängerten Angstzuständen, die ein Überwinden von Schwellensituationen unmöglich machen, kann die Gabe von Benzodiazepinen oder anxiolytisch wirksamer Antidepressiva kurzfristig indiziert sein, z.B. auch bei einer notwendigen medizinischen Intervention.
- Bei begleitender depressiver Störung sollte diese pharmakologisch mitbehandelt werden.

Störungsspezifische Behandlungsempfehlungen

Bei Agoraphobie
- Nach Bestimmung von Ausmaß der Belastung und Beeinträchtigung erfolgt Aufklärung und Beratung über die Natur der Störung mit Hinweis auf die Gefahr der Chronifizierung, Beeinträchtigung der psychosozialen, schulischen und Alltagsfunktionen, wenn die Betroffenen im Extremfall ihr Zuhause nicht mehr verlassen.
- In-vivo-Expositionsbehandlung mit therapeutischer Unterstützung der Angstbewältigung stellt die Methode erster Wahl dar. Als unterstützende weitere Elemente kommen oft folgende Ansätze und Techniken zum Einsatz:
  – Kognitive Restrukturierung/innerer Dialog
  – Kontingente Verstärkung
  – Entspannungstechniken
  – Systematische Desensibilisierung.
- Familieninterventionen, die darauf zielen, Autonomie und Kompetenz des Jugendlichen, nicht aber dessen Vermeidungsverhalten zu unterstützen
- Vorläufige Befunde lassen einen Nutzen von SSRIs bei Kindern und Jugendlichen mit Agoraphobie erwarten.

Bei spezifischen Phobien und phobischen Störungen des Kindesalters
- Nach Bestimmung von Ausmaß der Belastung und Beeinträchtigung besteht die Behandlung primär aus verhaltensorientierten, kognitiv-verhaltensorientierten und psychodynamischen Therapieansätzen.
- Nach Aufklärung und Beratung erfolgen Aufzeigen von Behandlungsmöglichkeiten und Diskussion des Behandlungsplanes unter Beteiligung von Eltern und Kind. Informationen darlegen, wie Fortschritte evaluiert werden.
- Anwendung von kognitiv-verhaltensorientierter Therapie unter Einschluss von Exposition, systematischer Desensibilisierung und Reaktionsverhinderung
- Kompliziertere Fälle mit vermehrter Beeinträchtigung können individuelle und familienorientierte Psychotherapie erfordern.

Bei sozialer Phobie und Störung mit sozialer Überempfindlichkeit des Kindesalters (inkl. elektiver Mutismus als spezielle Unterform)

◢ Nach Bestimmung von Ausmaß der Belastung und Beeinträchtigung erfolgt Aufklärung und Beratung über die Natur der Störung mit Hinweis auf die Gefahr der Chronifizierung, Beeinträchtigung der psychosozialen, schulischen und kindlichen Gesamtentwicklung sowie Entstehung komorbider Folgestörungen.
◢ Anwendung von kognitiv-verhaltensorientierter Therapie, um erfolgreiche Erfahrungen in sozialen Interaktionen zu vermitteln. Einbeziehung von Techniken wie systematische Desensibilisierung, Exposition, Reaktionsverhinderung, Gegenkonditionierung, Modelllernen und operante Konditionierung (z.B. bei Kindern mit elektivem Mutismus positive Verstärkung für Sprechen und keine Verstärkung bei mutistischem Verhalten)
◢ Individuelle und vor allem Gruppenpsychotherapie zur Entwicklung des Selbsterlebens mittels Thematisierung innerer Konflikte, Förderung von sozialen Fertigkeiten, Beteiligung Gleichaltriger und angemessener Selbstbehauptung. Kinder mit elektivem Mutismus können von der Teilnahme an einer Gruppe mit sprechenden Kindern profitieren.
◢ Familieninterventionen, die u.a. Familientherapie, Eltern-Kind-Interventionen und Anleitung der Eltern beinhalten und darauf zielen, Autonomie und Kompetenz des Kindes zu unterstützen. Es werden Veränderungen von Abläufen in der Familie angestrebt mit Förderung von Grenzsetzungen und Maßnahmen, die eine Auflösung der Symptome unterstützen.
◢ Pharmakotherapie: SSRIs (selektive Serotonin-Wiederaufnahmehemmer) sind die Behandlung der Wahl bei Erwachsenen mit sozialer Phobie. Vorläufige Befunde lassen einen Nutzen von SSRIs bei Kindern und Jugendlichen mit sozialer Phobie (s.o.) und elektivem Mutismus erwarten.

4.3 Besonderheiten bei ambulanter Behandlung

◢ Bei den meisten phobischen Störungen im Kindes- und Jugendalter ist ambulante Behandlung ausreichend.
◢ Ambulante Behandlung kann schwierig sein, wenn ausgeprägtes Vermeidungsverhalten die Alltagsfunktionen stark einschränkt oder die Angstsymptomatik Funktion eines pathogenen Familiensystems ist.
◢ Auch wenn solche Umstände von Anfang an deutlich sind, ist es in der Regel sinnvoll, zunächst einen ambulanten Behandlungsversuch zu unternehmen; dabei muss frühzeitig auf stationäre Behandlungsmöglichkeiten hingewiesen werden für den Fall, dass die ambulante Behandlung erfolglos bleibt.
◢ Bei Kindern ist ambulante Behandlung ohne Einbeziehung einer Bezugsperson in der Regel nicht aussichtsreich.

4.4 Besonderheiten bei teilstationärer Behandlung

◢ Tagesklinische Behandlung kann bei Angststörungen ohne Begleitstörungen die Behandlungsform der Wahl sein, wenn ambulante Maßnahmen nicht ausreichen.
◢ Tagesklinische Behandlung wegen ausgeprägter Begleitstörungen bedingt deren spezifische Therapie.
◢ Häufig sinnvoll als Übergang von der vollstationären in die ambulante Behandlung.
◢ Soziale Kompetenz ist in diesem Kontext leichter aufzubauen; insbesondere sozial

ängstlichen Kindern wird so der Umgang mit Gleichaltrigen ermöglicht, der bei ambulanter Behandlung häufig weiterhin vermieden wird; gleichzeitig wird diesen Kindern die in der Regel gefürchtete Trennung vom Elternhaus erspart.
- Das angebotene Schulprogramm kann helfen, schulische Defizite aufzuholen.
- Psychiatrische Begleitstörungen können systematischer behandelt werden.
- Notwendige Familientherapie wird in der Regel besser akzeptiert.
- Wegen der täglich stattfindenden Trennungssituation setzt tagesklinische Behandlung gute Kooperation der Familie voraus.

4.5 Besonderheiten bei stationärer Behandlung

- Nach Scheitern ambulanter bzw. teilstationärer Behandlungsmaßnahmen oder wenn solche Behandlungsangebote nicht angenommen werden
- Wenn es mit ambulanten oder teilstationären Behandlungsmaßnahmen nicht gelingt, im Familiensystem verfestigte, störungsunterstützende Faktoren zu verändern
- Von den Betroffenen wird eine stationäre Behandlung oft gefürchtet, da sie – insbesondere bei sozialer Ängstlichkeit – eine der gefürchteten und daher vermiedenen Situationen darstellt; deshalb ist eine adäquate Vorbereitung dringend geboten.
- Im Übrigen entspricht das Vorgehen dem bei teilstationärer Behandlung.

4.6 Jugendhilfe- und Rehabilitationsmaßnahmen

- Jugendhilfemaßnahmen sind nur in Ausnahmefällen erforderlich, wenn z.B. bei Rückkehr nach einer stationären Behandlung in die unverändert ungünstige psychosoziale Ausgangssituation ein rascher Rückfall droht.
- Phobische Störungen im Kindes- und Jugendalter führen selten zu so schweren Beeinträchtigungen, dass spezifische Rehabilitationsmaßnahmen erforderlich werden.
- Sekundärpräventive Maßnahmen haben zum Ziel, eine Generalisierung der Symptomatik zu verhindern und die Betroffenen auf allgemein angstbesetzte Situationen wie Zahnarztbesuch oder Blutentnahmen vorzubereiten.

4.7 Entbehrliche Therapiemaßnahmen

- Bei jeder Therapiemaßnahme muss überlegt werden, inwieweit sie zum Vermeidungsverhalten beiträgt: Die Betroffenen neigen dazu, solche Verfahren zu bevorzugen, die eine Konfrontation mit der Angst auslösenden Situation möglichst lange vermeiden.
- Kritisch zu prüfen ist die Frage, unter welchen Umständen schulischer Einzelunterricht die Gesundung unterstützt.

5 Literatur

Baving L, Schmidt MH, Evaluierte Therapieansätze in der Kinder- und Jugendpsychiatrie II. Zeitschrift für Kinder- und Jugendpsychiatrie und Psychotherapie (2001), 29 (3), 206–220

Beidel D, Turner M (1999) Shy Children, Phobic Adults. American Psychological Association, Washington DC

Bernstein GA, Shaw K, Practice parameters for the assessment and treatment of children and adolescents with anxiety disorders. American Academy of Child and Adolescent Psychiatry. Journal of the American Academy of Child and Adolescent Psychiatry (1997), 36 (Suppl. 10), 69–84

Nissen G (Hrsg.) (1995) Angsterkrankungen. Prävention und Therapie. Hans Huber, Bern

Petermann U, Petermann F (2003) Training mit sozial unsicheren Kindern: Einzeltraining, Kindergruppen, Elternberatung, 8. überarb. Aufl. Beltz, Weinheim

Russ SW, Ollendick TH (1999) Handbook of Psychotherapies with Children and Families. Kluwer Academic/Plenum Publishers, New York

Schneider S (2004) Angststörungen bei Kindern und Jugendlichen. Grundlagen und Behandlung. Springer, Berlin, Heidelberg, New York

Steinhausen HC, von Aster M (Hrsg.) (1999) Verhaltenstherapie und Verhaltensmedizin bei Kindern und Jugendlichen, 2. Aufl. Beltz-PVU, Weinheim

Frühere Bearbeiter dieser Leitlinie
F. Resch, U. Strehlow, E. Koch, J. Haffner, R. Brunner, A. Engellandt-Schnell

Jetzige Bearbeiter dieser Leitlinie
F. Resch, U. Strehlow, P. Parzer, J. Haffner, R. Brunner, A. Engellandt-Schnell

Korrespondenzadresse
Prof. Dr. med. Franz Resch
Zentrum für psychosoziale Medizin
Klinik für Kinder- und Jugendpsychiatrie
Universitätsklinikum Heidelberg
Blumenstraße 8
69115 Heidelberg

Angststörungen (F41, F93.0)

1 Klassifikation

1.1 Definition

Bei diesen Störungen stellen Manifestationen von unrealistischer bzw. übermäßig ausgeprägter Angst die Hauptsymptomatik dar. Mit Ausnahme der Trennungsangststörung (F93.0) ist die Angst jedoch nicht, wie bei den phobischen Störungen (F40, F93.1 und F93.2), auf bestimmte Objekte bzw. Situationen begrenzt. Depressive und Zwangssymptome, sogar einige Elemente phobischer Angst, können vorhanden sein, vorausgesetzt, sie sind eindeutig sekundär oder weniger ausgeprägt.

Panikstörung (F41.0)
Auftreten wiederkehrender, ausgeprägter Angstattacken, die sich nicht auf eine spezifische Situation oder besondere Umstände beschränken, nicht vorhersehbar sind und deshalb zu Erwartungsangst führen können.

Generalisierte Angststörung (F41.1)
Frei flottierende, anhaltende Angst mit vielfältigen, insbesondere vegetativen Symptomen; im Kindes- und Jugendalter häufig weniger typische Beschwerden und spezifische vegetative Symptome (andere emotionale Störung des Kindesalters, Störung mit Überängstlichkeit, F93.8).

Angst und depressive Störung, gemischt (F41.2)
Gleichzeitiges Bestehen von Angst und Depression, ohne dass eine der beiden Störungen überwiegt. Die Symptome erfüllen nicht die Kriterien einer Angst- oder depressiven Störung.

Sonstige gemischte Angststörungen (F41.3)
Gleichzeitiges Bestehen von generalisierter Angststörung und Merkmalen einer neurotischen, Belastungs- oder somatoformen Störung (F42–F48), deren Kriterien jedoch nicht vollständig erfüllt sind. In dieser Kombination treten am häufigsten Symptome einer Zwangsstörung (F42), einer dissoziativen Störung (F44), von Somatisierungsstörungen (F45.0, F45.1) oder einer hypochondrischen Störung (F45.2) auf.

Emotionale Störung mit Trennungsangst des Kindesalters (F93.0)
Angst vor der Trennung von wichtigen Bezugspersonen, die erstmals während der ersten Lebensjahre auftritt und durch außergewöhnlichen Schweregrad sowie abnorme Dauer zu einer Beeinträchtigung sozialer Funktionen führt.

1.2 Leitsymptome

Die Symptomatik muss primäre Manifestation der Angst sein.

Panikstörung
- Auftreten wiederholter Panikattacken mit weitgehend angstfreien Intervallen
- Eine Panikattacke ist eine klar abgrenzbare Episode von intensiver Angst oder Unbehagen, bei der die nachfolgend genannten Symptome abrupt auftreten und innerhalb weniger Minuten ein Ma-

ximum erreichen können: Herzklopfen, Schwitzen, Zittern, Mundtrockenheit, Erstickungsgefühl, Hyperventilation, Brustschmerz oder Beklemmungsgefühl, Übelkeit oder Magen-Darm-Beschwerden, Schwindel, Entfremdungsgefühle (Derealisation oder Depersonalisation), Angst, die Kontrolle zu verlieren oder verrückt zu werden, Angst zu sterben, Hitzegefühle oder Kälteschauer, Parästhesien.
- Die intensive Angst führt meist zum fluchtartigen Verlassen des Ortes.
- Die einzelnen Anfälle dauern meist nur wenige Minuten.
- Die Situation, in der eine Panikattacke auftritt, wird danach häufig vermieden.
- Einer Panikattacke folgt meist die ständige Furcht vor einer erneuten Attacke.

Generalisierte Angststörung
- Das wesentliche Symptom ist eine generalisierte und anhaltende Angst, die sich aber nicht auf bestimmte Situationen in der Umgebung beschränkt, sondern frei flottiert.
- Symptome von Angst treten an den meisten Tagen über eine Dauer von mindestens mehreren Wochen auf: Befürchtungen (übertriebene Sorgen bezüglich alltäglicher Ereignisse und Probleme wie die Schul- oder Arbeitssituation; Sorgen über zukünftiges Unglück; Schwierigkeiten, die Sorgen zu kontrollieren; Konzentrationsschwierigkeiten, Nervosität).
- Symptome der Anspannung (Muskelverspannung, akute und chronische Schmerzen, körperliche Unruhe, Zittern, Unfähigkeit zum Entspannen)
- Vegetative Übererregbarkeit (Tachykardie, Tachypnoe, Schwitzen, Schwindel, Benommenheit, Mundtrockenheit, Oberbauchbeschwerden)
- Bei Kindern herrschen oft das Bedürfnis nach Beruhigung und somatische Beschwerden vor.

Angst und depressive Störung, gemischt
- Vorhandensein von Angst und Depression in milder Ausprägung, ohne Vorherrschen des einen oder anderen
- Zumindest vorübergehendes Auftreten von vegetativen Symptomen
- Die Symptome erfüllen weder die Kriterien einer Angst- noch einer depressiven Störung.

Emotionale Störung mit Trennungsangst des Kindesalters
- Unrealistische und anhaltende Besorgnis, der Bezugsperson könne etwas zustoßen oder der/die Betroffene könne durch unglückliche Ereignisse von der Bezugsperson getrennt werden
- Andauernder Widerwille oder Weigerung, zur Schule/zum Kindergarten zu gehen, um bei der Bezugsperson oder zu Hause bleiben zu können
- Anhaltende Abneigung oder Weigerung, ohne Beisein einer engen Bezugsperson oder weg von zu Hause schlafen zu gehen
- Anhaltende, unangemessene Angst davor, allein oder ohne eine Hauptbezugsperson zu Hause zu sein
- Wiederholte Alpträume, die Trennung betreffend
- Wiederholtes Auftreten somatischer Symptome (Übelkeit, Bauchschmerzen, Erbrechen oder Kopfschmerzen) vor oder während der Trennung
- Extremes und wiederholtes Leiden in Erwartung, während oder unmittelbar nach der Trennung von einer Hauptbezugsperson (z.B. Unglücklichsein, Schreien, Wutausbrüche, Anklammern).

1.3 Schweregradeinteilung

Panikstörung
- Leichte Panikstörung: weniger als 4 Panikattacken in 4 Wochen

- Mittelgradige Panikstörung: mindestens 4 Panikattacken in 4 Wochen
- Schwere Panikstörung: mindestens 4 Panikattacken pro Woche über einen Zeitraum von 4 Wochen.

Emotionale Störung mit Trennungsangst des Kindesalters

Große individuelle Variationsbreite:
- Leicht: Tolerieren der Trennungssituation trotz übermäßig ausgeprägter Angst, oder Trennungsvermeidung führt nicht zu psychosozialer Beeinträchtigung
- Schwer: Trennungsvermeidung führt zu ausgeprägter psychosozialer Beeinträchtigung.

1.4 Untergruppen

Keine bekannt.

1.5 Ausschlussdiagnose

Panikstörung

Panikattacken können im Zusammenhang mit depressiven Störungen auftreten; sind die Kriterien für eine depressive Störung erfüllt, schließt das die Panikstörung als Hauptdiagnose aus.

Generalisierte Angststörung

Die vollständigen Kriterien für eine *Depressive Episode* (F32), *Phobische Störung* (F40), *Panikstörung* (F41.0) oder *Zwangsstörung* (F42) dürfen nicht erfüllt sein.

Angst und depressive Störung, gemischt
- Die Symptome für eine Angst- oder für eine depressive Störung sind erfüllt
- Anhaltende ängstliche Depression (Dysthymia, F34.1).

2 Störungsspezifische Diagnostik

2.1 Symptomatik

Exploration des Kindes
- Symptome und Ausprägungsgrad der Angst?
- Vegetative Symptome?
- Panikattacken?
- Häufigkeit der Angstanfälle und Intervalldauer?
- Fokussierte Angst oder Unvorhersehbarkeit des Auftretens von Angst?
- Erwartungsangst?
- Vermeidungsverhalten?
- Weitere Symptomatik (z.B. Depressivität, Zwangsphänomene)?
- Dauer der aktuellen Symptomatik?
- Alters- und Entwicklungsangemessenheit der Angst?
- Ausmaß der psychosozialen Beeinträchtigung?

Exploration der Bezugspersonen
- Art und Beginn der Symptomatik?
- Beeinträchtigung der psychosozialen Anpassung des Kindes (soziale Relevanz, Alltagsfunktionen)?
- Spezifische Reaktionsmuster von Bezugspersonen?
- Pathogenetische Vorstellungen?
- Ggf. Befragung des Lehrers über Leistungen und Verhalten des Kindes in der Schule (ggf. Schweigepflichtentbindung).

Beobachtung
- Ängstlichkeit?
- Panik?
- Interaktion mit der Mutter?

2.2 Störungsspezifische Entwicklungsgeschichte

- Von den Bezugspersonen zu explorieren
- Ängstliche, scheue, passive, neue Situationen vermeidende Kleinkinder haben ein erhöhtes Risiko, u.a. an Angststörungen zu erkranken.
- Eine Panikstörung tritt typischerweise vor der Pubertät nicht auf.
- Bei Kindern und Jugendlichen mit generalisierter Angststörung betreffen die Ängste und Sorgen oft die Qualität ihrer Leistung oder Kompetenz in der Schule bzw. im Sport.
- Bei der emotionalen Störung mit Trennungsangst des Kindesalters beginnt die Symptomatik vor Vollendung des 6. Lebensjahres und dauert mindestens 4 Wochen an.

2.3 Psychiatrische Komorbidität und Begleitstörungen

- Andere Angststörungen (bis ca. 30%)
- Depressive Störung (bis ca. 30%; bei der Panikstörung 50–65%, davon geht bei 30% die Depression der Panikstörung voraus)
- Essstörungen (Häufigkeit fraglich)
- In der Adoleszenz: Alkohol- und Medikamentenmissbrauch
- Bei der emotionalen Störung mit Trennungsangst zusätzlich: Störung des Sozialverhaltens (bis ca. 30%) und Hyperkinetisches Syndrom (bis ca. 25%).

2.4 Störungsrelevante Rahmenbedingungen

Exploration der Bezugspersonen und Beobachtung der Interaktionen innerhalb der Familie:

- Ängstliche und/oder depressive Persönlichkeitsmerkmale? Angststörungen in der Familie? Modellhaftes Verhalten von Familienmitgliedern (inkl. Geschwistern)? Erziehungsstil (überprotektiv, restriktiv, Angst induzierend)?
- Ängstigende Ereignisse inner- und außerhalb der Familie? Alkoholismus in der Familie?

2.5 Apparative, Labor- und Testdiagnostik

- Hilfreich: Angstfragebögen (z.B. Kinder-Angst-Test II – KAT-II, Angstfragebogen für Schüler – AFS, Childhood Anxiety Sensitivity Index – CASI, Selbstbeurteilungsbogen Angst – SBB-ANG in Vorbereitung)
- Leistungsdiagnostik insbesondere bei schulbezogener Angst und Leistungsabfall in der Schule
- Fakultativ: Persönlichkeitsdiagnostik.

2.6 Weitergehende Diagnostik und Differenzialdiagnostik

- Unabdingbar: somatische Abklärung zum Ausschluss einer organischen Angststörung und einer substanzbedingten Störung mit laborchemischen (z.B. Hypoglykämie, Phäochromozytom, Thyreotoxikose, chemische Wirkstoffe), neurophysiologischen und ggf. bildgebenden Verfahren (z.B. Temporallappenepilepsie)
- Siehe Abbildung 41.

2 Störungsspezifische Diagnostik

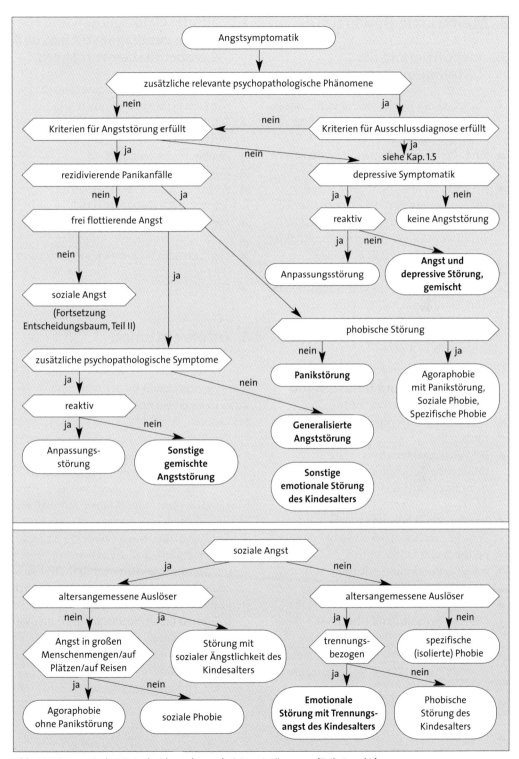

Abb. 41: Diagnostischer Entscheidungsbaum bei Angststörungen (Teile I und II)

3 Multiaxiale Bewertung

3.1 Identifizierung der Leitsymptome

- Vorliegen der Angststörung muss positiv, nicht nur durch Ausschluss einer somatischen Erkrankung belegt sein.
- Sind ein oder mehrere Leitsymptome vorhanden?
- Ausprägung der Angstsymptomatik?
- Seit wann bestehen die Leitsymptome?
- Sind die Kriterien für eine Angststörung erfüllt oder ist die Angst Symptom einer anderen psychiatrischen Störung?
- Gibt es Begleitstörungen?
- Über welche psychischen Kompetenzen und Bewältigungsstile verfügt das Kind bzw. der/die Jugendliche?

3.2 Identifizierung weiterer Symptome und Belastungen

- Liegen umschriebene Entwicklungsstörungen vor?
- Bei ausgeprägter Intelligenzminderung müssen die Behandlungsmethoden und -techniken entsprechend angepasst werden.
- Werden ggf. bestehende chronische körperliche Erkrankungen schlecht bewältigt?
- Ist die Angst Leitsymptom einer organischen Angststörung oder einer substanzbedingten Störung?
- Besteht ein zerebrales Anfallsleiden?
- Gibt es aktuelle und chronische Belastungen (Angst auslösende Ereignisse)?
- Gibt es Angstmodelle in der Familie (ggf. separate Behandlung von Bezugspersonen)?
- Wie war die prämorbide Anpassung des betroffenen Kindes/Jugendlichen?
- Beeinträchtigt die Symptomatik die Funktionen in der Familie, in der Schule oder im Sozialkontakt?

3.3 Differenzialdiagnosen und Hierarchie des diagnostischen und therapeutischen Vorgehens

- Organische Angststörungen (F06.4)
- Substanzbedingte Störungen (F1)
- Schizophrenie (F20)
- Affektive Störungen (F32, F33, F34)
- Phobische Störungen (F40)
- Zwangsstörungen (F42)
- Reaktionen auf schwere Belastungen und Anpassungsstörungen (F43)
- Somatoforme Störungen (F45)
- Depersonalisationssyndrom (F48.1)
- Tief greifende Entwicklungsstörungen (F84)
- Störungen des Sozialverhaltens (F91).

4 Interventionen

Kontrollierte Studien, die die Wirksamkeit von Psychotherapie in der Behandlung von Kindern und Jugendlichen mit Angststörungen belegen, liegen bisher nur für die kognitive Verhaltenstherapie vor, teilweise in Kombination mit Familientherapie. Allerdings wurden in der Regel Patienten mit unterschiedlichen Angststörungen eingeschlossen, z.B. mit Überängstlichkeit, emotionaler Störung mit Trennungsangst oder sozialer Phobie, sodass differenzierte Aussagen für einzelne Angststörungen erschwert sind. Insgesamt ergibt sich daraus für die kognitive Verhaltenstherapie ein durchschnittlicher Evidenzgrad von II, wenn nicht explizit angegeben, gilt V.

In kontrollierten Studien zeigten sich keine ausreichenden Effekte für trizyklische Antidepressiva und für Benzodiazepine hinsichtlich Panikstörungen (V) und für Trizyklika bei Trennungsangststörungen (II). Die Wirksamkeit von selektiven Serotonin-Wiederaufnahmehemmern (SSRIs) im Kindes- und Jugendalter ist bei generalisierten- und Trennungsangststörungen belegt (II). Wenn nicht explizit angegeben, gilt V.

4 Interventionen

4.1 Auswahl des Interventionssettings

- Ambulante Behandlung von Angststörungen ist grundsätzlich aussichtsreich bei niedriger oder mäßiger Krankheitsausprägung und ausreichender Kooperation der Eltern.
- Teilstationäre Behandlung empfiehlt sich bei stärker ausgeprägten generalisierten Angststörungen/Panikstörungen, setzt aber hohe Kooperation der Eltern voraus.
- Teilstationäre Behandlung bei emotionaler Störung mit Trennungsangst des Kindesalters kann den Übergang von vollstationärer in ambulante Behandlung erleichtern.
- Vollstationäre Behandlung wird erforderlich bei starker Beeinträchtigung der Alltagsfunktionen und/oder nicht ausreichender Kooperation der Eltern oder der notwendigen Trennung des Kindes von seiner Umgebung (z.B. bei emotionaler Störung mit Trennungsangst des Kindesalters).
- Behandlung im natürlichen Milieu bei mäßig ausgeprägter emotionaler Störung mit Trennungsangst des Kindesalters oder nach der vollstationären Behandlung anderer Angststörungen.

4.2 Hierarchie der Behandlungsentscheidung und Beratung

- Die Beratung und Information der Betroffenen und der Bezugspersonen muss folgende Punkte berücksichtigen:
  - Hintergrund der Störung
  - Vor- und Nachteile verschiedener Therapiemethoden
  - Evtl. notwendige familientherapeutische Maßnahmen
  - Ggf. Notwendigkeit stationärer Therapie
  - Therapiekontrakt über Therapieziele und Akzeptanz von Interventionen
- Die Behandlung der Angststörungen erfolgt in erster Linie mittels psychotherapeutischer, insbesondere verhaltenstherapeutischer Verfahren.
- Daneben umfasst der multimodale Behandlungsansatz Beratung von Eltern und Kind, Elemente psychodynamischer Therapie und Familientherapie, im Bedarfsfall Pharmakotherapie sowie ggf. Absprachen mit weiteren Bezugspersonen (z.B. Lehrern).
- Relative Indikation für Pharmakotherapie: Sie ist in erster Linie angezeigt bei Panikstörungen und ineffizienten psychotherapeutischen Maßnahmen (z.B. Schulbesuch nicht möglich); Antidepressiva sind Mittel der ersten Wahl, auch bei den häufigsten komorbiden Störungen (depressive Störungen, hyperkinetische Syndrome).
- Vgl. Diagramme: Hierarchie zur Therapie bei Panikstörung und generalisierter Angststörung (s. Abb. 42) sowie der Behandlungsentscheidung und diesbezügliche Beratung am Beispiel der emotionalen Störung mit Trennungsangst des Kindesalters (s. Abb. 43).

Panikstörung
- Verhaltenstherapie; Reaktionsexposition in Verbindung mit Elementen kognitiver Verhaltenstherapie
- Pharmakotherapie; Antidepressiva (bevorzugt SSRIs), Benzodiazepine (z.B. Clonazepam) oder Beta-Rezeptorenblocker (Anwendung bei vegetativer Übererregbarkeit); mehrmonatige und ggf. längerfristige Erhaltungsphase wegen hoher Rezidivgefahr, danach langsames Ausschleichen.

Generalisierte Angststörung
- Verhaltenstherapie zielt auf die Bearbeitung von Defiziten in der sozialen Kompetenz, im Problemlöseverhalten und in der Wahrnehmung; Techniken sind kognitive Umstrukturierungen und operantes Konditionieren (II).

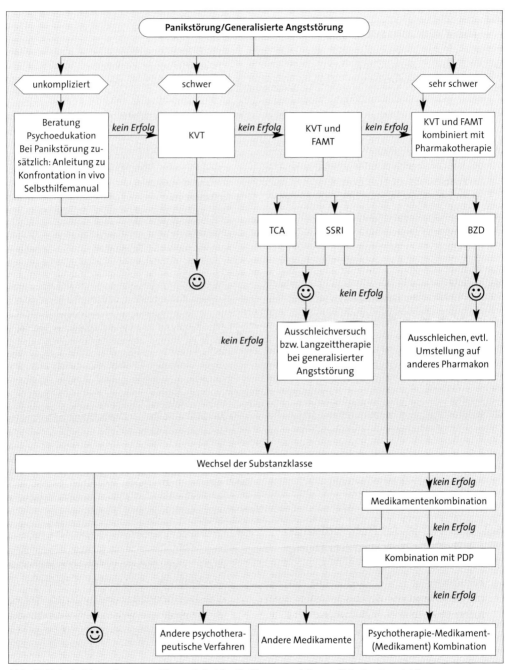

Abb. 42: Entscheidungsbaum zur Therapie bei Panikstörung und Generalisierter Angststörung
(KVT = Kognitive Verhaltenstherapie, FAMT = Familientherapie, TCA = Trizyklische Antidepressiva, SSRI = Selektive Serotoninwiederaufnahmehemmer, BZD = Benzodiazepine, PDP = Psychodynamische Psychotherapie)

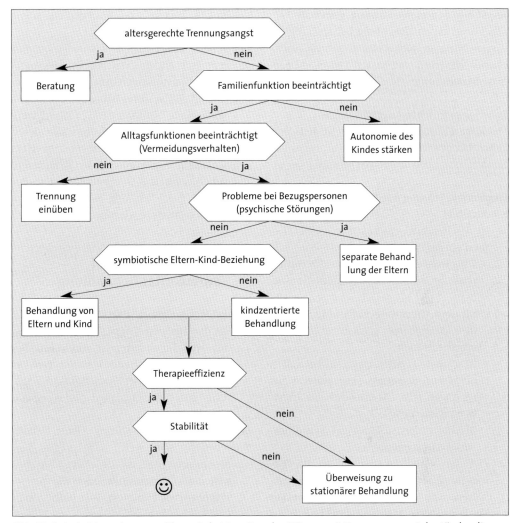

Abb. 43: Entscheidungsbaum zur Therapie bei Emotionaler Störung mit Trennungsangst des Kindesalters

- Psychodynamische Therapie zielt auf die Förderung der Persönlichkeitsentwicklung und Autonomie, des Selbstbewusstseins, der sozialen Kompetenz und des altersangepassten Verhaltens des Kindes (Fokus auf Art des aktuellen Konflikts, unbewusste Befürchtungen und Ängste); Techniken sind Fokaltherapie, Imaginationsverfahren und spieltherapeutische Ansätze (IV).
- Entspannungsverfahren sind adjuvante Methoden in der Primärversorgung; sie zielen auf Entspannung und Selbstkontrolle; Techniken sind progressive Muskelrelaxation und autogenes Training.
- Pharmakotherapie kann u.U. einer Psychotherapie vorgeschaltet werden; als Präparate stehen Antidepressiva, bevorzugt SSRIs, insbesondere Fluvoxamin (II), sowie das SNRI Venlafaxin (II), Beta-Rezeptorenblocker (bei leichten Störungen), Benzodiazepine (II) und andere Anxiolytika, wie z.B. Buspiron, zur Verfügung. Ein großer Teil der Präparate ist nur im Off label use zu verordnen. Medikamentenpausen sind empfehlenswert.

Angst und depressive Störung, gemischt
Das Vorgehen entspricht der Behandlung bei Angststörungen, wobei eine Beratung ausreichend sein kann, ansonsten symptombezogene Behandlung.

Sonstige gemischte Angststörungen
Der Behandlungsansatz entspricht dem Vorgehen bei generalisierter Angststörung unter Einbeziehung der übrigen Symptome.

Emotionale Störung mit Trennungsangst des Kindesalters
- In der Beratung muss auf folgende Themen eingegangen werden
  - Die phobische Besetzung der Trennung muss immer wieder verdeutlicht werden.
  - Kindern Trennung zuzumuten heißt, ihre Autonomie stärken und ihnen etwas zutrauen.
  - Irrationale Erziehungsregeln bezüglich der Trennungsangst sind außer Kraft zu setzen (z.B. „Mein Kind soll angstfrei aufwachsen").
  - Mechanismen ungünstiger Symptomverstärkung erläutern
- Ziel der Verhaltenstherapie ist die Behandlung der Angst, des Vermeidungsverhaltens und der sich daraus ergebenden Funktionsbeeinträchtigungen. Techniken sind systematische Desensibilisierung (Angst-Meidungs-Management), prolongierte Exposition (Angst-Panik-Management, Reaktionsexposition), Modelllernen, Kontingenzmanagement, Selbstmanagement und kognitive Verhaltenstherapie. Kombinationen der verschiedenen Verfahren sind erprobt (II).
- Ziel der Familientherapie ist die Erkennung und Unterbrechung dysfunktionaler familiärer Interaktionsmuster, Bearbeitung Angst unterstützenden Verhaltens (sekundärer Krankheitsgewinn/überprotektives Verhalten) und ggf. Bearbeitung von Angstmodellen in der Familie. Techniken sind Rollenspiele sowie Angstmanagement (II–III).
- In der Pharmakotherapie können bei ausgeprägter antizipierter Angstproblematik und Schlafstörungen Antidepressiva (bevorzugt SSRIs) sowie Benzodiazepine (z.B. Alprazolam, Clonazepam, Chlordiazepoxid) indiziert sein, allerdings geht deren Wirkung nicht über den Placeboeffekt hinaus (II). Außerdem werden Beta-Rezeptorenblocker (z.B. Propranolol, Metoprolol) mit guter Wirkung auf die begleitenden vegetativen Phänomene angewandt.

4.3 Besonderheiten bei ambulanter Behandlung

Panikstörung/Generalisierte Angststörung
- Bei den meisten Angststörungen im Kindes- und Jugendalter ist ambulante Behandlung ausreichend, insbesondere bei leichter bis mäßiger Ausprägung der Störung, guter Erreichbarkeit und Kooperation der Eltern.
- Ambulante Behandlung kann dann schwierig sein, wenn ausgeprägtes Vermeidungsverhalten die Alltagsfunktionen stark einschränkt oder die Angstsymptomatik Funktion eines pathogenen Familiensystems ist.
- Bei Kindern ist ambulante Behandlung ohne Einbeziehung einer Bezugsperson in der Regel nicht aussichtsreich.

Emotionale Störung mit Trennungsangst des Kindesalters
- Schulbesuch als Therapieziel formulieren
- Kind in Therapieabsprachen einbeziehen (z.B. dass, falls Ausdehnung des Schulbesuchs nicht erreicht werden kann, die Notwendigkeit von stationärer Behandlung gegeben ist)
- Bei ambulanter Betreuung keine Befreiung vom Schulbesuch, aber anfangs Reduzierung der Stundenanzahl möglich

- Stundenweisen Schulbesuch innerhalb von 4 Wochen auf die volle Stundenzahl ausdehnen
- Absprachen mit Schule: über Hintergrund der Störung informieren; kein Heimschicken des Kindes bei somatischen Beschwerden
- Stationäre Aufnahme notwendig, wenn Therapieziel Schulbesuch kurzfristig (max. 4 Wochen) nicht erreicht wird oder der stundenweise Schulbesuch nicht ausgedehnt werden kann.

4.4 Besonderheiten bei teilstationärer Behandlung

- Behandlungsform der Wahl, wenn ambulante Maßnahmen nicht ausreichen
- Tagesklinische Behandlung wegen ausgeprägter Begleitstörungen bedingt deren spezifische Therapie
- Häufig sinnvoll als Übergang von der vollstationären in die ambulante Behandlung
- Alternative Verhaltensmodelle (Therapeuten, Gleichaltrige) und therapeutische Maßnahmen werden in hoher Frequenz stationär angeboten, gleichzeitig können Verhaltensmodifikationen in Alltag und Familie erprobt werden.
- Das angebotene Schulprogramm kann helfen, schulische Defizite aufzuholen.
- Notwendige familientherapeutische Maßnahmen können in der Regel leichter durchgesetzt werden.
- Wegen der täglich stattfindender Trennungssituation setzt tagesklinische Behandlung die Kooperation der Familie voraus.

4.5 Besonderheiten bei stationärer Behandlung

Emotionale Störung mit Trennungsangst des Kindesalters
- Keine Einwilligung des Kindes voraussetzen
- Elternaufklärung über den Sinn stationärer Therapie (Trennung!)
- Schulische Belastung im klinischen Rahmen
- Trennungserfahrung einüben
- Bei Trennungsbewältigung ohne Schwierigkeiten Besuchskontakte ausdehnen
- Zumutbarkeit des Schulbesuchs des Kindes familientherapeutisch erarbeiten
- Probleme bei Eltern ausschließen bzw. bearbeiten
- Externer Schulbesuch von Klinik aus (ggf. schrittweise, zunächst Vorstellung, Durchführung des Schulgangs im entspannten Zustand), Ziel: volle schulische Belastung ohne Begleitung
- Bei voller schulischer Belastung tageweiser Schulbesuch von zu Hause.
- Für die übrigen Angststörungen kommt eine stationäre Behandlung nur selten in Frage; das Vorgehen entspricht dem bei teilstationärer Behandlung.

4.6 Jugendhilfe- und Rehabilitationsmaßnahmen

Jugendhilfemaßnahmen sind nur in Ausnahmefällen erforderlich, wenn z.B. nach einer stationären Behandlung bei unverändert ungünstigen familiären Bedingungen ein rascher Rückfall droht bzw. es wiederholt nach stationären Behandlungen zu Rückfällen gekommen ist.

4.7 Entbehrliche Therapiemaßnahmen

- Spezifische Therapie somatischer Beschwerden
- Vorsicht bei therapeutischen Arrangements, die Vermeidung erleichtern
- Angst kann von Bezugspersonen erzeugt werden (z.B. um Leistungen zu steigern), was bei steigender Autonomie des Kindes eher verstärkt wird.
- Vorsicht bei verbaler Instruktion über mögliche Gefahren (konditionierendes Element)
- Entlassung aus stationärer Behandlung ohne definitive Wiederaufnahmevereinbarung
- Verstärkung der Angst durch Stimulanzienbehandlung bei gleichzeitig vorliegendem Hyperkinetischem Syndrom.

Emotionale Störung mit Trennungsangst des Kindesalters

- Ambulant: Befreiung vom Schulbesuch
- Zu langes Zulassen eines Schulbesuches mit reduzierter Stundenanzahl
- Entlassung zu ungünstigem Zeitpunkt (z.B. vor den Ferien).

5 Literatur

AACAP Official Action, Practice Parameters for the Assessment and Treatment of Anxiety Disorders. Journal of the American Academy of Child and Adolescent Psychiatry (1997), 36 (Suppl.) s 69–84

Biederman J et al., Panic Disorder and Agoraphobia in Consecutively Referred Children and Adolescents. Journal of the American Academy of Child and Adolescent Psychiatry (1997), 36, 214–223

Castellanors D, Hunter T, Anxiety disorders in children and adolescents. Southern Medical Journal (1999), 92, 946–954

Chambless DL, Ollendick, TH, Empirically supported psychological interventions: Controversies and evidence. Annual Review of Psychology (2001), 52, 685–716

Nash LT, Hack S, The pharmacological treatment of anxiety disorders in children and adolescents. Expert Opin Pharmacother (2002), 3 (5), 555–571

Schneider S, Döpfner M, Leitlinien zur Diagnostik und Psychotherapie von Angst- und Phobischen Störungen im Kindes- und Jugendalter: Ein evidenzbasierter Diskussionsvorschlag. Kindheit und Entwicklung (2004), 2, 80–96

Thurner F, Tewes U (1975) Der Kinder-Angst-Test (KAT). Hogrefe, Göttingen

Wieczerkowski W et al. (1981) Angstfragebogen für Schüler (AFS). Hogrefe, Göttingen

Yorbik Ö, Birmaher B, Pharmacological Treatment of Anxiety Disorders in Children and Adolescent. Bulletin of Clinical Psychopharmacology (2003), 3, 133–141

Frühere Bearbeiter dieser Leitlinie

B. Blanz, P. Georgiewa, U.-J. Gerhard, U. Vieweg

Jetzige Bearbeiter dieser Leitlinie

B. Blanz, U.-J. Gerhard, A. Schönberg

Korrespondenzadresse

Prof. Dr. B. Blanz
Klinik für Kinder- und Jugendpsychiatrie und Psychotherapie
Friedrich-Schiller-Universität Jena
Philosophenweg 3–5
07743 Jena

Elektiver Mutismus (F94.0)

1 Klassifikation

1.1 Definition

Beim elektiven Mutismus (selektiven Mutismus nach DSM-IV) handelt es sich um eine emotional bedingte Störung der sprachlichen Kommunikation. Sie ist durch eine andauernde Unfähigkeit gekennzeichnet, in bestimmten Situationen zu sprechen, wobei in anderen Situationen das Sprechen möglich ist. Diese Störung beruht nicht auf fehlenden Sprachfertigkeiten. Artikulation, rezeptive und expressive Sprache der Betroffenen liegen in der Regel im Normbereich.

1.2 Leitsymptome

- Selektivität des Sprechens: In einigen sozialen Situationen spricht das Kind meist fließend, in anderen sozialen Situationen bleibt es jedoch stumm oder fast stumm.
- Konsistenz bezüglich der sozialen Situationen, in denen gesprochen bzw. nicht gesprochen wird.
- Häufiges Einsetzen nonverbaler Kommunikation (Mimik, Gestik, schriftliche Aufzeichnungen) durch das Kind.
- Dauer der Störung mindestens ein Monat (zur Abgrenzung eines passageren Mutismus soll der erste Monat nach Einschulung/Beginn des Kindergartenbesuchs nicht berücksichtigt werden).

1.3 Schweregradeinteilung

Bislang existiert nach ICD-10 keine Schweregradeinteilung. Sie könnte sich richten nach:
- Dauer des Bestehens des Mutismus
- Zahl der Personen oder Situationen, mit bzw. in denen nicht gesprochen wird
- Grad der Einschränkung von Alltagsfunktionen
- Entwicklungsniveau sonstiger Sozialkontakte bzw. Vorhandensein von Negativismus.

1.4 Untergruppen

Der elektive Mutismus tritt wahrscheinlich mit einer Häufigkeit von unter 1% in der Bevölkerung auf, deutlich häufiger jedoch bei Migranten. Die Störung tritt etwas häufiger bei Mädchen auf. Ein totaler Mutismus findet sich selten.

Im Rahmen eines totalen Mutismus kann der elektive Mutismus als Übergangsstadium vor bzw. nach dem völligen Schweigen angesehen werden. Teilweise ist der totale Mutismus nur aus dem Vergleich mit dem früheren Kommunikationsverhalten diagnostizierbar. Er kann nach schweren seelischen Traumata auftreten.

1.5 Ausschlussdiagnosen

Die Diagnose ist nicht vereinbar mit dem Vorliegen folgender Störungen:
- Schizophrene Störung (F20), speziell Katatonie (F20.2)

- Tief greifende Entwicklungsstörungen (F84)
- Sehr schwere umschriebene Entwicklungsstörung des Sprechens und der Sprache (F80)
- Morphologische bzw. neurologische Störungen des Sprechapparates
- Die Störung sollte nicht durch eine andere Kommunikationsstörung (z.B. Stottern) besser erklärbar sein.

2 Störungsspezifische Diagnostik

2.1 Symptomatik

- Beginn der Symptome
- Mögliche Auslöser bei Beginn der Störung
- Erkennbare aufrechterhaltende Bedingungen (z.B. positive Verstärkung durch vermehrte Zuwendung oder negative Verstärkung durch Vermeidung unangenehmer Situationen)
- Dauer, Ausmaß und Konstanz
- Sozialer Kontext des mutistischen bzw. des verbalen und nonverbalen Kommunikationsverhaltens:
  - Mit wem und/oder im Beisein wessen spricht bzw. schweigt das Kind, z.B. fremde Erwachsene, Gleichaltrige, spezielle Erwachsene, spezielle Gleichaltrige, in der Familie Vater, Mutter, Geschwister?
  - In welchen Situationen spricht das Kind?
  - Wie reagiert der Gesprächspartner auf das Schweigen (z.B. Lehrer)?
  - Welche nonverbalen Kommunikationsmittel kommen zum Einsatz?
- Ggf. Tonbandaufzeichnungen/Videoaufzeichnungen zur Analyse der Sprachstruktur
- Information aus Kindergarten/Schule (mit Einverständnis der Eltern) hinsichtlich Auftreten der Leitsymptome, Ausmaß und situative Variabilität (analog zur Exploration der Eltern)
- Verhaltensbeobachtung des Kindes während der Exploration, während körperlicher und psychologischer Untersuchungen mit besonderer Aufmerksamkeit hinsichtlich des mutistischen und sonstigen kommunikativen Verhaltens gegenüber dem Untersucher, den Eltern und anderen Personen
- Körperlich-neurologische Untersuchung mit Zentrierung auf orofaciale Auffälligkeiten.

2.2 Störungsspezifische Entwicklungsgeschichte

- Sprachentwicklung (rezeptive Sprache, expressive Sprache, Artikulation)
- Einsetzen der Leitsymptomatik (z.B. in der frühen Kindheit)
- Temperament und Primärpersönlichkeit
- Frühkindliche Verhaltensauffälligkeiten, Angst, Kontaktprobleme, Trennungsängstlichkeit, Schlaf- und Essprobleme.

2.3 Psychiatrische Komorbidität und Begleitstörungen

- Störung mit sozialer Ängstlichkeit (F93.2)
- Generalisierte Angststörung (F93.80)
- Phobische Störungen (F93.1)
- Emotionale Störungen mit Trennungsangst (F93.0)
- Sonstige Angststörungen (F41)
- Zwangsstörungen (F42)
- Reaktionen auf schwere Belastungen und Anpassungsstörungen (F43)
- Depressive Symptomatik (F3)
- Regulationsstörung von Schlaf, Essen, Ausscheidungsfunktion
- Störung des Sozialverhaltens mit oppositionellem Verhalten (F91.3)

- Störungen der motorischen Funktionen (F82).

2.4 Störungs- und therapierelevante Rahmenbedingungen

- Entwicklungsübergänge (Eintritt in Kindergarten oder Schule)
- Migration, Bilingualität oder kulturelle Isolation der Familie
- Sprech- und Sprachstörungen in der Vorgeschichte von Familienmitgliedern
- Mutismus in der Vorgeschichte von Familienmitgliedern
- Angst/Ängstlichkeit und Scheu bei einem oder beiden Elternteilen
- Belastende Lebensereignisse oder Traumatisierungen
- Störungskonzepte der Eltern, Reaktionsweisen, ihre Therapieerwartung und ihre Bereitschaft zur Mitarbeit
- Störungskonzepte von Erziehern/Lehrern, ihre Therapieerwartungen und ihre Bereitschaft zur aktiven Mitarbeit
- Integration des Kindes in die Gruppe/Klasse
- Belastende Bedingungen in Kindergarten/Schule
- Ressourcen in Kindergarten/Schule (Kleingruppenbeschäftigung, Kleingruppenunterricht).

2.5 Apparative, Labor- und Testdiagnostik

- Untersuchung der nicht sprachgebundenen Intelligenz
- Ggf. Sprachentwicklungstests (z.B. mit Tonbandaufzeichnung zur Analyse der Sprachstruktur), inklusive Sprachverständnis
- Ggf. Entwicklungsdiagnostik bezüglich Motorik, Schreiben und Schriftsprache
- Hör- und Sehtests.

2.6 Weitergehende Diagnostik und Differenzialdiagnostik

- Soziale oder generalisierte Angststörung bzw. Phobie
- Depressive Episode oder Dysthymie
- Passagerer Mutismus als Teil einer Störung mit Trennungsangst (bei jungen Kindern)
- Reaktionen auf schwere Belastungen und Anpassungsstörung
- Umschriebene Störungen des Sprechens oder der Sprache
- Stottern/Poltern
- Fehlende Sprachkenntnisse
- Mittelgradige bis schwere Intelligenzminderung
- Tief greifende Entwicklungsstörungen
- Schizophrene Störungen (vor allem bei Beginn im Jugendalter)
- Organische/neurologische Primärstörungen (z.B. erworbene Aphasie, Taubheit).

2.7 Entbehrliche Diagnostik

Bildgebende Diagnostik und EEG sind ohne Vorliegen von Entwicklungsstörungen entbehrlich.

3 Multiaxiale Bewertung

3.1 Identifizierung der Leitsymptome

Siehe Kap. 2.1.

3.2 Identifizierung weiterer Symptome und Belastungen

- Umschriebene Entwicklungsstörung von Sprechen oder Sprache?
- Intelligenzminderung?
- Hörstörung oder erworbene Aphasie?
- Modellverhalten innerhalb der Familie?

- Aufrechterhaltende Verhaltensweisen in Elternhaus oder Kindergarten/Schule?
- Chronische Belastungsfaktoren in Familie oder Kindergarten/Schule?
- Ausmaß der Beeinträchtigung der künftigen Entwicklung?

3.3 Differenzialdiagnosen und Hierarchie des diagnostischen und therapeutischen Vorgehens

- Soziale Angststörungen und Phobien (F93)
- Störungen gemäß F98
- Depressive Störungen

4 Interventionen

4.1 Auswahl des Interventionssettings

Ambulante Behandlung. Die Störung sollte nach Möglichkeit ambulant behandelt werden. Voraussetzung ist eine effiziente Zusammenarbeit mit den Eltern und den betreuenden Einrichtungen (Schule, Kindergarten, Hort).

Stationäre oder teilstationäre Behandlung. Falls sich die ambulante Therapie als nicht erfolgreich erwiesen hat oder nicht durchführbar ist, kann bei folgenden Bedingungen eine stationäre oder teilstationäre Behandlung mit erhöhter Wahrscheinlichkeit indiziert sein:
- Ein das Symptom aufrechterhaltendes Verhalten in Familie oder Kindergarten/Schule kann nicht behoben werden.
- Besonders ungünstige psychosoziale Bedingungen (z.B. floride Angsterkrankungen eines Elternteils)
- Die Weiterentwicklung ist durch das reduzierte Funktionsniveau bedroht (z.B. bei totalem Mutismus in der Schule).
- Ausgeprägte komorbide Symptomatik.

4.2 Hierarchie der Behandlungsentscheidung und Beratung

Weil die Störung zur Chronifizierung neigt, muss eine frühzeitige Intervention sichergestellt werden. Die in der Regel als multimodale Behandlung durchgeführte Intervention umfasst folgende Schritte bei Eltern und Patient:
- Aufklärung und Beratung der Eltern, des Kindes/Jugendlichen und der Erzieher bzw. Lehrer stehen am Anfang der Behandlung.
- Ein ursächliches Trauma erfordert dessen vorrangige Therapie, muss aber nicht notwendigerweise auch zur Verminderung der mutistischen Symptomatik beitragen.
- Grundsätzlich zielt die verhaltenstherapeutisch orientierte Intervention auf Aufrechterhaltung bzw. Ausbau normaler verbaler Kommunikation. Das Ausweichen des Kindes auf nichtsprachliche Kommunikation (Zeichensprache, Schrift u.a.) sollte wegen symptomerhaltenden Effektes in der Regel nicht unterstützt werden. Meist ist es sinnvoll, zunächst die sprachliche Kommunikation mit dem Therapeuten aufzubauen und danach in anderen Situationen, in denen das Sprechen schwer fällt. Eine intensive Verstärkung des Sprechens ist meist sehr hilfreich.
- Der Einsatz einer begleitenden Pharmakotherapie richtet sich nach dem Schweregrad und der Chronifizierung der Symptomatik sowie den komorbiden Störungen (Angst, Depression und sozialer Rückzug).
- Die Behandlung komorbider Störungen erfolgt parallel.
- Eine Übungsbehandlung bei Symptomen von Sprachentwicklungsverzögerungen oder anderen Teilleistungsschwächen wird – soweit möglich – parallel durchgeführt.

- Kindzentrierte Interventionen zur Verminderung von komorbiden Angststörungen und zum Aufbau sozialer Kompetenzen sind häufig indiziert.
- Die Beratung der Eltern zielt auf die Verminderung symptomaufrechterhaltender Verhaltensweisen, (z.B. stellvertretendes Sprechen, überbehütendes Verhalten).
- Interventionen in Kindergarten und Schule zielen auf eine Verminderung der Symptomatik.

4.3 Besonderheiten bei ambulanter Behandlung

Aufklärung und Beratung berücksichtigen die konkreten familiären Bedingungen und Belastungen und umfassen:
- Information hinsichtlich der Symptomatik, der angenommenen ursächlichen Faktoren sowie der geplanten Behandlung
- Beratung hinsichtlich pädagogischer Interventionen zur Bewältigung der sozialen Problemsituationen, insbesondere durch Schaffung einer ermutigenden, angstfreien Atmosphäre
- Anfängliche Belohnung der nonverbalen Kontaktaufnahme (durch Zuwendung), dann aber zunehmend nur noch Belohnung verbaler Kontaktaufnahme
- Abbau der Verstärkung alternativer Kommunikationsmittel, wie z.B. Schriftverkehr und Gestik
- Kontingente Verstärkung verbaler Kommunikation
- Angemessene Aufforderungen zu verbaler Kommunikation
- Minderung der sozialen Ängste durch Vermittlung von Freundschaften, Ermutigung anderer Kinder, sich dem mutistischen Kind zuzuwenden, aber nicht das Sprechen für dieses zu übernehmen.

Die verhaltensorientierte Psychotherapie des Kindes umfasst mehrere Stufen:
- *Aufbau von Sprechen in Therapie gegenüber dem Therapeuten*. Dabei kann Sprechen durch spielerische Beschäftigungen und andere Aktivitäten erleichtert werden. Initial kann es notwendig werden, präverbale Laute (beim Spiel) zu verstärken, später das Sprechen einzelner Worte und ganzer Sätze mit entsprechender Lautstärke (Shaping-Verfahren). Mitunter gelingt Sprechen anfangs nur mit der Bezugsperson in Anwesenheit des Therapeuten, wobei das Sprechen dann zunehmend auf den Therapeuten übergeht (Fading-Prozeduren). Wenn Sprechen mit dem Therapeuten aufgebaut ist, können andere Personen in die Therapie einbezogen werden und das Sprechen über Telefon eingeübt und verstärkt werden. In einer US-amerikanischen Studie hat sich forciertes Sprechen (der Therapeut bleibt mit dem Patienten so lange im Zimmer, bis es dem Patienten gelungen ist zu sprechen) als wirkungsvoll erwiesen.
- *Aufbau von Sprechen im natürlichen Umfeld des Kindes unter Einbeziehung von Bezugspersonen*. Entlang einer nach dem Schwierigkeitsgrad geordneten Hierarchie von Sprechsituationen wird der Patient motiviert (durch Belohnungssysteme), die entsprechende Sprechsituation zu bewältigen. Im Rollenspiel können diese Situationen eingeübt werden. Angst fördernde Kognitionen sollten bearbeitet werden und durch Angst mindernde Gedanken (Mutmachergedanken) ersetzt werden.

Interventionen in der Familie zur Verminderung der Symptomatik setzen die Kooperationsbereitschaft der Hauptbezugsperson voraus und umfassen:
- Die Vermittlung sozialer Kompetenzen und Minderung von sozialen Ängsten bei

Eltern und Bezugspersonen (evtl. Vermittlung einer psychotherapeutischen Unterstützung der Eltern) sowie evtl. Hilfe bei der Integration der Familie in ihr jeweiliges Umfeld.
- Abbau von stellvertretendem Sprechen durch Eltern, Verminderung überbehütender Tendenzen, Förderung der Autonomie des Kindes und Integration in Gleichaltrigengruppen
- Anleitung der Eltern zu graduiertem Vorgehen durch Aufbau des Sprechens in zunehmend schwieriger empfundenen Situationen
- Die Anwendung positiver Verstärker für Sprechen bzw. Verstärkerentzug bei definierten Verhaltensweisen des Kindes.

Interventionen im Kindergarten/Schule zur Verminderung der dort auftretenden Symptomatik umfassen bei gegebener Kooperation der Erzieher/Lehrer:
- Verhaltensmodifikationen unter Anwendung positiver Verstärker von sprachlichen Äußerungen durch Zuwendung oder auch Token-Systeme und Verstärkerentzug bei mutistischem Verhalten
- Zuordnung einer kleinen Gruppe zugewandter Kinder, Aufbau einer angstfreien und ermutigenden Situation für das Kind und Abbau der Außenseiterrolle
- Bei Vorschulkindern/Schulkindern mit lang anhaltender Symptomatik kann aufgrund aufrechterhaltender Bedingungen in Kindergarten/Schule ein Wechsel der Institutionen indiziert sein; bei Vorschulkindern mit lang anhaltender Symptomatik kann bei gleichzeitiger Therapie eine Zurückstellung von der Einschulung indiziert sein.

Eine **Pharmakotherapie** ist indiziert, wenn eine deutliche Beteiligung von Angst oder Depression vorliegt und der ausschließliche Einsatz nichtmedikamentöser Behandlungsverfahren keine Besserung erzielte. In einigen Studien an kleinen Patientenzahlen wurden günstige Wirkungen von selektiven Serotonin-Wiederaufnahmehemmern berichtet (z.B. Fluoxetin in Tagesdosen von 20–60 mg, derzeit jedoch nur als „Heilversuch" möglich). Die Kombination mit MAO-Hemmern verbietet sich. Es sind die für diese Medikamentengruppe empfohlenen Vorsichtsmaßnahmen zu beachten.
- Erfahrungen mit anderen Antidepressiva sind begrenzt, also nicht zu verallgemeinern.
- Kurzfristig kann die Gabe von Angst reduzierenden Benzodiazepinen hilfreich sein.

Verlaufskontrollen sind notwendig bezüglich folgender Faktoren:
- Symptome des Mutismus in verschiedenen sozialen Umfeldern (Elternhaus, Kindergarten/Schule, Freizeit mit bekannten und fremden Gleichaltrigen sowie gegenüber fremden Erwachsenen)
- Angstsymptome in o.g. Situationen
- Emotionale Entwicklung
- Schulische Leistungen
- Familiäre Interaktionen und Beziehungen
- Bei medikamentöser Behandlung: Puls, Blutdruck, Appetit, Schlaf, Veränderung des Körpergewichts u.a.

4.4 Besonderheiten bei teilstationärer Behandlung

Voraussetzung für eine teilstationäre Behandlung ist, dass der tägliche Weg zwischen Wohnort und Therapieeinrichtung zu bewältigen ist. Die Eltern dürfen nicht eine Dolmetscherfunktion zwischen Kind und Behandlungsteam übernehmen. Zusätzlich zum Vorgehen bei ambulanter Behandlung sind folgende Besonderheiten zu beachten:
- Ausreichende Information aller Mitarbeiterinnen und Mitarbeiter über das (seltene) Krankheitsbild

- Konsistentes Verhalten der Mitarbeiter des gesamten Teams, wobei dem Kind die Wahl gelassen wird, zu sprechen, die gesetzten Kontingenzen zu verbalen und nonverbalen Äußerungen aber konsequent eingehalten werden
- Verstärkung sprachlicher Kommunikation
- Rechtzeitige Vorbereitung des Transfers auf das natürliche soziale Umfeld durch dessen Einbeziehung
- Sicherstellung einer eventuell notwendigen ambulanten Weiterbehandlung, insbesondere hinsichtlich Psychotherapie und Weiterführung der medikamentösen Behandlung.

4.5 Besonderheiten bei stationärer Behandlung

Für eine stationäre Behandlung gelten die unter 4.1 aufgeführten Indikationen. Sie kann ferner durchgeführt werden, wenn die Voraussetzungen für eine teilstationäre Behandlung nicht erfüllt sind. Es gelten die gleichen Besonderheiten wie für die teilstationäre Behandlung. Vor Abschluss einer stationären Behandlung ist die Wiedereingliederung in Kindergarten/Schule evtl. mit übergangsweiser teilstationärer Behandlung sorgfältig zu planen.

4.6 Jugendhilfe- und Rehabilitationsmaßnahmen

Eine sozialpädagogische Familienhilfe kann die ambulante Behandlung im Sinne von Home treatment unterstützen.

Sofern eine andauernde Belastung eines Kindes in der Familie besteht, muss zur Sicherung des Therapieerfolges eine außerfamiliäre Betreuung erfolgen; ggf. kann dafür eine teilstationäre Betreuung genügen.

Eventuelle schulische Leistungsdefizite müssen aufgearbeitet werden. Sekundäre psychische Störungen bedürfen der Behandlung. Sofern die soziale Isolierung einer Familie oder soziale Ängste nicht gemindert werden können, ist eine intensivierte Weiterbetreuung der Familie indiziert.

4.7 Entbehrliche Therapiemaßnahmen

Der ausschließliche Einsatz psychodynamischer, nondirektiv spieltherapeutischer oder systemischer Verfahren sollte mit Zurückhaltung betrachtet werden. Ausschließlich logopädische/sprachtherapeutische Behandlung ist unzureichend.

Generell ist zu allen unter 4. beschriebenen therapeutischen Schritten bzw. Strategien festzuhalten, dass die wissenschaftliche Bewertung ihrer Wirksamkeit bislang weitgehend auf Erfahrungswissen respektierter Experten beruht, das an einzelnen Patienten oder kleinen Serien von Patienten gewonnen wurde (V).

5 Literatur

Bergman RL, Piantini J, McCracken JT, Prevalence and description of selective mutism in a school-based sample. Journal of the American Academy of Child and Adolescent Psychiatry (2002), 41, 938–946

Black B, Uhde TW, Treatment of elective mutism with fluoxetine: A double-blind, placebo-controlled study. Journal of the American Academy of Child and Adolescent Psychiatry (1994), 33, 1000–1006

Dow SP et al., Practical guidelines for the assessment and treatment of selective mutism. Journal of the American Academy of Child and Adolescent Psychiatry (1995), 34, 836–846

Dummit ES 3rd et al., Systematic assessment of 50 children with selective mutism. Journal of the American Academy of Child and Adolescent Psychiatry (1997), 36, 653–660

Kristensen H, Multiple informants' report of emotional and behavioural problems in a nation-wide sample of selective mute children and controls. European Child and Adolescence Psychiatry (2001), 10, 135–142

Kristensen H, Selective mutism and comorbidity with developmental disorder/delay, anxiety disorder, and elimentation disorder. Journal of the American Academy of Child and Adolescent Psychiatry (2000), 39, 249–256

Krohn DD, Weckstein SM, Wright HL, A study of the effectiveness of a specific treatment for elective mutism. Journal of the American Academy of Child and Adolescent Psychiatry (1992), 31, 711–718

Remschmidt H et al., A follow-up study of 45 patients with elective mutism. European Archives of Psychiatry and Clinical Neuroscience (2001), 251, 284–296

Steinhausen HC (2006) Elective mutism. In: Gillberg C, Harrinhton R, Steinhausen HC (Eds.), A clinician's handbook of child and adolescent psychiatry. Cambridge University Press, Cambridge

Steinhausen HC, Juzi C, An analysis of 100 cases. Journal of the American Academy of Child and Adolescent Psychiatry (1996), 35, 606–614

Steinhausen HC et al., A long-term outcome study of selective mutism in childhood. Journal of Child Psychology and Psychiatry (im Druck)

Yeganeh R et al., Clinical distinctions between selective mutism and social phobia: an investigation of childhood psychopathology. Journal of American Academy of Child Adolescence Psychiatry (2003), 42, 1069–1075

Frühere Bearbeiter
R. Castell, O. Kratz, V. Rößner,
E. Möller-Nehring, M.H. Schmidt

Jetzige Bearbeiter dieser Leitlinie
M. Döpfner; M.H. Schmidt,
H.-Ch. Steinhausen

Korrespondenzadresse
Prof. Dr. sc. hum. Manfred Döpfner
Klinik und Poliklinik für Psychiatrie und Psychotherapie des Kindes- und Jugendalters
Universität Köln
Robert-Koch-Straße 10
50931 Köln

Bindungsstörungen (F94.1, F94.2)

1 Klassifikation

Diese Leitlinien beziehen sich auf folgende Störungsbilder:
- Reaktive Bindungsstörung des Kindesalters (F94.1)
- Bindungsstörung des Kindesalters mit Enthemmung (F94.2)

1.1 Definition

Die Bindungsstörungen des Kindes gehören gemäß ICD-10 zu einer heterogenen Gruppe gestörter sozialer Funktionen. Sie beginnen in den ersten 5 Lebensjahren und sind nicht durch eine offensichtliche konstitutionelle Beeinträchtigung oder Defizite aller sozialen Funktionen charakterisiert. Vermutlich spielen schwerwiegende Milieuschäden oder Deprivation eine entscheidende Rolle in der Pathogenese.

Umschriebene Entwicklungsstörungen kommen häufig vor; es handelt sich dabei oft um kombinierte Entwicklungsstörungen. Primär organische Ursachen und/oder tief greifende Entwicklungsstörungen liegen nicht vor. Manchmal finden sich Wachstums- und Gedeihstörungen. Alle Symptome sind auf dem Hintergrund von anamnestischen Daten und unter Berücksichtigung ihres Schweregrades zu beurteilen.

Verschiedene neue Studien setzen sich kritisch mit dem Merkmal des wahllosen Beziehungsverhaltens auseinander und betrachten es eher als Anpassung an institutionalisierte Erziehung, denn als Kernmerkmal von Bindungsstörungen. Als alternative diagnostische Kategorien werden vorgeschlagen: Fehlende Bindung („non-attachment"), Verzerrung der sicheren Basis („secure base distortion") sowie unterbrochene Bindung („disrupted attachment"). Diese Kategorien erwiesen sich in einer Studie den DSM-IV-Kriterien in ihrer Reliabilität als überlegen.

Es liegen bislang keine Ergebnisse epidemiologischer Forschung über die Häufigkeit von Bindungsstörungen vor. Inzidenz und Prävalenz sind unbekannt. Die englische Studie an rumänischen Adoptivkindern mit unterschiedlich langer Deprivationsdauer kommt zu folgenden Ergebnissen: Unter den rumänischen Kindern mit langer Deprivationsdauer vor Adoption lag die Häufigkeit schwerer Bindungsstörungen im Alter von 6 Jahren bei 30%.

1.2 Leitsymptome

Reaktive Bindungsstörung des Kindesalters (F94.1) (entspricht „gehemmte Form" im DSM-IV)

Störungen der sozialen Funktionen
- Abnormes Beziehungsmuster zu Betreuungspersonen mit einer Mischung aus Annäherung und Vermeidung und Widerstand gegen Zuspruch
- Eingeschränkte Interaktion mit Gleichaltrigen
- Beeinträchtigung des sozialen Spielens
- Gegen sich selbst und andere gerichtete Aggressionen

Emotionale Auffälligkeiten
- Furchtsamkeit
- Übervorsichtigkeit
- Unglücklichsein
- Mangel an emotionaler Ansprechbarkeit
- Verlust/Mangel an emotionalen Reaktionen
- Apathie
- „frozen watchfulness"

Störungen der sozialen und emotionalen Reaktionen sollten nicht nur auf eine Person beschränkt sein, sondern in verschiedenen sozialen Situationen zu beobachten sein.

Bindungsstörung des Kindesalters mit Enthemmung (F94.2) (entspricht „ungehemmte Form" im DSM-IV)

Störungen der sozialen Funktionen
- Inadäquate Reaktionen auf Beziehungsangebote von fremden Bezugspersonen
- Nicht selektives Bindungsverhalten mit wahlloser Freundlichkeit und Distanzlosigkeit
- Gleichförmige Interaktionsmuster gegenüber Fremden
- Eingeschränkte Interaktion mit Gleichaltrigen
- Beeinträchtigung des sozialen Spielens
- Gegen sich selbst und andere gerichtete Aggressionen

Emotionale Auffälligkeiten stehen nicht im Vordergrund, kommen aber vor.

1.3 Schweregradeinteilung

Keine bekannt.

1.4 Untergruppen

Das als reaktive Bindungsstörung bezeichnete Bild (F94.1) tritt besonders bei jüngeren Kindern auf. Die Bindungsstörung mit Enthemmung (F94.2) entwickelt sich in der Regel aus der erstgenannten Störung im fünften Lebensjahr.

1.5 Ausschlussdiagnose

- Autistische Störungen
- Andere unspezifische psychosoziale Probleme infolge von sexueller oder körperlicher Misshandlung im Kindesalter
- Körperliche Probleme infolge von Misshandlung

2 Störungsspezifische Diagnostik

2.1 Symptomatik

- Exploration der Bezugspersonen
- Informationen aus Kindergarten oder Schule, ggf. Jugendamt, vom Hausarzt und/oder Kinderarzt
- Exploration des Betroffenen in Abhängigkeit vom Alter
- Körperliche Untersuchung

2.2 Störungsspezifische Entwicklungsgeschichte

- Allgemeiner Entwicklungsverlauf
- Genaue Erhebung des Bindungsverhaltens des Kindes gegenüber seinen Bezugs- und anderen Kontaktpersonen unter Einbeziehung extrafamiliärer Quellen
- Genaue Erhebung der Betreuungsgeschichte des Kindes einschließlich Befragung Dritter

2.3 Psychiatrische Komorbidität und Begleitstörungen

- Störungen des Sozialverhaltens
- Altersspezifische emotionale Störungen
- Hyperkinetische Störungen
- Angststörungen
- Intelligenzminderungen

2.4 Störungsrelevante Rahmenbedingungen

Kinderpsychiatrische Anamnese in Hinblick auf:
- Allgemeine oder partielle Entwicklungsverzögerungen
- Umschriebene Entwicklungsstörungen
- „Pseudodebilität"
- Intelligenzniveau
- Körperliche Erkrankungen
- Lebensbedingungen, insbesondere Sorgerechtssituation
- Wechsel von Bezugspersonen
- Betroffensein von aktiver oder passiver Misshandlung und/oder sexuellem Missbrauch
- Anpassung an aktuelle Entwicklungsaufgaben

2.5 Apparative, Labor- und Testdiagnostik

- Beobachtung des Bindungsverhaltens, z.B. Video mit Trennung und Wiederannäherung von Kind und Bezugsperson
- Spielbeobachtung/projektive Untersuchungsverfahren, um auch bei jüngeren Kindern Aussagen über das Selbstkonzept machen zu können
- Elternfragebögen, Lehrerfragebögen, ggf. Selbstkonzeptfragebögen
- EEG; ggf. Labor (z.B. endokrinologische Abklärung bei Wachstumsstörungen)
- Entwicklungsneurologische Untersuchung
- Untersuchung von Sprechen und Sprache
- Untersuchung schulischer Fertigkeiten hinsichtlich Teilleistungsstörungen
- Ggf. Leistungs-/Intelligenzdiagnostik

2.6 Weitergehende Diagnostik und Differenzialdiagnostik

- Tief greifende Entwicklungsstörung
  Vier Hauptmerkmale unterscheiden die reaktive Bindungsstörung von tief greifenden Entwicklungsstörungen:
  1. Kinder mit einer reaktiven Bindungsstörung besitzen eine normale Fähigkeit zu sozialer Gegenseitigkeit und Reagibilität, die Kindern mit einer tief greifenden Entwicklungsstörung fehlt.
  2. Das abnorme soziale Reaktionsmuster, auch wenn es anfänglich durchgängig in einer Vielzahl von Situationen auftrat, bildet sich bei der reaktiven Bindungsstörung zum größten Teil zurück, wenn das Kind in eine normal fördernde Umgebung mit einer kontinuierlichen, einfühlenden Betreuung gebracht wird. Dies geschieht bei tief greifenden Entwicklungsstörungen in wesentlich geringerem Maße oder gar nicht.
  3. Kinder mit einer reaktiven Bindungsstörung zeigen trotz einer beeinträchtigten Sprachentwicklung (wie unter F80.1 beschrieben) nicht die für Autismus charakteristischen Merkmale der Kommunikation.
  4. Eingeschränkte, repetitive und stereotype Muster von Verhalten, Interessen und Aktivitäten sind kein Merkmal der reaktiven Bindungsstörung.
- Organische/neurologische Primärstörung
- Posttraumatische Belastungsstörung

2.7 Entbehrliche Diagnostik

Keine Angaben.

3 Multiaxiale Bewertung

3.1 Identifizierung der Leitsymptome

Voraussetzungen für F 94.1:
- Beginn vor dem fünften Lebensjahr
- Situationsabhängige widersprüchliche oder ambivalente soziale Reaktionen
- Emotionale Auffälligkeiten (verminderte Ansprechbarkeit, Rückzug, aggressive Reaktion auf Unglücklichsein, ängstliche Überempfindlichkeit), Nachweis sozialer Gegenseitigkeit bei Interaktion mit gesunden Bezugspersonen
- Ausschluss einer tief greifenden Entwicklungsstörung
- Kein Vorliegen einer der unter 1.5 genannten Ausschlussdiagnosen

Voraussetzungen für F94.2:
- Diffuse Bindungen während der ersten 5 Lebensjahre (kein Trostsuchen bei Unglücklichsein bzw. Trostsuchen bei unselektierten Personen)
- Situationsübergreifend unmodulierte Interaktion mit Nichtvertrauten
- Situationsübergreifend Anklammerungsverhalten oder Aufmerksamkeit suchendes, unterschiedslos freundliches Verhalten
- Kein Vorliegen einer der unter 1.5 genannten Ausschlussdiagnosen

3.2 Identifizierung weiterer Symptome und Belastungen

- Ist die gegenwärtige Regelung der elterlichen Sorge vertretbar?
- Intelligenzrückstand?
- Motorischer Rückstand?
- Rückständige Sprech-/Sprachentwicklung?
- Behandlungsbedürftige körperliche Störung?
- Welche Entwicklungsprognose hat das Kind ohne Behandlung?

3.3 Differenzialdiagosen und Hierarchie des diagnostischen und therapeutischen Vorgehens

(s. auch Entscheidungsbaum Abb. 44)

Parallel behandeln:
- Hyperkinetische Störung mit und ohne Störung des Sozialverhaltens
- Motorische, sprachliche und kognitive Defizite
- Posttraumatische Belastungsstörungen

Sekundär behandeln:
- Störungen des Sozialverhaltens ohne hyperkinetische Störung
- Altersspezifische emotionale Störungen

4 Interventionen

4.1 Auswahl des Interventionssettings

Ausschlaggebend für das Ausmaß der Intervention sind der Schweregrad der Störung, eventuelle Entwicklungsbeeinträchtigungen und die Funktionsfähigkeit des psychosozialen Umfeldes. Der Versuch einer ambulanten Behandlung kann dann unternommen werden, wenn die Bedingungen für teilstationäre oder stationäre Behandlung nicht vorliegen. Wenn die Funktionsfähigkeit mehrerer Lebensbereiche durch die Störung betroffen ist (z.B. Familie und Schule), kommt teilstationäre Behandlung infrage. Stationäre Behandlung ist dann indiziert, wenn die Eingliederung des Patienten in ein bindungssta-

4 Interventionen

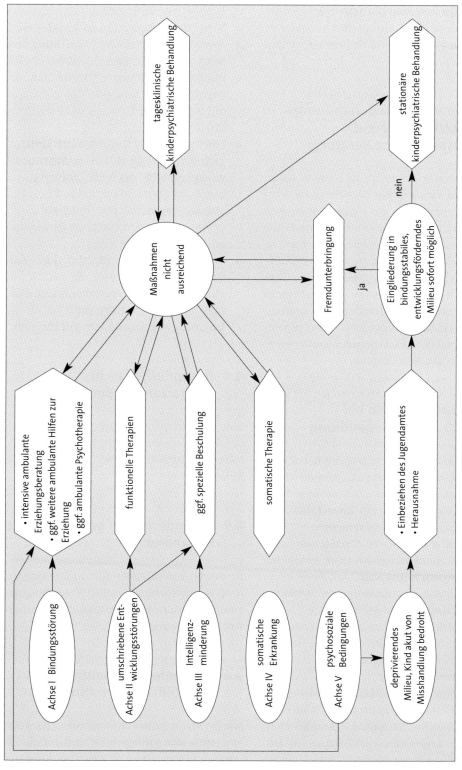

Abb. 44: Vorgehen nach Abschluss der Diagnostik bei Bindungsstörungen

biles Milieu aufgrund des Schweregrades der Symptomatik nicht unmittelbar möglich ist und diese Eingliederung vorbereitet werden muss.

4.2 Hierarchie der Behandlungsentscheidung und diesbezügliche Beratung

Die wichtigste Intervention besteht darin, dem Kind eine emotional verfügbare konstante Bezugsperson zur Verfügung zu stellen. Die Herstellung eines bindungsstabilen, entwicklungsfördernden Milieus in Familie, Pflegefamilie oder stationärer Jugendhilfe muss oberstes Behandlungsziel sein. Dies kann auch die Herausnahme aus einer nicht ausreichend zu verbessernden familiären Situation beinhalten, insbesondere bei fehlender Kooperation und persistierender Misshandlung/Vernachlässigung.

4.3 Besonderheiten bei ambulanter Behandlung

- Aufklärung und Beratung der Bezugsperson über Symptomatik, Komorbidität, Verlauf und Prognose der Störung, Beratung der Bezugsperson hinsichtlich Methoden der Verhaltenssteuerung
- Herstellung positiver Interaktions- und damit Bindungserfahrungen zwischen Bezugsperson und Kind
- Aufklärung des Patienten in altersentsprechender Weise
- Aufklärung und Beratung von Erziehern und Lehrern mit Einverständnis des Personensorgeberechtigten
- Beratung und/oder Supervision von Bezugspersonen in Familien, Pflegefamilien, Heim, Kindergarten und Schule
- Funktionelle Therapien (Krankengymnastik, Logopädie, Ergotherapie) als Einzelmaßnahmen oder in die institutionelle Tagesbetreuung integriert, falls umschriebene Entwicklungsstörungen vorliegen
- Psychotherapie in Form von intensiver psychotherapeutischer Arbeit mit der Bezugsperson, dyadischer Therapie von Bezugsperson und Kind oder Einzeltherapie mit begleitender Beratung der Bezugspersonen
- Eine psychopharmakologische Behandlung der Bindungsstörungssymptome ist weder erprobt noch bekannt. Ausgeprägte, anhaltende komorbide Störungen (Angst-, depressive und Impulskontrollstörungen) können Psychopharmakotherapie erforderlich machen.
- Verlaufskontrolle hinsichtlich der Bindungsstörungssymptome, der assoziierten Probleme und ihrer Auswirkungen auf das psychosoziale Funktionsniveau sollte langfristig angelegt und abgesichert sein.

4.4 Besonderheiten bei teilstationärer Behandlung

Eine enge Kooperation mit den Bezugspersonen ist erforderlich, damit keine Überforderung des Patienten durch den täglichen Milieuwechsel entsteht.

4.5 Besonderheiten bei stationärer Behandlung

In der therapeutischen Institution müssen feste Bezugspersonen etabliert werden, um einen institutionell bedingten Betreuerwechsel zu vermeiden.

4.6 Jugendhilfemaßnahmen und Rehabilitationsmaßnahmen

Solche Maßnahmen sind einzuleiten, wenn ein entwicklungsförderndes und bindungsstabiles Milieu nicht gegeben ist bzw. im

Lebensrahmen wegen der Symptomatik des Kindes nicht aufrechterhalten werden kann. Einleitung erforderlicher Maßnahmen im Rahmen der Hilfeplanung nach KJHG. Die mehrjährige Betreuung der Patienten ist in der Regel erforderlich.

Eventuelle Entwicklungsverzögerungen müssen aufgearbeitet werden.

4.7 Entbehrliche/potenziell schädliche Therapiemaßnahmen

Maßnahmen, die Bindung durch Zwang, Überwältigung oder Regression herstellen wollen („comprehensive holding", „reattachment", „rebirthing therapy") haben keinerlei empirische Grundlage und sind potenziell gefährlich (2 berichtete Todesfälle).

Generell ist zu allen unter 4. beschriebenen therapeutischen Schritten bzw. Strategien festzuhalten, dass die wissenschaftliche Bewertung ihrer Wirksamkeit bislang weitgehend auf zusammengetragenem Erfahrungswissen respektierter Experten beruht (V).

5 Literatur

AACAP Official Action: Practice parameter for the assessment and treatment of children and adolescents with reactive attachment disorder of infancy and early childhood. J Am Acad Child Adolesc Psychiatry (2005), 44, 1206–1219

Boris NW et al., Comparing criteria for attachment disorders: establishing reliability and validity in high-risk samples. J Am Acad Child Adolesc Psychiatry (2004), 43, 568–577

Boris NW et al., Attachment and developmental psychopathology. Psychiatry (2000), 63 (1), 75–84

Boris NW et al., Attachment disorders in infancy and early childhood: A preliminary investigation of diagnostic criteria. Am J Psychiatry (1998), 155 (2), 295–297

Chisholm K, A three-year follow-up of attachment and indiscriminate friendliness in children adopted from Romanian orphanages. Child Development (1998), 69, 1092–1106

Greenberg MT (1999) Attachment and psychopathology in childhood. In: Cassidy J, Shaver PR (Eds.), Handbook of attachment, 469–496. Guilford Press, New York

O'Connor TG, Rutter M, Attachment disorder behavior following early severe deprivation: Extension and longitudinal follow-up. J Am Acad Child Adolesc Psychiatry (2000), 39, 703–712

Pfeiffer E, Lehmkuhl U (2003) Bindungsstörungen. In: Herpertz-Dahlmann B et al. (Hrsg.), Entwicklungspsychiatrie, 541–547. Schattauer, Stuttgart

Smyke AT, Dumitrescu A, Zeanah CH, Attachment disturbances in young children. I. The continuum of caretaking casualty. J Am Acad Child Adoles Psychiatry (2002), 41, 972–982

Zeanah CH et al., Reactive attachment disorder in maltreated toddlers. Child Abuse Negl (2004), 28, 877–888

Zeanah CH, Smyke AT, Dumitrescu A, Attachment disturbances in young children. II: Indiscriminate behavior and institutionalized care. Journal of American Academy of Child and Adolescent Psychiatry (2002), 41, 983–986

Zero to Three (2005) Diagnostic classification of mental health and developmental disorders of infancy and early childhood. Revised edition (DC: 0-3R). Washington DC

Frühere Bearbeiter dieser Leitlinie
U. Lehmkuhl, M. Völger, J. Fegert, E. Pfeiffer, H. Hübler, S. Eichholz, I. Spitczok von Brisinski

Jetzige Bearbeiter dieser Leitlinie
U. Lehmkuhl, E. Pfeiffer, M. Elpers, I. Spitczok von Brisinski

Korrespondenzadresse
Prof. Dr. med. Ulrike Lehmkuhl
Charité – Universitätsmedizin Berlin
Campus Virchow-Klinikum
Klinik für Psychiatrie, Psychosomatik und Psychotherapie des Kindes- und Jugendalters
Augustenburger Platz 1
13353 Berlin

Ticstörungen (F95)

1 Klassifikation

1.1 Definition

Bei Tics handelt es sich um nicht rhythmische, weitgehend unwillkürliche Bewegungen (gewöhnlich in funktionell umschriebenen Muskelgruppen) oder Lautäußerungen, ohne dass ein offensichtlicher Zweck zu erkennen ist. Die Tics sind plötzlich auftretend und rasch ablaufend, sich einzeln oder in Serien wiederholend. Tics können für unterschiedliche Zeiträume unterdrückt werden und müssen manchmal aus einem inneren sensomotorischen Drang heraus initiiert werden. Sowohl motorische als auch vokale Tics können in einfacher oder komplexer Form auftreten und unter emotionaler Erregung (freudig oder ärgerlich) verstärkt vorkommen. Tics sind in allen Schlafstadien beobachtbar, allerdings in abgeschwächter Form. Sie verändern sich im Zeitverlauf hinsichtlich Art, Intensität, Häufigkeit und Lokalisation.

1.2 Leitsymptome

Leitsymptome sind die motorischen Tics (Muskelzuckungen in Form von z.B. Blinzeln, Kopfrucken, Schulterrucken) und vokale Tics (Lautäußerungen in Form von z.B. Räuspern, Bellen, Quieken, Ausstoßen von Worten bis hin zur Koprolalie).

1.3 Schweregradeinteilung

Entspricht weitgehend den ersten 3 Untergruppen (s. Kap. 1.4). Zur Orientierung: Beim Tourette-Syndrom (TS) kann die einfach handhabbare Shapiro-TS-Schweregradskala (s. http:\\www.gwdg.de/~ukyk) genutzt werden.

1.4 Untergruppen

- Vorübergehende Ticstörung (F95.0)
- Chronische motorische oder vokale Ticstörung (F95.1)
- Kombinierte vokale und multiple motorische Tics (Tourette-Syndrom, F95.2)
- Sonstige Ticstörung (F95.8)
- Nicht näher bezeichnete Ticstörung (F95.9).

2 Störungsspezifische Diagnostik

2.1 Symptomatik

Exploration der Eltern und des Kindes/Jugendlichen

Am zuverlässigsten sind die Informationen durch die Mutter. Insbesondere jüngere Kinder bemerken selbst nur sehr starke Tics. Es geht darum, Art (motorisch, vokal), Lokalisation (proximal, distal), Häufigkeit, Intensität, Verlauf (z.B. Spontanschwankungen, vorübergehende Remissionen) sowie evtl. Empfindungen vor einem Tic und Unterdrückbarkeit, Stressempfindlichkeit zu erfassen und Problemverständnis, subjektive Erklärungsmodelle, psychosoziale Belastung und Krankheitsbewältigung zu erfragen.

Verhaltensbeobachtung während der Exploration, der körperlichen und psychologischen Untersuchung. Vorsicht: Mitunter können Tics während dieser Zeit vollkommen unterdrückt werden. Daher empfiehlt sich eher die strukturierte Beobachtung (evtl. mit Videoaufnahmen) durch die Eltern anhand der Yale-Tourette-Syndrom-Symptomliste während einer Woche zu Hause (s. http:\\www.gwdg.de/~ukyk).

2.2 Störungsspezifische Entwicklungsgeschichte

Befragung der Eltern nach
- Beginn (meist um das siebte Lebensjahr, laut Definition vor dem achtzehnten Lebensjahr)
- Spontanschwankungen in Art, Intensität, Häufigkeit und Lokalisation
- Familiärer Belastung, Modelllernen, organischer Abklärung
- Bisherigen Behandlungen
- Entwicklungs-Koordinations-Störung

2.3 Psychiatrische Komorbidität und Begleitstörungen

Exploration von Patient und Eltern, frühere Arztberichte, evtl. Informationen der Schule:
- Aufmerksamkeitsdefizit/Hyperaktivitätsstörung
- Zwangsstörung
- Lernstörung
- Emotionale Störung (z.B. Trennungsangst)
- Soziophobie
- Schlafstörung
- Autismus-Spektrum-Störung (schizoide Störung)
- Stottern.

2.4 Störungsrelevante Rahmenbedingungen

Exploration der Eltern
Fragen nach Störungskonzept, Therapieerwartung, Bewältigungsstrategien, Möglichkeiten zur Mitarbeit, sozialer Integration.

2.5 Apparative, Labor- und Testdiagnostik

- Orientierende internistische und neurologische Untersuchung ist vorzuschalten.
- Testpsychologische Diagnostik nur bei gezieltem Hinweis erforderlich (z.B. Schulschwierigkeiten)
- Apparative und Labordiagnostik orientiert sich an differenzialdiagnostischen und ätiologischen Fragestellungen (z.B. EEG zum Ausschluss einer Epilepsie; Anti-streptolysintiter bei zeitlichem Zusammenhang mit Otitis media/Scharlach).

2.6 Weitergehende Diagnostik und Differenzialdiagnostik

Exploration der Eltern, des Patienten und, falls erforderlich, Informationen aus anderen Quellen (Schule und Arztberichte) sowie **Beobachtung in der Untersuchungssituation** hinsichtlich Hinweisen auf:
- Epilepsie, Blepharospasmus, Dystonien, Chorea, Ballismus, Myoklonus
- Stereotypien, Manierismen, Konversionsstörungen, Komorbide Störungen
- Siehe Kapitel 2.3.

2.7 Entbehrliche Diagnostik

- Chromosomenuntersuchung bei genetischer Belastung

2 Störungsspezifische Diagnostik

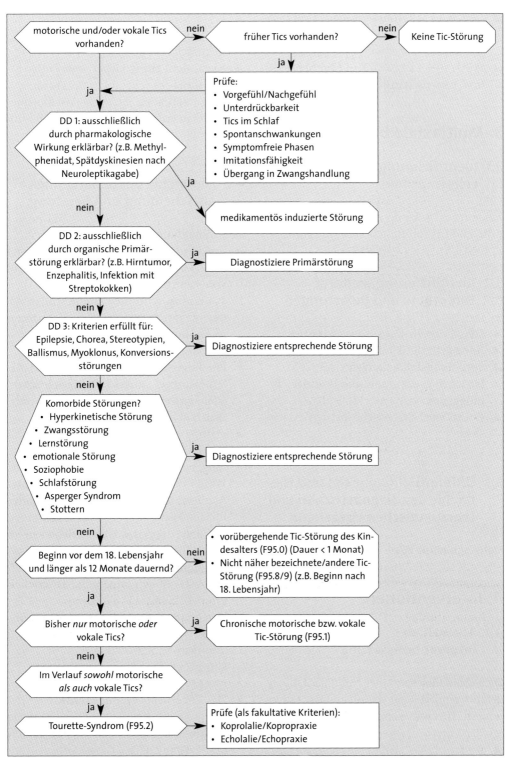

Abb. 45: Diagnostik von Tourette-Syndrom und anderen Tic-Störungen [ICD-10: F 95]
(DD = Differenzialdiagnose)

- CCT oder MRT ohne vorherige spezielle Hinweise aus EEG oder klinischer Untersuchung
- fMRT/MRT/PET/SPECT nur bei spezieller bzw. wissenschaftlicher Fragestellung.

3 Multiaxiale Bewertung

3.1 Identifizierung der Leitsymptome

Zusammenfassung der diagnostischen Ergebnisse und Überprüfung der Ticsymptomatik.

3.2 Identifizierung weiterer Symptome und Belastungen

- Umschriebene Entwicklungsstörungen
- Intelligenzminderung
- Organische Erkrankungen
- Begleitende abnorme psychosoziale Bedingungen
- Beurteilung der psychosozialen Anpassung.

3.3 Differenzialdiagnosen und Hierarchie des diagnostischen und therapeutischen Vorgehens

Siehe Abbildung 45.

4 Interventionen

4.1 Auswahl des Interventionssettings

Die Behandlung kann meist ambulant durchgeführt werden. Eine stationäre oder teilstationäre Therapie kann durchaus indiziert sein:
- Bei besonders schwer ausgeprägter Ticstörung
- Bei besonders schwer ausgeprägter komorbider Störung (z.B. Zwangsstörung, Mehrfachkomorbidität)
- Nach nicht erfolgreicher ambulanter Behandlung
- Bei absehbaren Schwierigkeiten einer medikamentösen Einstellung (z.B. ungünstige psychosoziale Bedingungen)

4.2 Hierarchie der Behandlungsentscheidung und Beratung

Siehe Abbildung 46.
- Aufklärung und Beratung der Betroffenen und, falls erforderlich und gewünscht, von Lehrern, Arbeitgebern. Es gilt, Verständnis zu vermitteln für die Symptomatik, ihre mögliche Verstärkung unter Stress sowie ihrer zeitlich begrenzten Unterdrückbarkeit.
- Bewältigungsstrategien für Symptomatik, Spannungssituationen, Begleitstörungen, Schuldgefühle bei genetischer Belastung, Erziehungsfragen
- Pharmakotherapie: (ein einziges offiziell zugelassenes Medikament zur Behandlung von Ticstörungen ist Haloperidol. Wegen dessen deutlicher unerwünschter Arzneimittelwirkung ist es schon lange nur als Mittel dritter Wahl eingeordnet; d.h. aber, dass i.d.R. eine medikamentöse Behandlung der Ticstörungen „off-label" im Sinne eines individuellen Heilversuchs stattfinden muss.): Indikationsstellung abhängig von Art und Genese der Ticstörung, deren psychosozialer Auswirkung, Vorliegen komorbider Störungen und dem Nebenwirkungsprofil (z.B. Verlängerung des QTc-Intervalls durch Pimozid).
- Die Pharmakotherapie kann die Ticsymptomatik deutlich mildern und damit ein Risiko für die Familieninteraktion und Persönlichkeitsentwicklung des Kindes vermeiden. Medikament der ersten

Wahl ist Tiaprid (II), das bei guter Verträglichkeit in einschleichender Dosierung von 2–5–10 mg/kg/KG wochenweise gesteigert werden kann. Hierbei ist insbesondere auf eintretende Müdigkeit sowie Kreislaufschwierigkeiten zu achten. Risperidon (0,5–4 mg/Tag) kann als Mittel zweiter Wahl gelten, während Haloperidol (0,25–4 mg/Tag) und Pimozid (0,5–4 mg/Tag) Medikamente dritter Wahl (II) sind, die (gute Verträglichkeit vorausgesetzt) wochenweise in Schritten von 0,25–0,5 mg gesteigert werden können. Methylphenidat kann die Ticsymptomatik in 5–10% der Fälle verstärken, manchmal aber auch verbessern (III).

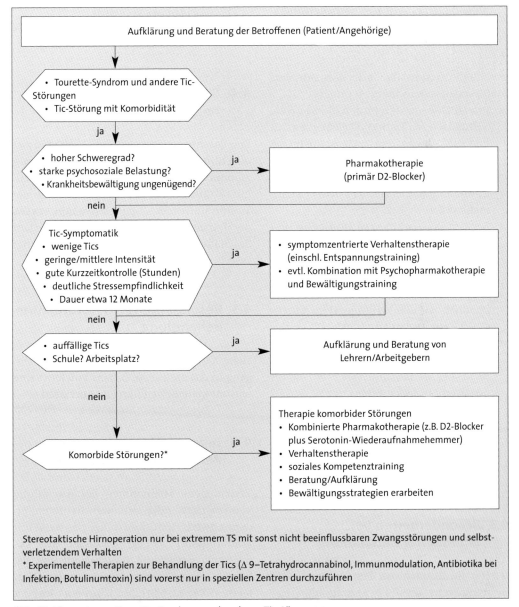

Abb. 46: Therapie von Tourette-Syndrom und anderen Ticstörungen

- Verhaltenstherapie: Symptomzentrierte Verhaltenstherapie (einschl. Entspannungstraining) kann Häufigkeit und Intensität der Tics verringern und zielt auf ein Selbstmanagement zur Kontrolle der motorischen und vokalen Tics (IV).
- Zur Behandlung der komorbiden Störungen können ergänzende Interventionen durchgeführt werden: Kombinierte Pharmakotherapie, andere verhaltenstherapeutische Techniken, soziales Kompetenztraining.

Insgesamt ist stets die Indikation für eine multimodale Behandlung zu prüfen.
- Primär Dopaminrezeptoren blockierende Substanzen (1. Tiaprid, 2. Risperidon, 3. Pimozid). Ergänzend, insbesondere bei Zwangssymptomatik, Substanzen mit serotonerger Aktivität (IV) (z.B. Sulpirid, Clomipramin, Serotonin-Wiederaufnahmehemmer)
- Bei der Assoziation von Ticstörung und Hyperkinetischer Störung kann durchaus eine zweigleisige Behandlung (z.B. Tiaprid plus Methylphenidat) angewendet werden bzw. Atomoxetin zum Einsatz kommen (s. auch Leitlinie „Hyperkinetische Störungen") (III).
- Verhaltenstherapie: Reicht ein Entspannungstraining zur Minderung der Tics nicht aus, ist das fünfstufige Programm der Reaktionsumkehr (motorische Gegenregulation = Habit reversal) zu empfehlen mit Wahrnehmungstraining, Entspannungsverfahren, Training inkompatibler Reaktionen, Kontingenzmanagement und Generalisierungstraining (IV).

4.3 Besonderheiten bei ambulanter Behandlung

- Die medikamentöse Behandlung sollte mindestens über 12 Monate durchgeführt werden. Danach Entscheidung über evtl. Fortsetzung (u.a. Rebound-Effekte bei plötzlichem Absetzen sowie Spätdyskinesien bei langfristiger Einnahme beachten).
- Überprüfung des Verlaufs der Symptomatik und der Medikamentenverträglichkeit in regelmäßigen Abständen von 4–8 Wochen
- Auffrischungssitzungen für verhaltenstherapeutisches Vorgehen
- Anschluss an eine Selbsthilfegruppe der Tourette-Gesellschaft Deutschland e.V.

4.4 Besonderheiten bei teilstationärer Behandlung

Engmaschige systematisierte Verhaltensbeobachtung, Fremd- und Selbststeuerungsprogramme sowie die medikamentöse Behandlung können für den Patienten mit multipler Ticstörung besser angepasst werden, sodass der Transfer von Verhaltensänderungen auf das natürliche soziale Umfeld eher gelingt (V).

4.5 Besonderheiten bei stationärer Behandlung

Siehe Kapitel 4.4. Für einen gestuften Übergang in das natürliche Lebensumfeld ist eine teilstationäre Behandlung zu überlegen.

4.6 Jugendhilfe- und Rehabilitationsmaßnahmen

Verschiedene Maßnahmen der Jugendhilfe können notwendig sein, wenn eine besonders schwere Ticstörung (möglicherweise mit Komorbidität) vorliegt und/oder eine bedeutsame persistente Ausgrenzung des Patienten seitens seines unmittelbaren Umfelds erfolgt ist. Mitunter kann ein Grad der Behinderung von 50–80% vorliegen.

4.7 Entbehrliche Therapiemaßnahmen

Zur Behandlung der Kernsymptomatik haben sich eine diätetische Behandlung oder tiefenpsychologische Psychotherapieverfahren (u.a. Spieltherapie) als nicht ausreichend effektiv erwiesen.

Erst ab dem achtzehnten Lebensjahr: Der Wirkstoff Δ-9 Tetrahydrocannabinol (THC) kann bei Versagen der o.g. Medikamente probatorisch eingesetzt werden. Stereotaktische Hirnoperationen oder Tiefenhirnstimulation sind nur in äußerst seltenen und schweren Fällen mit selbstverletzendem Verhalten und massiven Zwangsstörungen im Sinne einer experimentellen Behandlung zu überlegen.

5 Literatur

Banaschewski T, Rothenberger A (2003) Verhaltenstherapie bei Tic-Störungen. In: Petermann F, Kinderverhaltenstherapie, 2. Aufl, 118–161. Schneider, Hohengehren

Cohen DJ, Jankovic J, Goetz C (Eds.) (2001) Tourette Syndrome, Advances in Neurology, Vol. 85. Lippincott Williams and Wilkens, Philadelphia

Döpfner M, Roessner V, Rothenberger A (im Druck) Tic-Störungen. Hogrefe, Göttingen.

Leckmann J, Cohen D (Eds.) (1999) Tourette Syndrome – Tics, Obsessions, Compulsions. Developmental psychopathology and clinical care. Wiley, New York

Robertson MM, Stern JS, Gilles de la Tourette Syndrome: symptomatic treatment based on evidence. European Child and Adolescent Psychiatry (2000), 9, 160–175

Roessner V, Banaschewski T, Rothenberger A, Therapie der Tic-Störungen. Zeitschrift für Kinder- und Jugendpsychiatrie und Psychotherapie (2004), 32, 245–263

Rothenberger A, Banaschewki T, Roessner V (im Druck) Tic-Störungen. In: Herpertz-Dahlmann et al. (Hrsg.), Entwicklungspsychiatrie. Schattauer, Stuttgart

Rothenberger A, Roessner V, Banaschewski T, Leckman J (in press) Co-existence of tic disorders (TD) and ADHD – recent advances. European Child and Adolescent Psychiatry. Supplement.

Rothenberger A (1991) Wenn Kinder Tics entwickeln – Beginn einer komplexen kinderpsychiatrischen Störung. Fischer, Stuttgart

Scholz A, Rothenberger A (2001) Mein Kind hat Tics und Zwänge – erkennen, verstehen und helfen beim Tourette-Syndrom. Vandenhoeck und Ruprecht, Göttingen

Frühere Bearbeiter dieser Leitlinie
A. Rothenberger, T. Banaschewski

Jetzige Bearbeiter dieser Leitlinie
A. Rothenberger, T. Banaschewski, V. Roessner

Korrespondenzadresse
Prof. Dr. Aribert Rothenberger
Universität Göttingen
Kinder- und Jugendpsychiatrie/
Psychotherapie
Von-Siebold-Straße 5
37075 Göttingen

Enuresis und funktionelle Harninkontinenz (F98.0)

1 Klassifikation

1.1 Definition

Die Enuresis wird nach der ICD-10 als psychiatrische Diagnose der I. Achse und nicht als Entwicklungsstörung der II. oder als körperliche Erkrankung der IV. Achse klassifiziert.

Nach den klinischen Kriterien der ICD-10 wird Enuresis F98.0 als ein unwillkürlicher Harnabgang ab einem chronologischen Alter von 5 Jahren und einem geistigen Intelligenzalter von 4 Jahren definiert. Organische Grunderkrankungen wie Epilepsie, neurologische Inkontinenz, strukturelle Veränderungen des Harntraktes, medizinische Erkrankungen müssen ausgeschlossen werden. Die Mindestdauer der Symptomatik beträgt 3 Monate, die Häufigkeit 2-mal pro Monat unterhalb eines Alters von 7 Jahren und 1-mal pro Monat bei älteren Kindern (ICD-10-Forschungskriterien).

Nach ICD-10 soll eine Enuresis bei Vorhandensein von anderen psychiatrischen Störungen und von Enkopresis nicht diagnostiziert werden. Diese Einschränkungen sind nicht sinnvoll, da dadurch die spezifische psychiatrische Komorbidität einzelner Subgruppen verloren geht. Deskriptiv wird an der Einteilung nach Tageszeit in Enuresis nocturna, diurna, nocturna et diurna festgehalten. Dagegen wird nach ICD-10 auf eine exakte Einteilung in primäre und sekundäre Formen der Enuresis nach Dauer eines trockenen Intervalls verzichtet.

Auch die wichtige Differenzierung zwischen einer Enuresis und einer Harninkontinenz wird nach ICD-10 nicht vorgenommen. Enuresis bezeichnet eine normale, vollständige Blasenentleerung am falschen Platz und zur falschen Zeit. Sie tritt überwiegend nachts auf und ist tagsüber sehr selten. Eine Harninkontinenz ist gekennzeichnet durch einen ungewollten Harnabgang mit Blasendysfunktion. Diese kann strukturell, neurogen oder funktionell bedingt sein.

1.2 Leitsymptome

Unwillkürliches Einnässen.

1.3 Schweregradeinteilung

Der Schweregrad wird festgelegt nach:
▲ Häufigkeit der nassen Nächte bzw. Tage pro Woche
▲ Durchschnittlicher Häufigkeit des Einnässens pro Tag bzw. Nacht
▲ Einnässmenge
▲ Subjektiver Beeinträchtigung des Kindes.

1.4 Untergruppen

▲ Die Einteilung nach Tageszeit des Einnässens (nocturna, diurna) und Dauer der trockenen Periode (primär, sekundär) ist zu Behandlungszwecken unbefriedigend, obwohl sie sich als grobe Einteilung durchgesetzt hat.
▲ Inzwischen wurden verschiedene Syndrome mit typischer klinischer Symptomatik und gemeinsamer Ätiologie definiert.

- Vor allem die Gruppe des Einnässen tags ist vollkommen heterogen und bedarf einer detaillierten, differenzierten Beschreibung und Diagnose.

Untergruppen nur nachts einnässender Kinder

Es lassen sich im Prinzip 4 Gruppen unterscheiden (s. Tab. 1), je nachdem, ob Miktionsauffälligkeiten vorliegen (nicht-monosymptomatisch) oder nicht (monosymptomatisch), und ob die längste trockene Periode < 6 Monate (primär) oder > 6 Monate (sekundär) andauerte. Die primären und sekundären Formen unterscheiden sich nicht bezüglich somatischer oder genetischer Faktoren. Der Rückfall bei den sekundären Formen kann durch belastende Lebensereignisse ausgelöst werden. Auch ist die Komorbidität von psychischen Störungen bei der sekundären Enuresis nocturna deutlich erhöht.

Monosymptomatische Enuresis nocturna
- Tiefer Schlaf
- Schwere Erweckbarkeit trotz normaler Schlafarchitektur
- Hohe Einnässfrequenz
- Polyurie
- Variation der zirkadianen ADH-Sekretion
- Unauffällige Urodynamik ohne Miktionsauffälligkeiten tagsüber
- Hohe genetische Belastung: nur $1/3$ sporadisch, $1/2$ autosomal dominant
- Geringe psychiatrische Komorbidität bei der primären monosymptomatischen Enuresis nocturna.

Nicht-monosymptomatische Enuresis nocturna
- Miktionsauffälligkeiten (Drangsymptome, Aufschub oder Dyskoordination tagsüber).

Untergruppen tags oder tags/nachts einnässender Kinder

Idiopathische Dranginkontinenz
- Häufigste Form des Einnässens am Tag
- Ungewollter Harnabgang mit überstarkem Harndrang
- Pollakisurie
- Verminderte Blasenkapazität
- Einsatz von „Haltemanövern"
- Urodynamisch: Detrusorinstabilität mit ununterdrückbaren Detrusorkontraktionen während der Füllungsphase
- Genetische Faktoren: Kopplung zu Chromosom 17.

Harnkontinenz bei Miktionsaufschub
- Psychogenes Verweigerungssyndrom
- Harn wird retiniert und die Miktion hinausgezögert
- Trotz Einsatz von Haltemanövern kommt es zum Einnässen tagsüber.

Detrusor-Sphinkter-Dyskoordination
- Urodynamisch definiert
- Durch fehlende Relaxation und unkoordinierte Kontraktion des Sphinkter externus während der Miktion
- Verlängerung der Miktionszeit
- Verminderung der maximalen Harnflussrate
- Ausgeprägte Kontraktionen des Beckenbodens

Tab. 8: Übersicht über Formen des nächtlichen Einnässens

	Längstes trockenes Intervall < 6 Monate	Längstes trockenes Intervall > 6 Monate
Keine Blasenfunktionsstörungen tags	**Primäre monosymptomatische Enuresis nocturna**	**Sekundäre monosymptomatische Enuresis nocturna**
Blasenfunktionsstörungen tags vorhanden	**Primäre nicht-monosymptomatische Enuresis nocturna**	**Sekundäre nicht-monosymptomatische Enuresis nocturna**

- Stakkatoartige oder fraktionierte Miktionen mit inkompletter Blasenentleerung
- Klinische Zeichen: Pressen zu Beginn der Miktion, Stottern

Seltene Formen umfassen:
- *Stressinkontinenz* mit Harnabgang in Zusammenhang mit erhöhtem intraabdominellen Druck, z.B. beim Husten oder Niesen
- *Lachinkontinenz* mit kompletter Blasenentleerung beim Lachen
- *Lazy-bladder-Syndrom* (Underactive bladder) als Detrusor-Dekompensation mit seltenen, irregulären Miktionen und großen Restharnmengen.

1.5 Ausschlussdiagnose

Einnässen infolge einer organischen Erkrankung.

2 Störungsspezifische Diagnostik

2.1 Symptomatik

Exploration der Eltern und des Kindes/Jugendlichen
- Häufigkeit, Einnässmenge, Dauer und Veränderung der Symptomatik, Tageszeit, trockene Intervalle; Miktionsfrequenz tags (< 5 und > 7 mal/d auffällig)
- Tiefer Schlaf und schwere Erweckbarkeit
- Miktionsauffälligkeiten (situationsabhängiges Auftreten beim Spielen, Fernsehen, Schule etc.)
- Haltemanöver (wie Anspannung der Beckenbodenmuskulatur, Aneinanderpressen der Oberschenkel, von einem Bein auf das andere hüpfen, Hockstellung, Fersensitz, wobei die Kinder oft abwesend wirken)
- Drangsymptome (plötzlicher Harndrang, der nicht aufgeschoben werden kann)
- Pressen zu Beginn der Miktion, Stottern (unterbrochener Harnstrahl)
- Schmerzen beim Wasserlassen, sonstige Hinweise auf Harnwegsinfekte, Vulvovaginitis, perigenitale Hautmatzeration
- Obstipation, Einkoten
- Kindlicher Leidensdruck
- Attribution der Eltern
- Familiäre Belastung bezüglich Einnässen, evtl. mit Stammbaum.

Spezielle Fragebögen
Es liegen spezielle Fragebögen zur Einnäss- und Miktionsproblematik vor [Beetz et al. 1995; von Gontard, Lehmkuhl 2002].

Verhaltensbeobachtung des Kindes
Haltemanöver und Drangsymptome können oft in der klinischen Situation beobachtet werden. Auch Schamgefühle und Leidensdruck können so eingeschätzt werden.

2.2 Störungsspezifische Entwicklungsgeschichte

- Beginn und Art des Sauberkeitstrainings
- Falls vorhanden, erstmalige Trockenheit nachts/tags, Sauberkeit nachts/tags
- Längstes trockenes Intervall: In welchem Alter? Wie lange? Spontan oder durch Therapie erreicht?
- Rückfall: Wann? Mögliche Auslöser?
- Bisherige Harnwegsinfekte, antibiotische Therapie oder Dauerprophylaxe?
- Bisherige Vorstellungen? (Kinderarzt, Erziehungsberatungsstellen, Urologen, etc.)
- Bisherige Therapieversuche (ineffektive Therapieversuche: Flüssigkeitsrestriktion, nächtliches Wecken, Strafen? Effektive Therapieversuche: Kalender, Belohnung, Klingelgerät, Medikamente?)
- Leidensdruck und Attribution von Kind/Eltern.

2.3 Psychiatrische Komorbidität und Begleitstörungen

Generell ist die psychiatrische Komorbidität:
- höher bei tags Einnässenden als bei nächtlichen Enuretikern,
- höher bei der Harninkontinenz bei Miktionsaufschub und der Detrusor-Sphinkter-Dyskoordination als bei der idiopathischen Dranginkontinenz,
- höher bei der sekundären als bei der primären Enuresis nocturna,
- besonders niedrig bei der primären monosymptomatischen Enuresis nocturna.

Expansive, externalisierende Störungen sind häufiger als emotionale, introversive Störungen; spezifisch finden sich:
- Enkopresis und Obstipation bei tags Einnässenden
- Emotionale, introversive Störungen bei der sekundären Enuresis nocturna
- Oppositionelle Störungen des Sozialverhaltens bei der Harninkontinenz bei Miktionsaufschub
- Hyperkinetisches Syndrom mit oder ohne Störung des Sozialverhaltens bei primärer Enuresis nocturna (falls diese überhaupt eine Komorbidität aufweist).

2.4 Störungsrelevante Rahmenbedingungen

Exploration des Kindes und der Bezugspersonen
- Leidensdruck, soziale Einschränkungen, negative Folgen wie Hänseln durch andere
- Krankheitsvorstellungen, Motivation, Umgang der Eltern mit dem Symptom
- Wird das Einnässen als sehr belastend erlebt, besteht eine ausreichende Unterstützung vonseiten des Umfeldes, werden die therapeutischen Interventionen aktiv mitgetragen?
- Sind weitere komorbide Erkrankungen vorhanden?

2.5 Apparative, Labor- und Testdiagnostik

Unabdingbare Diagnostik
Neben Anamnese, Exploration und körperlicher Untersuchung sind folgende Methoden unabdingbar:
- Urinstatus, bei Verdacht auf Harnwegsinfekt auch Urinbakteriologie
- Sonographie von Nieren, ableitenden Harnwegen und Blase zum Ausschluss von strukturellen Fehlbildungen, die vor allem bei tags Einnässenden erhöht sind; Bestimmung von Blasenwanddicke und Resturin als funktionelle Zeichen einer Blasendysfunktion
- Ein 24-Stunden-Miktionsprotokoll.

Fakultative Diagnostik
- Uroflowmetrie mit Beckenboden-EMG. Die Untersuchung ist obligat, wenn aufgrund der Anamnese oder des 24-Stunden-Protokolls eine Detrusor-Sphinkter-Dyskoordination vermutet wird (Pressen, Stottern)
- Bei Verdacht auf einen vesiko-ureteralen Reflux sowie auf eine subvesikale Abflussbehinderung ist eine Miktions-Cysto-Urographie (MCU) indiziert
- Invasive urologische Untersuchungen (intravesikale Druckmessungen; Zystoskopie) sind routinemäßig nicht indiziert und sollten nur bei entsprechendem Verdacht nach Ausschöpfung aller nichtinvasiven Möglichkeiten durchgeführt werden.

2.6 Weitergehende Diagnostik und Differenzialdiagnostik

Bei den folgenden differenzialdiagnostischen Überlegungen sind entsprechende weitergehende diagnostische Schritte einzuleiten:

- Strukturelle organische Harninkontinenz
- Neurogene organische Harninkontinenz
- Sonstige somatische Störungen, z.B. Diabetes insipidus, Diabetes mellitus etc.
- Willkürliches Einnässen als Zeichen einer schweren psychiatrischen Störung.

2.7 Entbehrliche Diagnostik

Radiologische Untersuchungen sind routinemäßig nicht indiziert.

3 Multiaxiale Bewertung

3.1 Identifizierung der Leitsymptome

Die Leitsymptomatik ist das unwillkürliche Einnässen. Eine symptomatische Behandlung des Leitsymptoms führt zu einer Reduktion des kindlichen Leidensdruckes und zur Besserung des Selbstwertgefühls. Eine Symptomverschiebung konnte empirisch nicht nachgewiesen werden. Falls weitere Störungen vorliegen, müssen diese separat behandelt werden, z.B. verhaltenstherapeutisches Vorgehen und Laxantien bei Enkopresis, Stimulanzien, Elternberatung und Verhaltenstherapie beim hyperkinetischen Syndrom, Spieltherapie bei emotionalen Störungen.

3.2 Identifizierung weiterer Symptome und Belastungen

Achse II
Die Rate der Teilleistungsschwächen und spezifischen Entwicklungsdefizite ist im Allgemeinen erhöht:
- Insbesondere Störungen der Sprache und des Sprechens und motorische, feinneurologische Auffälligkeiten („soft signs").

Achse III
Lern- und geistig Behinderte nässen häufiger ein – bei Verdacht: entsprechende Intelligenzmessung.

Achse IV
- Eine komplette pädiatrisch-internistische Untersuchung, möglichst auch mit neurologischer Abklärung, ist bei jedem einnässenden Kind erforderlich, ganz besonders bei tags Einnässenden.
- Insbesondere ist erforderlich: Inspektion des Genitales (Fehlbildung wie Epispadie, Maldeszensus testis etc.; Vulvitis und andere Entzündungen; Veränderung der Anal- und Skrotalreflexe bei neurogenen Störungen), der Wirbelsäule (Spina bifida occulta), der unteren Extremitäten (Reflexdifferenzen, Sensibilitätsausfälle, Hypertonie, Umfangs- und Längendifferenzen).

Achse V
Aktuelle psychosoziale Stressoren (der letzten 6 Monate) sind vor allem bei der sekundären Enuresis nocturna erhöht, aber auch länger zurückliegende belastende Lebensereignisse, wie Trennung der Eltern, Geburt von Geschwistern, Umzug usw., sollten exploriert werden.

Achse VI
Die meisten Formen des Einnässens können ambulant behandelt werden. Der Schweregrad der Störung einschl. der psychiatrischen Begleitsymptomatik entscheidet darüber, ob eine teil- oder vollstationäre Behandlung erforderlich ist.

3.3 Differenzialdiagnosen und Hierarchie des diagnostischen und therapeutischen Vorgehens

- Organische Inkontinenz
- Vorliegen von Harnwegsinfekten

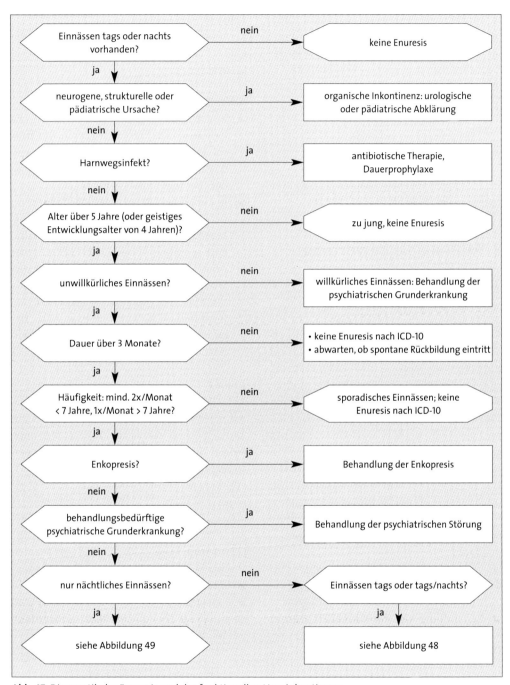

Abb. 47: Diagnostik der Enuresis und der funktionellen Harninkontinenz

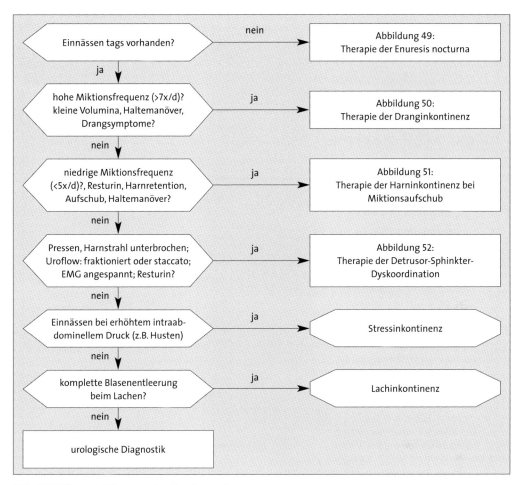

Abb. 48: Differenzialdiagnose des Einnässens tags

- Enkopresis und/oder Obstipation (s. Leitlinien F 98.1)
- Unterscheidung der verschiedenen Untergruppen des Einnässens (s. Abb. 47 und 48)
- Behandlung der funktionellen Harninkontinenz (Einnässen tags) vor der Enuresis nocturna

Die Hierarchie der einzelnen therapeutischen Schritte für die Enuresis nocturna ergibt sich aus Abb. 49 und lässt sich wie folgt zusammenfassen:

- Baseline
- Apparative Verhaltenstherapie
- Verstärkung der AVT mit Arousal-Training (bei Therapieresistenz mit Dry-Bed-Training) oder Pharmakotherapie
- Pharmakologische Behandlung mit DDAVP bzw. Imipramin.

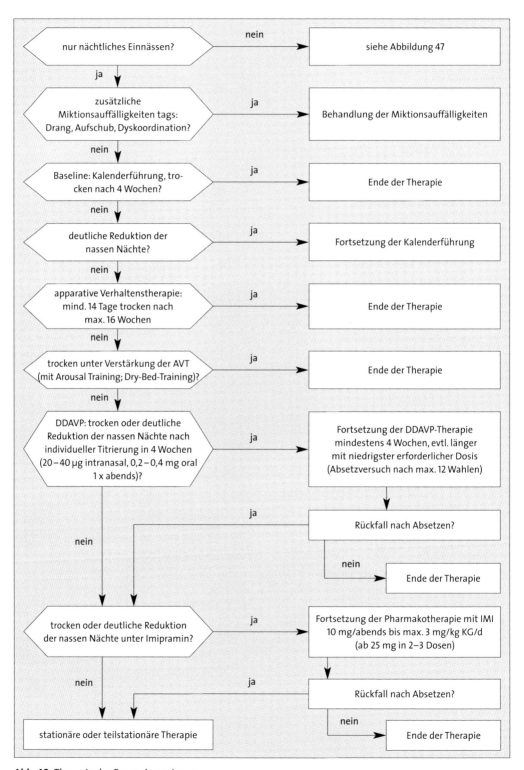

Abb. 49: Therapie der Enuresis nocturna

4 Interventionen

4.1 Auswahl des Interventionssettings

◢ In den allermeisten Fällen kann eine Enuresis oder eine funktionelle Harninkontinenz ambulant behandelt werden.
◢ Stationäre oder teilstationäre Therapien kommen nur in Frage bei Therapieresistenz gegenüber bisherigen Methoden, bei schwerer psychiatrischer Begleitsymptomatik und bei aufwendigen Methoden wie Biofeedback, wenn eine höhere und kontinuierliche Trainingsfrequenz erforderlich ist.

4.2 Hierarchie der Behandlungsentscheidung und Beratung

Siehe Abbildungen 49–52. Der Grad der Evidenz (I–V) wird für jede Interventionsform angegeben.

Der Grad der Evidenz ist bei der Enuresis nocturna für viele Therapieempfehlungen hoch (I–II). Weltweite, interdisziplinäre Therapieempfehlungen zur Enuresis nocturna wurden von Hjälmas et al. [2004] formuliert. Dagegen ist der Forschungsstand beim Einnässen tags immer noch unbefriedigend mit nur 5 randomisiert-kontrollierten Studien [Sureshkumar et al. 2003]. Eine umfassende, aktuelle Übersicht über alle Enuresis- und Inkontinenzformen findet sich bei von Gontard und Neveus [2006].

Enuresis nocturna. Primäre und sekundäre Formen der Enuresis nocturna werden gleich behandelt, dabei ist die höhere psychiatrische Komorbidität der letzteren zu berücksichtigen (s. Abb. 49). Falls eine Enkopresis vorliegt, sollte diese als erstes behandelt werden (Grad III; Reduktion des Einnässens durch Behandlung einer Enkopresis [Loening-Baucke et al. 1997]). Falls eine nicht-monosymptomatische Enuresis nocturna vorliegt, müssen die Miktionsauffälligkeiten, wie z.B. Drangsymptome, zuerst behandelt werden (Grad IV: nach klinischer Erfahrung sinnvoll).

Vor Beginn einer spezifischen Therapie sollte eine Baseline mit Beratung, positiver Verstärkung, Entlastung, Motivationsaufbau und Kalenderführung (z.B. „Sonne-und-Wolken-Kalender") durchgeführt werden. Diese haben sich in empirischen Untersuchungen als erfolgreich erwiesen (Grad III: sign. häufiger trocken in 2 nicht random. Studien [Lister-Sharp 1997; s. auch Läckgren et al. 1999]).

Die apparative Verhaltenstherapie (AVT) ist unbestritten das Mittel der ersten Wahl bei der Therapie der Enuresis nocturna (Grad I: „All the current evidence suggests that conditioning gives the best long-term outcomes for bed wetters." [Moffat 1997]; Metaanalysen: trocken am Behandlungsende 62%, Katamnese: 47% [Houts et al. 1994]; trocken 77,9%, damit eindeutig wirksam [Mellon, McGrath 2000]; Wahrscheinlichkeit für 14 konsekutive trockene Nächte 13,3-fach höher als ohne Behandlung [Lister-Sharp et al. 1997]).

Nur wenn keine Indikation für die AVT vorliegt (mangelnde Motivation, familiäre Belastungen usw.) kann mit einer Pharmakotherapie mit Desmopressin (DDAVP) (Mittel der zweiten Wahl) begonnen werden. Falls kein Erfolg erzielt werden kann, ist ein Wechsel auf die andere Therapieform zu empfehlen (von AVT auf Desmopressin oder von Desmopressin auf AVT) [Hjälmas et al. 2004].

Apparative Verhaltenstherapie (AVT)
Tragbare Geräte (sog. „Klingelhose") und Bettgeräte (sog. „Klingelmatte") sind etwa gleich effektiv – die Auswahl sollte den Kindern überlassen werden.

Das Ziel ist die komplette Trockenheit und nicht nur eine Reduktion der Einnässfrequenz. Es wurden deshalb definiert:
◢ Initialer Erfolg: mindestens 14 konsekutive trockene Nächte nach maximal 16 Wochen AVT

- Rückfall: mindestens eine nasse Nacht pro Monat
- Fortgesetzter Erfolg: kein Rückfall in 6 Monaten
- Kompletter Erfolg: kein Rückfall in 2 Jahren
- Es wird empfohlen, dass der erste Kontakt, wenn auch nur telefonisch, nach einer Woche, alle weiteren Kontakte nach 2–4 Wochen bis zum initialen Erfolg stattfinden sollten.

Das Gerät sollte nicht nur verschrieben, sondern demonstriert werden. In einer für das Kind adäquaten Sprache sollte die Wirkungsweise erklärt, Wünsche und Ängste der Kinder exploriert und das Kind in die Verantwortung mit einbezogen werden. Wichtige Instruktionen umfassen: Notwendigkeit, das Gerät jede Nacht einzusetzen, komplett wach zu werden und die Therapie lange genug fortzusetzen. Die Wirkung kann, falls notwendig, zusätzlich verhaltenstherapeutisch verstärkt werden (Grad II: 72% trocken am Behandlungsende, 56% bei Katamnese [Houts et al. 1994]; alle AVT-Kombinationen mit Verstärkung: 79,2% trocken – vermutlich wirksam [Mellon, McGrath 2000]). Selten eingesetzte, z.T. aufwendige Programme sind das sog. Full spectrum home treatment von Houts (Grad II: Trocken: 78,5% in 2 Studien [Mellon, McGrath 2000]) und das sog. Overlearning von Morgan als Rückfallprophylaxe (Grad II: 10% Rückfälle [vs. 20–40%] in einer Studie). Als Verstärkung werden besonders empfohlen:

- Das sog. Arousal-Training: Das Kind erhält eine Belohnung, wenn es aufsteht und aktiv kooperiert (Grad II: > 90% trocken vs. 79% mit AVT allein in 2 Studien [van Londen et al. 1993 u. 1995]).
- Durch das Dry-Bed-Training [Azrin et al. 1974], einem aufwendigen Training in Kombination mit dem Klingelgerät (Grad I: komplett trocken: 75,3%, wirksam in 8 Studien [Mellon, McGrath 2000], dabei stellt das Klingelgerät die wirksamste Komponente dar; DBT ohne AVT nur 2,5-fach höhere Wahrscheinlichkeit für Trockenheit [Lister-Sharp et al. 1997]). Im direkten Vergleich mit der AVT allein ist das DBT nicht wirksamer (Grad I: Wahrscheinlichkeit für 14 konsekutive trockene Nächte 10-fach höher, kein Unterschied zu AVT allein [Lister-Sharp et al. 1997]). Aus diesen Gründen sollte man immer mit der AVT beginnen und als Verstärkung einfach durchzuführende Programme wie das Arousal-Training einsetzen. Das DBT bleibt therapieresistenten Fällen vorbehalten.
- Durch eine Kombination mit Pharmakotherapie: Desmopressin (auf 6 Wochen beschränkt) mit AVT, vor allem bei hoher Einnässfrequenz und Verhaltenssymptomen (Grad II: effektiver als AVT allein, RCT-Studie [Bradbury et al. 1995]). Neuere Studien kommen zu einem gegenteiligen Ergebnis (keine Unterschiede), sodass diese Kombination nicht allgemein empfohlen werden kann (II) [Leebeeck-Groenewegen et al. 2001; Gibb et al. 2004]. Eher ist eine Kombination mit Oxybutinin (oder einem anderem Anticholinergikum) zu empfehlen, insbesondere wenn die Klingel mehrfach pro Nacht klingelt (als Zeichen einer Detrusorinstabilität). Nach klinischer Erfahrung kombiniert man z.B. 5 mg Oxybutinin am Abend mit AVT. Bei deutlichen Drangzeichen tags (ohne Einnässen) folgt man den Empfehlungen für die Dranginkontinenz.

Indikationen für eine **Pharmakotherapie** umfassen:
- Therapieresistenz gegenüber anderen Methoden
- In Kombination mit nicht pharmakologischen Methoden
- Zur Motivationssteigerung, falls die Motivation für eine AVT initial nicht ausreicht

- Bei familiären und sonstigen Belastungen, die eine aufwendige Behandlung nicht erlauben
- Andere spezifische Indikationen, z.B. die Notwendigkeit von kurzfristigem Trockenwerden vor Schulausflügen und dergleichen.

Indikationen für eine Langzeittherapie finden sich z.B. bei therapieresistenten Jugendlichen. Nach Absetzen der Medikamente kommt es in den meisten Fällen zu einem Wiederauftreten der Einnässsymptomatik.

DDAVP (Desmopressin) ist ein synthetisches Analogon des antidiuretischen Hormons (ADH). Bei den meisten Patienten (ca. 70%) kann eine Reduktion der nassen Nächte erreicht werden. Ein Viertel wird während einer 2-wöchigen Periode vollkommen trocken. Nach Absetzen erleiden die meisten einen Rückfall. Die Langzeittrockenheit beträgt ca. 18–38% [van Kerrebroeck 2002] (Grad I: 46% trocken am Behandlungsende, 22% bei Katamnese [Houts et al. 1994]; Wahrscheinlichkeit für 14 konsekutive trockene Nächte 4,5-fach höher; Katamnese: kein Unterschied zu Kontrollen, Wahrscheinlichkeit für Rückfall 9-fach höher als nach AVT [Lister-Sharp et al. 1997]. „It is now acknowledged that DDAVP is a symptomatic treatment rather than a cure ... a second line of management when the alarm has failed or is impractical" [Moffat 1997]).

Die intranasale Applikation von DDAVP (Desmopressin) (20–40 μg abends) ist bei einigen Kindern effektiver als die perorale (0,2–0,4 mg abends). Die individuelle Dosierung muss über 4 Wochen titriert werden. Falls Trockenheit erreicht wird, wird die niedrigste erforderliche Dosierung weitere 4–8 Wochen gegeben. Spätestens nach 12 Wochen sollte ein Absetzversuch unternommen werden. Bei einem Rückfall kann die Desmopressin-Behandlung wieder für maximal 12 Wochen fortgesetzt werden, gefolgt von einem Absetzversuch. Die seltenen Nebenwirkungen umfassen Reizung der Nasenschleimhaut, Kopfschmerzen, Bauchschmerzen, Atemnot, Appetitstörungen, Sehstörungen, Geschmacksveränderungen, niedriger Blutdruck. Als wichtigste, seltene unerwünschte Wirkungen traten in bisher über 20 dokumentierten Fällen Hyponatriämie und Wasserintoxikationen auf. Todesfälle wurden nicht berichtet.

Imipramin (Tofranil) (und andere trizyklische Antidepressiva) haben einen eindeutig antidiuretischen Effekt (Grad I: 40% trocken am Behandlungsende, 17% bei Katamnese [Houts et al. 1994]; Wahrscheinlichkeit für 14 konsekutive trockene Nächte 4-fach höher, Katamnese: kein Unterschied zu Kontrollen [Lister-Sharp et al. 1997]. Aufgrund von kardialen Nebenwirkungen (es wurden Todesfälle beschrieben) wird die Indikation zunehmend zurückhaltender gestellt. Bei Imipramin-Gabe sollten folgende Empfehlungen berücksichtigt werden:
- Eine genaue Familienanamnese und körperliche Untersuchung
- 3 EKG-Ableitungen (vor, während der Aufsättigungsphase und während des Steady-States mit einer Dauer von mindestens 2 Minuten)
- Keine Verschreibung von trizyklischen Antidepressiva bei verlängertem QTc
- Beginn mit einer niedrigen Dosierung von 10–25 mg abends, Erhöhung alle 4–5 Tage um 20–30% bis maximal zum Steady-State von 3 mg/kg KG/d in 2–3 Dosen (ab 25 mg/die immer in 2–3 Dosen).

Therapieresistenz
Bei Therapieresistenz ist zu empfehlen:
- Eine erneute organische Diagnostik
- Eine teilstationäre oder stationäre Therapie, vor allem bei komorbiden Störungen
- Eine ex juvantibus Therapie mit Oxybutinin, da die Zahl der Kinder mit Detrusorinstabilität (Drangsyndrom) unterschätzt wurde
- Eine Therapiepause [Hjälmas et al. 2004].

Einnässen tags. Falls ein gemischtes Tags-nachts-Einnässen vorliegt, wird die Problematik tags zuerst behandelt. Die Entscheidungsbäume für die Tagproblematik fassen die Abbildungen 48 und 50–52 zusammen. Jeweils spezifische Behandlungsrichtlinien für die Dranginkontinenz (s. Abb. 50), der Harninkontinenz bei Miktionsaufschub (s. Abb. 51) und der Detrusor-Sphinkter-Dyskoordination (s. Abb. 52) werden dargestellt. Der Grad der Evidenz für die Therapie des Einnässens tags liegt meist bei III–IV.

Idiopathische Dranginkontinenz

Der Schwerpunkt der Therapie ist ein symptomorientiertes kognitiv-verhaltenstherapeutisches Vorgehen, das ambulant oder stationär durchgeführt werden kann (s. Abb. 50) (Grad III). Ziel ist eine zentrale Kontrolle der Drangsymptome ohne motorische Haltemanöver. Nach einem Motivationsaufbau werden den Kindern, entsprechend ihrem Entwicklungsstand, kognitiv die Blasenfunktion und entsprechende Zielveränderungen dargestellt. Die Kinder sollen den Harndrang

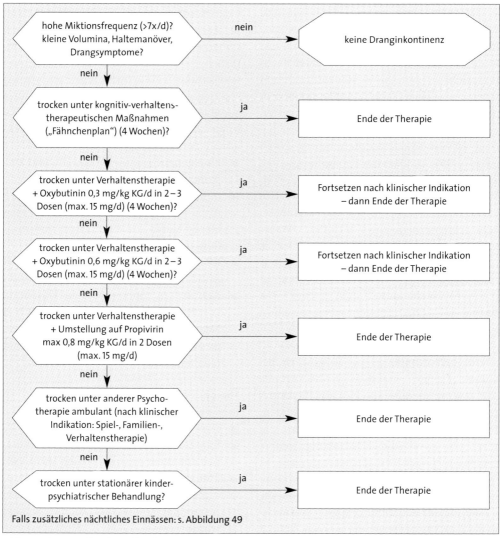

Abb. 50: Therapie der idiopathischen Dranginkontinenz

wahrnehmen, sofort die Toilette nach Wahrnehmung von Blasenfülle oder Harndrang aufsuchen und auf Haltemanöver als Gegenmaßnahmen verzichten. In einem sog. Fähnchenplan werden Miktionen ohne Einnässen als Fähnchen, Einnässepisoden als Wolken dargestellt. Dies kann mit einem Tokensystem verstärkt werden.

Falls die bisherigen Maßnahmen nicht ausreichen, können sie mit einer Pharmakotherapie mit Oxybutinin unterstützt werden, das über eine spasmolytische, anticholinerge und lokalanalgetische Wirkung verfügt (Grad II). Die Dosierung beträgt 0,3 mg/kg KG/d in 2–3 Dosen bis maximal 0,6 mg/kg KG/d Oxybutinin (maximal 15 mg) unter Fortsetzung der Verhaltenstherapie. Die Medikation wird üblicherweise 3–6 Monate eingesetzt. Wegen der Gefahr von HWI und Resturinbildung sollte eine mögliche Resturinbildung mit Ultraschall überprüft werden (V) [von Gontard, Neveus 2006].

Alternativ kann die Dranginkontinenz mit Propiverin in einer maximalen Dosierung von 0.8 mg/kg KG/d in 2 Dosen (einschleichend dosieren; maximal 15 mg/die) behandelt werden (Grad III). Bei einem fehlenden Ansprechen kann einen Umstellung von Oxybutinin auf Propiverin (und vice versa sinnvoll sein). Die Wirksamkeit und Nebenwirkungen sind bei beiden Medikamenten vergleichbar.

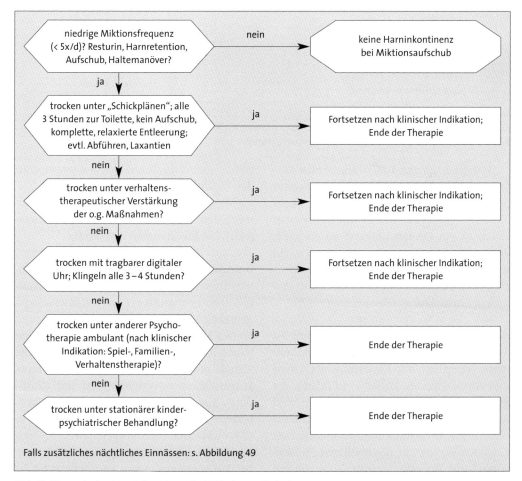

Abb. 51: Therapie der Harninkontinenz bei Miktionsaufschub

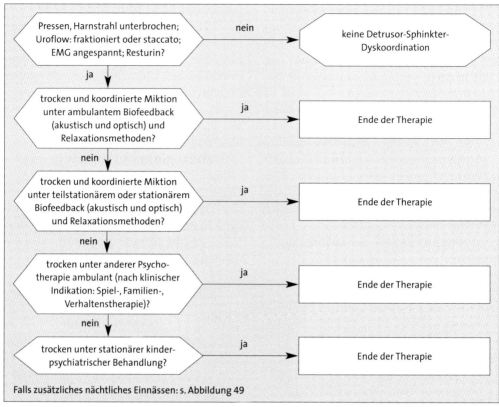

Abb. 52: Therapie der Detrusor-Sphinkter-Dyskoordination

Das Medikament Tolterodine ist bei Kindern weniger wirksam als bei Erwachsenen und wurde deshalb nicht für Kinder durch die FDA zugelassen. Bei therapieresistenten Fällen ist ein Off-label-Einsatz zu erwägen; übliche Dosis 1–2 mg/die in 2 Dosen (Grad III [Hjälmas et al. 2001]). Die Nebenwirkungsrate ist gering. Neue Anticholinergika sind in Entwicklung.

Harninkontinenz bei Miktionsaufschub (s. Abb. 51). Zunächst sind ein symptomorientiertes Vorgehen mit Entlastung der Eltern und ein beratendes, kognitives Erklären der Zusammenhänge zwischen Einnässen und Aufschub angezeigt (Grad IV). Verhaltenstherapeutische Maßnahmen umfassen eine Kalenderführung mit regelmäßigen „Schickzeiten" zur Toilette, eventuell kombiniert mit einer Digitaluhr mit einstellbaren Weckzeiten, sodass das Kind nach 3–4 Stunden an den Toilettengang erinnert wird.

Wegen der hohen psychiatrischen Komorbidität sind häufig weitergehende therapeutische Maßnahmen notwendig.

Detrusor-Sphinkter-Dyskoordination (s. Abb. 52). Therapieprogramme umfassen Motivationsaufbau, kognitive und verhaltenstherapeutische Elemente, vor allem aber ein spezifisches Training mit Biofeedback-Methoden (Grad III). Dabei werden entweder visuelle Signale des Harnflusses über Uroflowmetriekurven allein oder kombiniert mit akustischen Signalen über eine perianale Beckenboden-EMG mit nichtinvasiven Oberflächenelektroden zurückgekoppelt. Schon nach wenigen Trainingstagen ist die Miktion bei den meisten Kindern koordiniert, häufig mit Stabilität in Langzeitkatamnesen.

4.3 Besonderheiten bei ambulanter Behandlung

- Die dargestellten therapeutischen Möglichkeiten sollten im häuslichen Milieu durchgeführt werden.
- Genaue Anleitung der einzelnen Behandlungsschritte sowie entsprechende Protokolle sind häufig notwendig, um den Eltern das genaue Vorgehen zu verdeutlichen.

4.4 Besonderheiten bei teilstationärer Behandlung

Eine teilstationäre Behandlung ist nur in folgenden Situationen notwendig:
- Wenn die entsprechenden Therapieschritte im sozialen Umfeld nicht umgesetzt werden können
- Wenn ein intensives, stringentes Training erforderlich ist
- Bei hohem Leidensdruck und deutlicher psychiatrischer Komorbidität.

4.5 Besonderheiten bei stationärer Behandlung

Eine stationäre Behandlung ist allein aufgrund einer Enuresis nicht indiziert.
- Bei mangelnder Unterstützung durch das soziale Umfeld und ausgeprägter Komorbidität z.B. mit Enkopresis und sozialen bzw. emotionalen Verhaltensauffälligkeiten kann eine stationäre Behandlung notwendig sein.
- Intensive verhaltenstherapeutische Programme wie das Dry-Bed-Training sind u.U. im stationären Setting günstiger durchzuführen.
- Das therapeutische Vorgehen mit den einzelnen verhaltenstherapeutischen Schritten entspricht dabei dem ambulanten Behandlungsplan.

4.6 Jugendhilfe- und Rehabilitationsmaßnahmen

Jugendhilfemaßnahmen sind nur indiziert, wenn eine begleitende Komorbidität mit Gefährdung des Kindes/Jugendlichen vorliegt.

4.7 Entbehrliche Therapiemaßnahmen

Bei der Enuresis nocturna sind ineffektiv:
- Flüssigkeitsrestriktion (Grad V)
- Nächtliches Wecken (Grad II: nicht effektiv, leichte Reduktion der nassen Nächte [Lister-Sharp 1997])
- Verhaltenstherapien ohne Klingelgerät (Grad I: 33% trocken am Behandlungsende, 30% bei Katamnese [Houts et al. 1994])
- Strafen (Grad V)
- Blasentraining (ohne Vorliegen von Miktionsauffälligkeiten) (Grad II: nicht effektiv, kein Unterschied zu Kontrollen [Lister-Sharp 1997])
- Allgemeine (nicht verhaltenstherapeutische) Psychotherapien (Grad I: nicht effektiv, kein Unterschied zu Kontrollen [Lister-Sharp 1997]; 21% trocken am Behandlungsende, 11% bei Katamnese [Houts et al. 1994])
- Hypnotherapie (Grad III)
- Chiropraxis (Grad III)
- Andere Medikamente außer DDAVP und Antidepressiva: Neuroleptika, Stimulanzien, Diuretika, Prostaglandin-Synthesehemmer (Grad II: [Glazener, Evans 2000b; Moffat 1997]).

Allgemeine tiefenpsychologische oder nichtdirektive Psychotherapien sind bei einer reinen Einnässproblematik nicht indiziert und wenig wirksam, können aber bei entsprechender psychiatrischer Komorbidität notwendig sein. Sofern die Enuresis das Zielsymptom darstellt, sollte immer ein spezifisch symptomorientiertes Vorgehen gewählt werden.

5 Literatur

Azrin NH, Sneed TJ, Foxx RM, Dry-bed training: rapid elimination of childhood enuresis. Behaviour Research and Therapy (1974), 12, 147–156

Beetz R, Gontard A von, Lettgen B (1995) Anamnese-Fragebogen: Einnässen/Harnkontinenz und Erläuterungen zum Anamnese-Fragebogen. In: von Gontard A, Lehmkuhl G (2002) Leitfaden Enuresis. Hogrefe, Göttingen, 123–125

Bradbury M, Meadow SR, Combined treatment with enuresis alarm and desmopressin for nocturnal enuresis. Acta Paediatr (1995), 84, 1014–1018

Butler RJ (1994) Nocturnal enuresis – the child's experience. Butterworth-Heinemann, Oxford

Gibb S et al., Evidence against a synergistic effect of desmoperssin with conditioning in the treatment of nocturnal enuresis. Journal of Pediatrics (2004), 144, 351–357

Glazener CM, Evans JH (2000) Drugs for nocturnal enuresis in children (other than desmopressin and tricyclics). Cochrane Database Systematic Review, CD002238

Glazener CMA, Evans JH, Peto RE (2004) Complex behavioural and educational interventions for nocturnal enuresis in children (Cochrane Review). Cochrane Database Systematic Review, CD004668

Gontard A von (2001) Einnässen im Kindesalter: Erscheinungsformen – Diagnostik – Therapie. Georg Thieme, Stuttgart

Gontard A von, Lehmkuhl G (2002) Leitfaden Enuresis. Hogrefe, Göttingen

Gontard A von, Neveus T (2006) Management of disorders of bladder and bowel control in childhood. Mac Keith Press, London

Hjälmas K et al., Nocturnal enuresis: An international evidence based mangement strategy. Journal of Urology (2004), 171, 2545–2561

Hjälmas K et al., The overactive bladder: a potential future indication for tolterodine. British Journal of Urology-International (2001), 87, 569–574

Houts AC, Berman JS, Abramson H, Effectiveness of psychological and pharmacological treatments for nocturnal enuresis. Journal of Consulting and Clinical Psychology (1994), 62, 737–745

Kerebroeck PEV van, Experience with the long-term use of desmopressin for nocturnal enuresis in children and adolescents. BJU Int (2002), 89, 420–425

Läckgren G et al., Nocturnal enuresis – a suggestion for a European treatment strategy. Acta Paediatrica (1999), 88, 679–690

Leebeek-Groenewegen A et al., Efficacy of desmopressin combined with alarm therapy for monosymptomatic nocturnal enuresis. Journal of Urology (2001), 166, 2456–2458

Lister-Sharp D et al. (1997) A systematic review of the effectiveness of interventions for managing childhood nocturnal enuresis. NHS Centre for Reviews and Dissemination, University of York, York

Loening-Baucke V, Urinary incontinence and urinary tract infecion and their resolution with treatment of chronic constipation of childhood. Pediatrics (1997), 100, 228–232

Londen A van et al., Relapse rate and parental reaction after successful treatment of children suffering from nocturnal enuresis: a 2 ½ year follow-up of bibliotherypy. Behavior Research and Therapy (1995), 33, 309–311

Londen A van et al., Arousal training for children suffering from nocturnal enuresis: a 2 ½ year follow-up. Behavior Research and Therapy (1993), 31, 613–615

Mellon MW, Mcgrath ML, Empirically supported treatments in pediatric psychology: nocturnal enuresis. Journal of Pediatric Psychology (2000), 25, 193–214

Moffat MEK, Nocturnal enuresis: a review of the efficacy of treatments and practical advice for clinicians. Developmental and Behavioral Pediatrics (1997), 18, 49–56

Olbing H (Hrsg.) (1993) Enuresis und Harnkontinenz bei Kindern. Hans Marseille, München

Sureshkumar P et al., Treatment of daytime urinary incontinence in children: a systematic review of randomized controlled trials. Journal of Urology (2003), 170, 196–200

Frühere Bearbeiter der Leitlinie
A. von Gontard, G. Lehmkuhl

Jetziger Bearbeiter der Leitlinie
A. von Gontard

Korrespondenzanschrift
Prof. Dr. Alexander von Gontard
Klinik für Kinder- und Jugendpsychiatrie und Psychotherapie
Universitätsklinikum des Saarlandes
66421 Homburg (Saar)

Enkopresis (F98.1)

1 Klassifikation

1.1 Definition

Die Enkopresis wird nach der ICD-10 als psychiatrische Diagnose der I. Achse und nicht als Entwicklungsstörung der II. oder als körperliche Erkrankung der IV. Achse klassifiziert.

Enkopresis wird als willkürliches und unwillkürliches Einkoten ab einem Alter von 4 Jahren nach einem Ausschluss organischer Ursachen (wie Spina bifida, Megacolon congenitum und andere organische Erkrankungen) definiert. Es muss mindestens 1-mal pro Monat auftreten und für eine Dauer von 3 Monaten nach DSM-IV und 6 Monaten nach ICD-10 bestehen.

Nach ICD-10 soll eine Enkopresis bei Vorhandensein von anderen psychiatrischen Störungen nur dann diagnostiziert werden, wenn „sie das dominierende Phänomen darstellt" [ICD-10]. Bei der Komorbidität von Enkopresis und Enuresis „soll die Kodierung der Enkopresis Vorrang haben" [ICD-10]. Wenn Enkopresis und Obstipation nebeneinander bestehen, ist nur die Enkopresis zu kodieren. Diese Einschränkungen schränken die Aussagekraft von komorbiden Diagnosen willkürlich und wenig sinnvoll ein. Typisch für die Enkopresis ist das gleichzeitige Auftreten mehrerer Störungen, die nicht unbedingt kausal miteinander verknüpft sein müssen. Daher wäre es viel sinnvoller, jede komorbide Störung – ob somatisch oder psychiatrisch – getrennt aufzuführen.

Ferner unterscheidet die ICD-10 nicht exakt zwischen einer primären und sekundären Form (die Dauer eines definierten sauberen Intervalls wird nicht angegeben). Auch die Unterscheidung zwischen den beiden wichtigsten Subformen der Enkopresis – mit und ohne Obstipation – wird von der DSM-IV genauer vorgenommen.

Neuere Klassifikationsvorschläge der pädiatrischen Gastroenterologie verwenden statt Enkopresis den Begriff „funktionelle Stuhlinkontinenz" (im Gegensatz zur „organischen Stuhlinkontinenz") und unterscheiden die beiden Hauptformen der retentiven und nicht retentiven Inkontinenz [Rasquin-Weber et al. 1999; PACCT 2005]. Enkopresis und funktionelle Stuhlinkontinenz können demnach als Synonyma verwendet werden. Aktuelle Übersichten finden sich bei von Gontard [2004] und von Gontard und Neveus [2006].

1.2 Leitsymptome

Unwillkürliches und willkürliches Einkoten.

1.3 Schweregradeinteilung

Der Schweregrad wird festgelegt nach:
- Häufigkeit der Tage (selten Nächte) mit Einkotepisoden pro Woche
- Ggf. durchschnittlicher Häufigkeit des Einkotens pro Tag bzw. Nacht
- Einkotmenge (nur Schmieren oder Haufen)
- Stuhlkonsistenz (nach der Bristol Stool Scale in 7 Typen eingeteilt von fest bis flüssig)
- Subjektive Beeinträchtigung des Kindes.

1.4 Untergruppen

◂ Die primäre Enkopresis wird üblicherweise durch ein sauberes Intervall von < 6 Monaten definiert. Sekundäre Enkopresis bezeichnet einen Rückfall nach > 6 Monaten Sauberkeit. Da die beiden Formen sich nicht klinisch (nach psychischen oder organischen Faktoren) unterscheiden, ist diese Einteilung nicht von praktischer Relevanz.
◂ Die meisten Kinder koten tags ein. Nächtliches Einkoten ist die seltene Ausnahme und erfordert eine genaue medizinische Abklärung wegen möglicher organischer Ursachen. Aus diesen Gründen ist die Einteilung in eine Enkopresis diurna und nocturna ebenfalls wenig relevant.
◂ Die wichtigste Unterscheidung ist demnach, ob eine Obstipation und Stuhlretention vorliegt oder nicht (s. Abb. 53). Enkopresis und Obstipation müssen nicht miteinander assoziiert sein: Je nach Zentrum und Selektionseffekten koteten 68–90% aller obstipierten Kinder ein; andersherum sind 16–70% der einkotenden Kinder obstipiert.
◂ Obstipation wird definiert durch weniger als 3 Stühle pro Woche und/oder weitere Symptome wie harter und schmerzhafter Stuhl, tastbare Skybala, harte Stuhlmassen bei der rektalen Untersuchung, Defäkations- und Bauchschmerzen sowie typische Ultraschallbefunde. Diese sollten nach den Empfehlungen der amerikanischen Gesellschaft für pädiatrische Gastroenterologie über 2 Wochen (oder

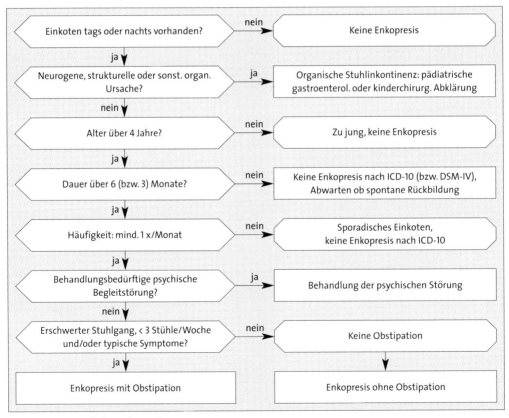

Abb. 53: Diagnostik der Enkopresis

1 Klassifikation

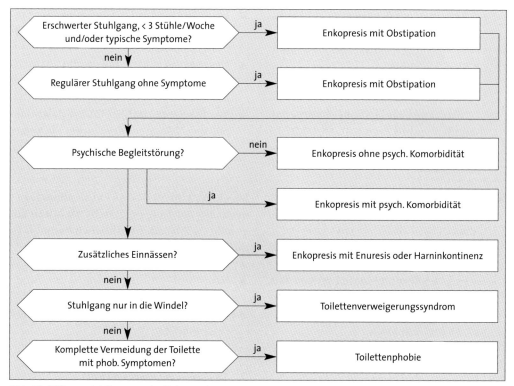

Abb. 54: Differenzialdiagnose der Enkopresis

länger) andauern und mit ausgeprägter subjektiver Belastung verbunden sein [Baker et al. 1999]. Nach der neuen PACCT-Definition [PACCT 2005] wird eine Dauer von 8 Wochen verlangt.

Wie in Abbildung 54 ersichtlich, kann man folgende Subtypen mit typischer Symptomatik unterscheiden:
- Enkopresis mit Obstipation [Benninga et al. 1994 u. 2004]:
  – Seltener Stuhlgang auf der Toilette
  – Große Stuhlmengen
  – Nicht normale Stuhlkonsistenz
  – Tastbare Skybala
  – Schmerzen bei Defäkation
  – Bauchschmerzen
  – Reduzierter Appetit
  – Reduzierte anal-rektale Sensibilität
  – Typische Ultraschallzeichen
  – Verlängerte Kolon-Transitzeit
  – Auffällige Defäkationsdynamik
  – Laxatien therapeutisch hilfreich
  – Hohe psychische Komorbidität (40–50%).
- Enkopresis ohne Obstipation [Benninga et al. 1994 u. 2004]:
  – Täglicher Stuhlgang auf der Toilette
  – Kleine Stuhlmengen
  – Normale Stuhlkonsistenz
  – Selteneres Einkoten
  – Keine Skybala, Schmerzen, Ultraschallzeichen
  – Guter Appetit
  – Unauffällige Kolon-Transitzeit, Sensibilität
  – Verschlechterung durch Laxantien
  – Hohe psychische Komorbidität (40–50%).
- Toilettenverweigerungssyndrom:
  – Kleinkindesalter
  – Miktion auf Toilette

- Weigerung, auf der Toilette Stuhl abzusetzen
- Verlangen nach Windel für Defäkation
- Dauer > 1 Monat
- Häufig Stuhlretention in der Vorgeschichte
- Risikofaktor für spätere Obstipation und Enkopresis
- Oft mit Störung des Sozialverhaltens mit oppositionellem Verhalten assoziiert.
◢ Toilettenphobie:
- Vermeidung von Toilette für Miktion und Defäkation
- Phobische Symptome.

Die wichtigsten Komorbiditäten sind (s. Abb. 54):
◢ Begleitende psychische Störungen
◢ Assoziiertes Einnässen.

1.5 Ausschlussdiagnose

Einkoten infolge einer organischen Erkrankung
[s. von Gontard 2004; von Gontard, Neveus 2006].

Die chronische Obstipation ist ca. 5% organisch, 95% funktionell bedingt. Es müssen folgende organische Ursachen ausgeschlossen werden:
◢ Anatomisch (Anale Rhagaden, Abszess, Hautanhängsel, Dermatitis, Analstenose, andere anorektale Fehlbildungen, sekundäre Strikturen nach nekrotisiernder Enterokolitis und anderen entzündlichen Erkrankungen, idiopathisches Megakolon)
◢ Metabolisch (Hypokaliämie, Hypomagnesiämie, Hypophosphatämie, Hypercalciämie, Mukoviszidose, Zöliakie; Kuhmilchunverträglichkeit)
◢ Endokrinologisch (Diabetes mellitus, multiple endokrine Neoplasie IIb, Hypothyreose, Hyperparathyroidismus, Diabetes insipidus)
◢ Neurogen (Infantile Zerebralparese, Spina bifida, Myelomeningozele, Tethered-Cord-Syndrom)
◢ Neuropathien des Kolon (M. Hirschsprung, intestinale neuronale Dysplasie, Pseudoobstruktion, andere)
◢ Medikamente (Anticholinergika, Antidepressiva, Bluthochdruckmittel, Opiate, Eisen, Chemotherapeutika (Vincristin), Antikonvulsiva, Bleiintoxikation)

Bei einem Einkoten ohne Obstiaption liegen in ca. 1% der Fälle organische Ursachen zugrunde, > 99% sind funktionell bedingt. Es müssen ausgeschlossen werden:
◢ Infektionen mit Diarrhö
◢ Neurogene Störungen wie Spina bifida occulta
◢ Postoperative Zustände nach anorektalen Fehlbildungen.

2 Störungsspezifische Diagnostik

2.1 Symptomatik

Exploration der Eltern und des Kindes/Jugendlichen
◢ **Einkothäufigkeit:** tags (Tage pro Woche, Tage pro Monat, eventuell auch Male pro Tag), nachts (Häufigkeit)?
◢ **Einkotsymptomatik:** Größe der Stuhlmengen (nur Stuhlschmieren; teils Stuhlschmieren, teils Stuhlmassen; Einkoten von Stuhlmassen), Konsistenz des Stuhls (fest, weich, wässrig – s. Bristol Stool Scale)? In welchen Situationen?
◢ **Rückfälle:** vorherige Sauberkeit, Dauer, in welchem Alter, Auslöser für Rückfall (belastende Lebensereignisse, somatische Symptome)?
◢ **Stuhlverhalten:** Windel, Häufigkeit des Stuhlgangs auf der Toilette (Male pro Woche, pro Tag), Konsistenz, Verhalten auf Toilette, Pressen und Schmerzen

beim Stuhlgang, Bauchschmerzen, Blähungen?
- **Wahrnehmung und Reaktion auf Einkoten:** Wahrnehmung des Einkotens, Verstecken von Unterwäsche, Leidensdruck und Motivation?
- **Verhalten der Eltern und der Umwelt:** Reaktionen der Umwelt, mögliche Ablehnung?
- **Trink- und Essverhalten:** Flüssigkeitsmenge pro Tag, einseitige Diät (ballaststoffarme Nahrung)?
- **Therapieversuche:** alle bisherigen Maßnahmen
- **Einnässen:** siehe Leitlinien F 98.0.
- **Begleitende psychische Störungen:** Kinder- und jugendpsychiatrische Diagnostik.

Spezielle Fragebögen
Es liegen spezielle Fragebögen zur Einkotproblematik vor [von Gontard 2004].

Beobachtungsprotokolle bei gemeinsamem Einnässen und Einkoten: über 24–48 Stunden Messen von Trink- und Urinmengen, Registrierung von Toilettengängen, Einnäss- und Einkotepisoden, sonstige Beobachtungen.

Verhaltensbeobachtung des Kindes
Haltemanöver zur Stuhlretention können manchmal in der klinischen Situation beobachtet werden. Z.T fallen Kinder durch ihren Geruch auf. Schamgefühle, Leidensdruck und weitere Auffälligkeiten können durch die Erhebung eines psychopathologischen Befundes eingeschätzt werden.

Kinder- und jugendpsychiatrische Diagnostik
Wegen der hohen Komorbiditätsrate von psychischen Störungen ist diese zu empfehlen. Im pädiatrischen Setting sollten Kinder mit Verdacht auf Begleitstörungen nach einem Screening für psychische Störungen an Kinderpsychiater weiterverwiesen werden.

Pädiatrische Untersuchung
Eine komplette kinderärztliche Untersuchung (allgemein und neurologisch) ist in jedem Fall notwendig. Dabei sollten Abdomen, Genital, Analregion, Wirbelsäule und untere Extremitäten besonders gründlich untersucht werden. Skybala können bei Obstipation oft getastet werden. Eine rektale Untersuchung wird mindestens einmal empfohlen.

2.2 Störungsspezifische Entwicklungsgeschichte

- Beginn und Art des Sauberkeitstrainings
- Falls vorhanden, erstmalige Sauberkeit nachts/tags
- Längstes sauberes Intervall: In welchem Alter? Wie lange? Spontan oder durch Therapie erreicht?
- Rückfall: Wann? Mögliche Auslöser?
- Bisherige Therapieversuche
- Leidensdruck und Attribution von Kind/Eltern
- Weitere wichtige Punkte finden sich unter 2.1.

2.3 Psychiatrische Komorbidität und Begleitstörungen

Die psychiatrische Komorbidität ist bei allen Formen der Enkopresis deutlich erhöht. Ca. 30–50% weisen psychische Störungen oder Symptomscores im klinischen Bereich auf (3- bis 5-fach höher als bei Kontrollen) [s. von Gontard 2004].
- Es finden sich keine Unterschiede zwischen der Enkopresis mit und ohne Obstipation.
- Es gibt keine enkopresisspezifische Psychopathologie; das Spektrum der begleitenden psychischen Störungen ist heterogen.
- Internalisierende (emotionale) Störungen überwiegen leicht.

- Störungen des Sozialverhaltens und hyperkinetische Störungen sind am zweithäufigsten.
- Für das Toilettenverweigerungssyndrom ist die Störung des Sozialverhaltens mit oppositionellem Verhalten typisch.
- Enkopresis tritt gehäuft nach sexuellem Missbrauch auf.
- Kinder mit geistiger Behinderung koten häufiger ein.
- Zudem finden sich häufig subklinische emotionale und Verhaltenssymptome, die nicht die Kriterien einer Störung erfüllen und die sich unter erfolgreicher Therapie zurückbilden (wie gestörtes Selbstwertgefühl, trauriger Affekt, Ängste, aber auch aggressives, verweigerndes Verhalten, Essensverweigerung usw.)

Dennoch ist wichtig zu beachten: Über 50% der Kinder haben keine weitere psychische Störung. Ebenfalls zeigen die meisten Familien keine pathologischen Interaktionen.

2.4 Störungsrelevante Rahmenbedingungen

Exploration des Kindes und der Bezugspersonen
- Leidensdruck, soziale Einschränkungen, negative Folgen wie Hänseln durch andere Kinder
- Krankheitsvorstellungen, Motivation, Umgang der Eltern mit dem Symptom
- Wird es als sehr belastend erlebt, besteht eine ausreichende Unterstützung von Seiten des Umfeldes, werden therapeutischen Interventionen aktiv mitgetragen?
- Sind weitere komorbide Erkrankungen vorhanden?

2.5 Apparative, Labor- und Testdiagnostik

Unabdingbare Diagnostik
Neben Anamnese, Exploration, Fragebögen, Protokollen und körperlicher Untersuchung (s. Kap. 2.1) sind folgende Methoden dringend zu empfehlen:

Sonographie von Blase und retrovesikalem Raum: Bei Obstipation finden sich ein erweitertes Rektum, retrovesikale Impressionen, Resturin. Eine Sonographie der Nieren ist ebenfalls zu empfehlen (Mittelechospreizung).

Fakultative Diagnostik
Alle weiteren Untersuchungen erfordern eine spezielle Indikation und sind routinemäßig nicht notwendig:
- Anorektale Manometrie
- Elektromyographie
- Kolon-Transitzeitbestimmung
- Kolon-Kontrasteinlauf
- Saugbiopsien
- Koloskopie
- Endorektale Sonographie
- Magnetresonanztomographie des Wirbelkanals (z.B. bei Verdacht auf Tethered-Cord-Syndrom)
- Uroflowmetrie (bei begleitender Harninkontinenz)
- Erweiterte testpsychologische Diagnostik.

2.6 Weitergehende Diagnostik und Differenzialdiagnostik

Bei den folgenden körperlichen Symptomen sollte eine **somatische Abklärung** besonders gründlich erfolgen [Baker et al. 1999, Amerikanische Gesellschaft für pädiatrische Gastroenterologie]:
- Gedeihstörung
- Ausladendes Abdomen
- Fehlen der lumbosakralen Kurve
- Pilonidalsinus mit Haarbüscheln

- Pigmentanomalien der unteren Wirbelsäule
- Sakrale Agenesie
- Flaches Gesäß
- Nach ventral verlagerter Anus
- Klaffender Anus
- Enges leeres Rektum trotz tastbarer Fäkalmassen
- Austritt von Stuhl oder Luft beim Herausziehen des Fingers während der rektalen Untersuchung
- Okkultes Blut im Stuhl
- Fehlende anale Reflexe
- Fehlende Kremasterreflexe
- Verminderter Tonus der unteren Extremitäten oder verminderte grobe Kraft
- Reflexanomalien der unteren Extremitäten

2.7 Entbehrliche Diagnostik

- Radiologische Untersuchungen (Abdomen-Übersicht) sind nicht indiziert und liefern keine relevanten Informationen.
- Magnetresonanztomographie des Kolon ist nicht indiziert, da sie nur Hinweise auf eine Koprostase liefern kann. Diese Information ist klinisch oder sonographisch besser und einfacher zu erhalten.

3 Multiaxiale Bewertung

3.1 Identifizierung der Leitsymptome

Die Leitsymptomatik ist das unwillkürliche und willkürliche Einkoten. Eine symptomatische Behandlung des Leitsymptoms führt zu einer Reduktion des kindlichen Leidensdruckes und zur Besserung des Selbstwertgefühls. Eine Symptomverschiebung konnte empirisch nicht nachgewiesen werden. Deshalb sollte in jeden Fall eine symptomorientierte Therapie erfolgen.

Falls weitere komorbide Störungen vorliegen, müssen diese separat behandelt werden, z.B. verhaltenstherapeutisches Vorgehen bei Störungen des Sozialverhaltens; Stimulanzien, Elternberatung und Verhaltenstherapie beim hyperkinetischen Syndrom; psychodynamische Therapien (z.B. Spieltherapie) bei emotionalen Störungen.

3.2 Identifizierung weiterer Symptome und Belastungen

Achse II
Die Rate der Teilleistungsschwächen und spezifischen Entwicklungsdefizite ist nach klinischem Eindruck erhöht. Systematische Studien fehlen.

Achse III. Kinder mit geistiger Behinderung koten häufiger ein – bei Verdacht: entsprechende Intelligenzmessung.

Achse IV
- Eine komplette pädiatrisch-internistische Untersuchung, möglichst auch mit neurologischer Abklärung, ist bei jedem einkotenden Kind erforderlich (s. Kap 2.1).
- Insbesondere ist erforderlich: Palpation des Abdomens, Inspektion der Genital- und Analregion, der Wirbelsäule und der unteren Extremitäten sowie eine rektale Untersuchung.

Achse V
Aktuelle psychosoziale Stressoren (der letzten 6 Monate) sind erhöht und sollten exploriert werden.

Achse VI
Die meisten Kinder mit Enkopresis können ambulant behandelt werden. Der Schweregrad der Störung einschl. der psychiatrischen Begleitsymptomatik entscheidet darüber, ob eine teil- oder vollstationäre Behandlung erforderlich ist.

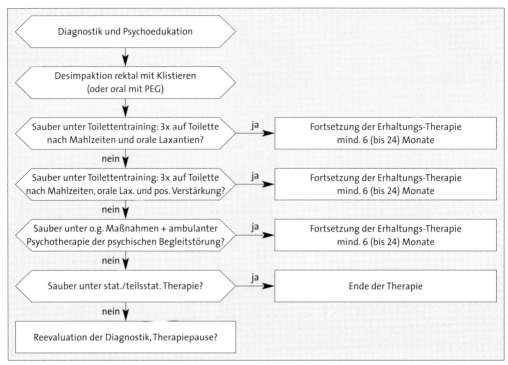

Abb. 55: Therapie der Enkopresis mit Obstipation

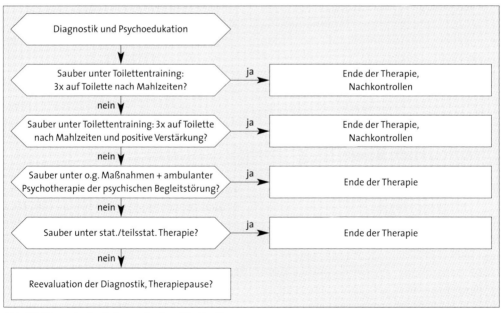

Abb. 56: Therapie der Enkopresis ohne Obstipation

3.3 Differenzialdiagnosen und Hierarchie des diagnostischen und therapeutischen Vorgehens

◢ Ausschluss von organischer Stuhlinkontinenz
◢ Vorliegen von Obstipation und Stuhlretention
◢ Diagnose der Subform der Enkopresis
◢ Diagnose von komorbiden psychischen Störungen
◢ Diagnose von komorbidem Einnässen (s. Leitlinie 98.0)

Die Hierarchie der einzelnen therapeutischen Schritte für die beiden Hauptgruppen der Enkopresis (mit und ohne Obstipation) ergibt sich aus den Abbildungen 55 und 56.

4 Interventionen

4.1 Auswahl des Interventionssettings

◢ In den meisten Fällen kann eine Enkopresis ambulant behandelt werden.
◢ Stationäre oder teilstationäre Therapien kommen nur infrage bei Therapieresistenz gegenüber bisherigen Methoden, bei schwerer psychiatrischer Begleitsymptomatik und wenn eine höhere und kontinuierliche Trainingsfrequenz erforderlich ist.

4.2 Hierarchie der Behandlungsentscheidung und Beratung

Siehe Abbildungen 55 und 56. Der Grad der Evidenz (I–V) wird für jede Interventionsform angegeben. In den letzten Jahren wurden zunehmend randomisiert-kontrollierte Studien durchgeführt, die in mehreren systematischen Reviews und Metaanalysen zusammengefasst wurden [Brooks et al. 2000; McGrath et al. 2000; Price, Elliott 2002]. Deshalb erreichen manche Empfehlungen den Evidenz Grad I–II.

Enkopresis mit Obstipation (s. Abb. 55)
Die therapeutischen Empfehlungen der amerikanischen Leitlinien [Felt et al. 1999] und anderer Autoren ähneln sich weitgehend [wie Keller 2001; Loening-Baucke 2000; Levine 1991; von Gontard 2004; von Gontard, Neveus, 2006].

◢ *Psychoedukation.* Der erste Schritt besteht in einer Diagnostik, Informationsvermittlung, Beratung der Eltern und Psychoedukation (III). Viele Eltern und Kinder kennen den Zusammenhang zwischen Retention und Einkoten noch nicht. Deshalb sollten die anatomischen und physiologischen Zusammenhänge erklärt werden. Ängste und Sorgen der Eltern und Kinder sollten eruiert und mit einbezogen werden. Dabei ist es wichtig, ein Arbeitsbündnis herzustellen und die Kinder zu einer Übernahme der Verantwortung zu bewegen. Nur falls eine einseitige Nahrung vorliegt, sind entsprechende Diätänderungen vorzunehmen (IV). Neben der Erhöhung der ballaststoffreichen Nahrungsmittel ist unbedingt darauf zu achten, dass die Kinder genügend Flüssigkeit zu sich nehmen (V). Es wird üblicherweise keine Baseline durchgeführt, sondern direkt mit der Therapie begonnen.
◢ *Desimpaktion.* Die initiale Entleerung der intraabdominellen Stuhlmassen wird als Desimpaktion bezeichnet. Falls eine Obstipation vorliegt und Stuhl retiniert wird, muss diese am Anfang der Therapie entfernt werden, was im Prinzip per os oder rektal erfolgen kann. Bei schwereren Fällen ist rektale Entleerung mit Klistieren notwendig, die schnell zum Erfolg und zur Entlastung führt.
– *Rektale Desimpaktion.* Phosphathaltige Klistiere sind Mittel der ersten Wahl

(III). Diese werden in Einmalbeuteln mit 120 ml Inhalt geliefert und enthalten 16 g Natriumhydrogenphosphat und 6 g Natriummonohydrogenphosphat pro 100 ml. Die Dosierung beträgt 30 ml/10 kg KG, d.h., bei Vorschulkindern wird ca. ein halber Beutel, bei Schulkindern 3/4 bis ein ganzer Beutel appliziert. Bei Kleinkindern ist darauf zu achten, dass das Klistier ausgeschieden wird wegen möglicher Phosphatintoxikation. Bei Kindern unter 2 Jahren oder mit Nierenproblemen sind als sichere Alternative sorbithaltige Klistiere vorzuziehen [Keller 2002]. Je nach Ausmaß der Stuhlretention müssen Klistiere manchmal in den ersten Tagen, z.T. auch in den ersten Wochen, wiederholt gegeben werden. Falls Einmalklistiere nicht zur Desimpaktion führen (selten), ist eine Überweisung an pädiatrische Gastroenterologen oder Kinderchirurgen zu hohen Einläufen oder sogar zu chirurgischer Ausräumung notwendig.
- *Orale Desimpaktion.* In leichteren Fällen kann eine orale Desimpaktion versucht werden (V). Das Mittel der Wahl ist Polyethylenglykol (PEG) (s.u.).

▶ **Erhaltungstherapie.** Die Erhaltungstherapie hat 2 Ziele: Erstens zu verhindern, dass erneut Stuhlmassen reakkumulieren; zweitens die Normalisierung des Stuhlverhaltens. Dazu wird eine symptomorientierte Basistherapie durchgeführt, die durch verhaltenstherapeutische Elemente verstärkt werden kann. Gleichzeitig wird eine Behandlung mit oralen Laxantien durchgeführt. Die Erhaltungstherapie sollte lange genug fortgesetzt werden, mindestens 6 (bis 24) Monate mit monatlichen Nachkontrollen [Felt 1999].
- *Basistherapie.* Bei der Basistherapie ist das Stuhltraining von entscheidender Bedeutung (I) [Brooks et al. 2000]. Dabei werden die Kinder aufgefordert, sich 3-mal am Tag nach den Mahlzeiten auf die Toilette zu setzen. Diese Zeiten sind besonders günstig, da die Entleerungsreflexe des Darms am aktivsten sind. Die Toilettengänge sollen möglichst positiv gestaltet werden. Es ist darauf zu achten, dass die Kinder entspannt sitzen und ihre Füße abstützen können. Falls notwendig, sollte ein Fußbänkchen zur Verfügung gestellt werden. Die Situation sollte positiv besetzt werden: Kinder dürfen Gameboy spielen, bestimmte Bücher oder Comics lesen, selbst flöten, singen oder Bilder malen. Auch die Gabe von Süßigkeiten wäre als positive Verstärkung durchaus zu vertreten. Die Kinder sollen 5–10 Minuten sitzen bleiben, auch wenn es nicht zum Stuhlabgang kommt. Das Einhalten des Toilettentrainings soll positiv durch Lob und Zuwendung verstärkt werden. Auf jeden Fall ist es notwendig, den Verlauf in einem Protokoll zu dokumentieren.
- *Verhaltenstherapeutische Verstärkerprogramme.* Falls notwendig, kann der Effekt der Basistherapie durch einfache Tokensysteme positiv verstärkt werden. Dabei sollte immer nur die Mitarbeit des Kindes, nicht die Sauberkeit verstärkt werden. Aufwendige Trainings wie das ETT (Enhanced Toilet Training) [Cox et al. 1998] umfassen eine intensive Psychoedukation, individuelle Anpassung der Laxantien, Verstärkerpläne, Demonstration des Defäkationsablaufes und Toilettensitzungen mit Relaxations- und Kontraktionsübungen. Sie waren effektiver als Laxantien allein und EET plus Biofeedback (II).
- *Orale Laxantien.* Der Grad der wissenschaftlichen Evidenz für Laxantien ist in den letzten Jahren gestiegen (II–III). Sie sind wirksamer in Kombination mit der Basistherapie oder anderen

Trainings [Brooks 2001; Keller 2002; Baker et al. 1999; Price, Elliott 2001]. Bevorzugt werden im Kindesalter osmotische Laxantien.
- *Polyethylenglykol (PEG; Laxofalk, Macrogol).* Das Mittel der ersten Wahl ist Polyethylenglykol. PEG ist ein osmotisches Laxans und besteht aus einem langen, linearen Polymer, das Wassermoleküle bindet. Es ist in den USA als Nahrungsmittelzusatz durch die FDA und in vielen Ländern bei Kindern zugelassen (in Deutschland noch „off-label"). Es wird nicht resorbiert, nicht metabolisiert und enthält keine Elektrolyte oder Zucker. Nebenwirkungen sind extrem selten (dosisabhängige Diarrhö). Es kann in Flüssigkeiten und Nahrung untergerührt werden, die Compliance ist hoch. Die optimale Dosierung betrug 0,84 g/kg/Tag (therapeutischer Bereich: 0,27–1,42 g/kg/Tag – jeweils 2 Dosen) [Pashankar, Bishop 2001]. Es empfiehlt sich, mit einer geringeren Dosis zu beginnen, z.B. 0,26g/kg pro Tag in 2 Dosen, und nach Wirkung zu steigern [Voskuijl et al. 2004].
- *Lactulose.* Das Mittel der zweiten Wahl ist Lactulose, ein nicht resorbierbares Disacchrid, das Flüssigkeit im Kolon bindet. Es kann in Pulverform oder flüssiger Lösung verabreicht werden. Die jeweilige Dosierung beträgt 1–3 ml/kg KG pro Tag in 1–3 Dosen [Baker et al. 1999] oder global 20–30 ml bei Kleinkindern und 30–90 ml bei Schulkindern (1- bis 3-mal/Tag) [Keller 2002]. Die Dosierung richtet sich nach der klinischen Symptomatik. Obwohl Lactulose langfristig gut toleriert wird, sind Blähungen, abdominelle Bauchschmerzen und Durchfälle möglich. Auch lehnen manche Kinder den süßen Geschmack als unangenehm ab.
▲ **Therapieresistenz.** Nur bei Therapieresistenz und Rückfällen sind zu erwägen: eine kinderpsychiatrische oder psychotherapeutische Behandlung der psychischen Begleitstörung, eine teilstationäre oder stationäre Therapie, eine erneute Diagnostik oder eine Therapiepause (IV).

Enkopresis ohne Obstipation (s. Abb. 56)
Die Empfehlungen für diese Form der Enkopresis gleichen denen der Enkopresis mit Obstipation bis auf eine Ausnahme: Laxantien sind kontraindiziert und können zu einer Verschlechterung der Symptomatik führen (II–III) [Benninga et al. 1994; van Ginkel et al. 2000]. Deshalb reduzieren sich die Schritte auf:
▲ **Psychoedukation** (III)
▲ **Erhaltungstherapie** mit
  – *Basistherapie* (I)
  – *Basistherapie mit verhaltenstherapeutischen Verstärkern* (II)
▲ **Bei Therapieresistenz** (und Rückfällen): weitere Maßnahmen, wie oben beschrieben.

Toilettenverweigerungssyndrom
Beim TRS (Toilet Refusal Syndrome) werden folgende Schritte empfohlen [Taubman 1997; Blum et al. 2004]:
▲ **Psychoedukation**, einschließlich Informationsvermittlung, Entlastung von Schuldgefühlen, Motivationssteigerung und Erziehungsberatung der Eltern (IV)
▲ **Bei leichteren Formen**: Eltern werden gebeten, ihren Kindern wieder eine Windel anzuziehen und auf alle aktiven Aspekte des Sauberkeitstrainings zu verzichten. Sie sollen ihren Kindern erklären, dass sie erst dann wieder normale Unterhosen anziehen dürfen, wenn sie auch auf die Toilette gehen (III) [Taubman 1997]. Wichtig dabei ist die Entlastung der angespannten Eltern-Kind-Interaktion (V).
▲ **Bei schwereren Formen mit Stuhlretention:** Hierbei reichen die o.g. Empfehlungen nicht aus [Blum et al. 2004]. Die Behandlung folgt den Schritten der

Enkopresis mit Obstipation mit Toilettentraining und Laxantien. Oft ist eine Behandlung der komorbiden Störung des Sozialverhaltens mit oppositionellem Verhalten notwendig (V).

Toilettenphobie
Als isolierte Phobie wird die Toilettenphobie verhaltenstherapeutisch mit systematischer Desensibilisierung behandelt (V).

Behandlung der Komorbiditäten
- *Einnässen.* Bei komplexen Ausscheidungsstörungen ist die empfohlene Reihenfolge:
  - *Therapie der Enkopresis und Obstipation.* Die alleinige Therapie einer Obstipation führt bei manchen Kindern zu einer Reduktion oder Sistieren des Einnässens tags, wie auch nachts (III) [Loening-Baucke 1997].
  - *Therapie des Einnässens tags.* Die Behandlung des Einnässens tags reicht oft aus, damit Kinder auch nachts trocken werden (IV). Die Therapie der Enuresis nocturna ohne vorheriges Trockenwerden tags ist mit mehr Komplikationen (HWI) und einem schlechteren Ergebnis verbunden (IV).
  - *Therapie der Enuresis nocturna.* Falls ein Kind tags sauber und trocken geworden ist, aber weiter noch nachts einnässt, wird die Enuresis nocturna nach der Leitlinien F98.0, vorzugsweise mit einer apparativen Verhaltenstherapie (I), behandelt.
- *Psychische Störungen.* In jedem Fall sollte eine symptomorientierte Therapie der Enkopresis durchgeführt werden, da sich psychische Symptome mit dem Sauberwerden zurückbilden können [van der Plas et al. 1997]. Falls eine psychische Störung weiterhin vorhanden sein sollte, kann diese anschließend behandelt werden. Bei schweren psychischen Störungen kann es wegen der mangelnden Compliance notwendig sein, diese zuerst zu therapieren und erst dann mit der symptomorientierten Enkopresistherapie zu beginnen.

4.3 Besonderheiten bei ambulanter Behandlung

- Die dargestellten therapeutischen Möglichkeiten sollten im häuslichen Milieu durchgeführt werden.
- Genaue Anleitung der einzelnen Behandlungsschritte sowie entsprechende Protokolle sind häufig notwendig, um den Eltern und Kindern das genaue Vorgehen zu verdeutlichen.
- Um auch einen langfristigen Therapieerfolg zu erreichen, wird auf die Notwendigkeit von regelmäßigen Nachkontrollen (monatlich) hingewiesen [Felt et al. 1999]. Gerade bei der Enkopresis mit Obstipation sollten das Toilettentraining und die Laxantien auch nach dem Sauberwerden lange genug fortgesetzt werden – mindestens 6 Monate, z.T. bis zu 24 Monate [Felt et al. 1999].

4.4 Besonderheiten bei teilstationärer Behandlung

Eine teilstationäre Behandlung ist nur in folgenden Situationen notwendig:
- Wenn die entsprechenden Therapieschritte im sozialen Umfeld nicht umgesetzt werden können
- Wenn ein intensives, stringentes Training erforderlich ist
- Bei hohem Leidensdruck und deutlicher psychiatrischer Komorbidität.

4.5 Besonderheiten bei stationärer Behandlung

Eine stationäre Behandlung ist allein aufgrund der Diagnose einer Enkopresis nicht indiziert.
- Bei mangelnder Unterstützung durch das soziale Umfeld und ausgeprägter Komorbidität von emotionalen Störungen bzw. sozialen Verhaltensauffälligkeiten kann eine stationäre Behandlung notwendig sein.
- Intensive verhaltenstherapeutische Programme können u.U. im stationären Setting günstiger durchgeführt werden.
- Das therapeutische Vorgehen mit den einzelnen verhaltenstherapeutischen Schritten entspricht dabei dem ambulanten Behandlungsplan.

4.6 Jugendhilfe- und Rehabilitationsmaßnahmen

Jugendhilfemaßnahmen sind nur indiziert, wenn eine begleitende Komorbidität mit Gefährdung des Kindes/Jugendlichen vorliegt.

4.7 Entbehrliche Therapiemaßnahmen

Bei der Enkopresis sind ineffektiv:
- Biofeedback ist weder bei der Enkopresis mit Obstipation (II) [van der Plas et al. 1996] noch bei der Enkopresis ohne Obstipation (II) [van Ginkel et al. 2000] wirksam. In einer Studie war das verhaltenstherapeutische Programm ohne Biofeedback wirksamer als mit Biofeedbacktraining (II) [Cox et al. 1998]. Biofeedback kann deshalb für den Routineeinsatz nicht empfohlen werden.
- Allgemeine tiefenpsychologische oder nichtdirektive Psychotherapien sind bei einer reinen Einkotproblematik nicht indiziert und wenig wirksam [Brooks et al. 2000]. Selbst eine zusätzliche psychodynamische Kurzzeitpsychotherapie bringt keinen Vorteil gegenüber Verhaltenstherapie allein (II) [Brooks et al. 2000]. Weitergehende Psychotherapien können aber bei entsprechender psychiatrischer Komorbidität notwendig sein.

5 Literatur

Baker SS et al., Constipation in infants and children: evaluation and treatment. Journal of Pediatric Gastroenterology and Nutrition (1999), 29, 612626

Benninga MA et al., Is encopresis always the result of constipation? Archives of Disease in Childhood (1994), 71, 186–193

Benninga MA et al., Colonic transit times and behaviour profiles in children with defecation disorders. Archives of Disease in Childhood (2004), 89, 13–16

Blum NJ, Taubman B, Nemeth N, During toilet training, constipation occurs before stool toileting refusal. Pediatrics (2004) 113, e 520–522

Brooks RS et al., The treatment literature for encopresis, constipation, and stool-toileting refusal. Annals of Behavioral Medicine (2000), 22, 260–267

Cox DJ et al., Contribution of behavior therapy and biofeedback to laxative therapy in the treatment of pediatric encopresis. Annals of Behavioral Medicine (1998), 20, 70–76

Felt B et al., Guideline for the management of pediatric idiopathic constipation and soiling. Archives of Pediatric and Adolescent Medicine (1999), 153, 380–385

Gontard A von (2004) Enkopresis: Erscheinungsformen – Diagnostik – Therapie. Kohlhammer, Stuttgart

Gontard A von, Neveus T (2006) Management of disorders of bladder and bowel control in childhood. Mac Keith Press, London

Gontard A von, Hollmann E, Comorbidity of functional urinary incontinence and encopresis: somatic and behavioral associations. Journal of Urology (2004), 171, 2644–2647

Keller KM, Evidenz-basierte Therapie der chronischen Obstipation und Enkopresis bei Kindern. Monatsschrift Kinderheilkunde (2002), 150, 594–601

Keller KM (2001/2) Obstipation/Enkopresis. In: Bassler D, Forster J, Antes G, Evidenzbasierte Pädiatrie, EG III, 1–14. Georg Thieme, Stuttgart

Loening-Baucke V, Urinary incontinence and urinary tract infection and their resolution with treatment of chronic constipation of Childhood. Pediatrics (1997), 100, 228–232

McGrath ML, Mellon MW, Murphy L, Empirically supported treatments in pediatric psychology: constipation and encopresis. Journal of Pediatric Psychology (2000), 25, 225–254

PACCT Group, The Paris consensus on childhood constipation terminology (PACCT) group. J Pediatr Gastroenterol Nutr (2005), 40, 273–275

Pashankar DS, Bishop WP, Efficacy and optimal dose of daily polyethylene glycol 3350 for treatment of constipation and encopresis in children. Journal of Pediatrics (2001), 139, 428–432

Price KJ, Elliott TM (2002) Stimulant laxatives for constipation and soiling in children (Cochrane review). In: The Cochrane Library, issue 2

Rasquin-Weber A et al., Childhood functional gastrointestinal disorders. Gut (1999), 45 (Suppl. II), II 60–68

Taubman B, Toilet training and toileting refusal for stool only: a prospective study. Pediatrics (1997), 99, 54–58

Van der Plas RN et al., Treatment of defecation problems in children: the role of education, demystification and toilet training. Eur J Pediatr (1997), 156, 689–692

Van der Plas RN et al., Biofeedback training in treatment of childhood constipation: a randomised controlled study. Lancet (1996), 348, 776–778

Van Ginkel R et al., Lack of benefit of laxatives as an adjunctive therapy for functional nonretentive fecal soiling in children. Journal of Pediatrics (2000), 137, 808813

Voskuijl WP et al., PEG 3350 (Transipeg) versus lactulose in the treatment of childhood functional constipation: a double blind, randomised, controlled, multicentre trial. Gut (2004), 53, 1590–1594

Frühere Bearbeiter dieser Leitlinie
G.-E. Trott, F. Badura, A. Warnke

Jetziger Bearbeiter dieser Leitlinie
A. von Gontard

Korrespondenzadresse
Prof. Dr. Alexander von Gontard
Klinik für Kinder- und Jugendpsychiatrie und Psychotherapie
Universitätsklinikum des Saarlandes
66421 Homburg (Saar)

Regulationsstörungen im Säuglings- und Kleinkindalter (0–3 Jahre) (F98.2 u.a.)

Evidenzbasierte Grundlage der Leitlinie

Die Leitlinie wurde nach den Grundlagen der evidenzbasierten Medizin erarbeitet [Evidenzgrade nach Cookie, Sackett 1996]. Für exzessives Schreien, Schlafstörungen und Fütterstörungen liegen mehrere systematische Reviews vor, während zu den übrigen Verhaltensproblemen in den ersten Lebensjahren bis dato systematische Übersichten fehlen, nicht zuletzt mangels kontrollierter Interventionsstudien in diesem Bereich. Die in die Reviews einbezogenen Metaanalysen schließen zahlreiche Studien mangels ausreichender qualitativer Kriterien aus. Deshalb können über etliche, mitunter auch viel versprechende Interventionsformen noch keine gesicherten Aussagen gemacht werden. Der große Forschungsbedarf, gerade was die Wirksamkeit differenzieller therapeutischer Verfahren bei spezifischen Regulationsstörungen angeht, wird damit nur zu evident.

1 Klassifikation

Im Hinblick auf psychische Probleme im Säuglings- und Kleinkindalter (Altersgruppe 0–3 Jahre) sind wegen der Besonderheiten dieser Altersgruppe im Vergleich mit späteren Altersphasen einige grundsätzliche Hinweise sinnvoll:
- Eine isolierte Psychopathologie des Säuglings- und Kleinkindalters ist konzeptionell nicht ausreichend begründbar. Kindliche Verhaltensprobleme in den ersten Lebensjahren sind von der Qualität der frühen Eltern-Kind-Beziehungen, in deren Kontext sie entstehen, aufrechterhalten werden und zu deren Gestaltung sie ihrerseits wesentlich beitragen, nicht zu trennen. Ein Krankheitsverständnis, das eine solche Trennung herbeizuführen versucht, trägt den besonderen Entwicklungsbedingungen der ersten Lebensjahre nicht ausreichend Rechnung. Der diagnostische und therapeutische Prozess sollte gerade komplexe Wechselwirkungen ausreichend berücksichtigen. Dies erfordert eine eher transaktionale Sichtweise von Störungsbedingungen anstelle eines zwar multifaktoriellen, aber immer noch linearen Ursache-Wirkung-Denkens.
- Je jünger Säuglinge und Kleinkinder sind, umso weniger klar sind die einzelnen Verhaltensbereiche voneinander abzugrenzen. Auffälligkeiten umfassen nicht selten mehrere Regulations- und Interaktionskontexte oder greifen auf diese über. Daher dürften die im Folgenden beschriebenen Symptomkonstellationen weniger spezifischen Störungen als vielmehr alters- und entwicklunsphasentypischen Erscheinungsformen frühkindlicher Störungen der Verhaltensregulation entsprechen.
- Wegen der hohen Variabilität und Dynamik der Entwicklungsprozesse in den ersten Lebensjahren ist es oft schwierig, normale von pathologischen Entwicklungsphänomenen eindeutig abzugrenzen. Auffälligkeiten sind nicht selten passagerer Natur; mit dem Störungsbegriff sollte daher zurückhaltend umgegangen wer-

den. Dementsprechend bietet sich auch eher ein dimensionales als ein kategoriales Krankheitsverständnis an. Es handelt sich bei den beschriebenen Symptomkonstellationen weniger um nosologisch abgrenzbare Gruppen als vielmehr um Extremvarianten normaler Entwicklungsphänomene.

1.1 Definition

Unter **Regulationsstörung** wird eine für das Alter bzw. den Entwicklungsstand des Säuglings bzw. Kleinkindes außergewöhnliche Schwierigkeit verstanden, sein Verhalten in einem, häufig aber in mehreren Interaktions- und regulativen Kontexten (Selbstberuhigung, Schreien, Schlafen, Füttern, Zwiegespräch und Spiel, kurze Trennung, Grenzsetzung u.a.) angemessen zu regulieren. Regulationsstörungen äußern sich in alters- und entwicklungsphasentypischen kindlichen Symptomen (s.u.) und bestehen typischerweise aus einer Kombination von gestörter Regulation des kindlichen Verhaltens, assoziierten elterlichen physischen und psychischen Belastungen sowie belasteten oder gestörten Interaktionen zwischen dem Säugling/Kleinkind und seinen primären Bezugspersonen (Symptomtrias). Regulationsstörungen können in spezifischen Beziehungskonstellationen mit bestimmten Bezugspersonen auftreten, mit anderen Bezugspersonen dagegen nicht. Folgende Kriterien geben allgemeine Hinweise für das Vorliegen einer Regulationsstörung:
- Die kindliche Verhaltensregulation ist in einem oder mehreren Bereichen in einer Weise beeinträchtigt, die im Hinblick auf die jeweilige Entwicklungsphase und/oder den jeweiligen Kontext grob unangemessen ist.
- Dysfunktionale und mangelnd variable (rigide) Interaktionsmuster zwischen Eltern und Kind in unterschiedlichen Interaktionskontexten: deutlich eingeschränkte Fähigkeit der Interaktionspartner, sich flexibel an wechselnde Umweltanforderungen anzupassen. Entsprechend neigt das kindliche Problemverhalten mit zunehmender Dauer auf weitere interaktive Kontexte überzugreifen (Pervasivität).
- Die Bewältigung alterstypischer kindlicher Entwicklungsaufgaben (z.B. Ein- und Durchschlafen, Affektregulation, Bindungs-Explorations-Balance) ist hierdurch verzögert oder gefährdet.
- Die Dauer der Regulationsstörung beträgt mindestens einen Monat.

1.2 Leitsymptome

Exzessives Schreien im ersten Lebenshalbjahr
Hiervon abzugrenzen ist die später beginnende (in der Regel jenseits des sechsten Lebensmonats) oder über den sechsten Lebensmonat hinaus persistierende Schrei- und Unruheneigung. Diese ist häufig Teilsymptom alters- und entwicklungsphasenspezifischer Störungen der Verhaltensregulation (s.u.), welche entsprechend diagnostiziert und anderweitig klassifiziert werden sollten.
- Anfallsartige, unstillbare Schrei- und Unruheepisoden in den ersten 6 Lebensmonaten (sog. 3-Monatskoliken) ohne erkennbaren Grund bei einem ansonsten gesunden Säugling.
- Fehlendes Ansprechen auf Beruhigungshilfen
- Beginn meist um die zweite Lebenswoche, Zunahme an Intensität und Häufigkeit bis zur ca. sechsten Lebenswoche, in der Regel bis zum Ende des dritten Lebensmonats weitgehender Rückgang, gelegentlich Persistenz bis zum sechsten Lebensmonat.
- Die Schrei- und Unruheneigung ist zeitlich gebunden an eine Phase physiologischer Reifungs- und Anpassungsprozesse und geht mit einer Beeinträchtigung der

Schlaf-Wach-Regulation einher: kurze Tagschlafphasen (meist < 30 Minuten Dauer) mit ausgeprägten Einschlafproblemen, verminderter Gesamtschlaf.
◢ Gehäuftes Auftreten in den Abendstunden mit abendlicher kumulativer Überreizung/Übermüdung
◢ Evtl. geblähtes Abdomen, hochrotes Hautkolorit und Hypertonie der Muskulatur (klinisches Syndrom der sog. 3-Monats-Koliken).

Schlafstörungen
Die im Folgenden beschriebenen Erscheinungsbilder frühkindlicher Schlafstörungen beziehen sich auf die ersten 3 Lebensjahre. Für Schlafstörungen bei Vorschul- und Schulkindern sei auf die entsprechende Leitlinie „Nichtorganische Schlafstörungen" (F51) verwiesen. **Wiederholtes, kurzes nächtliches Aufwachen ist im Säuglingsalter physiologisch**, die meisten Säuglinge erwerben allerdings unter entsprechender elterlicher Unterstützung bereits innerhalb der ersten Lebensmonate die Fähigkeit, ohne wesentliche elterliche Hilfe wieder einzuschlafen. Schlafstörungen zeichnen sich dagegen durch die über den sechsten Lebensmonat hinaus persistierende Unfähigkeit des Säuglings aus, ohne elterliche Hilfe (wieder) einzuschlafen. Bei jungen Säuglingen, insbesondere innerhalb der ersten 3–6 Lebensmonate, geht eine Unreife der Schlaf-Wach-Regulation in der Regel mit exzessivem Schreien einher (s.o.). Neben der subjektiven elterlichen Wahrnehmung der Schlafstörung als Problem gibt es folgende objektive Kriterien für frühkindliche Schlafstörungen:
◢ *Einschlafstörung*:
 – Einschlafen nur mit Einschlafhilfe der Eltern und
 – Einschlafdauer im Durchschnitt mehr als 30 Minuten
◢ *Durchschlafstörung*:
 – Durchschnittlich mehr als 3-maliges nächtliches Aufwachen in mindestens 4 Nächten der Woche verbunden mit der Unfähigkeit, ohne elterliche Hilfen allein wieder einzuschlafen
 – Nächtliche Aufwachperioden im Durchschnitt länger als 20 Minuten
◢ Phasenverschiebung in der zirkadianen Verteilung der Schlaf-Wach-Phasen
◢ Beeinträchtigung der Wachbefindlichkeit
◢ Schlafen im elterlichen Bett (Co-Sleeping) sollte nicht notwendigerweise als Symptom einer Schlafstörung herangezogen werden, da es großen kulturellen und interindividuellen Schwankungen unterliegt und zumindest in den ersten Lebensmonaten weit verbreitet ist. Inwieweit Eltern das Schlafen ihres Kindes im elterlichen Bett als problematisch empfinden, hängt offensichtlich auch davon ab, in welchem Maße dieses Verhalten mit den besonderen Anforderungen und Normen der jeweiligen Kultur kompatibel ist. Das deutlich verlängerte, altersunangemessene Schlafen im elterlichen Bett kann allerdings in unserem Kulturkreis mit persistierenden Schlafproblemen assoziiert sein. Inwieweit hiermit auch kindliche Verhaltensprobleme im weiteren Entwicklungsverlauf verbunden sein können, ist umstritten. Der Zusammenhang scheint hier eher zwischen persistierendem Schlafen im elterlichen Bett und Belastungen der Eltern-Kind-Beziehungen (z.B. kindliche oder elterliche Trennungsängste u.a.) zu bestehen, in deren Folge es zu weiteren Verhaltensproblemen kommen kann, als dass die Tatsache des Schlafens im elterlichen Bett per se nachgewiesenermaßen ein Entwicklungsrisiko wäre.

Schlafstörungen jenseits des Säuglingsalters (zweites/drittes Lebensjahr) sind gekennzeichnet durch:
◢ Häufige Persistenz von Schlafstörungen des Säuglingsalters

- Einfordern von elterlichen Einschlafhilfen
- Entwicklungsphasenabhängige Veränderungen des thematischen Hintergrundes: Kleinkinder zeigen zu bestimmten Entwicklungsphasen vermehrte nächtliche Trennungsprobleme und das Bedürfnis nach elterlicher Nähe (z.B. im Rahmen nächtlicher Ängste), in anderen Phasen stehen Grenzsetzungsprobleme im Vordergrund.
- Parasomnien wie der Pavor nocturnus und kindliche Albträume sowie das Schlafwandeln werden nicht als Manifestationsformen frühkindlicher Regulationsstörungen verstanden (s. Leitlinie „Nichtorganische Schlafstörungen").

Fütterstörung im Säuglings- und Kleinkindalter

Um den interaktionellen Aspekt von Ess- und Gedeihstörungen im Säuglingsalter hervorzuheben, wird in Übereinstimmung mit der internationalen Literatur der Begriff Fütterstörung bevorzugt. Vorübergehende Fütterprobleme sind im Säuglingsalter häufig und nicht als Störung an sich zu bewerten. Es wird daher vorgeschlagen, von einer Fütterstörung zu sprechen, wenn die Fütterinteraktion von den Eltern über einen längeren Zeitraum (> 1 Monat) als problematisch empfunden wird. Als objektive Hinweise auf eine Fütterstörung können jenseits der ersten 3 Lebensmonate folgende Kriterien herangezogen werden:

- Durchschnittliche Dauer einzelner Fütterungen ≥ 45 Minuten und/oder Intervall zwischen den Mahlzeiten < 2 Stunden
- Die Fütterstörung kann, muss aber nicht mit einer Gedeihstörung einhergehen. Kriterien für das zusätzliche Vorliegen einer Gedeihstörung sind:
  – Für Säuglinge mit einem Geburtsgewicht über der dritten Perzentile: Gewichtsabfall unter die 3. Perzentile und/oder Wechsel von mehr als 2 Gewichtsperzentilen-Kurven (von z.B. der 75. unter die 25. Perzentile) durch Gewichtsverlust oder -stillstand über einen Zeitraum von mindestens 2 Monaten (bei Alter ≤ 6. Lebensmonat) bzw. mindestens 3 Monaten (bei Alter > 6. Lebensmonat)
  – Für Säuglinge mit einem Geburtsgewicht unter der dritten Perzentile ist jede fehlende Gewichtszunahme, die einen Monat oder mehr anhält, als Gedeihstörung anzusehen.

Darüber hinaus sprechen folgende Symptome für eine frühkindliche Ess- und/oder Fütterstörung:

- Essunlust und Nahrungsverweigerung, die durch organische Ursachen nicht ausreichend erklärbar ist
- Fehlen eindeutiger Hunger- und Sättigungssignale
- Übermäßig wählerisches Essverhalten
- Füttern mit Ablenkung, Druck oder Zwang
- Essverhalten oder Kontext (z.B. im Halbschlaf) grob altersunangemessen, fehlende Akzeptanz altersentsprechender Nahrung
- Rumination/Erbrechen ohne organische Ursache
- Kau-, Saug- und Schluckprobleme
- Orofaziale Überempfindlichkeit, angstvolle Abwehr gegenüber Stimulation im orofazialen Bereich insbesondere gegenüber Nahrungsaufnahme. Widerstand, Nahrung herunterzuschlucken
- Die übermäßige, unkontrollierte frühkindliche Nahrungsaufnahme mit oder ohne Übergewicht ist bislang, was psychische Faktoren angeht, kaum erforscht. Sie findet im gegenwärtigen Entwicklungsstand der vorliegenden Leitlinie noch keine Berücksichtigung.

Spielunlust, chronische Unruhe

Übermäßige Suche des Kindes nach Stimulation bzw. nach neuen Reizen bei gleichzeitiger Unfähigkeit, sich altersentsprechend lange mit einer Sache zu beschäftigen. Misslaunigkeit, motorische Umtriebigkeit, permanentes Einfordern von Aufmerksamkeit und Unterhaltung.

Persistenz und übermäßige Ausprägung von Fremdeln, Klammerverhalten. Ausgeprägte Ängste, im Entwicklungsverlauf evtl. auch soziale Rückzugstendenz, elektiver Mutismus
Exzessives Klammern an die Bindungsperson ohne erkennbare Bedrohung, z.B. in geringen Anforderungssituationen. Einfordern von permanenter Aufmerksamkeit, Schwierigkeit/Unfähigkeit der Bezugsperson, sich in Situationen, in denen dies angemessen ist, ausreichend klar abzugrenzen. Altersunangemessene Hemmung der Spiel- und Explorationsbereitschaft trotz Gegenwart der Bezugsperson mit Anzeichen ängstlicher Gehemmtheit.

Exzessives Trotzverhalten
Mangelnde Selbstberuhigung und Selbstregulation in Grenzsetzungssituationen mit protrahierten Wut- und Trotzanfällen. In diesen Kontexten auch auto- oder fremdaggressive Handlungen (z.B. Kopfschlagen, Gewalt gegenüber Gegenständen, Spielzeug etc.). Die sog. Affektkrämpfe entsprechen einer besonders starken Ausprägung solcher Wut- und Trotzanfälle, bei denen es in extremen Erregungszuständen zu kurzzeitigem Bewusstseinsverlust kommen kann.

Aggressiv-oppositionelles Verhalten
Aggressive Verhaltensweisen sich selbst oder anderen gegenüber im Rahmen dysfunktionaler Interaktionsabläufe, z.T. im Kontext der Kontaktsuche zu anderen Personen. Tendenz, sich Aufforderungen, Regeln oder Grenzsetzungsversuchen zu widersetzen. Aggressive Handlungen in der Peer-Gruppe (z.B. Krabbel- oder Spielgruppe).

Freud- und Interesselosigkeit, Kummer, depressive Stimmungslage, Passivität, Apathie
Frühkindliche depressive Symptome wie auch das Konzept einer möglichen frühkindlichen Depression sind gegenwärtig noch wenig untersucht. Ebenso unzureichend geklärt ist, inwieweit bzw. ab wann das kindliche Spiegeln eines elterlichen depressiven Affektes, wie es in der Interaktion zwischen einem depressiven Elternteil und seinem Kind beschrieben wird, mit einem tatsächlichen kindlichen depressiven Affekt einhergeht.

1.3 Schweregradeinteilung

Allgemein
▲ *Anhand der Dauer*
  – < 1 Monat: passagere regulative Dysfunktion, i.d.R. selbstlimitiert
  – 1–3 Monate: i.d.R. mit erkennbarer Beziehungsbelastung
  – > 3 Monate: häufig assoziiert mit Beziehungsstörung
▲ *Anhand der Pervasivität*
  – Anzahl der betroffenen Bereiche: Je mehr Verhaltens- und Interaktionsbereiche betroffen sind, um so geringer sind die Möglichkeiten von Eltern und Kind, wechselseitig positive Interaktionserfahrungen zu machen.
▲ *Ausmaß der Beeinträchtigung* in der Bewältigung kindlicher Entwicklungsaufgaben
  – Keine
  – Einzelne Entwicklungsaufgaben nicht/unvollständig bewältigt, Gesamtentwicklung dadurch gering beeinträchtigt
  – Gesamtentwicklung durch mangelnde Bewältigung von Entwicklungsaufgaben deutlich/erheblich beeinträchtigt.
▲ *Ausmaß der Beziehungsbelastung*
  – Eine beziehungsbezogene Schweregradeinteilung der Regulationsstörung ist anhand der Parent-Infant-Global-Assessment-Scale (PIR-GAS) möglich, einer 9-stufigen globalen Beurteilungsskala zur Einschätzung der Eltern-Kind-Beziehung, in die Störungsdauer,

-pervasivität und die Qualität des Interaktionsverhaltens eingehen.

Speziell
- *Exzessives Schreien.* Erfüllen/Nicht-Erfüllen der sog. 3-er Regel: durchschnittliche Schrei-/Unruhedauer von mehr als 3 Stunden pro Tag an durchschnittlich mindestens 3 Tagen der Woche über mindestens 3 Wochen. Intensität und Qualität des Schreiens (z.B. hochfrequent, aversiv)
- *Schlafstörung.* Eine Differenzierung des Schweregrades ist anhand von sog. Schlaf-Scores möglich. In diese gehen je nach Autor Bettgehzeit/Einschlafdauer, durchschnittliche nächtliche Gesamtschlafdauer, Anzahl gestörter Nächte pro Woche, Anzahl und Dauer nächtlicher Wachphasen und die Dauer der pro Woche im Elternbett verbrachten Zeit bzw. zusätzlich auch Aufwand und Anzahl elterlicher Einschlafhilfen und die kindliche Wachbefindlichkeit ein. Je nach Höhe des Scores Unterscheidung in mäßig und schwer ausgeprägte Schlafstörungen.
- *Fütter-/Essstörungen*: Vorhandensein oder Fehlen einer Gedeihstörung.

1.4 Untergruppen

In der revidierten Fassung des multiaxialen Klassifikationsschemas für die ersten 3 Lebensjahre (DC:0-3R) werden Regulationsstörungen als „Regulationsstörungen der sensorischen Reizverarbeitung" (Regulation Disorders of Sensory Processing) bezeichnet [ZERO TO THREE 2005]. Die kindlichen regulatorischen Auffälligkeiten müssen kontextübergreifend in zahlreichen Beziehungen nachweisbar sein. Die nach dieser Auffassung konstitutionell bedingten Schwierigkeiten des Säuglings und Kleinkindes, seine Verarbeitung sensorischer Reize ausreichend zu regulieren, gehen zusätzlich mit motorischen und sozial-emotionalen Problemen einher. Als Untergruppen werden neben einem **hypersensitiven Typus (Typ I)** der Regulationsstörung ein **hyposensitiver/unterresponsiver Typus (Typ II)** sowie ein **reizsuchender/impulsiver Typus (Typ III)** beschrieben. Letzterer kann mit den Symptomen einer hyperkinetischen Störung assoziiert sein. Auf eine Koppelung von Regulationsstörungen an den Nachweis von Wahrnehmungs- und/oder zentralen Verarbeitungsstörungen wurde von uns bewusst verzichtet, da die Befunde an kleinen Stichproben erhoben wurden, und valide Instrumente zur Diagnose solcher Beeinträchtigungen gegenwärtig noch fehlen. Zudem gibt es enge und bis dato wenig geklärte Überschneidungen zwischen Temperamentsmerkmalen und kindlichen sensorisch-motorischen Reaktionsmustern im Rahmen von Regulationsstörungen. Die Autoren des DC:0-3R räumen selbst ein, dass es in dieser Störungsgruppe noch erheblichen Dissens bezüglich der Reliabilität der Kategorie an sich wie auch hinsichtlich ihrer Untergruppen gibt.

Da das vorliegende Konzept der Regulationsstörungen auf einem dimensionalen Krankheitsverständnis beruht, wurde mit Ausnahme der Fütterstörungen generell auf die Bildung von kategorialen Untergruppen verzichtet. Insbesondere wurde im Kleinkindalter auf eine Unterteilung nach den Kategorien „internalisierende" vs. „externalisierende" Störungen verzichtet, da es zwischen beiden Kategorien hohe Überschneidungen gibt.

Fütterstörungen
- Die Dichotomie in organische vs. nichtorganische Gedeihstörung erweist sich wegen des hohen Anteils gemischter Störungen (z.B. nichtorganische mit begleitenden neuromotorischen/mundmotorischen Auffälligkeiten bzw. organische Gedeihstörungen mit interaktionellen Auffälligkeiten) als nicht sinnvoll.

- Komplette Nahrungsverweigerung mit Sondenernährung vs. inkomplette Nahrungsverweigerung mit selektiver Akzeptanz einzelner Nahrungsmittel
- Posttraumatische Fütterstörung (PTFD). Fütterstörung mit angstbetonter Abwehr („klassisch konditioniert") nach Zwangsfütterung, aversiver orofazialer Stimulation oder traumatischen Füttererfahrungen, z.B. im Zusammenhang mit Sondenernährung, chirurgischen oder intensivmedizinischen Eingriffen im oberen Mund-Rachen-Magen-Darm-Bereich und/oder bei Fehlbildungen im orofazialen und/oder gastrointestinalen Bereich
- Eine zusätzliche Untergliederung nach entwicklungspsychologischen Gesichtspunkten ist möglich. Allerdings sind solche weiteren Untergruppen, wie im DC:0-3R vorgeschlagen werden [ZERO TO THREE 2005], bisher empirisch nicht ausreichend validiert.

1.5 Ausschlussdiagnose

- Tief greifende Entwicklungsstörung/Autismus.

2 Störungsspezifische Diagnostik

Grundsätzlich ist das Ziel der Diagnostik, zu einem hinreichend differenzierten Verständnis des komplexen Wirkungsgefüges frühkindlicher Regulationsstörungen zu kommen. Trotz der Unmöglichkeit, in der Mehrzahl der Fälle zu klären, inwieweit elterliche dysfunktionale Interaktions- und Beziehungsmuster die Ursache oder die Folge von kindlichen Regulationsstörungen sind, ist es aus therapeutischen Gründen doch sinnvoll, soweit wie möglich herauszuarbeiten, in welchem Ausmaß elterliche dysfunktionale Verhaltensmuster an der Entstehung beteiligt sind oder inwieweit sie wesentlich erst in der Folge der kindlichen Regulationsstörung aufgetreten sind.

2.1 Symptomatik

Anamnese

Im Rahmen eines oder mehrerer anamnestischer Gespräche sind folgende Informationen (Eltern/primäre Bezugspersonen, fremdanamnestisch) für das therapeutische Vorgehen von Bedeutung:

- **Kindbezogen:**
  - *Kindliche Symptomatik*: Beginn, Dauer und interaktive Kontexte kindlicher regulatorischer Probleme
  - Kindliche biologische und psychosoziale Belastungen und Ressourcen
- **Interaktions- und beziehungsbezogen**
  - Beschreibung als belastet erlebter wie auch gelungener interaktiver Kontexte
  - Beziehungen des Kindes zu Geschwistern und Gleichaltrigen
  - Elterliche Gefühle, Interpretationen und Erklärungsmodelle des kindlichen Verhaltens, Erwartungen an das Kind
  - Betreuungsmodus in den ersten Lebensjahren
- **Elternbezogen:**
  - Elterliches subjektives Belastungserleben
  - Elterliche biologische, psychische und psychosoziale Belastungen und Ressourcen. Von Bedeutung können insbesondere beziehungsrelevante Kindheitserinnerungen sein, elterliche Trennungs- und Verlusterlebnisse, Traumatisierungen (vor allem bei Schlaf- und Fütterproblemen) sowie mütterliche Essstörungen (vor allem bei kindlichen Fütterstörungen).
- **Paar- und familienbezogen:**
  - Qualität der elterlichen Partnerschaft, Bewältigung des Übergangs zur Elternschaft

– Familiale, auch transgenerationale Beziehungskonflikte
– Familiale neuropsychiatrische und sonstige Erkrankungen

Verhaltensbeobachtung
Möglichst Beobachtung mehrerer unterschiedlicher interaktiver Kontexte (z.B. Spiel, Beruhigungssituationen, Trennungssituationen/elterliche Abgrenzung und Wiedersehen/Wiedervereinigung), um das Ausmaß an Störungspervasivität zu beurteilen.

Beobachtung und Beurteilung störungsrelevanter Kontexte:
- Gemeinsame und wechselseitige Regulation von Kind und Bezugsperson
- *Kindliche selbstregulatorische Kompetenzen*. Beurteilung der Alters- und Kontextangemessenheit des kindlichen Verhaltens. Beurteilung der Eindeutigkeit kindlicher Verhaltenssignale
- *Intuitive elterliche Kompetenzen*, emotionale Abstimmung und Angemessenheit elterlichen Verhaltens in Bezug auf kindliche Verhaltensmuster. Verstehbarkeit, Konsistenz und Eindeutigkeit elterlichen Verhaltens
- *Zwiegespräch/Spiel*. Gemeinsamer Dialog, gemeinsames Spiel, frei und strukturiert, kindliches Alleinspiel (s. auch Leitlinien „Beziehungsstörungen" der Dt. Gesellschaft f. Sozialpädiatrie).
- *Kindliche Compliance und Kooperation* bei elterlichen Aufforderungen und Grenzsetzungsversuchen. Reaktionen der Eltern auf kindliches Ignorieren von Grenzsetzungen
- Evtl. auch Beobachtung des Kindes in einer **strukturierten Anforderungssituation**, z.B. während der Entwicklungstestung, Gesellschaftsspiel o.Ä. (Reaktivität, Aktivitätsniveau, Affekt- und Aufmerksamkeitsregulation, Frustrationstoleranz, soziale Offenheit)

Verhaltensprotokolle, Tagebücher
- Einsatz von Verhaltensprotokollen zur Aufzeichnung des kindlichen Problemverhaltens sowie anderer, altersrelevanter Verhaltensbereiche (z.B. Schrei- und Schlaftagebuch, Fütter- und Ernährungsprotokolle etc.)

Fremd- und Selbsteinschätzung mit Fragebögen, Skalen
- Die standardisierte Erfassung von kindlichem Temperament, kindlichen Verhaltensauffälligkeiten (z.B. Child Behavior Checklist 1½–5), elterlicher Depressivität, partnerschaftlicher Belastung, elterlichen Einstellungen zum Kind, elterlicher psychosozialer Belastung und sozialer Unterstützung kann ergänzend hilfreich sein.
- Eine orientierende Einschätzung des Ausmaßes der Beziehungsbelastung zwischen Eltern und Kind ist mit standardisierten Skalen möglich (z.B. PIR-GAS).

2.2 Störungsspezifische Entwicklungsgeschichte

- **Pädiatrisch-entwicklungsneurologische/-psychologische Anamnese**. Besondere Berücksichtigung von kindlichen konstitutionellen und Temperamentsfaktoren sowie selbstregulatorischen Fähigkeiten. Je nach Alter sollte nach früheren regulatorischen Problemen gefragt werden. Erhebung von Schlafgewohnheiten in der Familie, Ernährungs- und Stillanamnese.

2.3 Psychiatrische Komorbidität und Begleitstörungen

- Regulationsstörungen sind wegen der Wechselwirkungen zwischen regulatorischer Problematik des Kindes, Belastungen der Eltern-Kind-Beziehungen und el-

terlichen psychischen Belastungen häufig mit letzteren (z.B. mütterlichen/elterlichen neurotischen, Belastungs- und Anpassungsstörungen, Depressionen, Angststörungen etc.) assoziiert. Gelegentlich gehen sie auch mit eigenständigen elterlichen psychiatrischen Störungen einher, insbesondere, wenn die elterlichen Interpretationen kindlicher Verhaltenssignale und -bedürfnisse ausgeprägt verzerrt sind.
- Bei Fütter- oder Gedeihstörungen sind Essstörungen in der Vorgeschichte der Mutter (Kindheit, Schwangerschaft, aktuell) zu erheben. So finden sich bei nahezu jedem dritten reifgeborenen aber untergewichtigen Neugeborenen bei der Mutter Hinweise für eine manifeste Essstörung in den vorausgegangenen 12 Monaten.

2.4 Störungsrelevante Rahmenbedingungen

Im Sinne eines transaktionalen Entwicklungsmodells bestehen enge Wechselwirkungen zwischen kindlichen und familialen Belastungen sowie weiteren ungünstigen Rahmen- und Entwicklungsbedingungen. Dabei sind folgende Belastungen von besonderer Bedeutung:
- Armut, sonstige belastende sozioökonomische Lebensverhältnisse (z.B. beengte Wohnverhältnisse), mangelnde soziale Unterstützung
- Partnerschaftskonflikte
- Alleinerziehender Elternteil
- Psychische Erkrankung eines Elternteils bzw. beider Eltern
- Elterliche Risikoverhaltensweisen wie Alkohol- und Drogenkonsum
- Individuelle, schichtspezifische und/oder kulturelle Erziehungsvorstellungen und Erziehungsnormen.

2.5 Apparative, Labor- und Testdiagnostik

- Pädiatrische und entwicklungsneurologische Untersuchung
- Orientierende Einschätzung des Entwicklungsstands, bei Bedarf entwicklungspsychologische Testung
- Videogestützte Interaktionsaufnahmen, ggf. Homevideo, z.B. bei Schlafstörungen, Fütterstörungen
- Bei ausgeprägteren Beziehungsstörungen evtl. differenzierte Diagnostik der Bindungssicherheit
- Bei Verdacht auf Schlafapnoesyndrom, hirnorganische Störung oder epileptische Anfälle zusätzlich Schlaf-EEG (evtl. mit Videoaufzeichnung)
- Bei **Fütterstörungen, insbesondere wenn eine Gedeihstörung vorliegt,** zusätzlich orientierende Anthropometrie und Labordiagnostik. Die Indikation zu einer invasiveren Diagnostik sollte sorgfältig abgewägt werden.

2.6 Weitergehende Diagnostik und Differenzialdiagnostik

- In jedem Fall sollte das mögliche Vorliegen von Kindesvernachlässigung und -misshandlung erwogen werden, da regulatorische Störungen in einem solchen Kontext entstehen können, aber auch mit einem erhöhten Risiko hierfür einhergehen (insbesondere expansive Verhaltensprobleme wie chronische Unruhe, aggressive Verhaltensmuster).
- Störung mit sozialer Ängstlichkeit: ausreichende Verlässlichkeit der Diagnose erst jenseits des vollendeten dritten Lebensjahres
- PTSD: Beachten der Anamnese und des im frühen Alter oft unspezifischen Symptomspektrums. So können sich posttraumatische Belastungsstörungen in den

ersten Lebensjahren gerade in Form von regulatorischen Auffälligkeiten wie z.B. Schlafstörungen, Fütterstörungen, chronischer Unruhe u.a. manifestieren.
- Hyperkinetisches Syndrom/ADHD/ADS: keine gesicherte Diagnose vor dem fünften Lebensjahr (s. auch Leitlinie „Hyperkinetische Störungen")
- Bindungsstörungen (s. Leitlinie „Bindungsstörungen")
- **Ggf. weiterführende Diagnostik, um somatische Erkrankungen, die mit regulatorischen Problemen assoziiert sein können, zu erfassen/mitzubehandeln bzw. auszuschließen:**
  - Neurologische Auffälligkeiten, perinatale Hirnschädigung
  - Genetische Syndrome
  - Rezidivierende Schmerz- und Unruhezustände, z.B. bei Otitis media, atopischem Ekzem, nicht erkannten Frakturen etc.
  - *Bei Schlafstörungen:* Erschwerte Atmung durch Obstruktion der Atemwege (Adenoide, asthmatische Bronchitis), hirnorganische Schädigung mit fehlendem/desorganisiertem Schlaf-Wach-Rhythmus, hirnorganisches Anfallsleiden
  - *Bei Fütterstörungen:* Gastrointestinale und extragastrointestinale Erkrankungen, die mit Appetitlosigkeit, Erbrechen, Nahrungsverweigerung und Gedeihstörungen einhergehen können.

2.7 Entbehrliche Diagnostik

- **Bei exzessivem Schreien.** Nachweisbare Störungen der Magen-Darm-Funktion sind selten (z.B. Kuh- oder Sojamilcheiweiß-Unverträglichkeiten bei 5–10% der Säuglinge mit exzessivem Schreien), daher ist primäre Allergiediagnostik nur bei schwerer Symptomatik (Durchfälle, Anämie) und Hinweisen für allergische Erkrankungen bei Verwandten ersten Grades angezeigt, ansonsten aber entbehrlich. Alternativ kann eine 1-wöchige milcheiweißfreie Ernährung der Mutter (bei Stillen) bzw. des Kindes (bei Flaschennahrung) erwogen werden. Zu beachten ist, dass hierfür nur streng hydrolysierte Nahrungen angewendet werden dürfen, die wegen des bitteren Geschmacks aversive Reaktionen des Säuglings zur Folge haben können. Daher strenge Indikationsstellung zur Vermeidung sekundärer Fütterprobleme!
- **Bei Schlafstörungen.** Nächtliche Videoaufnahmen in Schlaflabors oder zu Hause sind, außer zum Ausschluss von hirnorganischen Anfällen oder von Schlafapnoen, entbehrlich.
- **Bei Fütterstörung.** Invasivere Labor- oder apparative Diagnostik, die über ein orientierendes Screening (s.o.) hinausgeht nur bei konkreten Hinweisen auf eine organische Ätiologie.

3 Multiaxiale Bewertung

3.1 Identifizierung der Leitsymptome

Für exzessives Schreien im frühen Säuglingsalter ist bisher keine diagnostische Zuordnung nach ICD-10 oder auf Achse I des MAS möglich. Am ehesten kann wegen der ätiologischen Rolle von Anpassungs- und Reifungsprozessen eine Klassifikation als Anpassungsstörung (F43.2) erfolgen.

Die nichtorganischen Schlafstörungen gemäß ICD-10 (F51.0–F51.9) enthalten keine Kategorie für die spezifischen Erscheinungsformen von Schlafstörungen im frühen Kindesalter. Eine Klassifizierung kann allenfalls als F51.9 („Nicht näher bezeichnete nichtorganische Schlafstörung") erfolgen.

Das Ausmaß einer Fütterstörung (F98.2) sollte deutlich außerhalb des für den ent-

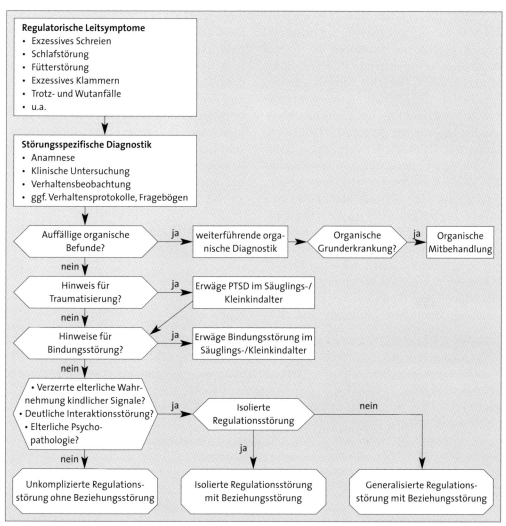

Abb. 57: Diagnostischer Entscheidungsbaum für Regulationsstörungen im Säuglings und Kleinkindalter

sprechenden Altersbereich angemessenen Verhaltens liegen, eine Gedeihstörung kann, muss aber nicht vorliegen. Letztere wäre dann gesondert zu klassifizieren. Die von der ICD-10 eingeführte Definition der Fütterstörung des frühen Kindesalters (F98.2) setzt einerseits voraus, dass die Betreuungsperson einigermaßen kompetent ist und die Fütterstörung damit nicht primär auf Betreuungsfehlern beruht. Andererseits sollte die Diagnose nicht bei primär organisch bedingten Fütterstörungen vergeben werden. Dies steht in Widerspruch zur internationalen Literatur, die zumindest bei Fütterstörungen mit Gedeihstörungen in den allermeisten Fällen von Mischbildern aus kindlichen organischen und elterlich-interaktionellen Faktoren ausgeht. Letztere können dabei sowohl in der Entstehungsgeschichte wie in der Folge der Fütterproblematik eine Rolle spielen. Die in der Leitlinie verwendete Definition schließt daher Fütterstörungen mit dysfunktionalen kindlichen wie elterlichen Interaktionsmustern explizit ein, da sie den weitaus größten Teil der frühkindlichen Fütterstörungen darstellen.

Grundsätzlich bietet die ICD 10 wie auch das MAS für die spezifischen Erscheinungsformen psychischer Störungen im frühen Kindesalter unzureichende Klassifikationsmöglichkeiten. Das im amerikanischen Sprachraum inzwischen weit verbreitete multiaxiale Klassifikationsschema für die ersten drei Lebensjahre (Diagnostische Klassifikation 0-3, DC:0-3R) versucht, diese Lücke zu schließen. In der revidierten Fassung wurden kürzlich etliche wichtige Änderungen, gerade was die Klarheit der Kategorien angeht, vorgenommen. Das Klassifikationsschema nimmt auf die Entwicklungsbedingungen der ersten Lebensjahre durch die Einführung einer eigenen Achse zur Klassifikation der Eltern-Kind-Beziehung (Achse II) besonders Bezug. Einige der auf Achse I aufgeführten kindlichen Störungen sind allerdings nach wie vor noch unzureichend validiert. Darüber hinaus erscheint die kategoriale Trennung einiger Krankheitsbilder vor dem Hintergrund der Überschneidung etlicher Verhaltensprobleme in diesem Alter und der Angemessenheit eines eher dimensionalen Störungsansatzes fragwürdig. Siehe hierzu auch die Leitlinie „Beziehungsstörungen" der Dt. Gesellschaft für Sozialpädiatrie bzw. Bindungsstörung (F94.1, F94.2) in diesem Buch.

3.2 Identifizierung weiterer Symptome und Belastungen

Feststellung von organischen Störungen auf Achse IV (insbesondere bei einer Fütterstörung).

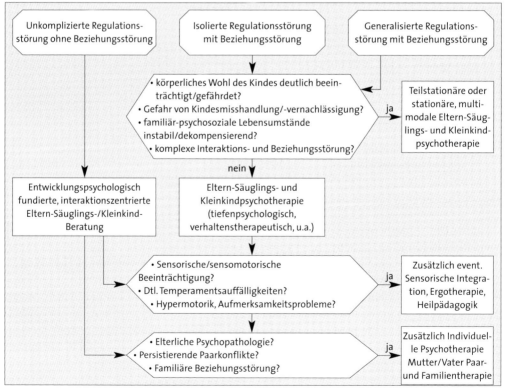

Abb. 58: Therapeutischer Entscheidungsbaum für Regulationsstörungen im Säuglings- und Kleinkindalter

3.3 Differenzialdiagnosen und Hierarchie des diagnostischen und therapeutischen Vorgehens

Zur Differenzialdiagnose siehe Absatz 2.6. Zur Hierarchie des therapeutischen Vorgehens siehe Absatz 4.2.

4 Interventionen

4.1 Auswahl des Interventionssettings

Psychotherapeutische Interventionen im Eltern-Kleinkind-Bereich setzen spezielle klinische Kenntnisse und Erfahrungen in der Entwicklungspsychopathologie der frühen Kindheit voraus und zeichnen sich durch eine besondere Auswahl des Settings wie der psychotherapeutischen Techniken aus. Die Behandlung von Eltern und Kind erfolgt entsprechend dem Verständnis der Regulationsstörungen als Interaktions- und Beziehungsstörungen zumindest im Säuglings- und frühen Kleinkindalter grundsätzlich gemeinsam. Eine ausschließliche Behandlung eines Elternteils ohne zumindest begleitende Interaktionssitzungen von Eltern und Kind ist i.d.R. nicht indiziert.

Therapeutische Interventionen im Säuglings- und Kleinkindalter sollten ausreichend auf die intensive Dynamik früher Entwicklungsprozesse von Kind und Eltern ausgerichtet sein. Dieser Tatsache tragen zeitlich begrenzte Interventionen Rechnung, die auf eine rasche Veränderung problematischer Interaktions- und Beziehungsbereiche abzielen. Sie können intermittierend wieder aufgenommen werden, wenn im Rahmen weiterer Entwicklungsschritte des Kindes oder im Zuge familiärer Veränderungen eine erneute Dekompensation in alters- und entwicklungsphasenspezifischen Bereichen stattfindet oder droht. Eine von vornherein vereinbarte Wiedervorstellung in regelmäßigen Abständen (in sog. kritischen Entwicklungsphasen) erscheint bei Risikokonstellationen wie frühgeborenen und/oder behinderten Kindern, psychisch kranken oder suchtkranken Eltern, minderjährigen Müttern, sozial unterstützungsbedürftigen Familien, Gefährdung der Eltern-Kind-Beziehungen und/oder Familien mit Kindsvernachlässigung/-misshandlung aus sekundärpräventiver Sicht unbedingt sinnvoll.

Folgende grundsätzlichen Aspekte sind zu beachten:
- Ziel der Intervention ist über die Behandlung der Regulationsproblematik hinaus die Entlastung der Eltern und die Unterstützung einer für Eltern und Kind positiven tragfähigen Beziehung.
- Stützendes therapeutisches Umfeld, Ermöglichung des Zulassens und der Artikulation ambivalenter elterlicher Gefühle bis hin zu latenten Vernachlässigungs- und Misshandlungsimpulsen ohne Schuldzuweisung
- Einbeziehung des Vaters des Kindes, des Partners der Mutter oder anderweitiger bedeutsamer Bezugspersonen im Sinne triangulierender Dritter
- Freisetzung der intuitiven elterlichen Kompetenzen und Nutzen von Ressourcen im Umgang mit dem Kind
- Identifikation und Verminderung vorhandener psychosozialer Belastungen, vor allem wenn diese das Einlassen auf einen psychotherapeutischen Prozess erschweren oder unmöglich machen.

Indikationen für eine ambulante Beratung und Therapie

Eine ambulante entwicklungspsychologisch fundierte, interaktionszentrierte Beratung oder Eltern-Säuglings- und Kleinkind-Psychotherapie (s.u.) ist in der Mehrzahl der Fälle die Behandlung der Wahl und ausreichend, vor allem wenn
- das körperliche Wohl des Kindes (z.B. Gedeihen) nicht oder nicht bedrohlich beeinträchtigt ist,

- keine Gefahr von Kindesvernachlässigung oder -misshandlung besteht,
- die familiär-psychosozialen Umstände dies erlauben.

Die Sitzungen können als therapeutisches Gespräch (mit der Mutter, dem Vater, beiden Eltern) in Anwesenheit des Kindes, aber auch als gemeinsames Spiel mit dem Kind im Schutz der therapeutischen Beziehung erfolgen (z.B. bei Blockaden der intuitiven Kompetenzen). Es sollten jeweils 50–90 Minuten zur Verfügung stehen. 1- bis 2-mal pro Woche erfolgende Therapiesitzungen sind in der Regel ausreichend, im Bedarfsfall kann die Therapie aber auch hochfrequent als Krisenintervention oder als niederfrequente stützende Begleitung erfolgen.

Entwicklungspsychologisch fundierte, interaktionszentrierte Beratung
- Bei kurzzeitigen, maximal 3 Monate bestehenden, nicht kontextübergreifenden Regulationsstörungen ohne relevante Beziehungspathologie. Oft nur wenige Sitzungen (1–5) notwendig.

Eltern-Säuglings- und Kleinkind-Psychotherapie
- Bei längerdauernden, mehr als 3 Monate bestehenden Regulationsstörungen, die anfangen, pervasiv auf andere Interaktionskontexte überzugreifen
- Bei offensichtlich dysfunktionalen, maladaptiven Interaktionsmustern
- Bei deutlichen Belastungen oder Störungen der Eltern-Kind-Beziehungen

Die Eltern-Säuglings- und Kleinkindpsychotherapie ist eine wissenschaftlich begründete Methode. Sie kann nach unterschiedlichen Konzepten (tiefenpsychologisch, verhaltenstherapeutisch, bindungsorientiert, systemisch) erfolgen. Die grundsätzliche Wirksamkeit verschiedener psychodynamischer, interaktionszentrierter und verhaltenstherapeutischer Formen ist gut belegt (II) im Hinblick auf die kindliche Symptombesserung bei Regulationsstörungen, auf eine Besserung von Interaktionsstörungen i.R. mütterlicher Depressionen und im Hinblick auf eine allgemeine Reduktion multipler mütterlicher psychosozialer Belastungen. Die Eltern-Säuglings- und Kleinkindpsychotherapie sollte entwicklungspsychologisch fundiert erfolgen, in den meisten Fällen wird auch sie stark auf aktuelle dysfunktionale Interaktionsmuster zwischen Eltern und Kind fokussieren. Der Zugang hierzu kann je nach Therapieansatz eher über die Repräsentationsebene der Eltern (psychodynamisch), die aktuellen Interaktionen (interaktionszentriert, verhaltenstherapeutisch) oder systemisch gewählt werden. Bewährt hat sich in diesem Zusammenhang der Einsatz von Video-Feedback zur Reflexion und Bearbeitung dysfunktionaler Interaktionsmuster.

Die **Eltern-Säuglings-/Kleinkind-Psychotherapie** schließt sinnvollerweise auch die Bearbeitung von Gefühlen, Erinnerungen, Phantasien und Konflikten (Gespenster im Kinderzimmer), die in der Interaktion mit dem Kind evoziert werden, ein, soweit diese die Kommunikation mit dem realen Kind stören (ggf. unter Einsatz von Video-Feedback). Insbesondere geht es um die Bearbeitung relevanter innerpsychischer wie interpersoneller Beziehungskonflikte.

Meist führt die **Eltern-Säuglings-/Kleinkind-Psychotherapie** innerhalb weniger Sitzungen (5–10 Sitzungen) zu relevanten Besserungen, kann aber auch einen größeren Umfang beanspruchen, wenn
- die kindliche Störung bereits seit dem frühen Säuglingsalter andauert, ihr andere Regulationsstörungen vorausgegangen sind, und längere störungsfreie Phasen in der kindlichen Entwicklung fehlen;
- die Regulationsstörung mehrere Interaktions- und Regulationskontexte umfasst und mit persistierenden maladaptiven Interaktionsmustern sowie Vernachlässi-

gungs- und Misshandlungsgefahr einhergeht;
- die mütterlichen/elterlichen Wahrnehmungen und Interpretationen des kindlichen Verhaltens deutlich beeinträchtigt, abwertend oder verzerrt sind und/oder die intuitiven elterlichen Kompetenzen schwerwiegend eingeschränkt sind.

In solchen Fällen sollte in der elterlichen Biographie geachtet werden auf:
- Frühkindliche Vernachlässigung
- Elterliche Trennungs- und Verlusterlebnisse
- Gewalterfahrungen
- Ungelöste transgenerationale Beziehungskonflikte
- Traumatische Erfahrungen (z.B. Gewalt, sexueller Missbrauch)

Elterliche psychische/psychiatrische Störungen oder schwere Paarkonflikte übersteigen nicht selten die Möglichkeiten einer Eltern-Säuglings-/Kleinkind-Psychotherapie. Hier ist eine zusätzliche Einzel- oder Paartherapie indiziert.

Im Einzelnen sollte bei den unterschiedlichen Regulationsstörungen auf folgende Aspekte geachtet werden:

Exzessives Schreien
Als hilfreich hat sich das mit den Eltern gemeinsam erfolgende Üben im Lesen kindlicher Signale, z.B. von Überlastung, erwiesen. Zusätzlich ist das Erproben individuell angepasster Beruhigungsstrategien während akuter Schrei-/Unruhephasen sinnvoll. Folgende Maßnahmen haben sich im Einzelnen bewährt:
- Psychophysische Entlastung der oft chronisch erschöpften Mutter durch Mobilisation des unmittelbaren sozialen Umfeldes, z.B. durch Einbeziehung des Partners, der Mutter und/oder anderer stabilisierender Personen (III)
- Reizreduktion (I)
- Vermeidung von kindlicher Übermüdung (III)
- Strukturierung des Tagesablaufes mit regelmäßigen Schlafphasen am Tag (III)
- Ausnutzen kindlicher Wachphasen für gemeinsame Spiele und Dialoge (III)
- Überbrückung kritischer Schrei- und Unruhephasen (III)
- Time-out-Phasen für die primäre Bezugsperson bei Überlastung (III)
- Chiropraktische Interventionen, in Deutschland auch als kraniosakrale Therapie oder Osteopathie in den letzten Jahren sehr populär geworden, sind bei exzessivem Schreien fraglich wirksam (V), zusätzliches Herumtragen des Säuglings als Intervention ist dagegen wirkungslos (II). Unter den somatischen Interventionen ist die Wirksamkeit einer streng hydrolisierten Ernährung in Bezug auf eine signifikante Besserung der Schrei- und Unruhephasen bei nachgewiesener Kuhmilchintoleranz sehr gut belegt (I), während Sab Simplex wirkungslos ist (I).

Schlafstörungen
Die Interaktionen beim Einschlafen und nächtlichen Erwachen sind der direkten Beobachtung und Therapie im klinisch-ambulanten Setting nicht zugänglich. Dennoch können auch hier gemeinsam mit den Eltern das selbstständige kindliche Einschlafen geübt und Beruhigungsstrategien während kindlicher Wach- und Unruhezustände erprobt werden, die die kindliche Selbstregulation unterstützen. Auf Letztere können die Eltern dann während abendlicher/nächtlicher Unruhephasen zurückgreifen. Qualitative Auffälligkeiten der Eltern-Kind-Interaktionen und -Beziehungen außerhalb der Einschlafsituation sollten nach Möglichkeit in die Therapie einbezogen werden. Bei unkomplizierten Schlafstörungen reichen oft wenige therapeutische Gespräche aus (III).
Modifikationen der Einschlafinteraktion (z.B. nach der Methode des „Checking") sind

bei einfachen isolierten Schlafstörungen i.d.R. rasch effektiv (I), während sich unspezifische Beratungsansätze als wirkungslos erwiesen haben (I). Individuelle Modifikationen sind möglich und je nach Konstellation gelegentlich auch notwendig. Schlafinterventionen setzen eine gründliche Vorbereitung und Unterstützung sowie enge Begleitung der Eltern während der Modifikation voraus, um mitunter auftretende elterliche Ängste und Ambivalenzen psychotherapeutisch bearbeiten zu können. Individuelle Schlafgewohnheiten, psychodynamisch relevante Themen wie auch die Funktion von Schlafstörungen im partnerschaftlichen und familiendynamischen Kontext sollten ausreichend berücksichtigt werden. Ziel ist, die selbstregulatorische Kompetenz des Säuglings und Kleinkindes zu verbessern und ihm ein (Wieder-) Einschlafen ohne elterliche Regulationshilfen in einem Alter, in dem die reifungsabhängigen Voraussetzungen dafür erreicht sind, zu ermöglichen.

Folgende Aspekte sind von besonderer Bedeutung:
- Information der Eltern über grundlegende entwicklungspsychologische Aspekte der Schlafentwicklung und der Schlafgewohnheiten
- Strukturierung des Tagesablaufes, rechtzeitiges Erkennen von kindlicher Müdigkeit (III) und Ermöglichen von Ruhephasen im Tagesverlauf
- Besprechung eines individuellen Einschlafrituals (III)
- Besprechung von Ein- und Durchschlafregeln (unter Einbeziehung von Methoden der Verhaltensmodifikation, z.B. Checking)
- Zusätzlich hat sich je nach Alter der Einsatz von Beruhigungshilfen, die der kindlichen Selbstberuhigung dienen (Schnuller, Kuscheltier etc.), als hilfreich erwiesen.
- Unterstützung des selbstständigen Einschlafens, Vermitteln von Sicherheit im Einschlafkontext
- Bei der Beratung und Psychotherapie sollten auch entwicklungspsychologisch relevante Themen wie z.B. kindliche Trennungsängste, sonstige phasenspezifische Ängste, Geschwisterrivalität, kindliche Schwellensituationen (Aufnahme Kindergruppe/Kindergarten, Geburt eines Geschwisterkindes etc.) berücksichtigt werden.

Fütter- und Essstörungen
- Strukturierung des Tagesablaufes mit Nahrungspausen, um Hunger als Motivation, zu essen, zu ermöglichen (III)
- Klare Trennung von Ess-/Fütter- und Spielphasen (III)
- Unbedingtes Vermeiden von Ablenkung, Druck, Forcierung oder Zwang
- Ermöglichen der altersabhängigen, selbstständigen aktiven Beteiligung an der Nahrungsaufnahme, Unterstützung jeglicher kindlicher Bereitschaft zur selbstregulierten Nahrungsaufnahme, d.h., kein Nahrungsangebot ohne kindliches Interesse/Bereitschaft, etwas zu essen
- Besprechung weiterer, differenzierter Essregeln zur Strukturierung der Füttersituation (III)
- Individuell abgestimmte Veränderung dysfunktionaler Interaktionsmuster mit differenzieller Verstärkung erwünschter Verhaltensmuster (I)
- Bei *posttraumatischen Fütterstörungen* systematische Desensibilisierung mit häufigem Anbieten kleiner Mengen Nahrung bis an die Schwelle erster angstgetönter Reaktionen ohne Forcierung der Nahrungsaufnahme. Hierdurch allmählicher Abbau der Abwehr und Steigerung der Nahrungsakzeptanz (III). Ggf. Desensibilisierung im Mundbereich mittels Trainer-Sets, Putztrainer etc. Ggf. spielerische, entspannte Exposition von Nahrung mit unterschiedlichen Geschmäckern und Konsistenzen außerhalb der Füttersituation, solange noch keine nen-

nenswerte Akzeptanz von Nahrung erfolgt. Die Wirksamkeit und Praktikabilität alternativer Verfahren wie das Flooding sind gegenwärtig noch wenig untersucht und abgesichert (V).
- Auffälligkeiten in unterschiedlichen Interaktions- und Regulationskontexten sollten in die jeweilige therapeutische Strategie integriert werden.
- Bearbeitung der elterlichen Wahrnehmung und Interpretation sowie des affektiven Erlebens der Füttersituation aber auch Einbeziehung tiefer liegender Konfliktkonstellationen mittels begleitender psychodynamischer psychotherapeutischer Gespräche
- Im Rahmen eines solchen hochstrukturierten multimodalen Vorgehens ist auch eine erfolgreiche Sondenentwöhnung langzeitsondierter Säuglinge möglich (III).

Randomisierte Studien bei *gedeihgestörten* Säuglingen und Kleinkindern, die unterschiedliche Interventionen (Interventionen zu Hause, familienzentriert, elternzentriert, allgemeine Beratung, multimodale Therapieansätze) miteinander verglichen haben, zeigen keine Überlegenheit einer einzelnen Methode bei insgesamt nur sehr begrenzt positiven Auswirkungen auf den langfristigen Ernährungsstatus sowie die Entwicklungs- und sozial-emotionale Prognose des Kindes (II).

Spielunlust, chronische Unruhe
- Tagesstrukturierung, zyklischer Wechsel von Aktivitäts- und Ruhephasen, Vermeidung kindlicher Übermüdung und Überreizung
- Zyklischer Wechsel von Möglichkeiten ausreichender motorischer Aktivität (z.B. im Freien) und strukturierten, den motorischen Spielraum begrenzenden Angeboten (z.B. in strukturierten Spielsituationen).
- Wechsel zwischen strukturierten gemeinsamen Spielsituationen mit uneingeschränkter Aufmerksamkeit und Verfügbarkeit der Bezugsperson und Alleinspiel
- Strukturierung der Umgebung, insbesondere der Spielsituation, Begrenzung des Spielangebots. Beschäftigung mit wenigen, dem Entwicklungsstand des Kindes angemessenen Spielmaterialien. Unterstützung von Selbstwirksamkeit und Kompetenzerleben im Spiel durch entsprechende altersangemessene Spielmaterialien.

Klammerverhalten
- Hintergrund ist hier oft eine der Mutter/den Eltern nicht bewusste Trennungsangst, auf deren Boden dem Kind in an sich harmlosen Trennungssituationen nicht ausreichend Sicherheit und Vertrauen in die kindlichen Kompetenzen vermittelt wird. Daher:
  – Bearbeitung elterlicher Ängste in Zusammenhang mit möglichen Trennungs- und Verlusterlebnissen
  – Elterliche Vermittlung von Sicherheit und Schutz in Trennungs- und Abgrenzungssituationen
- Andererseits sollte für ausreichende Befriedigung von kindlichen Nähebedürfnissen in Belastungssituationen gesorgt werden.
- Unterstützung und Förderung der kindlichen Spiel- und Explorationsbereitschaft durch Abwechseln von Phasen gemeinsamen Spiels mit ungeteilter Aufmerksamkeit und Phasen von Alleinspiel, letztere zunächst in Gegenwart der Bindungsperson. Üben der Nähe-Distanz-Regulation durch kurze, schrittweise längere Trennungen (z.B. kurz das Zimmer verlassen) mit Sicherheit vermittelnden Abschieds- und Rückkehrsignalen.

Übermäßige Ängstlichkeit, Schüchternheit
- Bearbeitung elterlicher Ängste, insbesondere Trennungsängste
- Förderung des Kontaktes und der sozialen Beziehungen mit altersgleichen Kindern
- Unterstützung der Eltern in der Vermittlung von Sicherheit und Schutz, auch wenn sich das Kind nicht in unmittelbarer elterlicher Nähe befindet, z.B. in Trennungssituationen. Unterstützung der Eltern in der Klarheit und Konsistenz ihrer Signale an das Kind, gerade was die Vermittlung von Sicherheit und Schutz angeht.

Exzessives Trotzverhalten
- Elterliche Klärung und Einigung, welche Grenzsetzungen unverzichtbar sind, wo Kompromisse angeboten werden können und auf welche Grenzsetzungen u.U. verzichtet werden kann
- Freundliches, klares, konsistentes Setzen von Grenzen. Kein Eingehen auf Macht- und Kontrollkämpfe
- Angebot von Kompromissen, die dem Kind einen Rückzug ohne Gesichtsverlust ermöglichen
- Unterstützung der kindlichen selbstregulatorischen Kompetenzen (z.B. durch Trost spendende Übergangsobjekte etc.)
- Angebot eines Rituals zur Versöhnung nach ausgestandenem Machtkampf
- Ggf. elterliches kurzes Time-out, um elterlichem Aggressionsanstieg entgegenzuwirken, der i.d.R. nur zur weiteren Eskalation der Situation beiträgt
- Ggf. Klärung des psychodynamischen Hintergrundes frustraner Machtkämpfe zwischen Eltern und Kind.

Oppositionelles und aggressives Verhalten
- Aufbau prosozialer Verhaltensweisen, Einführung sozialer Regeln und Normen mit positiver Rückmeldung beim Auftreten/Erfüllen
- Unterstützung und Förderung kindlicher selbstregulatorischer Fertigkeiten
- Erproben wirkungsvoller Grenzsetzungsstrategien bei Wut-/Trotzanfällen oder Regelverletzungen. Abbau übermäßiger und unangemessener negativer Rückmeldungen an das Kind, insbesondere von harsch verbal oder physisch disziplinierendem elterlichen Verhalten, da solches als relevantes negatives Modell für das kindliche Verhalten dient.

Freud- und Interesselosigkeit, Kummer, Passivität
- Unterstützung und Anleitung der betroffenen Bezugsperson im sensitiven Erkennen und kontingenten Beantworten kindlicher Bedürfnisse und Initiativen. Wecken der intuitiven elterlichen Kompetenzen
- Unterstützung der Interaktionen zwischen dem Kind und gesunden alternativen Bezugspersonen (z.B. Vater)
- Förderung der kindlichen Interaktionsbereitschaft und Spielinitiative durch angemessene, die kindliche Explorationsbereitschaft weckende elterliche Angebote, z.B. auch im Rahmen der Montessori-Spielpädagogik u.a.
- Bei Vorliegen einer manifesten Depression der primären Bezugsperson psychiatrische und psychotherapeutische Begleitung des betroffenen Elternteils.

Zusätzlich können im Sinne eines multimodalen Therapieansatzes folgende adjuvante Therapieformen sinnvoll sein:
- **Sensorische Integration, Ergotherapie** bei ausgeprägten Regulationsstörungen des Kindes mit Hinweisen auf Beeinträchtigungen in der sensorischen, sensomotorischen oder motorischen Wahrnehmungsverarbeitung, ausgeprägten Temperamentsauffälligkeiten
- **Heilpädagogik** bei kontext- und bezugspersonenübergreifenden kindlichen Ver-

haltenssymptomen, insbesondere bei aggressiven und oppositionellen Regulationsstörungen, bei motorischer Umtriebigkeit und Aufmerksamkeitsproblemen
◢ **Paar- und Familientherapie** insbesondere bei Wechselwirkungen zwischen Paar- und Familiendynamik und kindlicher Regulationsstörung.

Alternativ- und paramedizinische Interventionen, obwohl weit verbreitet, sind gegenwärtig noch wenig empirisch erforscht und abgesichert. Nicht zu vernachlässigen sind allerdings die z.T. erheblichen nichtmedizinischen Wirkungen solcher Interventionen in Bezug auf die psychische Regulation der primären Bezugspersonen (Entlastung durch somatische Mitbehandlung, Gefühl des Rückgewinnens von Kontrolle über die Situation etc.) und auf die Beziehungsregulation zwischen Eltern und Kind.

Gerade automatisierte, eingeschliffene Interaktions- und Beziehungsmuster lassen sich bei entsprechender Störungskomplexität oft nur mit einem multimodalen Mehrebenen-Therapiekonzept erfolgreich bearbeiten.

Indikationen für eine teilstationäre Therapie mit Aufnahme der Bezugsperson
◢ Probleme/mangelnder Erfolg bei der Umsetzung interaktions- und beziehungszentrierter Interventionen in den Alltag zu Hause
◢ Schwere Einschränkung des elterlichen Verhaltensrepertoires, z.B. bei mütterlicher Depression oder sonstiger Psychopathologie. Ziel: Verhaltensanleitung/Unterstützung der Mutter/primären Bezugsperson in basalen Kontexten (Pflege, Beruhigung etc.)
◢ Ausgeprägte kindliche Belastungen aufgrund individueller organischer/konstitutioneller Gegebenheiten (z.B. Frühgeborenes, organische Erkrankungen, sehr schwierige Temperamentsmerkmale)
◢ Akute psychophysische Entlastung der Bezugsperson am Tag bei gleichzeitigem Erhalt des familiären Beziehungskontextes am Abend/Nacht
◢ Ausgeprägt aggressiv-oppositionelles, expansives Verhalten des Kindes, das für die Eltern zu Hause nicht mehr steuerbar ist
◢ *Bei Schlafstörungen:* Die Einschlafinteraktion kann während kindlicher Erholungsphasen im Tagesverlauf (z.B. Mittagsschlaf) oder am Abend beobachtet, gemeinsam besprochen und therapeutisch mit der Mutter/den Eltern bearbeitet werden.
◢ *Bei Fütterstörungen:*
 – Eine Modifikation der Fütterinteraktion kann mittels wiederholter (möglichst mehrmals täglicher, videogestützter) Beobachtungen der Füttersituation mit begleitenden Gesprächen (je nach Problematik verhaltensorientiert und/oder psychodynamisch) erreicht werden.
 – Die teilstationäre Aufnahme ermöglicht eine engmaschige Überwachung der Kalorienzufuhr sowie des somatischen Zustandes des Kindes. Die Delegation dieser Funktion an den behandelnden Arzt/Ärztin wird von der Mutter/den Eltern häufig als wesentliche Entlastung erlebt.

Indikationen für eine stationäre Therapie
◢ Unmittelbare Bedrohung des körperlichen oder seelischen Wohls des Kindes (z.B. bei schwerer Psychopathologie der Mutter)
◢ Kindliche organische Erkrankungen, schwere Interaktions- und Beziehungsstörungen, die eine multimodale Therapie in einem interdisziplinären Team notwendig machen
◢ Schwere Erschöpfung der Mutter, insbesondere wenn nachts keine Entlastung durch den Partner möglich ist

- Belastende psychosoziale Umstände, die eine erfolgreiche ambulante Intervention verhindern und die eine zeitlich begrenzte, vollständige Herauslösung von Mutter und Kind aus dem familiären Beziehungskontext notwendig erscheinen lassen
- Fütterstörung mit Gedeihstörungen, insbesondere wenn die adäquate Versorgung des Kindes im Rahmen einer teilstationären Therapie nicht gewährleistet ist.

4.2 Hierarchie der Behandlungsentscheidung und Beratung

- Entwicklungspsychologische Beratung und Information der Eltern hinsichtlich der normalen kindlichen Entwicklung, vor allem der Entwicklung der Verhaltensregulation in unterschiedlichen Bereichen sowie der Variationsbreite kindlichen Verhaltens in den ersten Lebensjahren
- Grundsätzlich bietet sich an, nahe Liegendes zuerst zu bearbeiten, immer ansetzend am aktuellen Problem. Oft geht es initial zunächst um die aktuelle psychophysische Entlastung der Bezugsperson, welche i.d.R. Voraussetzung für das Einlassen auf den weiteren psychotherapeutischen Prozess ist.
- Sind mehrere regulative Kontexte beeinträchtigt oder gestört, kann eine Hierarchie der Behandlungsschritte unter Zugrundelegung folgender Kriterien erfolgen:
  - Welches Symptom belastet Eltern und Kind am meisten und welches möchten sie vorrangig bearbeiten?
  - Für *Fütterstörungen* gilt:
    Geht die Fütterstörung mit sonstigen regulatorischen Problemen, insbesondere einer Störung der Schlaf-Wach-Regulation einher, so sollten diese zuerst behandelt werden, da sich hierdurch nicht selten die Regulation der Nahrungsaufnahme verbessert/entspannt
  - Für *Schlafstörungen* ist folgende Hierarchie sinnvoll:
    Viele andere kindliche regulatorische Störungen (Fütterstörungen, exzessives Klammern, Trennungsängste, exzessives Trotzen/Grenzsetzungskonflikte etc.) wie auch elterlich-familiale Belastungen (elterliche Trennungsängste, Paarprobleme etc.) können mit Schlafstörungen einhergehen. In solchen Fällen sollten die zugrunde liegenden Störungen zuerst bearbeitet werden. Bei ausgeprägten Temperamentsauffälligkeiten ergänzende Ergotherapie.
- Führen die zuvor genannten Behandlungsschritte zu keiner relevanten Besserung der Symptomatik, ist gerade auch bei Vorliegen einer elterlichen, partnerschaftlichen oder familialen Psychopathologie und Beziehungspathologie eine individuelle Psychotherapie der Eltern und/oder eine Paar- und Familientherapie indiziert.

4.3 Besonderheiten bei ambulanter Behandlung

- Ausreichende Berücksichtigung und Einbeziehung relevanter Alltagssituationen, gerade wenn sie im Rahmen der Therapiesitzungen nicht der direkten Beobachtung zugänglich sind
- Eventuell Hausbesuche mit der Option des Home treatments.

4.4 Besonderheiten bei teilstationärer Behandlung

Teil- oder vollstationäre Behandlungseinheiten für Eltern-Säuglings-Psychotherapie verlangen speziell geschulte, interdisziplinäre Teams mit einem Pflegepersonal, welches die

Eltern, in erster Linie die Mutter, in ihren eigenen Kompetenzen stützt. Insbesondere sollte vermieden werden, die Mutter/Eltern durch die Vermittlung des Eindruckes, das Personal verfüge im Gegensatz zu ihnen über einen adäquateren Umgang mit dem Säugling, weiter zu verunsichern. Jegliche Verstärkung ohnehin vorhandener elterlicher Insuffizienz- und Schuldgefühle kann zum Behandlungsmisserfolg und -abbruch führen.

4.5 Besonderheiten bei stationärer Behandlung

Ist eine primär stationäre Behandlung von Mutter/einem Elternteil und Kind notwendig, so sollte, wenn irgend möglich, die gleichzeitige Aufnahme von Mutter/Elternteil und Kind erfolgen. Isolierte Aufnahmen des Kleinkindes ohne eine primäre Bezugsperson sind nur in Extremsituationen (z.B. bei ausgeprägter elterlicher Erschöpfung oder bei drohender Misshandlung) sinnvoll. Sie sollten nur so lang wie unbedingt nötig, aber so kurz wie möglich sein. Es sollten Bedingungen geschaffen werden, die tägliche Besuche zumindest der Mutter ermöglichen. Der Vater sollte gerade im teil- und vollstationären Setting ausreichend in die Therapie einbezogen werden.

4.6 Jugendhilfe- und Rehabilitationsmaßnahmen

Insbesondere bei schweren psychosozial belastenden Lebensumständen und Risikokonstellationen (s.o.) ist die Einschaltung familienentlastender Dienste (Kinderkrankenpflege, Kinderbetreuung) oder eine sozialpädagogische Familienhilfe indiziert. Ist in Einzelfällen die vorübergehende oder längerfristige Herausnahme des Kindes aus der Familie unumgänglich, sollte die weitere Beziehungsentwicklung zwischen Mutter/Eltern und Kind sowie die Beziehungsentwicklung im Dreieck Leibliche Eltern-Pflegeeltern-Kind unbedingt therapeutisch begleitet werden.

4.7 Entbehrliche Therapiemaßnahmen

Medikamentöse Behandlungen sind außer in Extremfällen (z.B. auf wenige Tage begrenzte medikamentöse Schlafinduktion bei schweren kindlichen Schlafstörungen mit ausgeprägter Erschöpfung einer Bezugsperson) entbehrlich.

Spezifisch ist zu bemerken, dass medikamentöse Therapieversuche (Sedierung) bei exzessivem Schreien und/oder Schlafstörungen keine Langzeiterfolge zeigen, Sedativa im Gegenteil die zyklische Aktivität des Schlafes hemmen und die Aufmerksamkeit des Kindes am Tage beeinträchtigen. Sab Simplex hat sich in zahlreichen Studien als wirkungslos in der Behandlung unstillbarer Schreiphasen erwiesen (I). Nahrungsmittelumstellungen sind ohne klare Indikation kontraindiziert.

5 Literatur

Barth R, „Baby-Lesestunden" für Eltern exzessiv schreiender Säuglinge – das Konzept angeleiteter „Eltern-Säuglings-Übungssitzungen". Prax Kinderpsychol Kinderpsychiatr (2000), 49, 537–549

Barton ML, Robins D (2000) Regulatory Disorders. In: Zeanah CH (Hrsg.), Handbook of Infant Mental Health, 311–325. The Guilford Press, New York, London

Benoit D, Coolbear J, Posttraumatic Feeding Disorders in Infancy: Behaviors Predicting Treatment Outcome. Infant Mental Health J (1998), 19, 409–421

Cookie IE, Sackett DL (eds.) Evidence-based obstetrics and gynecology. Clinical Obstetrics and Gynecology (1996), 10, 551–567

Fegert JM, Verhaltensdimensionen und Verhaltensprobleme bei zweieinhalbjährigen

Kindern. Prax Kinderpsychol Kinderpsychiatr (1996), 45, 83–94

Hofacker N von et al., Diagnostik von Beeinträchtigungen der Mutter-Kind-Beziehung bei frühkindlichen Störungen der Verhaltensregulation. Kindheit und Entwicklung (1996), 3, 160–167

Kerwin ML E, Empirically Supported Treatments in Pediatric Psychology: Severe Feeding Problems. J Ped Psychol (1999), 24, 193–214

Larsson JO, Behavioural outcome of regulatory problems in infancy. Acta Paediatr (2004), 93, 1421–1423

Lucassen PL et al., Effectiveness of treatments for infantile colic: systematic review. BMJ (1998), 316, 1563–1569

Papoušek M, Hofacker N von (2004) Regulationsstörungen des späten Säuglingsalters und Kleinkindalters. In: Papoušek M, Schieche M, Wurmser H (Hrsg.), Regulationsstörungen der frühen Kindheit: Frühe Krisen – frühe Hilfen im Entwicklungskontext der Eltern-Kind-Beziehungen. Huber, Bern

Patterson GR, A developmental perspective on antisocial behavior. Am Psychol (1989), 44, 329–335

Ramchandani P et al., A systematic review of treatments for settling problems and night-waking in young children. BMJ (2000), 320, 209–213

Ramsay M, Gisel E, Boutry M, Non-organic failure to thrive: growth failure secondary to feeding-skills disorder. Developmental Medicine and Child Neurology (1993), 35, 285–297

Sadeh A, Anders TF, Infant sleep problems: origins, assessment, interventions. Infant Mental Health (1993), 14, 17–34

Scheeringa MS, Gaensbauer TJ (2000) Posttraumatic stress disorder. In: Zeanah CH (Hrsg.), Handbook of infant mental health, 2. ed., 369–381. The Guilford Press, New York, London

Shaw DS, Gilliom M, Giovannelli J (2000) Aggressive behaviour disorders. In: Zeanah CH (Hrsg.), Handbook of infant mental health, 2. ed., 397–411. The Guilford Press, New York, London

Skuse D, Epidemiological and definitional issues in failure to thrive. Child Adolescent Psychiatric Clinics of North America (1993), 2, 37–59

Wessel MA et al., Paroxysmal fussing in infancy, sometimes called „colic". Pediatrics (1954), 14, 421–434

Zeanah CH, Boris NW, Larrieu JA, Infant development and developmental risk: a review of the past 10 years. J Am Acad Child Adolesc Psychiatr (1997), 36, 165–178

ZERO TO THREE (2005) Diagnostic classification of mental health and developmental disorders of infancy and early childhood: Revised edition (DC:0-3R). Washington, DC: ZERO TO THREE Press (2005)

Frühere Bearbeiter der Leitlinie

N. von Hofacker, R. Barth, C. Deneke, T. Jacubeit, M. Papoušek, P. Riedesser,

Jetzige Bearbeiter der Leitlinie

N. von Hofacker, U. Lehmkuhl, F. Resch, M. Papoušek, R. Barth, T. Jacubeit

Korrespondenzadresse

Dr. med. Nikolaus von Hofacker
Städt. Klinikum München GmbH, Klinikum Harlaching
Behandlungseinheit Psychosomatik des Kindes- und Jugendalters
Sanatoriumsplatz 2
81545 München

Selbstverletzendes Verhalten und stereotype Bewegungsstörung (F 68.1, F98.4)

1 Klassifikation

1.1 Definition

Unter dem Begriff selbstverletzendes Verhalten werden verschiedene Handlungsweisen zusammengefasst, deren gemeinsames Ziel die Beschädigung des eigenen Körpers ist. Es gibt eine Vielzahl synonymer Bezeichnungen:
- Selbstdestruktives Verhalten
- Selbstbestrafendes Verhalten
- Autoaggressives Verhalten
- Automutilatio
- Masochistisches Verhalten
- Selbstverstümmelung

Obwohl selbstverletzendes und suizidales Verhalten gemeinsam haben, dass sich ein schädigender Impuls gegen den eigenen Körper richtet, unterscheiden sie sich doch darin, dass selbstverletzendes Verhalten in der Regel nicht auf die Beendigung des eigenen Lebens hinzielt, sondern dass die wiederholte Beschädigung des eigenen Körpers das zentrale Phänomen darstellt. Die Wiederholungstendenz gehört ebenso dazu wie die Verletzung als solche. Insofern ist es auch gerechtfertigt, selbstverletzendes Verhalten in gewissem Sinne als habituelle Verhaltensweise zu bezeichnen.

In Bezug auf die Klassifikation muss hervorgehoben werden, dass es sich bei selbstverletzendem Verhalten nicht um eine Diagnose handelt, sondern um Verhaltensweisen, die in der Regel mit einem komplexen Störungsbild im Rahmen verschiedenster Erkrankungen vergesellschaftet sind (s. Abb. 59).

Bei folgenden kinder- und jugendpsychiatrischen Erkrankungen und Störungsbildern sind selbstverletzende Verhaltensweisen gehäuft anzutreffen:
- Autistische Störungen
- Geistige Behinderungen
- Stoffwechselstörungen und Fehlbildungssyndrome, wie z.B. Lesh-Nyhan-Syndrom und Cornelia-De-Lange-Syndrom
- Psychosen
- Zwangsstörungen
- Gilles-de-la-Tourette-Syndrom
- Deprivationssyndrome
- Störungen des Sozialverhaltens
- Persönlichkeitsstörungen (insbesondere emotional instabile Persönlichkeitsstörungen)
- Essstörungen (besonders bei Bulimia nervosa).

Als Stereotypien werden repetitive, relativ gleichförmige Bewegungen von Kopf, Körper und Händen bezeichnet. Stereotypien betreffen dabei meist eine gesamte Körperregion im Sinne einer integrierten zweckfreien und offensichtlich willensgestörten Bewegung. Bei der stereotypen Bewegungsstörung handelt es sich um willkürliche, wiederholte, stereotype, nicht funktionale und oft rhythmische Bewegungen, die nicht Teil einer erkennbaren psychiatrischen oder neurologischen Krankheit sind.

Typische Stereotypien umfassen:
- Körperschaukeln
- Kopfschaukeln
- Haarezupfen
- Haaredrehen

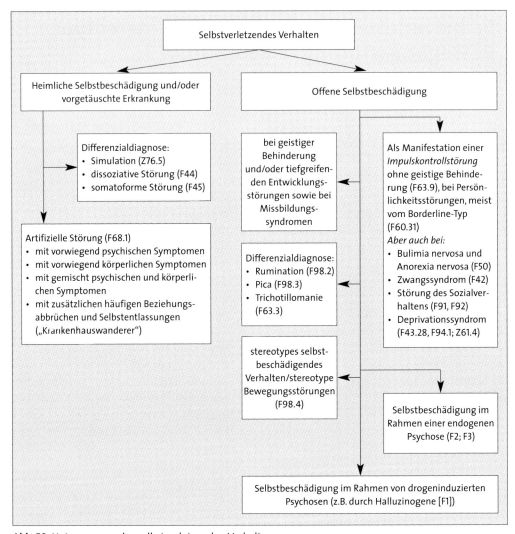

Abb. 59: Untergruppen des selbstverletzenden Verhaltens

◢ Fingerschnipsen
◢ Händeklatschen.

Stereotypien können auch die Qualität von Selbstverletzungen haben. Stereotype Selbstbeschädigungen sind z.B:
◢ Wiederholtes Kopfanschlagen
◢ Ins-Gesicht-Schlagen
◢ In-die-Augen-Bohren
◢ Beißen in Hände, Lippen oder andere Körperpartien.

Diese Formen der Selbstbeschädigung treten meist in Verbindung mit einer Intelligenzminderung auf. Neben diesen Symptomen des selbstverletzenden Verhaltens treten jedoch auch bei Kindern und Jugendlichen habituelle Verhaltensweisen in Erscheinung, die durchaus zu gesundheitlichen Beeinträchtigungen und teilweise auch zu lebensbedrohlichen Selbstbeschädigungen führen können. Hierzu gehören: Trichotillomanie mit Trichophagie (F63.3) und die Pica-Symptomatik (F98.3).

1.2 Leitsymptome

Im Säuglings- und frühen Kindesalter sind motorische Stereotypien relativ häufig. Die Angaben schwanken zwischen 15 und 20%. Nach dem dritten Lebensjahr sind stereotype Bewegungen bei gesunden Kindern relativ selten. Jaktationen – stereotype rhythmische Bewegungen, die hauptsächlich vor dem Einschlafen oder im Zustand des Alleinseins auftreten – können als Sonderform der Stereotypien angesehen werden und finden sich bei ca. 3–4% der 10- bis 11-jährigen Kinder. In klinischen Inanspruchnahmepopulationen findet sich bei Kindern sogar eine Häufung von bis zu 20%. Auch hierbei sind Jungen etwa doppelt so häufig betroffen wie Mädchen. Unter Heimkindern und Kindern, die stark emotional vernachlässigt sind, treten Jaktationen häufiger auf. Sie sind aber keineswegs immer Hinweise auf Deprivation, Vernachlässigung oder mangelnde Zuwendung. Die Störung kann sich vielmehr als stabile Gewohnheitsbildung in die Adoleszenz und in das Erwachsenenalter fortsetzen.

Es gibt kein typisches Alter für den Erkrankungsbeginn der stereotypen Bewegungsstörungen. Teilweise geht dem Beginn jedoch ein einschneidendes Lebensereignis voraus. Bei Kindern mit tiefgreifender Entwicklungsstörung, die keinen Sprachgebrauch erworben haben, können stereotype Bewegungsstörungen durch schmerzhafte Erkrankungen ausgelöst werden, wie z.B. eine schmerzhafte Mittelohrinfektion, die dann zu einem Schlagen des Kopfes gegen harte Gegenstände führen kann. Stereotype Bewegungsstörungen können über viele Jahre persistieren, wobei die Symptomatik und der Schweregrad der stereotypen Bewegungsstörungen häufig einen fluktuierenden Verlauf nehmen. Die Art von Stereotypien ist in deutlicher Abhängigkeit vom kognitiven Entwicklungsstand zu sehen. So konnte in Langzeitbeobachtungen gezeigt werden, dass bei autistischen Kindern wiederholtes einfaches Hantieren an Gegenständen parallel zur kognitiven Entwicklung in komplexe stereotype Handlungen übergehen kann, wobei die Handlung an sich durchaus angemessen erscheint, aber ausgesprochen repetitiv betrieben wird.

Unter der Bezeichnung stereotypes selbstverletzendes Verhalten werden folgende Verhaltensweisen eingeschlossen: wiederholtes Kopfschlagen, Ins-Gesicht-schlagen, In-die-Augen-bohren, Beißen in Hände, Lippen oder andere Körperpartien. Diese Formen der Selbstbeschädigung treten meist in Verbindung mit einer Intelligenzminderung auf.

Nach Favazza und Rosenthal [1993] lässt sich selbstverletzendes Verhalten folgendermaßen unterteilen:

- *Major Self-Mutilation:* Eher seltene Handlungen mit jedoch schwerer Selbstbeschädigung und Verstümmelung in Form von Enukleation, Amputation und Kastration: eine seltene Form des selbstverletzenden Verhaltens, die jedoch häufiger bei Patienten mit Psychosen oder Drogenintoxikationen angetroffen wird.
- *Stereotypic Self-Mutilation:* Ritualisiertes, stereotypes Verhaltensmuster ohne erkennbare symbolische Bedeutung. Häufig im Rahmen von geistiger Behinderung
- *Superficial or Moderate Self-Mutilation:* Sich-Schneiden, Ritzen etc. mit eher sporadischem Auftreten und nicht selten demonstrativem Charakter. Es handelt sich bei Jugendlichen um die häufigste Form des selbstverletzenden Verhaltens und findet sich vermehrt bei Störungen des Sozialverhaltens, instabilen Persönlichkeitsstörungen vom Borderline-Typ, neurotischen Störungen und Essstörungen.

Gestützt auf Forschungsergebnisse der letzten Jahre zeigt sich, dass sowohl eine Störung der Impulskontrolle als auch eine Störung der Affektregulation – als dimensionale Aspekte über einzelne diagnostische Kategorien hinweg – wichtige psychopathologische Merkmale bei Subgruppen von Patienten mit Persönlichkeitsstörungen (speziell vom instabilen Typus), Substanzmissbrauch und bei Essstörungen, in Kombination mit selbstverletzendem Verhalten, darstellen.

Selbstverletzendes Verhalten zeigt darüber hinaus auch Beziehungen zu Verhaltensweisen, wie sie im Rahmen von Suchtverhalten anzutreffen sind [Resch et al. 1993].

Die häufig chronische Selbstbeschädigung mit den Merkmalen süchtigen Verhaltens dient bei diesen Patienten u.a. der vorübergehenden Entlastung von affektiven Spannungszuständen und Depersonalisationserleben [Favazza, Rosenthal 1993].

Bei Persönlichkeitsstörungen finden sich nicht selten ausgeprägte Depersonalisationsphänomene, die mit einer verminderten Schmerzwahrnehmung bis hin zur Schmerzanalgesie verbunden sein können [Bohus et al. 2000b]. Das gehäuft bei diesen Patienten zu beobachtende selbstverletzende Verhalten könnte möglicherweise dazu dienen, diesen Ausnahmezustand, im Sinne einer Reduktion von Anspannung bei gleichzeitiger Wahrnehmung der Körpergrenzen, zu unterbrechen [Eckhardt, Hoffmann 1993]. Scharfetter [1992] versteht das selbstverletzende Verhalten bei diesen Patienten mit Depersonalisationsphänomenen als eine Art „Selbsthilfe", die eine rasche Entlastung aus dem seelischen Spannungszustand ermöglicht und das erhöhte Arousal beenden hilft.

1.3 Schweregradeinteilung

Schwere Form des stereotypen selbstbeschädigenden Verhaltens:
- Abbeißen von Fingerkuppen
- Zufügung von tiefen Wunden und Verletzungen durch
  - Kopfschlagen
  - Ins-Gesicht-schlagen
  - In-die-Augen-bohren
  - Beißen in Hände, Lippen oder andere Körperpartien.

Diese schwere Form findet sich gehäuft bei autistischen Syndromen, geistiger Behinderung und spezifischen Syndromen (z.B. Lesch-Nyhan-Syndrom, Cornelia-De-Lange-Syndrom, Smith-Magenis-Syndrom).

Beim selbstverletzenden Verhalten handelt es sich nicht um eine Diagnose, sondern um Verhaltensweisen, die in der Regel mit einem komplexeren Störungsbild im Rahmen verschiedenster Erkrankungen vergesellschaftet sind. Dies gilt beispielsweise auch für die „Artifizielle Störung" (F68.1): absichtliches Erzeugen oder Vortäuschen von körperlichen oder psychischen Symptomen oder Behinderungen. Dabei kann es auch zu Selbstbeschädigungen kommen. Diese werden heimlich vom Patienten selbst herbeigeführt. Das Spektrum reicht von oberflächlichen Hautverletzungen, Verbrühungen bis hin zur Zufügung von tiefen Wunden durch invasive Gewalteinwirkung. Dabei sind äußere Faktoren, wie finanzieller Vorteil im Sinne der Simulation, nicht erkennbar.

Ferner gibt es schwere Selbstbeschädigungen als eher seltene Handlungen in Form von Enukleation, Amputation, Kastration, Verbrühungen, Zufügung von tiefen Wunden durch invasive Gewalteinwirkung bei Patienten mit Psychosen oder schwerer artifizieller Störung.

Hiervon abzugrenzen ist die **mittelschwere/oberflächliche Selbstbeschädigung**: Sich-Schneiden, Ritzen etc. mit eher sporadischem Auftreten und nicht selten demonstrativem Charakter. Es handelt sich um die häufigste Form des selbstverletzenden Verhaltens bei Jugendlichen und findet sich gehäuft bei Störungen des Sozialverhaltens, instabilen Persönlichkeitsstörungen vom Borderline-Typ, neurotischen Störungen und Essstörungen.

1.4 Untergruppen

Bei selbstverletzendem Verhalten und stereotypem selbstbeschädigendem Verhalten:
Entsprechend der Schweregradeinteilung (s. Kap. 1.3).

1.5 Ausschlussdiagnose

Tentativ: Berücksichtigung einer möglichen organischen und/oder psychiatrischen Grunderkrankung (und der möglichen Komorbidität, z.B. Autismus).

2 Störungsspezifische Diagnostik

2.1 Symptomatik

Die störungsspezifische Symptomatik wird gewonnen durch:
- Befragung der Eltern
- Befragung von Bezugspersonen und Betreuern (hierbei notwendige Schweigepflichtentbindungen einholen!)
- Beobachtung in der Untersuchungssituation
- Verhaltensanalyse (s. Kap. 2.4)
- Internistisch/pädiatrisch-neurologische Untersuchung.

2.2 Störungsspezifische Entwicklungsgeschichte

Diese differiert in Abhängigkeit vom zugrunde liegenden psychiatrischen Störungsbild und der Grunderkrankung (z.B. sehr früher Beginn der schweren Form des stereotypen selbstbeschädigenden Verhaltens bei spezifischen Syndromen wie Lesch-Nyhan-Syndrom, Cornelia-De-Lange-Syndrom, Smith-Magenis-Syndrom oder frühkindlichem Autismus).

2.3 Psychiatrische Komorbidität und Begleitstörungen

Bei Stereotypien und selbstverletzendem Verhalten handelt es sich um Verhaltensweisen, die häufig mit einem komplexeren Störungsbild im Rahmen verschiedenster Erkrankungen vergesellschaftet sind. Dabei treten stereotype Bewegungsstörungen am häufigsten in Verbindung mit Intelligenzminderungen auf. Stereotypien bilden häufig einen wesentlichen Anteil am Verhaltensrepertoire von autistischen und/oder schwer kognitiv beeinträchtigten Kindern und Jugendlichen. Das Bohren in den Augen ist besonders bei Kindern mit visueller Behinderung häufig.
Siehe auch Kap. 2.2.

2.4 Störungsrelevante Rahmenbedingungen

Hinsichtlich der Genese und der störungsrelevanten Rahmenbedingungen lassen sich 4 Gruppen näher einteilen:
- Stereotypien als direkte Folge einer neurologischen Störung
- Stereotypien als Ergebnis einer Unterstimulation
- Stereotypien als Folge einer Überstimulation
- Stereotypien als operante Verhaltensweisen, die den Organismus durch interne Stimulation (Selbststimulation) belohnen

Siehe auch Kap. 3.3.

2.5 Apparative, Labor- und Testdiagnostik

- Neuropsychologische Untersuchung einschl. ausführlicher Intelligenzdiagnostik
- Persönlichkeitsdiagnostik
- Ausführliche Entwicklungsdiagnostik

- EEG
- Ggf. Stoffwechselscreening
- Ggf. Chromosomenanalyse und molekulargenetische Diagnostik (z.B. Mikrodeletionssyndrome)
- Ggf. Drogenscreening
- Ggf. neuroradiologische Diagnostik (z.B. tief greifende Entwicklungsrückstände).

2.6 Weitergehende Diagnostik und Differenzialdiagnostik

Von der stereotypen Bewegungsstörung werden sonstige näher bezeichnete Verhaltens- und emotionale Störungen mit Beginn in der Kindheit und Jugend (F98.8) abgegrenzt. Hierbei handelt es sich u.a. um Nägelkauen, Nasebohren, Daumenlutschen und exzessive Masturbation. Ausgeprägte Stereotypien und selbstverletzende Verhaltensweisen finden sich auch bei der überaktiven Störung mit Intelligenzminderung und Bewegungsstereotypien (F84.4). Es handelt sich um eine Störung von unsicherer nosologischer Validität. Das Störungsbild beschreibt eine Gruppe von Kindern mit schwerer Intelligenzminderung (IQ unter 50), mit erheblicher motorischer Unruhe, Aufmerksamkeitsstörungen und häufig multiplen stereotypen Verhaltensweisen. Das Syndrom wird meist von einer Vielzahl von umschriebenen oder globalen Entwicklungsverzögerungen begleitet. Dabei ist bislang nicht bekannt, in welchem Umfang das Verhaltensmuster dem niedrigen IQ oder einer organischen Hirnschädigung zuzuschreiben ist.

Differenzialdiagnostisch abzugrenzen sind stereotype Bewegungen von Zwangsstörungen, extrapyramidalen Bewegungsstörungen und motorischen Automatismen im Rahmen einer psychomotorischen Epilepsie. Ticstörungen, Trichotillomanie und Bewegungsstörungen körperlichen Ursprungs müssen von den stereotypen Bewegungsstörungen abgegrenzt werden. Stereotype Verhaltensweisen können auch im Rahmen von Kokain- und Amphetaminintoxikationen auftreten. Stereotypien finden sich ebenfalls bei der organischen katatonen Störung. Sie ist Teil einer Vielzahl von anderen organisch bedingten psychischen Störungen als Folge einer Schädigung oder Funktionsstörung des Gehirns oder einer körperlichen Erkrankung. Die Differenzialdiagnose zu einer schizophrenen Katatonie kann dabei in der Praxis erhebliche Schwierigkeiten bereiten. Eine katatone Symptomatik findet sich bei etwa 7% der an einer Schizophrenie erkrankten Patienten. Am typischsten sind hierbei Manierismen, Stereotypien, Negativismus, Katalepsie und Grimassieren. Bei den Stereotypien im Rahmen der katatonen Symptomatik finden sich Haltungsstereotypien (Verharren in bestimmten Haltungen über lange Zeit) neben Bewegungs- und Sprachstereotypien (fortgesetztes, leeres und zielloses Wiederholen von Bewegungsabläufen, Sätzen und Wörtern oder Silben).

2.7 Entbehrliche Diagnostik

Entfällt.

3 Multiaxiale Bewertung

3.1 Identifizierung der Leitsymptome

Siehe Kapitel 2.1 und 2.6.

3.2 Identifizierung weiterer Symptome und Belastungen

Feststellung von Intelligenzminderung, Entwicklungsstörungen, Störungen der Persönlichkeitsentwicklung, von organischen Erkrankungen, abnormen psychosozialen Bedingungen und Beurteilung der aktuellen psychosozialen Anpassung.

3.3 Differenzialdiagnosen und Hierarchie des diagnostischen und therapeutischen Vorgehens

Aufgrund des unterschiedlichen Bedingungszusammenhanges bei der Genese und Aufrechterhaltung von stereotypen Handlungen und selbstverletzendem Verhalten wird eine **Verhaltensanalyse in folgender Reihenfolge** empfohlen:
▲ Ausschluss von organischen Erkrankungen, die die Stereotypien/selbstverletzenden Verhaltensweisen bzw. ihre Intensität beeinflussen, wie Mittelohrentzündungen, Zahnwurzelabszesse etc.
▲ Nach Ausschluss dieser Erkrankung ist zu eruieren, ob die Stereotypien/selbstverletzenden Verhaltensweisen überwiegend dann auftreten, wenn die Kinder besonders beachtet werden wollen, oder ob sie besonders häufig in der Gegenwart bestimmter Personen auftreten. Dies würde in der Interpretation nahe legen, dass die Symptomatik in diesem Fall einer sozialen Verstärkung unterliegt.
▲ Im Weiteren ist darauf zu achten, ob durch das Auftreten der Stereotypien/selbstverletzenden Verhaltensweisen Anforderungen oder andere Tätigkeiten, die den Kindern unangenehm sind, vermieden werden können (im Sinne einer negativen Verstärkung).
▲ Darüber hinaus wurde in den letzten Jahren der soziale bzw. kommunikative Charakter von Stereotypien/selbstverletzenden Verhaltensweisen stärker beachtet. Dies bedeutet, dass die Symptomatik auch die Funktion einer Mitteilung haben kann, wie z.B. dass ein Anliegen des Kindes nicht berücksichtigt wurde, wobei dem Kind keine andere und angemessenere Form der Mitteilung an seine Umwelt zur Verfügung steht.
▲ Weiterhin bleibt zu prüfen, ob die Stereotypien/selbstverletzenden Verhaltensweisen hauptsächlich die Funktion einer Selbststimulation haben. Speziell stereotypes selbstverletzendes Verhalten zeigt eine ausgeprägte Wiederholungstendenz. Dies wird damit in Verbindung gebracht, dass die durch eine Autoaggression bedingte Stimulation zu einer verstärkten Ausschüttung von körpereigenen Opiaten führt und diese wiederum als positive Verstärker wirken und somit das selbstverletzende Verhalten aufrechterhalten. Siehe auch Kap 2.6.

4 Interventionen

4.1 Auswahl des Interventionssettings

▲ Die einzelnen Therapieverfahren sollten Teil eines multimodalen Therapieprogrammes sein, welches sich am Schweregrad der Symptomatik, an bedingenden und aufrechterhaltenden Faktoren für die stereotype Bewegungsstörung sowie an den aus der Verhaltensanalyse abgeleiteten Implikationen orientiert.
▲ In Abhängigkeit von diesen Faktoren kommen je nach Schweregrad der Symptomatik stationäre, teilstationäre oder ambulante Behandlungsmodalitäten in Betracht.

Der wirkungsvollen Behandlung der stereotypen Selbstbeschädigung kommt – unabhängig von der zugrunde liegenden psychiatrischen Erkrankung – in zweierlei Hinsicht eine große Bedeutung zu:
▲ Zum einen geht es um die Abwehr einer Gefährdung und bleibenden gesundheitlichen Beeinträchtigung durch die Selbstbeschädigung.
▲ Zum anderen kann durch den Abbau des selbstverletzenden Verhaltens in vielen Fällen eine Verbesserung der Integration, sozialen Interaktion und spezifischer Fördermöglichkeiten erreicht werden.

Bei Kindern und Jugendlichen mit stereotypen Selbstbeschädigungen im Rahmen von geistiger Behinderung, einem autistischen Syndrom oder speziellen Stoffwechselerkrankungen (z.B. Lesch-Nyhan-Syndrom) überwiegen häufig intrinsische Faktoren, weswegen in Abhängigkeit vom Schweregrad der Symptomatik auch eine medikamentöse Behandlung mit in den Therapieplan integriert werden kann. Eine in Einzelfällen nachgewiesene Wirksamkeit bei ausgeprägten Stereotypien im Rahmen von tief greifenden Entwicklungsstörungen zeigt sich bei Gabe von Dopaminantagonisten wie Haloperidol und Pimozid, bei atypischen Neuroleptika, wie Risperidon und Olanzapin, und bei serotoninspezifischen Wiederaufnahmehemmern (SSRI). Für Risperidon belegen 2 doppelblind-placebokontrollierte Studien [Aman et al. 2002; Buitelaar et al. 2001] eine signifikante Reduktion von autoaggressivem und selbstverletzendem Verhalten im Rahmen von Störungen des Sozialverhaltens und Intelligenzminderung sowohl bei Kindern ab dem fünften Lebensjahr als auch im Jugendalter.

Unter den nichtmedikamentösen Behandlungsansätzen hat sich hierbei die Verhaltenstherapie als wirksam erwiesen. Es geht neben Kontingenzverfahren um den Aufbau alternativer Verhaltensweisen, die Kombination mit Korrekturverfahren, Verstärkerverfahren (Differential reinforcement), die Einführung von Selbstverstärkern sowie die Durchführung spezieller Trainingsprogramme.

Die derzeit vorliegenden Metaanalysen [Didden et al. 1997; Sailas, Fenton 2002] belegen bei selbstverletzendem Verhalten im Rahmen von tief greifenden Entwicklungsstörungen bzw. geistiger Behinderung hinsichtlich der Wirksamkeit verschiedener Interventionen bei erwachsenen Patienten folgende Zusammenhänge:

- Die oben erwähnten verhaltenstherapeutischen Verfahren sind wirksam und allen anderen therapeutischen Interventionen und psychotherapeutischen Verfahren überlegen.
- Für andere psychotherapeutische Verfahren und Behandlungsansätze lässt sich derzeit kein Nachweis hinsichtlich der Wirksamkeit erbringen.
- Unter den verhaltenstherapeutischen Interventionen erweisen sich die Kontingenzprogramme sowohl gegenüber bestimmten Verstärkerverfahren (Differential reinforcement) als auch gegenüber der Pharmakotherapie als überlegen.
- Hinsichtlich der Pharmakotherapie fehlt es bei selbstverletzendem Verhalten im Rahmen von tiefgreifenden Entwicklungsstörungen bzw. geistiger Behinderung für das Kindes- und Jugendalter an kontrollierten Studien, sodass über einen spezifischen Wirksamkeitsnachweis derzeit über Einzelfalldarstellungen hinaus keine Aussage gemacht werden kann.

Die hier erwähnten Therapieverfahren sollten Teil eines multimodalen Therapieprogrammes sein, welches sich am Schweregrad der Symptomatik, an bedingenden und aufrechterhaltenden Faktoren für das selbstverletzende Verhalten sowie an den aus der Verhaltensanalyse abgeleiteten Implikationen orientiert. Hierbei gilt es zunächst auf der Verhaltensebene zwischen 2 unterschiedlichen Formen des selbstverletzenden Verhaltens zu unterscheiden [Fleischhaker et al. 2002; Remschmidt 1985]:

- Die erste Form kommt durch eine extrinsische Motivation zustande und wird durch äußere Einflüsse und Gegebenheiten aufrechterhalten (z.B. durch Zuwendung im Falle des Auftretens des selbstverletzenden Verhaltens oder wenn selbstverletzendes Verhalten zur Vermeidung von Angst auslösenden und überfordernden Situationen führt).
- Die zweite Form wird durch intrinsische Faktoren aufrechterhalten, wobei die

Selbststimulation überwiegt und Umgebungs- und Verstärkungsbedingungen weitgehend ohne Einfluss sind.

Nachfolgend wird eine **Auswahl von verhaltenstherapeutischen Maßnahmen** vorgestellt, die im Rahmen der Behandlung des selbstverletzenden Verhaltens angewandt werden:

- *Aufbau alternativer Verhaltensweisen.* Es wird versucht, an die Stelle des selbstverletzenden Verhaltens ein anderes Verhalten zu setzen (Ein Kind mit einem autistischen Syndrom lernt dabei beispielsweise, statt in sein Gesicht auf ein Kissen zu schlagen, welches ihm der Therapeut entgegenhält. Das Kind lernt schließlich dieses Kissen selbstständig mit sich zu führen).
- *Entzug von Zuwendung und „Bestrafung"* kann im Rahmen von Kontingenzmanagements eingesetzt werden. Es handelt sich um die Einführung eines aversiven Reizes oder die Entfernung eines positiven Reizes. Steinhausen und von Aster [1993] weisen daraufhin, dass diese Methode zwar kurzfristig sehr effektiv sein kann, in der Regel aber nur zu einer kurzfristigen Verhaltensunterdrückung statt zu stabilen Verhaltensänderungen führt.
- *Time-out.* Der Patient wird als Konsequenz für die Selbstbeschädigung in einen reizarmen, aber nicht Angst auslösenden Raum verbracht. Dieses Vorgehen erscheint sinnvoll, wenn das selbstverletzende Verhalten im Kontext mit einer sozialen Verstärkung steht (extrinsische Motivation). Bei schwerer Form des selbstverletzenden Verhaltens ist es jedoch oft gar nicht möglich und auch nicht vertretbar, den Patienten alleine zu lassen.
- *Korrekturverfahren.* Hierbei wird versucht, das selbstverletzende Verhalten durch das Einüben von Wiederherstellungshandlungen (z.B. Reinigen des blutverschmierten Fußbodens, der Kleidung etc.) zu vermindern.
- *Kognitive Therapieansätze* gelangen in Kombination mit verhaltenstherapeutischen Techniken bei affektiver Imbalance und impulsiver Störung im Zusammenhang mit selbstverletzenden Verhaltensweisen bei Neurosen, Persönlichkeitsstörungen und Essstörungen zur Anwendung (z.B. Selbstinstruktionstraining, Selbstkontrollmethoden).

Für die Behandlung von selbstverletzendem Verhalten bei sich im Jugendalter entwickelnder instabiler Persönlichkeitsstörung vom Borderline-Typus, bei Zwangsstörungen, Essstörungen und Deprivationssyndromen gilt es häufig, im Rahmen von Krisenintervention akute suizidale Impulse bei chronifizierten selbstschädigenden Handlungen differenzialdiagnostisch abzugrenzen. Dies ist unter ambulanten Bedingungen bei der instabilen Persönlichkeitsstörung besonders schwierig.

Die Behandlung des selbstverletzenden Verhaltens bei den hier angesprochenen Störungsbildern erfolgt stärker im Rahmen der Grunderkrankung, wobei lebensgeschichtliche Bedingungen (Deprivation, Misshandlung, sexueller Missbrauch), aktuelle abnorme Lebensumstände und die situativen Bedingtheiten für das Auftreten von selbstverletzendem Verhalten einen für die Therapie bedeutsamen Stellenwert einnehmen. Auch hier bedingt die Komplexität und die meist multikausale Genese der selbstschädigenden Verhaltensexzesse eine multimodale und auf das Individuum abgestimmte Therapieplanung. Gesprächspsychotherapeutische, supportive, kognitive, familienzentrierte und verhaltenstherapeutische Methoden können in unterschiedlicher Gewichtung angewendet werden. Ergänzt werden sie durch Arbeits- und Beschäftigungstherapie, Körperselbsterfahrung, ggf. auch durch physikalische Therapien und Gruppenaktivitäten. Bei chronifizierten Zuständen der Selbstbeschädigung und tief greifender sozialer Beeinträchtigung durch die zugrunde liegende psychiatrische Erkrankung können auch längerfristig angelegte rehabilitative Maßnahmen in psychotherapeutisch ausgerichteten Heimeinrichtungen notwendig werden.

Dialektische behaviorale Therapie für Adoleszente (DBT-A)

Für die Problemgruppe suizidaler und sich selbstverletzender Jugendlicher mit zusätzlichen Symptomen einer instabilen Persönlichkeitsstörung vom Borderline-Typ wurde seit Mitte der 1990er Jahre ein im Erwachsenenbereich gut etabliertes psychotherapeutisches Verfahren (DBT) adaptiert und evaluiert [Miller 1999]. Die dialektische behaviorale Therapie (DBT) [Linehan 1993a, b] wurde von Linehan für chronisch parasuizidale Frauen entwickelt, bei denen zusätzlich die Diagnose einer Borderline-Störung gestellt worden war. Parasuizidal ist hierbei definiert als jegliches akutes intendiertes Verhalten, durch das eine physische Schädigung erfolgt, mit oder ohne der Intention zu sterben. Die DBT ist derzeit das am besten empirisch begründete Therapieverfahren für suizidale Multiproblem-Patienten, dessen Wirksamkeit in 7 randomisierten Untersuchungen von 4 verschiedenen Arbeitsgruppen nachgewiesen werden konnte [Lieb et al. 2004; Bohus et al. 2000a].

Die DBT für Adoleszente (DBT-A) wurde speziell für suizidale Jugendliche mit Persönlichkeitszügen einer instabilen Persönlichkeitsstörungen vom Borderline-Typ entwickelt, sodass die DBT-A spezifisch sowohl an der Reduktion von suizidalen und parasuizidalen Verhaltensweisen arbeitet, als auch Strategien beinhaltet, wie die Patienten engagiert im Therapieprogramm gehalten und zur Mitarbeit bewegt werden können.

Die DBT-A basiert auf der biopsychosozialen Theorie von Linehan, die davon ausgeht, dass die Borderline-Symptomatik durch eine pervasive emotionale Dysregulation verursacht wird, mit fehlender Passung zwischen einem Individuum, das aufgrund einer biologischen Verletzbarkeit Schwierigkeiten hat, seine Emotionen zu regulieren, und einer Umwelt, die diese Verletzlichkeit durch Unverständnis intensiviert. Vom theoretischen Konstrukt aus wird angenommen, dass die Verhaltensweisen einer Borderline-Störung entstehen, wenn ein Kind mit Schwierigkeiten in der Emotionsregulation in einem invalidierenden Umfeld aufwächst. Invalidierend bedeutet in diesem Falle z.B., dass dem Kind chronisch mitgeteilt wird, seine Verhaltensweisen seien unsinnig, dumm und falsch [Koerner, Miller, Wagner 1998]. Die DBT betrachtet parasuizidale Verhaltensweisen daher als durchaus funktional. Parasuizidales Verhalten ist hierbei häufig die einzige Möglichkeit der Patienten, ihre Emotionen zu regulieren und Hilfe in einem ansonsten invalidierenden Umfeld zu erhalten. Aus Sicht der DBT sind parasuizidale Verhaltensweisen maladaptive Problemlösungen auf für die Patienten überwältigende, extrem intensive, schmerzhafte Emotionen.

Die DBT-A besteht aus einer Einzeltherapie, regelmäßigen Familiengesprächen, einem Fertigkeitentraining in der Gruppe unter Integration eines nahen Angehörigen, einer Telefonberatung durch den Einzeltherapeuten und einer Supervisionsgruppe. In der Abteilung für Psychiatrie und Psychotherapie im Kindes- und Jugendalter der Universität Freiburg wurde die amerikanische Version des DBT-A den deutschen Verhältnissen angepasst und übersetzt. Es wurde ein deutsches Therapiemanual erstellt [Böhme et al. 2002] und in einer Pilotstudie evaluiert [Fleischhaker et al. 2005, 2006].

Die Arbeitsgruppe von Miller und Rathus konnte – sowohl in einem Prä-/Postvergleich als auch in einer Vergleichsstudie zu einer Standardbehandlung – die Effektivität des Behandlungsprogramms für Jugendliche nachweisen [Miller, Linehan, Rathus 1997]. Die evaluierten Veränderungen entsprechen weitgehend den therapeutischen Effekten der DBT im Erwachsenenalter.

Erste Ergebnisse der Pilotstudie zur deutschen Version der DBT-A an der Universität Freiburg zeigen ähnliche positive therapeutische Effekte [Fleischhaker et al. 2006, 2004]. Während und nach Abschluss des Therapieprogramms waren keine Suizidversuche zu verzeichnen. Selbstverletzende Verhaltensweisen reduzierten sich während der Behandlung signifikant. Das Globalniveau der psychosozialen Anpassung, erhoben anhand der GAF, verbesserte sich ebenfalls signifikant von vor Therapiebeginn (im Mittel 54) zu einem Monat nach Therapieende (im Mittel 76,9). Dieser positive Effekt bezogen auf die psychosoziale Anpassung bestätigt sich auch in den ersten Nachuntersuchungen ein Jahr nach Therapieende.

Die in dieser Arbeit gezeigte Reduktion der in der DBT-A definierten Zielsymptomatik (suizidale Verhaltensweisen und selbstverletzendes Verhalten) und die gleichzeitige Verbesserung des Globalniveaus der psychosozialen Anpassung sind sehr Erfolg versprechend und bestätigen die vorliegenden Untersuchungen zur Wirksamkeit der DBT bei Erwachsenen und Jugendlichen [Miller et al. 2000]. Anknüpfend an diese erste Therapiestudie wäre es dringend notwendig, eine randomisierte Studie zu planen und durchzuführen.

Die DBT-A kann hierbei als Beispiel für eine sich entwickelnde, störungsspezifische, multimodale Behandlungsform gelten, die in manualisierter Form sowohl den Bedürfnissen dieser schwierigen Patientengruppe gerecht wird als auch dem Therapeuten den notwendigen Rückhalt in einem Behandlungsteam liefert.

4.2 Hierarchie der Behandlungsentscheidung und Beratung

Differenzierung nach Schweregrad und begleitender Symptomatik (s. Kap. 1.3) und Begleitsymptomatik (s. Kap. 4.5) bestimmen die Art der Vorgehensweise (Umfang der multimodalen Behandlung sowie ambulante oder stationäre Behandlung).

4.3 Besonderheiten bei ambulanter Behandlung

Berücksichtigung einer Gefährdung und bleibenden gesundheitlichen Beeinträchtigung bei schwerer stereotyper Selbstbeschädigung. Vor diesem Hintergrund ist zu entscheiden, ob eine ambulante Versorgung oder eine stationäre Behandlung notwendig erscheint.

4.4 Besonderheiten bei teilstationärer Behandlung

Teilstationäre Behandlung ist als gestufte Entlassung erwägenswert nach vollstationärer Behandlung.

4.5 Besonderheiten bei stationärer Behandlung

Erfolgt meist zur Behandlung bei schwerer stereotyper Selbstbeschädigung. Dies erfordert zusätzlich eine besondere Berücksichtigung der Grunderkrankung, wobei lebensgeschichtliche Bedingungen (z.B. zusätzliche Deprivation), aktuelle abnorme Lebensumstände und die situativen Bedingtheiten für das Auftreten von selbstverletzendem Verhalten einen für die Therapie bedeutsamen Stellenwert einnehmen. Hinsichtlich der Rahmenbedingungen für eine stationäre Behandlung müssen rechtzeitig familienrichterliche Maßnahmen, z.B. auf der Grundlage des § 1631 b BGB, erwogen werden.

4.6 Jugendhilfe- und Rehabilitationsmaßnahmen

Bei chronifizierten Verläufen und tief greifender sozialer Beeinträchtigung durch die zugrunde liegende psychiatrische Erkrankung können auch längerfristig angelegte rehabilitative Maßnahmen in entsprechend ausgerichteten Heimeinrichtungen notwendig werden.

4.7 Entbehrliche Therapiemaßnahmen

Entfällt.

5 Literatur

Aman MG et al., Risperidone versus Placebo for Severe Conduct Disorder in Children with menatl Retardation. J Child Adolesc Psychopharmacol (2002),10, 253

Böhme R et al. (2002) Dialektisch-Behaviorale Therapie für Jugendliche (DBT-A) – Therapiemanual. Abt. für Psychiatrie und Psychotherapie im Kindes- und Jugendalter. Universität Freiburg, Freiburg

Bohus M et al., Evaluation of inpatient dialectical-behavioral therapy for borderline personality disorder – a prospective study. Beh Res Ther (2000a), 38, 875–887

Bohus M et al., Pain perception during self-reported distress and calmness in patients with borderline personality disorder and self-mutilating behavior. Psychiat Res (2000b), 95, 251–260

Buitelaar JK et al., A randomized controlled trial of risperidone in the treatment of aggression in hospitalized adolescents with subaverage cognitive abilities. J Clin Psychiatry (2001), 62, 239–248

Didden R, Duker PC, Korzilius H, Metaanalytic study on treatment effectiveness for problem behaviors with individuals who have mental retardation. American Journal of Mental Retardation (1997), 101 (4), 387–399

Eckhardt A, Hoffmann S, Depersonalisation und Selbstbeschädigung. Z psychosom Med (1993), 39, 284–300

Favazza AR, Rosenthal RJ, Diagnostic issues of self-mutilation. Hospital and Community Psychiatry (1993), 44, 134–140

Fleischhaker C et al., Dialektisch-Behaviorale Therapie für Adoleszente (DBT-A) – Eine Pilotstudie zur Therapie von Suizidalität, Parasuizidalität und selbstverletzenden Verhaltensweisen bei Patientinnen mit Symptomen einer Borderlinestörung. Z Kinder Jugendpsychiat (2006), 34, 15–27

Fleischhaker C et al., Suizidalität, Parasuizidalität und selbstverletzende Verhaltensweisen von Patientinnen mit Symptomen einer Borderlinestörung – Erste Daten einer Pilotstudie zur Dialektisch-Behavioralen Therapie für Adoleszente (DBT-A). Kindheit und Entwicklung (2005), 14, 112–127

Fleischhaker C et al. (2002) Stereotypien. In: Esser G (Hrsg.), Lehrbuch der Klinischen Psychologie und Psychotherapie des Kindes- und Jugendalters. Teil III: Klinisch relevante Störungsbilder, Kap. 28, 413–422. Georg Thieme, Stuttgart, New York

Koerner K, Miller AL, Wagner AW, Dialectical behavior therapy: Part I. Principle-based intervention for patients with multiple problems. J Pract Psy Behav Health (1998), 4, 28–36

Lieb K et al., Borderline Personality Disorder. Lancet (2004), 364, 453–461

Linehan MM (1993a) Cognitive behavioral treatment of borderline personality disorder. The Guilford Press, New York, London

Linehan MM (1993b) Skills training manual for treating borderline personality disorder. The Guilford Press, New York, London

Miller AL, Glinski J, Youth Suicidal Behavior. Assessment and Intervention. Journal of Clinical Psychology (2000), 56, 1131–52

Miller AL, Dialectical Behavior Therapy: A New Treatment Approach for Suicidal Adolescents. Am J Psychother (1999), 53, 413–417

Miller AL, Linehan MM, Rathus JH, Dialectical behavior therapy adapted for suicidal adolescents. J Pract Psy Behav Health (1997), 3, 78–86

Remschmidt H (1985) Habituelle Verhaltensweisen. In: Remschmidt H, Schmidt MH (Hrsg.), Kinder- und Jugendpsychiatrie in Klinik und Praxis, Bd. III: Alterstypische, reaktive und neurotische Störungen, 43–52. Georg Thieme, Stuttgart, New York

Resch F et al., Kann Selbstverletzung als süchtiges Verhalten bei Jugendlichen angesehen werden? Z Kinder Jugendpsychiat (1993), 21, 253–259

Sailas E, Fenton M (2002) Seclusion and restraint for people with serious mental illness. Cochrane review. In: The cochrane Library, issue 1. Oxford

Scharfetter C, Selbstbeschädigung. TW Neurologie Psychiatrie (1992), 6, 763–766

Steinhausen HC, von Aster M (1993) Grundlagen und Konzepte der Verhaltenstherapie und Verhaltensmedizin bei Kindern und Jugendlichen. In: Steinhausen HC, von Aster M (Hrsg.), Handbuch Verhaltenstherapie und Verhaltensmedizin bei Kindern und Jugendlichen, 1–12. Psychologie Verlags Union, Weinheim

Frühere Bearbeiter dieser Leitlinie
E. Schulz, K. Hennighausen, C. Fleischhaker

Jetzige Bearbeiter dieser Leitlinie
C. Fleischhaker, K. Hennighausen, E. Schulz

Korrespondenzadresse
Dr. med. Christian Fleischhaker
Universitätsklinikum Freiburg
Abteilung für Psychiatrie und
Psychotherapie im Kindes- und Jugendalter
Hauptstr. 8
79104 Freiburg i. Br.

Stottern (F98.5), Poltern (F98.6)

Stottern (F98.5)

1 Klassifikation

1.1 Definition

Unter Stottern wird eine Unterbrechung des Redeflusses durch Verspannungen der Sprechmuskulatur und/oder klonische Wiederholungen verstanden. In der ICD-10 wird hinter Stottern fälschlicherweise „(Stammeln)" angefügt. Stammeln ist jedoch eine Lautbildungsstörung und kein Stottern. Bei der Angabe in der ICD-10 handelt es sich um einen Übersetzungsfehler.

1.2 Leitsymptome

Leitsymptome sind Sprechunflüssigkeiten durch Verspannungen mit anhaltenden Verkrampfungen der Sprechmuskulatur, stummen Pressversuchen und/oder hörbaren Glottisschlägen bzw. Wiederholungen oder Dehnung von Lauten, Silben und Wörtern. Die Redeflussunterbrechungen werden meist von Atemunregelmäßigkeiten, primären und sekundären Mitbewegungen und vegetativen Stresssymptomen begleitet. In der Regel entwickelt sich ein Störungsbewusstsein, und das Ausmaß der Sprechstörung wird vom Grad der emotionalen Belastung durch die Sprechsituation abhängig.

1.3 Schweregradeinteilung

Keine bekannt.

1.4 Untergruppen

Nach der vorherrschenden Symptomatik können ein klonisches, tonisches und klonisch-tonisches Stottern unterschieden werden. Die Übergänge sind fließend, und die Symptomatik kann sich im Laufe der Entwicklung ändern, sodass diese Unterteilung rein beschreibend ist und keine unterschiedlichen Störungsbilder voneinander abgegrenzt werden.

1.5 Ausschlussdiagnose

▲ Physiologische Sprechunflüssigkeit (z.B. vorübergehendes „Entwicklungsstottern" in der frühen Kindheit)
▲ Ticstörungen (F95)
▲ Poltern (F98.6)
▲ Neurologische Erkrankung, die zur Störung des Sprachrhythmus führt
▲ Zwangsstörungen (F42).

2 Störungsspezifische Diagnostik

2.1 Symptomatik

Beobachtung des Sprechverhaltens des Kindes
Die Störung in der Spontansprache wird bei der Exploration des Kindes/Jugendlichen deutlich. Treten mehr als 5 Unterbrechungen pro 100 Wörter auf, dann ist von einer klinisch relevanten Redeflussstörung auszugehen. Zusätzlich ist das Sprechen im Spiel,

in der Interaktion mit den Eltern, beim Zählen, Nachsprechen, Flüstern und Lesen zu bewerten.

Exploration der Eltern
Hinsichtlich der Häufigkeit, der Intensität und der situativen Variabilität sind die Angaben der Eltern meist verlässlicher als die des Kindes/Jugendlichen. Eltern mit hohen Normerwartungen neigen zu einer Dramatisierung der Symptomatik. Hingegen ist bei Eltern mit einer eigenen Stotteranamnese die Thematik gelegentlich derart mit Angst besetzt, dass sie die Symptome ihres Kindes negieren.

2.2 Störungsspezifische Entwicklungsgeschichte

Exploration der Eltern
- Sprachentwicklung des Kindes
- Beginn der Symptomatik und der Lebenssituation zu diesem Zeitpunkt
- Fluktuation der Symptomatik in Abhängigkeit von Belastungssituationen
- Vorkommen von Stottern und Sprachentwicklungsstörungen in der Familie.

2.3 Psychiatrische Komorbidität und Begleitstörungen

Exploration der Eltern
- Lautbildungs- und Sprachstörungen
- Expansive Verhaltensstörungen
- Vermeidungsverhalten mit sozialem Rückzug
- Mangelhaftes Selbstwertgefühl
- Psychosomatische Beschwerden.

2.4 Störungsrelevante Rahmenbedingung

Exploration der Eltern
- Hänseleien oder Ablehnung durch das Umfeld
- Chronische Konflikte
- Eigene Befürchtungen und Bewältigungsstrategien
- Thematisierung des Stotterns gegenüber dem Kind und innerhalb der Familie
- Motivation der Eltern zur aktiven Mitarbeit.

Informationen von Kindergarten oder Schule
- Integration und Akzeptanz in der Gruppe
- Gruppengröße und Möglichkeiten zur individuellen Betreuung.

Körperliche Untersuchung
- Kinderneurologische Untersuchung
- Motometrische Untersuchung
- Pädaudiologische Diagnostik
- Siehe ergänzend Leitlinie „Umschriebene Artikulationsstörung (F80.0)", Kapitel 2.4.

2.5 Apparative, Labor- und Testdiagnostik

- Beurteilung des Redeflusses (Screening List for Stuttering – SLS von Riley, dtsch. von Sandrieser; Stuttering Severity Instrument von Riley, dtsch. von Schneider; Qualitative Beschreibung von Stotterverhalten – QBS von Schneider)
- Beurteilung von Sekundärsymptomen (Reaktion auf kommunikative Stressoren – RKS; Skala Vermeidung; Reaktionen auf das Stottern des Untersuchers – RSU)
- Zur Abgrenzung von „Entwicklungsstottern": Stuttering Prediction Instrument for Young Children von Riley, dtsch. von Sandrieser
- Verhaltensfragebogen zur Erfassung externalisierender und internalisierender Störungen

- Ggf. projektive Verfahren zur Erfassung primärer und sekundärer emotionaler Störungen und Konflikte
- (Zumindest orientierende) Intelligenzdiagnostik
- Im Vorschulalter Sprachentwicklungsdiagnostik
- Siehe ergänzend Leitlinie „Umschriebene Artikulationsstörung (F80.0)", Kapitel 2.5.

2.6 Weitergehende Diagnostik und Differenzialdiagnostik

- Physiologische Sprechunflüssigkeiten
- Poltern
- Neurologische Erkrankung (insbesondere infantile Zerebralparese oder Erkrankungen des extrapyramidalen Systems).

Abgrenzung „Entwicklungsstottern" (physiologische Sprechunflüssigkeit) versus chronisches Stottern
Für die Entwicklung eines chronischen Stotterns sprechen:
- Blockierungen mit sichtbaren Anstrengungen
- Dehnungen mit Tonhöhen- und Lautstärkenanstieg von mehr als einer Sekunde Dauer und häufiger als einmal pro 100 Wörter
- 2 und mehr Wiederholungen pro 100 Wörter, die Laute und Silben, aber kaum längere Wörter oder Satzteile betreffen
- Pausen innerhalb eines Wortes oder vor Sprechbeginn ungewöhnlich lang
- Mitbewegungen oder Atemunregelmäßigkeiten während der Sprechunflüssigkeiten
- Störungsbewusstsein, erkennbar am Abbruch des Blickkontakts und des Sprechens, Vermeiden bestimmter Wörter oder Sprechsituationen
- Dauer der Sprechunflüssigkeit von mehr als 6 Monaten
- Familiäre Belastung mit Stottern
- Erhebliche Furcht der Eltern vor einem chronischen Stottern.

2.7 Entbehrliche Diagnostik

Entfällt.

3 Multiaxiale Bewertung

3.1 Identifizierung der Leitsymptome

Überprüfen des Vorliegens der Leitsymptomatik in relevanter Ausprägung über eine längere Zeit (mindestens 3 Monate) und der situativen Abhängigkeit der Sprechunflüssigkeiten.

3.2 Identifizierung weiterer Symptome und Belastungen

Feststellen umschriebener Entwicklungsstörungen (insbesondere Sprachentwicklungsstörungen), des Intelligenzniveaus, organischer Erkrankungen, abnormer psychosozialer Bedingungen und der psychosozialen Anpassung.

3.3 Differenzialdiagnosen und Hierarchie des diagnostischen Vorgehens

Siehe Abbildung 60.

4 Interventionen

4.1 Auswahl des Interventionssettings

Die Behandlung wird in der Regel ambulant durchgeführt. Intensivkurse (z.T. unter Betei-

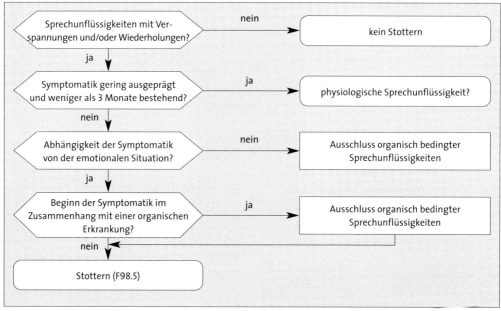

Abb. 60: Komorbidität und diagnostischer Entscheidungsbaum bei Stottern

ligung eines Elternteils) bzw. eine mehrwöchige stationäre Blocktherapie in einer Spezialeinrichtung sind häufig recht erfolgreich. Eine stationäre bzw. teilstationäre kinderpsychiatrische Therapie kann bei erheblichen primären oder sekundären emotionalen Störungen indiziert sein.

4.2 Hierarchie der Behandlungsentscheidung und Beratung

Siehe Abbildung 61.

4.3 Besonderheiten bei ambulanter Behandlung

Voraussetzung für eine Therapie ist eine ausreichende Motivation des Kindes und der Eltern. Therapieziele sind:
◂ Besserung der Sprechstörung
◂ Abbau sozialer Ängste
◂ Psychische Stabilisierung
◂ Ggf. die Akzeptanz einer Restsymptomatik
◂ Überführung in eine Phase der „Selbstbehandlung".

Die Behandlung ist multimodal und individuell zu gestalten. Der Therapieplan wird je nach Symptomatik unterschiedliche Schwerpunkte setzen. In der Regel sind wichtige Bezugspersonen mit einzubeziehen. Vergleichende Therapiestudien sprechen dafür, dass die besten Erfolge durch eine Kombination von symptombezogener Therapie (besonders Änderung des Stimmeinsatzes und prolongiertes Sprechen) mit einem Abbau sozialer Ängste durch eine Psychotherapie bei Einbeziehung der Bezugspersonen zu erreichen sind (III). Kurzfristige Therapieerfolge dürfen nicht über die Notwendigkeit einer längerfristigen Betreuung hinwegtäuschen. Einige Therapieprogramme sehen nach einer ausreichenden Anleitung eine Durchführung der Übungsbehandlung durch die Eltern vor. Nach kontrollierten Studien sind die Therapieerfolge von Therapeuten bzw. Eltern vergleichbar. Die Behandlung kann folgende Elemente enthalten:

Stottern (F98.5)

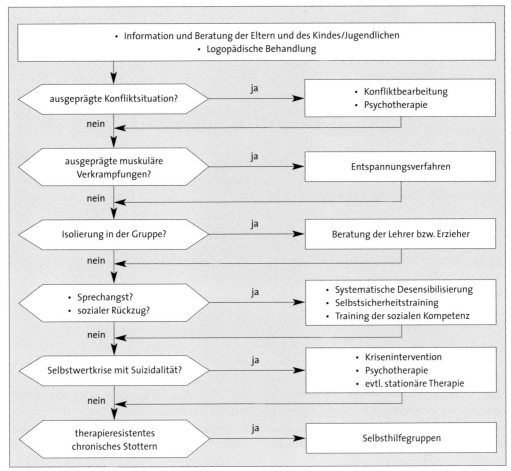

Abb. 61: Therapeutischer Entscheidungsbaum bei Stottern

Information und Beratung der Eltern und anderer wichtiger Bezugspersonen
- Vermutungen über die Verursachung und Aufrechterhaltung der Sprechunflüssigkeit
- Hinweise auf Literatur und auf Seminare bzw. Videos der Bundesvereinigung Stotterer-Selbsthilfe e.V.

Die Beratung kann folgende Hinweise enthalten:
- Geduld beim Zuhören
- Konzentration auf den Inhalt des Gesagten
- Vermeiden von Kritik, Korrekturen, Hilfen oder Ermahnungen beim Sprechen
- Anregung des Kindes zum Erzählen in Phasen flüssigen Sprechens
- Vermeiden von Sprechsituationen mit hohem sozialen Druck
- Zurücknehmen von Forderungen und Einschränkungen
- Vermeiden perfektionistischer Erwartungen
- Ermutigung des Kindes durch positive Rückmeldungen
- Eingehen auf Sorgen und Ängste der Eltern
- Bei Therapieresistenz Befähigung der Eltern zur Akzeptanz des Kindes/Jugendlichen mit seiner Symptomatik.

In den meisten Fällen entwickelt sich ein Stottern im dritten bis fünften Lebensjahr aus entwicklungsbedingten Sprechunflüssigkeiten. Insbesondere bei Kindern mit einer Sprachentwicklungsstörung richten die Eltern ihre Aufmerksamkeit übermäßig besorgt auf die Sprache des Kindes. Dies könnte zu einer Fixierung der Symptomatik beitragen. Solange die Redeflussunterbrechungen als physiologische Sprechunflüssigkeit („Entwicklungsstottern") einzuordnen sind, steht eine Elternberatung im Vordergrund. Um Sprechangst und Vermeidungsverhalten vorzubeugen, ist das Kind zum Sprechen zu ermutigen. Die Eltern sollten versuchen, durch ihr eigenes Sprachvorbild (klare Artikulation, nicht zu hohe Sprechgeschwindigkeit, Anpassung an das Sprachniveau des Kindes) und durch eine Anregung zum entspannten Sprechen (z.B. durch Sprechspiele) zu einer Überwindung der Phase physiologischer Sprechunflüssigkeiten beizutragen. Allerdings ist empirisch bislang nicht belegt, dass eine Änderung des Verhaltens der Eltern im Umgang mit dem Kind eine Chronifizierung von Sprechunflüssigkeiten verhindern bzw. ein Stottern bessern kann. Untersuchungen, die darauf hinweisen, dass Eltern stotternder Kinder anders mit ihren Kindern sprechen und umgehen als Eltern nicht stotternder Kinder, wurden nicht durchgängig bestätigt.

Information und Beratung des Kindes/Jugendlichen
Diese ist ab dem Schulalter zunehmend möglich. Die Information und Beratung umfasst:
- Vermutungen über die Verursachung und Aufrechterhaltung der Sprechunflüssigkeit
- Thematisierung von Ängsten und Befürchtungen
- Anstreben einer sachlich-distanzierten Einstellung zum Symptom
- Umlenken der Aufmerksamkeit von Selbstbeobachtung auf Situationswahrnehmung.

Logopädische Behandlung
Eine logopädische Behandlung sollte frühzeitig eingeleitet werden. Es gibt eine Vielzahl unterschiedlicher logopädischer Verfahren zur Behandlung des Stotterns. Die Art des Vorgehens richtet sich nach dem Entwicklungsstand des Kindes, dem Vorhandensein eines Störungsbewusstseins und dem Ausmaß einer begleitenden Symptomatik. Im Vorschulalter und solange sich kein Störungsbewusstsein entwickelt hat, sollten anstelle bewusster Übungen Sprechspiele durchgeführt werden. Im Rahmen von Rollenspielen können Sprechtempo, Lautstärke und Rhythmus variiert und sprechbegleitende Gebärden eingeführt werden, ohne dass die Aufmerksamkeit auf die Sprache gelenkt wird. Eine Einbeziehung der Eltern als Co-Therapeuten und eine Behandlung in der Gruppe haben sich als günstig erwiesen.

In Therapiestudien werden Erfolgsquoten der logopädischen Behandlung von 70–90% angegeben (III). Empirisch am besten abgesichert ist die Effektivität des verhaltenstherapeutisch orientierten Lidcombe-Programms (II). Bei Angaben zu Therapieerfolgen sind aber relativierende Faktoren zu berücksichtigen. Folgende Faktoren sind in die Bewertung eines Therapieverfahrens einzubeziehen:
- Bewertung des Therapieerfolges am Sprechen im Alltag und nicht am Sprechen in einer standardisierten Untersuchungssituation
- Möglichkeit einer Spontanremission (Spontanremissionsraten: Vorschulalter etwa 70%, Schulalter etwa 60%; im Schulalter bei einer länger als 5 Jahre bestehenden Stottersymptomatik etwa 20%)
- Rezidive Monate oder Jahre nach Abschluss der Therapie
- Berücksichtigung von Therapieabbrechern.

Folgende logopädische Therapieverfahren sind zu nennen:

Systematisierte Sprechübungen
▲ Veränderung von Tempo, Lautstärke, Stimmeinsatz, Sprachmelodie
▲ Akzentuiertes, prolongiertes oder rhythmisches Sprechen.

Systematisierte Sprechübungen zeitigen in der Übungssituation schnelle Erfolge. Das Einüben neuer Sprechgewohnheiten bedarf aber eines langen und intensiven Trainings, um in der Alltagssituation wirksam zu werden. Eine hohe Motivation und eine gute Mitarbeit des Kindes/Jugendlichen sind Voraussetzung.

Sprechhilfen
▲ Sprechbegleitende Gebärden
▲ Simultan- und Schattensprechen (gleichzeitiges bzw. zeitlich leicht verzögertes Mitsprechen des Therapeuten)
▲ Taktgeber zur Rhythmisierung des Sprechens
▲ Maskierung (über Kopfhörer eingespieltes weißes Rauschen verhindert eine akustische Rückkopplung beim Sprechen)
▲ Zeitlich verzögerte akustische Rückkopplung (mit Hilfe von Sprachverzögerungsgeräten wird die eigene Sprache über Kopfhörer mit einer individuell einstellbaren Verzögerung eingespielt; Lee-Effekt).

Sprechhilfen sind an Geräte oder Hilfspersonen gebunden. Das Sprechen bessert sich oft sehr schnell. Ein Transfer auf Alltagssituationen gelingt allerdings nur schwer.

Redefluss-Modifikations-Ansätze (Fluency Shaping)
Ausgehend von Wörtern und Situationen, die ohne Redeflussunterbrechungen bewältigt werden, wird die Sprechsituation zunehmend schwieriger gestaltet.

Nicht-Vermeidungs-Ansätze (Non Avoidance)
Das Kind soll in die Lage versetzt werden, sein Stottern zu akzeptieren und sich ohne Angst in Sprechsituationen zu begeben.

Therapiebegleitende Maßnahmen
▲ Übungen zur Symptomwahrnehmung (Spiegel, Tonband, Video)
▲ Atemübungen
▲ Übungen zur Körperwahrnehmung.

Entspannungsverfahren
Relaxationsübungen sind bei Kindern/Jugendlichen als ergänzendes Therapieverfahren besonders dann geeignet, wenn ausgeprägte Verkrampfungen der Sprechmuskulatur evtl. mit Übergreifen auf andere Körperregionen beobachtet werden oder wenn sich eine Sprechangst bis hin zu Panikattacken entwickelt hat. Die Übungen (autogenes Training, progressive Muskelrelaxation u.Ä.) können zur Reduzierung des allgemeinen Stressniveaus beitragen. Daneben werden spezielle Übungen zur Entspannung der Sprech- und Atemmuskulatur eingesetzt. Biofeedback-Geräte (Rückmeldung von Hautleitwert, Herzfrequenz, Muskelverspannung o.a.) können ab dem Schulalter Therapieeffekte verstärken.

Verhaltenstherapeutische Maßnahmen
Zielsetzungen
▲ Verbesserung des Sprechens
▲ Verminderung von Vermeidungsverhalten
▲ Abbau sozialer Ängste
▲ Erhöhung des Selbstwertgefühls.

Folgende Verfahren sind zu nennen:
▲ Operante Konditionierung mit verbalen oder materiellen Verstärkern
▲ Willentliches Stottern (bei Kindern weniger geeignet).

Therapie der Sprechangst
▲ Systematische Desensibilisierung
▲ Erhöhung der sozialen Kompetenz
▲ Selbstsicherheitstraining.

Vermittlung in Selbsthilfegruppen
Die Eltern und evtl. auch Erzieher und Lehrer sollten zu einer Beteiligung an Gesprächs-

kreisen bzw. Seminaren der Stotterer-Selbsthilfevereinigungen ermutigt werden. Bei Jugendlichen kann die Mitarbeit in Selbsthilfegruppen zu einer Verbesserung der sozialen Integration und einer Behandlungsfortführung im Sinne einer „Selbsttherapie" beitragen.

Medikamente
Therapieversuche wurden mit Hypnotika und Sedativa, unterschiedlichen Antidepressiva, Neuroleptika (bes. Haloperidol, Tiaprid), Antiepileptika (vor allem Carbamazepin), Antihypertonika (insbesondere Clonidin und Kalziumantagonisten, z.B. Verapamil), Botulismus-Toxin A u.v.a.m. unternommen. In vielen Fällen wurde über eine Reduktion, nicht aber über ein Verschwinden der Symptomatik für die Dauer der Medikation berichtet. Dies gilt insbesondere für Haloperidol, Antidepressiva, Kalziumantagonisten und Tiaprid (III). Positive Effekte sind beim Haloperidol in Doppelblindstudien ausreichend belegt (II). Die Behandlung mit Haloperidol erfordert jedoch eine Langzeitmedikation mit ausreichender Dosierung, sodass Nebenwirkungen häufig beobachtet werden.

Nach heutigem Wissensstand kann es bei Kindern und Jugendlichen mit chronischem und schwerem Stottern gerechtfertigt sein, ergänzend zu anderen therapeutischen Interventionen, einen Behandlungsversuch mit nebenwirkungsarmen Medikamenten (z.B. Verapamil, Tiapridex) zu unternehmen. Haloperidol oder Antidepressiva sollten wegen der möglichen Nebenwirkungen nur mit größter Zurückhaltung verordnet werden.

4.4 Besonderheiten bei teilstationärer Behandlung

Siehe Kapitel 4.1.

4.5 Besonderheiten bei stationärer Behandlung

Siehe Kapitel 4.1.

4.6 Jugendhilfe- und Rehabilitationsmaßnahmen

Die Finanzierung der logopädischen, psychotherapeutischen und sonstigen Behandlung erfolgt durch die Krankenkassen. Eine längerfristige Betreuung ist ggf. durch Sozialhilfemaßnahmen zu ermöglichen. Kinder mit einem ausgeprägten Stottern sind nach der Eingliederungshilfe-Verordnung (§ 1 Abs. 6 der VO zu § 47 BSHG) als körperlich wesentlich behindert einzustufen. Es besteht damit Anspruch auf Eingliederungshilfe, z.B. in Form von Intensivkursen oder Sprechübungsgeräten.

Bei ausgeprägtem Stottern ist die Eingliederung in einen Sprachheilkindergarten bzw. eine Sprachheilschule zu erwägen. Eine adäquate Berufsberatung sollte zeitig genug vor Schulabschluss erfolgen. Berufsberatungsangebote gehören auch zu den Programmen von Selbsthilfevereinen.

4.7 Entbehrliche Therapiemaßnahmen

Ein Training der „Hemisphärenkoordination" geht von der Annahme unzureichender Dominanzentwicklung aus. Eine derartige pathogenetische Grundvorstellung kann als überholt gelten. Somit entbehren entsprechende Trainingsverfahren (kinesiologische Übungen, Lateraltraining mit Synchro- oder Lateraltrainer) einer wissenschaftlich fundierten Grundlage. Der Nachweis einer Wirksamkeit derartiger Verfahren wurde nicht erbracht.

Eine Hypnosetherapie hat sich hinsichtlich der Redeflussstörung als ineffektiv erwiesen; Gleiches gilt für die Akupunkturbehandlung und Bioresonanz-Therapie.

Psychodynamische Verfahren können zur Therapie begleitender psychischer Störungen indiziert sein. Zur Therapie der Redeflussstörung selbst haben sie sich nicht bewährt.

5 Literatur

Bloodstein O (1995) A Handbook on Stuttering. Singular Publishing Group, San Diego

Marcus A, Schmidt MH, Möglichkeiten medikamentöser Behandlung des Stotterns im Kindes- und Jugendalter. Zeitschrift für Kinder- und Jugendpsychiatrie (1995), 23, 182–194

Natke U (2005) Stottern. Erkenntnisse, Theorien, Behandlungsmethoden, 2. Aufl. Huber, Göttingen

Ochsenkühn C, Thiel MM (2005) Stottern bei Kindern und Jugendlichen. Springer, Berlin, Heidelberg, New York

Onslow M, Treatment of Stuttering in Preschool Children. Behaviour Change (2004), 21, 204–214

Ratner NB, Caregiver-child interactions and their impact on children's fluency: implications for treatment. Language, Speech, Hearing Services in School (2004), 35, 46–56

Sandrieser P, Schneider P (2003) Stottern im Kindesalter, 2. Aufl. Thieme, Stuttgart

Suchodoletz v W (2001) Sprach- und Sprechstörungen. In: Steinhausen HC (Hrsg.), Entwicklungsstörungen, 83–107. Kohlhammer, Stuttgart

Ward D (2006) Stuttering and cluttering. Frameworks for understanding and treatment. Psychology Press, Hove

Poltern (F98.6)

1 Klassifikation

1.1 Definition

Poltern ist eine Redeflussstörung, die durch eine überstürzte und unregelmäßige Sprechweise gekennzeichnet ist und mit einer Beeinträchtigung der Verständlichkeit einhergeht. Die Störung liegt in der gedanklichen Vorbereitung, nicht im Sprechvorgang selbst.

1.2 Leitsymptome

Leitsymptome sind eine hohe Sprechgeschwindigkeit und ein unregelmäßiges, unrhythmisches und stolperndes Sprechen mit Sprechausbrüchen und Pausen, die nicht der Satzstruktur entsprechen. Silben, Wörter und Satzteile werden verschluckt oder verschmolzen. Die Störung ist so ausgeprägt, dass die Sprechverständlichkeit beeinträchtigt ist. In der Schriftsprache finden sich ähnliche Auffälligkeiten wie in der Lautsprache (unregelmäßiges, unleserliches Schriftbild mit Auslassungen und Gedankensprüngen).

Eine Poltersymptomatik ist oft kombiniert mit einer Sprachentwicklungsstörung, Lese-Rechtschreibstörung, motorischen Koordinationsschwäche, Aufmerksamkeitsstörung, motorischen Unruhe und Impulsivität.

1.3 Schweregradeinteilung

Keine bekannt.

1.4 Untergruppen

Eine Einteilung in motorisches, rezeptives, paraphrasisches, ideogenes und situationsbedingtes Poltern hat sich in der Praxis nicht durchgesetzt.

1.5 Ausschlussdiagnose

▲ Stottern (F98.5)
▲ Ticstörungen (F95)
▲ Neurologische Störungen, die zu Störungen des Sprechrhythmus führen
▲ Zwangsstörungen (F42).

2 Störungsspezifische Diagnostik

2.1 Symptomatik

Beobachtung des Sprechverhaltens des Kindes/Jugendlichen
Da meist kein Störungsbewusstsein besteht, können die Kinder/Jugendlichen selbst über ihre Sprechschwierigkeiten nur unzureichend Auskunft geben.

Die Störung wird insbesondere in der Spontansprache in ungezwungenen Situationen deutlich. Sie bessert sich in Anforderungssituationen und bei bewusster Aufmerksamkeitszuwendung. Neben der Spontansprache sind das Nach- und Reihensprechen (Zahlen, Monate u.Ä.) zu bewerten. Eine Tonbandaufnahme kann die Sprachanalyse erleichtern. Bei Schulkindern ist die Schriftsprache in die Beurteilung einzubeziehen (Lesen, Spontan-, Diktat- und Abschreiben).

Exploration der Eltern
Die Angaben der Eltern sind zutreffender als die der Kinder/Jugendlichen. Meist können sie über Intensität und Variabilität der Störung ausreichend verlässlich berichten.

2.2 Störungsspezifische Entwicklungsgeschichte

Exploration der Eltern hinsichtlich:
- Sprachentwicklung
- Motorische Entwicklung
- Familiäre Belastung
- Zweisprachige Erziehung.

2.3 Psychiatrische Komorbidität und Begleitstörungen

Exploration der Eltern hinsichtlich:
- Sprachentwicklungsstörungen
- Ticstörungen
- Aufmerksamkeitsstörungen
- Externalisierendes und impulsives Verhalten
- Stottern.

2.4 Störungsrelevante Rahmenbedingungen

Exploration der Eltern
- Unsaubere und verwaschene Sprechweise im sprachlichen Umfeld
- Negative Reaktionen des Umfeldes auf die eingeschränkte Verständlichkeit der Sprache des Kindes (Hänseleien, Ablehnung)
- Reaktionen des Kindes bei der Aufforderung zur Wiederholung des Gesprochenen
- Motivation der Eltern zur aktiven Mitarbeit.

Orientierende psychometrische Untersuchung
- Intelligenzentwicklung
- Andere Entwicklungsstörungen.

Körperliche Untersuchung
- Kinderneurologische Untersuchung: Zerebralparese?
- Beurteilung der Motorik unter Einbezug der Oralmotorik: dyspraktische Störung?
- Pädaudiologische Diagnostik: Hörminderung? Fehlbildung?

Vorschulische, schulische und therapeutische Förder- und Therapiemöglichkeiten vor Ort
- Logopädie
- Sprachheilkindergarten
- Sonderschule für Kinder mit Sprachstörungen

2.5 Apparative, Labor- und Testdiagnostik

- Screening-Fragebogen (Daly's Checklist for Possible Cluttering)
- Untersuchung der Artikulationsfähigkeit
- Sprachentwicklungsdiagnostik
- Motometrische Untersuchung (einschl. rhythmisch-motorischer Fähigkeiten)
- (Zumindest orientierende) Intelligenzdiagnostik
- (Zumindest orientierende) Untersuchung der Konzentrationsfähigkeit
- Verhaltensfragebogen, insbesondere zur Erfassung externalisierender und impulsiver Störungen
- Siehe ergänzend Leitline „Umschriebene Artikulationsstörung (F80.0)", Kapitel 2.5.

2.6 Weitergehende Diagnostik und Differenzialdiagnostik

- Physiologisches Poltern (insbesondere in der Phase des Spracherwerbs)

- Stottern
- Hirnorganische Erkrankung mit Sprechunflüssigkeiten (vor allem infantile Zerebralparese und extrapyramidale Bewegungsstörungen)
- Ticstörungen.

2.7 Entbehrliche Diagnostik

Entfällt.

3 Multiaxiale Bewertung

3.1 Identifizierung der Leitsymptome

- Überprüfen des Vorliegens der Symptomatik in relevanter Ausprägung, sodass die Verständlichkeit der Sprache eingeschränkt ist
- Beurteilung der Besserung des Sprechens durch Aufmerksamkeitszuwendung.

3.2 Identifizierung weiterer Symptome und Belastungen

Feststellen umschriebener sprachlicher oder motorischer Entwicklungsstörungen, des Intelligenzniveaus, hirnorganischer Erkrankungen, abnormer psychosozialer Umstände und der psychosozialen Anpassung.

3.3 Differenzialdiagnosen und Hierarchie des diagnostischen Vorgehens

Siehe Abbildung 62 und Kapitel 2.6.

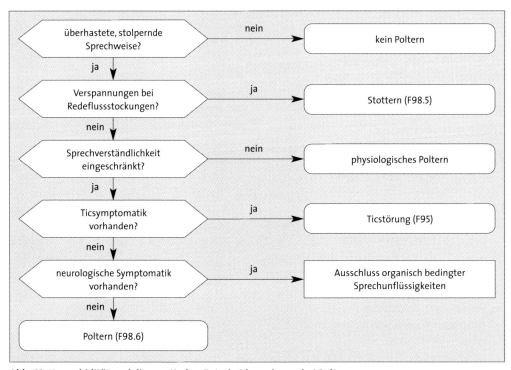

Abb. 62: Komorbidität und diagnostischer Entscheidungsbaum bei Poltern

4 Interventionen

4.1 Auswahl des Interventionssettings

Die Behandlung erfolgt ambulant.

4.2 Hierarchie der Behandlungsentscheidung und Beratung

Siehe Abbildung 63.

4.3 Besonderheiten bei ambulanter Behandlung

Voraussetzung für die Behandlung ist eine Therapiemotivation, die wegen des fehlenden Störungsbewusstseins und Leidensdruckes oft nicht gegeben ist. Sie muss ggf. erst aufgebaut werden.

Information und Beratung der Eltern

Die Eltern sind über die vermuteten Ursachen und Gründe für die Aufrechterhaltung der Sprechunflüssigkeit zu informieren. Die Beratung kann folgende Hinweise enthalten:

◂ Im Umgang mit dem Kind/Jugendlichen klare Sprachvorbilder (saubere Artikulation, langsame Sprechweise, Komplexität der Sprache entsprechend dem Niveau des Kindes)
◂ Ermutigung des Kindes/Jugendlichen zum Erzählen, dabei Anregung zum langsamen Sprechen mit Sprechpausen
◂ Positive Rückmeldung und Belohnung beim Bemühen um ein verständliches und sauber artikuliertes Sprechen

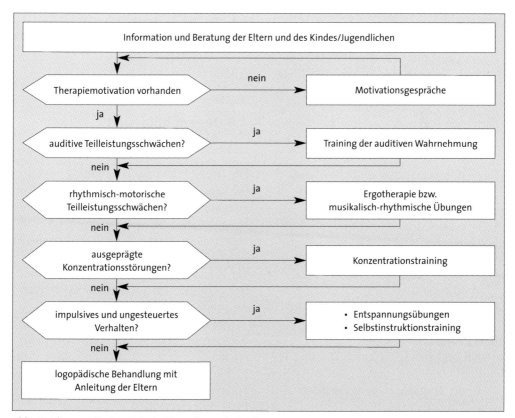

Abb. 63: Therapeutischer Entscheidungsbaum bei Poltern

- Bei Gesprächen innerhalb der Familie: Unterbrechung des anderen vermeiden, kurze Pause vor jeder Antwort bzw. Bemerkung, klare Strukturierung von Diskussionen.

Information und Beratung des Kindes/Jugendlichen

Diese ist ab dem Schulalter zunehmend möglich. Die Information und Beratung umfassen:
- Vermutungen über die Verursachung und Aufrechterhaltung der Sprechunflüssigkeit
- Anleitung zur Selbstbeobachtung
- Hinlenken der Aufmerksamkeit auf das eigene Sprechen
- Anleitung zur Verlangsamung des Sprechablaufes
- Einführung von kurzen Sprechpausen vor jedem Satz.

Logopädische Behandlung

Sobald eine Therapiemotivation erreicht ist, ist eine logopädische Behandlung fast immer indiziert. Anhand von Bildern und Bildgeschichten werden Sprechübungen (evtl. mit Sprechhilfen wie Metronom u.Ä.) durchgeführt. Eine Rückmeldung über Tonbandaufzeichnungen ist hilfreich. Nach Übungen in der Einzelsituation ist ein Training der Redefähigkeit in der Gruppe empfehlenswert.

Zielsetzungen der logopädischen Behandlung sind:
- Entwicklung einer Symptomwahrnehmung
- Reduzierung des Sprechtempos
- Strukturierung des Satzentwurfes vor Sprechbeginn
- Verbesserung der Artikulationsgenauigkeit.

Therapiebegleitende Maßnahmen

Je nach begleitender Symptomatik sind Teilleistungsschwächen und Verhaltensstörungen in der Therapie zu berücksichtigen. Folgende Therapiemaßnahmen können erforderlich sein:

- Sonderpädagogische Lese- und Rechtschreibübungen
- Musikalisch-rhythmische Übungen
- Konzentrationstraining
- Entspannungsübungen (autogenes Training u.Ä.)
- Selbstinstruktionstraining zur Verminderung impulsiven Verhaltens.

Medikamentöse Behandlung

Behandlungsversuche mit Neuroleptika wurden mehrfach unternommen. Die Effektivität einer Medikation ist bislang nicht belegt.

4.4 Besonderheiten bei teilstationärer Behandlung

Entfällt (s. Kap. 4.1).

4.5 Besonderheiten bei stationärer Behandlung

Entfällt (s. Kap. 4.1).

4.6 Jugendhilfe- und Rehabilitationsmaßnahmen

Die Finanzierung der Behandlung erfolgt in der Regel durch die Krankenkassen. Eine längerfristige Betreuung ist ggf. durch Sozialhilfemaßnahmen sicherzustellen. Kinder mit einem ausgeprägten Poltern sind nach der Eingliederungshilfe-Verordnung (§ 1 Abs. 6 der VO zu § 47 BSHG) als körperlich wesentlich behindert einzustufen. Es besteht damit Anspruch auf Eingliederungshilfe.

Bei einer erheblichen Beeinträchtigung der Sprechverständlichkeit und einem unzureichenden Ergebnis der ambulanten Behandlung ist die Eingliederung in einen Sprachheilkindergarten bzw. eine Sprachheilschule zu erwägen.

4.7 Entbehrliche Therapiemaßnahmen

Die theoretischen Grundlagen der Kinesiologie sind wissenschaftlich nicht begründet. Die Effektivität kinesiologischer Übungen ist nicht belegt. Gleiches gilt für Trainingsverfahren zur „Hemisphärenkoordination", z.B. mithilfe von Synchro- oder Lateraltrainern.

Generell ist zu allen unter 4. beschriebenen therapeutischen Schritten bzw. Strategien festzuhalten, dass die wissenschaftliche Bewertung ihrer Wirksamkeit bislang weitgehend auf zusammengetragenem Erfahrungswissen respektierter Experten beruht (V).

5 Literatur

Lemke-Eidams A (2002) Poltern. In: Grohnfeldt M (Hrsg.), Lehrbuch der Sprachheilpädagogik und Logopädie. Diagnostik, Prävention und Evaluation, Bd. 3, 222–228. Kohlhammer, Stuttgart

Schneider M (2002) Poltern. In: Grohnfeldt M (Hrsg.), Lehrbuch der Sprachheilpädagogik und Logopädie. Beratung, Therapie und Rehabilitation, Bd. 4, 235–241. Kohlhammer, Stuttgart

Sick U (2004) Poltern. Theoretische Grundlagen, Diagnostik, Therapie. Thieme, Stuttgart

Suchodoletz v W (2001) Sprach- und Sprechstörungen. In: Steinhausen HC (Hrsg.), Entwicklungsstörungen, 83–107. Kohlhammer, Stuttgart

Ward D (2006) Stuttering and cluttering. Frameworks for understanding and treatment. Psychology Press, Hove

Bearbeiter dieser Leitlinien
W. von Suchodoletz, H. Amorosa

Korrespondenzadresse
Prof. Dr. med. Waldemar von Suchodoletz
Institut und Poliklinik für Kinder- und Jugendpsychiatrie und Psychotherapie
Ludwig-Maximilians-Universität
Nußbaumstraße 7
80336 München

Suizidalität im Kindes- und Jugendalter

1 Klassifikation

In den aktuellen Klassifikationssystemen ICD-10 und DSM-IV ist Suizidalität ein Symptom, keine Diagnose. Mithilfe des Abschnitts über vorsätzliche Selbstbeschädigungen X60–84 der ICD-10 können die suizidalen Methoden klassifiziert werden. Die klinische, therapeutische und wissenschaftliche Bedeutung der Suizidalität ist allerdings größer als die mancher definierter psychiatrischer Diagnosen.

1.1 Definitionen

Der Begriff „Parasuizid" ist mittlerweile nicht mehr gebräuchlich und wird daher in dieser Leitlinie nicht mehr benutzt.

- **Suizidale Gedanken und Affekte** („suicidal ideation"): Verbale und nicht verbale Anzeichen, die direkt oder indirekt Beschäftigung mit Selbsttötungsideen anzeigen ohne Verknüpfung mit Handlungen. Dies wird in oft passagerer Form bei ca. 8% der Kinder und bei mindestens 20% der Jugendlichen beschrieben. Bei psychiatrisch behandelten Kindern und Jugendlichen steigen die Zahlen stark an. Gezielte und konkrete Planungen erfordern bereits therapeutische Interventionen (II).
- **Suizidversuch** („suicide attempt"): Suizidversuche haben unterschiedlichen Schweregrad: bei leichteren Schweregraden überwiegt häufig der interaktive Charakter.
  Zur Suizidalität im weiteren Sinne gehören außerdem eher passive oder vermeidende Verhaltensweisen wie Rückzug (parasuizidale Pause) oder Weglaufen. In epidemiologischen Studien wurden Suizidversuch-Häufigkeiten von 0,2–18% ermittelt. In verschiedenen Inanspruchnahmepopulationen finden sich Häufigkeiten von 30–60% (III).
- **Suizid** („suicide"): Gezielte und bewusste Handlung mit der Absicht oder der Inkaufnahme, das Leben zu beenden. Tödlicher Ausgang.

Folgende Definitionen sind erst im Erwachsenenalter von Bedeutung:
- Bilanzsuizid: Kognitiv-resümierender Suizid (versus Suizid in affektiv-impulsiven Belastungs- und Versagenssituationen).
- Suizidpakt/Doppelsuizid: wird gemeinsam von (Ehe-)Partnern in weitgehend freiwilliger Übereinkunft vereinbart
- Erweiterter Suizid: meist mit pseudoaltruistischer Motivation der zentralen Person (z.B. nehmen Eltern in vermeintlich fürsorglicher Absicht ihre Kinder mit in den Tod)
- Massensuizid: kollektive Selbsttötung größerer Gruppen in subjektiv oder objektiv ausweglosen Situation, zuletzt vorwiegend bei radikalen Sekten.
- Antizipatorischer Suizidversuch: Im Kindes- und Jugendalter findet man häufig den antizipatorischen Suizidversuch aus Angst vor der Zukunft und den damit verbundenen Belastungen. Aufgrund von Minderwertigkeitsgefühlen und Selbstunsicherheit entsteht die suizidale Überzeugung, zukünftigen Belastungen nicht gewachsen zu sein.

1.2 Leitsymptome

Jede Handlung, die unmittelbar lebensbedrohlich ist, kann zur Suizidalität gehören. Traditionell werden unterschieden:
- Harte Methoden (Erhängen, Erschießen, Erstechen, Sprung aus der Höhe, Legen/Werfen auf Bahnschienen, Ertrinken, Strom)
- Weiche Methoden (Einnahme von Substanzen wie Medikamente oder Drogen, Schnittverletzungen, Einatmen von Gas)

Eng verknüpft mit Suizidalität sind:
- Verbale Ankündigungen (Hilferuf, Appell, Drohung)
- Präsuizidales Syndrom (affektive Einengung, Aggressionsstau, Wendung der Aggression gegen die eigene Person, suizidale Phantasien). Das präsuizidale Syndrom ist zumindest bei Kindern und Jugendlichen kein regelmäßig zu erkennendes Leitsymptom, da suizidale Gedanken und Handlungen auch in einem Klima der Impulsivität und Panik akut werden können (V).

Bei Suiziden sind harte Methoden wesentlich häufiger. Bei Suizidversuchen dominieren Tabletteningestionen mit Schmerz- und Schlafmitteln (II, III). Weichen Methoden unterstellt man gemeinhin eine geringere Ernsthaftigkeit, was meistens, aber nicht immer zutrifft.

1.3 Schweregradeinteilung

Nach intrapsychischen Kriterien
- Hoch (Todeserwartung)
- Mittel (Ambivalenz)
- Niedrig (keine gezielte Intention)
- Keine (Abwesenheit einer Selbsttötungsabsicht)

Wie man aus Berichten von Überlebenden weiß, bleibt auch bei schweren Suizidversuchen bis zuletzt häufig eine gewisse Ambivalenz bestehen, die kurz vor der Handlung allerdings in den Hintergrund tritt. Eine spezifische Kategorie der Suizidversuche und Suizide ist bei Schizophrenen anzutreffen, da die Handlungen teilweise nur durch intrapsychische Stimuli ausgelöst werden (z.B. imperative Stimmen, schwere Wahnsymptome) und dadurch für Außenstehende völlig unberechenbar sein können (III).

Nach äußeren Kriterien

Hoher Schweregrad
- Harte Methoden
- Hohe Substanzdosis
- Gezielte Auswahl oder Hortung gefährlicher Substanzen mit objektiver Gefährdung
- Wirkung des Mittels wird subjektiv als sicher lebensgefährlich eingestuft und ist auch objektiv gefährlich.
- Lebensrettende Entdeckung unwahrscheinlich
- Geringer appellativer Aspekt

Mittlerer Schweregrad
- Vorwiegend weiche Methoden
- Mittlere Substanzdosen
- Vorwiegend subjektive Gefährdung
- Lebensrettende Entdeckung möglich
- Appellative Aspekte vorhanden

Leichter Schweregrad
- Weiche Methoden
- Niedrige Substanzdosen
- Substanzen mit niedriger Gefährdung
- Lebensrettende Entdeckung wahrscheinlich
- Ausgeprägter appellativer Aspekt

1.4 Untergruppen

Ausschließlich suizidale Gedanken und Affekte
Sie sind besonders bei Kindern von Bedeutung, da Suizidversuche und Suizide in dieser Altersgruppe noch kaum auftreten (II). Wichtige prognostische und prädiktive Symptome, vor allem bei längerem Andauern (III).

Suizidversuch
Suizidversuche sind am häufigsten bei Jugendlichen, jungen Erwachsenen und beim weiblichen Geschlecht (III).

Suizid
- Auch der Suizid hat eine partiell appellative Funktion (Abschiedsbrief). Suizide nehmen während des Jugendalters stark zu, sind aber am häufigsten bei Erwachsenen und älteren Menschen (II).
- Suizide unterscheiden sich in vielen Teilaspekten von Suizidversuchen. Die Opfer sind älter, gehören häufiger dem männlichen Geschlecht an, und das Spektrum der Suizidmethoden tendiert zu härteren Mitteln. Viele Befunde sprechen dafür, dass sich die Populationen der Personen mit Suizidversuchen und der Personen mit vollzogenen Suiziden nur zum Teil überschneiden (III).
- Unter den Drogen- und Verkehrstoten befindet sich ein nicht genau bekannter und vermutlich regional schwankender Anteil von Suiziden (ca. 10–20%).

1.5 Ausschlussdiagnose

Nicht zur Suizidalität zählen:
- Automutilation, Selbstverletzung oder autoaggressives Verhalten („self-deliberate harm"). Dies ist die wichtigste Differenzialdiagnose, obgleich sich Automutilation und Suizidalität vor allem im Verlauf häufig vermischen.
- Anorexia nervosa
- Chronischer Substanzmissbrauch
- Riskanter Lebensstil (z.B. Extremsportarten)
- Politisch oder religiös motivierte Opfertode
- Schwer einzuordnen sind die seltenen Selbsttötungen während manischer Phasen.

2 Störungsspezifische Diagnostik

2.1 Symptomatik

Der Suizidversuch ist eine der wichtigsten Indikationen für die psychiatrische Krisenintervention und Akutbehandlung (s. Abb. 64). Am Beginn stehen die ausführliche Eigen-, Fremd- und Familienanamnese.

Ziele der Anamnese
Auffinden von subjektiven und objektiven Belastungsfaktoren
- Akute oder chronische Beziehungskrisen
- Verlusterlebnisse
- Geringe Ressourcen für emotionelle Unterstützung
- Suizidversuche und Suizide im Umfeld
- Vernachlässigung und Misshandlung
- Akute und chronische Defizite der kognitiven und sozialen Kompetenzen
- Akute oder chronische Überforderung in Schule, Beruf und Familie

Einschätzung des Risikos wiederkehrender suizidaler Handlungen
Die Risikoeinschätzung ist die zentrale Aufgabe und das Ziel der Diagnostik. Folgende Kriterien sprechen für ein hohes Risiko:
- Vorhergegangene Suizidversuche
- Harte Methoden
- Andauernde Belastungen im psychosozialen Umfeld
- Keine nachhaltigen Problemlösungen

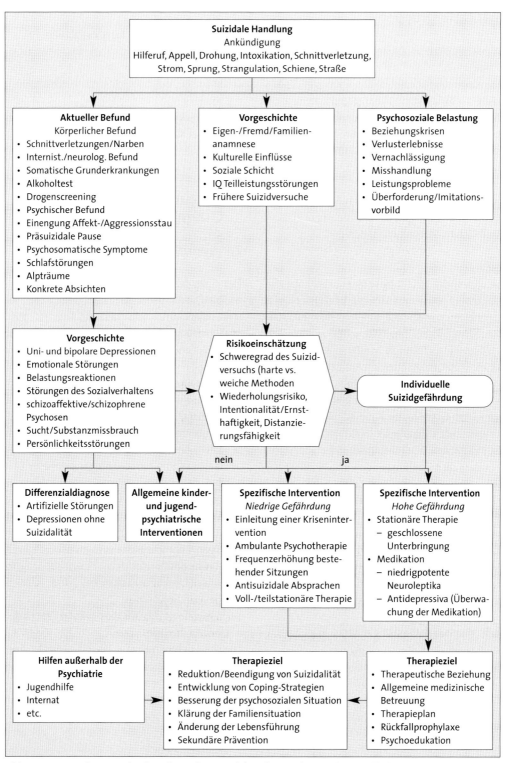

Abb. 64: Untersuchung und Behandlung der Suizidalität bei Kindern und Jugendlichen

- Haltlose Versprechungen der Angehörigen
- Nachvollziehbarkeit im Sinne von verstehbaren, aber unbewältigbaren Belastungen
- Hohe Intentionalität und Ernsthaftigkeit
- Geringe Distanzierungsfähigkeit
- Anhaltende Insuffizienzgefühle, Hoffnungslosigkeit
- Neigung zu impulsiven Handlungen
- Nicht ausreichend behandelte schwere psychische Störungen.

2.2 Störungsspezifische Entwicklungsgeschichte

Suizidale Gedanken kommen bereits bei Kindern vor, führen dann jedoch nur selten zu suizidalen Handlungen (II). In Deutschland werden jährlich maximal 10 Suizide im Kindesalter aufgefunden. In vielen anderen Ländern bestehen ähnliche Verhältnisse.

Die Gründe für die niedrige Suizidrate bei Kindern liegen an einer Vielzahl bislang nur zum Teil nachgewiesener entwicklungspsychologischer Teilursachen:
- Unfähigkeit, Wesensmerkmale von Leben und Tod eindeutig zu erkennen (vor allem bei kleinen Kindern)
- Unsicherheit, gefährliche und ungefährliche Methoden zuverlässig zu diskriminieren
- Unsicherheit, zielführende Handlungen zu planen und durchzuführen
- Geringere Kompetenz zu Ich-Reflexion und damit im negativen Fall zu Selbstentwertung
- Geringerer Schweregrad und kürzere Dauer psychischer Störungen
- Die typische Koppelung von Suizidalität mit umschriebenen psychiatrischen Erkrankungen wie im Erwachsenenalter ist vor allem bei Kindern, aber auch Jugendlichen weniger ausgeprägt. Trotzdem zählen aber vor allem bei den Suiziden psychische Störungen auch im Kindes- und Jugendalter zu den prädisponierenden Faktoren (bei Jugendlichen bis zu 90%, III). Suizidversuche im Jugendalter können das erste Zeichen einer beginnenden und dann in unterschiedlichem Ausmaß anhaltenden psychischen Störung sein. Neben der Krisenintervention ist deshalb vor allem unter präventiven Gesichtspunkten den beginnenden und vorhandenen psychischen Störungen Beachtung zu schenken, da diese häufig zu den Faktoren gehören, die die längerfristige Prognose der Suizidalität bestimmen.

2.3 Psychiatrische Komorbidität und Begleitstörungen

- Akute, andauernde oder rezidivierende uni- und bipolare depressive Verstimmungen
- Belastungsreaktionen (auch posttraumatische)
- Störungen des Sozialverhaltens (insbesondere erhöhte Impulsivität)
- Nikotin-, Cannabis- und Alkoholkonsum sowie andere Formen des Substanzmissbrauchs
- Angststörungen und andere emotionale Störungen
- Persönlichkeitsstörungen (Borderline-Syndrom, narzisstische Persönlichkeitsstörung)
- Affektive, schizoaffektive und schizophrene Psychosen
- Sexuelle Deviationen aller Art. Dazu gehören sowohl homosexuelle Orientierungen (die nicht als psychische Störungen gelten) als auch alle anderen, eher dem psychiatrischen Bereich zugehörigen Syndrome wie Transvestitismus, Transsexualität etc. (III).

An begleitenden Diagnosen sind zu erwarten:
- Depressionen in ca. $2/3$ der Fälle (I)

- Ausagierendes, dissoziales Verhalten in ca. 50% der Fälle (abhängig von der Selektion der Stichprobe) (II)
- Substanzmissbrauch ca. 40–65% der Fälle (I)
- Angststörungen ca. 25% der Fälle (II)

An Persönlichkeitsmerkmalen sind zu erwarten (II):
- Abnorme Irritierbarkeit, Impulsivität, Überempfindlichkeit, Kritik- und Frustrationsintoleranz
- Exzessive Ängstlichkeit gegenüber kommenden Ereignissen
- Chronische depressive Hintergrundstimmung

2.4 Störungsrelevante Rahmenbedingungen

- Suizide gehören zu den häufigsten unnatürlichen Todesursachen im Kindes- und Jugendalter (II). Die Daten des Statistischen Bundesamtes Wiesbaden belegen zwar, dass die Gesamtsuizidzahl in Deutschland in den letzten 20 Jahren deutlich gesunken ist. Nach einem Hoch in den 1970er Jahren mit ca. 20000 Suizidtoten in Gesamtdeutschland liegt die aktuelle Zahl von 2004 bei immer noch 10733 Suiziden, davon 242 vor dem zwanzigsten Lebensjahr (188 männl., 54 weibl.). In anderen Ländern sind die Entwicklungen zum Teil ähnlich (z.B. Österreich, Schweiz, Schweden), zum Teil aber auch recht unterschiedlich (z.B. Großbritannien, Australien). Die Dunkelzifferproblematik ist eine bislang unlösbare methodische Einschränkung der epidemiologischen Angaben, ebenso der Einfluss moderierender Variablen wie etwa der Sektionshäufigkeit.
- Unter dem Alter von 12 Jahren sind Suizidversuche und vor allem Suizide sehr selten (II). Hintergrundbedingungen (s. Kap. 2.1) von Unfällen bei Kindern, die sich ungewollt verletzen oder fälschlich etwas Gefährliches schlucken, sind oft ähnlich wie bei suizidalen Handlungen.
- Suizidversuche sind unter Jugendlichen und jungen Erwachsenen (im Gegensatz zum höheren Lebensalter) weit häufiger als Suizide und betreffen häufiger Mädchen und Frauen (Zahlen der europäischen Multicenter-Studie/Erfassungsregion Würzburg bei 15- bis 19-Jährigen: 127/100000 männl., 376/100000 weibl., Durchschnitt über alle Altersgruppen 66/100000 männl, 102/100000 weibl., II).
- Die interaktive und appellative Funktion des suizidalen Verhaltens führt zu Empathie, Trauer oder Ärger im psychosozialen Umfeld, kann aber auch imitatives Verhalten induzieren („Werther-Effekt"). Die Darstellung aktuellen suizidalen Verhaltens von berühmten Persönlichkeiten in den Medien oder suggestive Spielhandlungen in Film und Fernsehen können ebenfalls „ansteckend" wirken (III).
- Chronische familiäre Kommunikationsstörungen sind unspezifische, aber wichtige Belastungsfaktoren für erhöhte Suizidalität (II).
- Eine besondere Risikogruppe sind die Kinder von depressiven Eltern. Unter jenen finden sich gehäuft depressive und suizidale Symptome (II).
- Begünstigend und für die Auswahl oft bestimmend ist die Verfügbarkeit von Mitteln und Methoden, die zu Suizidversuchen und Suiziden verwendet werden (z.B. Schusswaffen; Bahnlinien; II).
- Von zunehmender, noch nicht abschätzbarer Bedeutung für die „Szene" wird das Internet unter dem Stichwort Cybersuicide. In speziellen Chatrooms nehmen suizidgefährdete (suizidinteressierte?) Jugendliche anonym Kontakt miteinander auf. Dabei kann Suizidalität ausagiert und reduziert, aber auch angestachelt

und aufrechterhalten werden. Einzelne Suizide nach derartigen Kontakten sind nachgewiesen (V).
◢ Wie bei vielen anderen Störungen ist oft nicht allein das Ausmaß einer psychosozialen Belastung ausschlaggebend, das zur Suizidalität führt, sondern das Zusammentreffen mit mangelnden individuellen Verarbeitungs- und Problemlösungsfähigkeiten und mit der ungenügenden Nutzung familiärer Ressourcen (III).

Neurobiologie
Aufgrund der Heterogenität der Suizidalität ist nicht davon auszugehen, dass mit einem einzigen neurobiologischen Modell sämtliche Formen der Suizidalität erklärt werden können. Die meisten Untersuchungen, zum Teil auch mit positiven Befunden, sind zum Serotonin-System durchgeführt worden. Bei Suiziden und schweren Suizidversuchen sind Verminderungen von Serotonin bzw. Serotonin-Abbauprodukten im Liquor ermittelt worden. Allerdings ist die Befundlage kontrovers und die Bewertung der Befunde unsicher (III).

Genetik
Die meisten genetischen Studien untersuchten Suizidalität im Kontext mit koexistenten psychischen Störungen. Dabei fanden sich Anhaltspunkte, die für eine gewisse genetische Disposition sprechen. Es ist allerdings offen, ob sich dieser genetische Aspekt mehr auf die zugrunde liegende psychische Störung oder auf die Suizidalität selbst bezieht.

2.5 Apparative, Labor- und Testdiagnostik

◢ Ein allgemeines Laborscreening unter Einschluss üblicher Parameter (Blutbild, BKS, Leberwerte, Elektrolyte, Urinstatus etc.) ist sinnvoll, um fakultative organische Grunderkrankungen erkennen zu können.
◢ Screening-Untersuchungen auf Alkohol, Drogen und Medikamente sollen durchgeführt werden, da oft nicht alle eingenommenen Substanzen angegeben bzw. namentlich erinnert werden.
◢ Die Durchführung von Depressionsfragebögen und von Rückfallfragebögen ist auch als weiterführendes Dialogmittel sinnvoll (bei Hinweisen auf schulische Leistungsprobleme auch Untersuchung der intellektuellen Leistungsfähigkeit). Der Einsatz von Dokumentationsbögen suizidalen Verhaltens ist hilfreich, um keine relevanten Gesichtspunkte zu übersehen.

2.6 Weitergehende Diagnostik und Differenzialdiagnostik

Entfällt. Automutilatives Verhalten sowie Unfälle sind auszuschließen.

2.7 Entbehrliche Diagnostik

Die Durchführung eines EEG ist empfehlenswert. Umfangreiche neuroradiologische Verfahren (CT, NMR) oder sonstige Untersuchungen sind in den meisten Fällen routinemäßig nicht indiziert.

3 Multiaxiale Bewertung

3.1 Identifizierung der Leitsymptome

Wichtig ist die genaue Fremdanamnese als Ausgangspunkt der Krisenintervention und Risikoeinschätzung in folgenden Punkten:
◢ Individuelle Symptomatik (Depressivität, Hoffnungslosigkeit, Impulsivität, Substanzmissbrauch)
◢ Psychosoziale Belastungen (s. Kap. 2.1)

- Aktuelle Konflikte: ³/₄ der Betroffenen haben Konflikte mit der Familie oder Freunden (eher beim weiblichen als männlichen Geschlecht); seltener sind Schulprobleme, Verluste, Misshandlung, Sucht; bis zu ¹/₃ zeigen jedoch keine klaren Auslöser (III).

Aktuelle abnorme psychosoziale Umstände. Mangel an Wärme, Vernachlässigung, Ablehnung, Misshandlung, Missbrauch, unzureichende elterliche Aufsicht oder Steuerung, Streit unter den Erwachsenen, Suizidalität und Depressivität der Bezugspersonen sind wesentliche Risiken für erhöhte Suizidalität.

3.2 Identifizierung weiterer Symptome und Belastungen

Grad der Isolation zum aktuellen Zeitpunkt:
- Bestand eine Interventionsmöglichkeit von außen, z.B. rechtzeitige Auffindung?
- Handlungen, die auf Planung schließen lassen?
- Zweck: Interaktiver Effekt sichtbar? Wem gegenüber sollte was bewirkt werden?
- Woher stammt das Suizidmittel? Nimmt jemand, z.B. in der Familie, das Mittel in welcher Art?
- Vorbilder (Bekannte Suizidalität im engen Umfeld)?
- Ausmaß der inneren Autonomie.

Umschriebene Entwicklungsstörungen
Wenn umschriebene Entwicklungsstörungen zu schulischen oder sozialen Misserfolgen oder zu Versagensängsten führen, können sie auch Suizidalität mitbedingen bzw. begünstigen.

Intelligenz. Eine gut durchschnittliche oder höhere Intelligenz schützt nicht vor Suizidalität, ist aber als allgemeiner protektiver Faktor und als Grundlage für die Entwicklung von Coping-Strategien und Perspektivenklärungen von Wert.

Körperliche Erkrankungen. Schwere und chronische körperliche Erkrankungen gehören zwar zu den Risikofaktoren der Suizidalität im Erwachsenenalter, bei Kindern und Jugendlichen ist dieser Effekt jedoch wesentlich geringer ausgeprägt.

3.3 Differenzialdiagnosen und Hierarchie des diagnostischen und therapeutischen Vorgehens

Diagnostisch muss zunächst die Akuität der Suizidalität (begleitende psychische Symptomatik, Heftigkeit der Letalitätsabsicht, Arrangement und Art der verwendeten Mittel) abgeschätzt werden, sodann die etwaigen auslösenden Lebensereignisse („Warum hier und jetzt?") und die belastenden wie helfenden Umfeldfaktoren.

Das erste therapeutische Ziel ist die Reduktion und Beendigung suizidaler Gedanken und Handlungen.

Daran schließen sich Interventionen an, die individuelle Problemlösungskompetenz fördern und Coping-Strategien entwickeln helfen sollen.

Das multimodale Prozedere unter Einschluss diagnostischer, psychotherapeutischer, medikamentöser und sozialpsychiatrischer Verfahren dient dazu, weitere suizidale Krisen zu verhindern (Postvention bzw. sekundäre Prävention).

4 Interventionen

4.1 Auswahl des Interventionssettings

Grundsätzlich muss unterschieden werden zwischen Prävention, Krisenintervention, Therapie und Postvention (sekundäre, tertiäre Prävention). Dabei sind unterschiedliche Settings erforderlich.

Prävention

Prävention im Sinne der primären Suizidprophylaxe stellt nach wie vor ein Problem dar.

Grundsätzlich gibt es 2 Hauptrichtungen der primären Suizidprävention, die vermutlich nur in Kombination voll wirksam sind.

- Die gezielte Form der primären Suizidprävention richtet sich an Hochrisikogruppen, die sich im Erwachsenenalter über disponierende psychische Störungen (Depression, Sucht, Schizophrenie, Persönlichkeitsstörung) leichter definieren und behandeln lassen als im Kindes- und Jugendalter. Durch verbesserte medikamentöse Behandlung und intensivere Begleitung der Betroffenen nach stationären Behandlungsepisoden lassen sich bereits erhebliche Verbesserungen herbeiführen (III).
- Die universale Form der primären Suizidprävention wendet sich an die Allgemeinbevölkerung und will ein weites Spektrum von gefährdeten Menschen erfassen (IV); nationale oder regionale Präventionsprogramme, die mancherorts vorhanden sind, verfolgen solche Absichten mit unterschiedlichen Ansätzen.
- Beide Ansätze bedürfen der Mitarbeit von Hausärzten, Pädiatern, Lehrern und anderen primären Kontaktpersonen, da zumindest klinische Psychiater für die Prävention zu spät angesprochen werden.
- Ein zusätzliches Modul ist die Zusammenarbeit mit den Medien, die durch adäquate Berichterstattung bzw. direkte Unterstützung der allgemeinen Suizidprävention in essenzieller Form Anteil nehmen können.

Im Kindes- und Jugendalter werden Präventionsprogramme im schulischen Rahmen präferiert. Dabei haben allgemeine Aufklärungskampagnen möglicherweise weniger Erfolg als eine intensivere Betreuung von belasteten Jugendlichen. Die Ergebnisse sind aber – wie in der gesamten Präventionsforschung – umstritten und uneinheitlich, teilweise aufgrund von methodischen Beschränkungen (Probleme der Randomisierung, geringe Einschätzbarkeit von Langzeiteffekten etc., III).

Krisenintervention

Das unmittelbare Vorgehen bei akuter Suizidalität, insbesondere nach Suizidversuch, wird üblicherweise als Krisenintervention bezeichnet. Ein wesentlicher Anteil dabei ist der Erstkontakt zu den Suizidgefährdeten. Für den direkten Umgang mit suizidalen Kindern und Jugendlichen gelten folgende Richtlinien:

- Frühzeitige Kontaktaufnahme nach der suizidalen Handlung
- Adäquater Rahmen für eine ausführliche Aussprache bzw. Untersuchung
- Vermeiden von Schuldvorwürfen und direktes Ansprechen der Problematik
- Genaue Definition von Art, Intensität und Dauer der suizidalen Verhaltensweisen
- Besprechung von Hilfe- und Therapiemöglichkeiten und genaue Festlegung des nächsten Behandlungskontaktes mit Vereinbarung weiterer Kontakte (bei ambulanter Behandlung)
- Erfragen und Benennen persönlicher Bezugspersonen sowie Absprache über Notrufmöglichkeiten

Normalerweise sollte die Krisenintervention in eine zumindest kurze Fokaltherapie übergehen, was allerdings nur zu einem gewissen Anteil gelingt. Dies liegt sowohl an der schwankenden Motivation der Betroffenen selbst als auch an insuffizienten Behandlungsbedingungen.

4.2 Hierarchie der Behandlungsentscheidung und Beratung

Erkennung von suizidalen Gedanken im alltäglichen Kontext, in laufenden Therapien oder bei Vorstellungen aus anderen Gründen.
- Sie ist abhängig von der Mitteilungsbereitschaft der Betroffenen, nicht minder aber vom Gespür der Erwachsenen aus dem Umfeld. Den Eltern, älteren Geschwistern, Verwandten und der Schule (Klassenlehrer, Vertrauenslehrer, Ausbilder, Jugendleiter) kommt hier große Verantwortung zu. Grundsätzlich stellen alle Kinder und Jugendlichen mit dauerhaft belastenden Lebensbedingungen eine Risikogruppe für Suizidalität dar.
- In der Regel ist in diesen Fällen eine ambulante Untersuchung und Behandlung ausreichend. Lange Anfahrtswege, Wartezeiten oder ungünstige bzw. nicht beeinflussbare soziale Umstände können auch hier für eine vorübergehende stationäre Behandlung sprechen.

Suizidversuche erfordern je nach Ausprägung unterschiedliche Vorgehensweisen.

Zu Beginn erfolgt eine kurze organmedizinische Phase, falls erforderlich (Wundversorgung, Ausnüchterung, Detoxikation), überlappend mit psychiatrischer Beurteilung und Krisenintervention.

Die Behandlung der Suizidalität im Stufenmodell
- Behandlung der Suizidalität an sich
- Hintergrundfaktoren erkennen und beeinflussen
- Behandlung der begleitenden psychischen Symptomatik.

Initiale Phase/Erkennung der Umstände
- Durcharbeitung der Probleme und Hilfe zur Rückbildung der akuten Symptome
- Bearbeitung von Struktur und Inhalt innerpsychischer Konstellationen: Selbstentwertung, Schuldgefühle, Verluste, Bestrafungsbedürfnis
- Unterstützende aktivierende Therapie: Auffinden von alternativen Problemlösungsstrategien (von denen die suizidale Handlung nur eine von mehreren möglichen war)
- Aufbau von Integrationshilfen (Familie, Gruppe, Schule).

Behandlung besonderer Problemfelder
- Impulsivität, überstarke Ängstlichkeit gegenüber bevorstehenden Belastungen
- Entwertung persönlicher Beziehungen und Wertvorstellungen
- Entwicklung von Alternativplänen bei der Problembewältigung
- Bearbeitung zugrunde liegender Absichten der suizidalen Handlung: Abschalten, Flucht, Ruhe, Appell, Erpressung, Hilfesuchen mittels gewagtem Manöver.

Kognitive Strategien
- Erfassung, Bewusstmachung und Bearbeitung rasch und scheinbar automatisch ablaufender Gedankengänge
- Bewusstmachen bisheriger destruktiver Strategien, insbesondere der Einengung auf suizidale Gedanken und Handlungen. Entwicklung alternativer Lösungsmöglichkeiten
- Aufdeckung negativer Filterung (Einstellungen) von sozialer Wahrnehmung aus der Umgebung, die zur weiteren Verstärkung der negativen, auf sich bezogenen Wahrnehmung führt („Alle sind gegen mich").

Pragmatik der Durchführung
- Protokollierung laufender Ereignisse und der Art der Verarbeitung
- Trennen von „Wie" und „Warum"
- Reduktion dysfunktioneller Gedanken
- Überprüfung der Realität und Konfrontation mit eigenen Gedanken
- Definition neuer Ziele in der Problembewältigung.

Ziele der Intervention
- Stärkung der inneren Autonomie
- Verminderung zu enger Anbindung an Personen (Klammern)
- Verminderung der einseitigen Wahrnehmung (verlangt prompte Intervention und hohe Aufmerksamkeit des Therapeuten)
- Verminderung der globalen, wenig differenziert wahrgenommenen Bedrohung durch die Außenwelt
- Einbeziehen der Schlüsselpersonen
- Realistische Einschätzung von vorschnellen Versprechungen als Reaktion auf die suizidale Handlung (verhindert das Denken in Alternativen)
- Vermeidung unerwünschten Verhaltens durch Kanalisierung der Art der Zuwendung.

Behandlung der Hintergrundfaktoren
- Einbeziehung der Familie (Kontraindikation: Desorganisierte Familie mit vielen depressiven Mitgliedern)
- Gruppentherapie (Kontraindikation: Gruppe mit chronisch krisenanfälligen Personen)
- Herausnahme aus dem bisherigen Umfeld (Kontraindikation: Unterbringung in problematischer Umgebung, z.B. Wohngruppe mit suizidalen Bewohnern)
- Beachtung drohenden Therapieabbruchs bei mangelnder Compliance (feste Termine vereinbaren)
- Zugang zu weichen Methoden kontrollieren.

Die besten empirischen Belege für die Wirksamkeit psychotherapeutischer Verfahren zur Reduzierung von Suizidalität stammen von der kognitiven Verhaltenstherapie, der Interpersonalen Therapie (IPT), der Dialektischen Verhaltenstherapie (DBT) sowie von psychodynamischen und familientherapeutischen Vorgehensweisen (III). Teilweise liegen spezielle Therapiemanuale für Jugendliche vor (IPT, DBT).

Psychopharmakologische Behandlung
Zurückhaltung ist geboten bei der Verschreibung einer Medikation, die nicht überwacht werden kann und potenziell gefährlich ist. Dazu zählen prinzipiell alle, vor allem antriebssteigernde Antidepressiva (zumindest am Beginn der Behandlung, wenn die Antriebssteigerung der Aufhellung der Stimmung zuvorkommt – cave Aufklärung der unmittelbaren Bezugspersonen, erhöhte Überwachung). Benzodiazepine sind bei Hinweisen für ein Suchtverhalten nicht indiziert.

Für atypische Neuroleptika gibt es Hinweise für antisuizidale, z.T. auch phasenprophylaktische Effekte. Ähnliches gilt auch für Lithium und andere Stimmungsstabilisatoren.

Sollten diese Medikamente noch nicht für Minderjährige zugelassen sein, müssen Jugendliche und Eltern speziell aufgeklärt werden (Off label use). Alternativ und wirkungsverstärkend können niederpotente Neuroleptika eingesetzt werden.

Postvention
Die längerfristige Aufrechterhaltung von Kontakten zu suizidgefährdeten Menschen (jedweden Alters), längerfristige und individuell angepasste Therapien sowie die Verhütung bzw. Bearbeitung von Suizidversuch-Rezidiven ist eine wichtige und schwierige Aufgabe. Hier wiederholen sich die meisten Themen, die im Therapieteil aufgeführt worden sind.

4.3 Besonderheiten bei ambulanter Behandlung

Eine ambulante psychotherapeutisch-psychiatrische Akutbehandlung kann unter folgenden Kriterien durchgeführt werden:
- Fehlen bedeutsamer organischer oder psychiatrischer Grunderkrankungen
- Gute Compliance und Motivation bei Patient und Familie

- Erstmaliger Suizidversuch
- Anbindung an erfahrene Therapeuten
- Weiche suizidale Methoden
- Baldiges Sistieren suizidaler Gedanken und Handlungen nach dem Suizidversuch.

4.4 Besonderheiten bei teilstationärer Behandlung

Eine teilstationäre Behandlung von akut suizidalen Kindern und Jugendlichen kann eine stationäre Behandlung nicht ersetzen, vor allem nicht bei belastenden familiären Verhältnissen. Bei adäquater Indikation kann der teilstationäre Rahmen eine Entlastung von Patient und Familie ermöglichen. Allgemeine psychotherapeutische Verfahren zur Etablierung von verbesserten Coping-Strategien sind ebenfalls teilstationär möglich.

4.5 Besonderheiten bei stationärer Behandlung

Eine stationäre Krisenintervention sollte bei folgenden Konstellationen erfolgen:
- Behandlungsbedürftige organische oder psychiatrische Grunderkrankungen
- Wiederholter Suizidversuch
- Harte Methoden
- Geringe Compliance und Motivation bei Patient und Familie
- Fortbestehende psychosoziale Belastungen
- Zusätzliche Komplikationen, z.B. fortgesetzte autoaggressive Handlungen oder andere begleitende Komplikationen
- Perakute Suizidalität.

Bei anhaltender akuter Suizidalität ist auch im Kindes- und Jugendalter eine geschlossene Unterbringung erforderlich. Änderungen im Gefährdungszustand sind zu dokumentieren.

Die Betreuung der Freunde und Angehörigen bei vollzogenem Suizid wird noch gelegentlich vernachlässigt, ist aber gerade aufgrund suizidpräventiver Gesichtspunkte (Imitation, Folgesuizide) notwendig. Dies gilt besonders für geschlossene Gemeinschaften wie Schulklassen, Klinikstationen oder Peergroups.

4.6 Jugendhilfe- und Rehabilitationsmaßnahmen

Bei schizophrenen, ausgeprägten affektiven Störungen und Persönlichkeitsstörungen ist eine längerfristige Medikation indiziert. Deren Zuverlässigkeit muss durch begleitende einzel- und familientherapeutische Maßnahmen ergänzt werden, die im Wesentlichen durch die individuelle Problematik bestimmt wird.

Bei anhaltenden Belastungsfaktoren im familiären und sozialen Bereich ist die Hinzuziehung der Jugendhilfe im Sinne weiterer sekundärpräventiver Maßnahmen sinnvoll und erforderlich, um durch geeignete pädagogische oder therapeutische Hilfen suizidale Rezidive zu verhindern. Dazu gehören z.B. therapeutische Wohngruppen und bei Kombination mit Störungen des Sozialverhaltens auch intensivtherapeutische Einzel- und Gruppenmaßnahmen.

4.7 Entbehrliche Therapiemaßnahmen

Die Effektivität von eigenen Krisenzentren für Kinder und Jugendliche ist umstritten. Gründe dafür sind die hohe Zahl von Abbrüchen und Verweigerungen (der Eltern oder der Jugendlichen). Von denen, die kommen, kommen nur 25% häufiger als einmal. Das aktive Hilfesuchverhalten wird durch die psychosoziale Desorganisation bei ernster Suizidabsicht behindert. Dagegen werden

Krisenzentren und Telefon- bzw. Internetdienste häufig durch Anrufe von Klienten mit niedrigem Risiko in Anspruch genommen.

5 Literatur

Bronisch T et al., A multicenter study about Neurobiology of Suicidal Behavoir: design, development, and preliminary results. Archives of Suicide Research (2005), 9, 19–26

Burgess S et al. (2001) Lithium for maintenance treatment of mood disorders. The Cochrane Database of Systematic Reviews. The Cochrane Libraray, Volume (Issue 3)

Evans E et al., The prevalence of suicidal phenomena in adolescents: a systematic review of population-based studies. Suicide and Life Threatening Behavior (2005), 35 (3), 239–50

Groholt B et al., Young suicide attempters: a comparison between a clinical and an epidemiological sample. J Am Acad Child Adolesc Psychiatry (2000), 39, 868–875

Houston K, Hawton K, Shepperd R, Suicide in young people aged 15–24: a psychological autopsy study. J Affect Disord (2001), 63,159–170

Hultén A et al., Repetition of attempted suicide among teenagers in Europe: frequency, timing and risk factors. Eur Child and Adolesc Psychiatry (2001), 10, 161–169

King RA et al., Psychosocial and risk behavior correlates of youth suicide attempts and suicidal ideation. J Am Acad Child Adolesc Psychiatry (2001), 40, 837–846

Mann JJ et al., Suicide prevention strategies: a systematic review. J of the American medical Assciation (2005), 294 (16), 2064–2074

Mufson L et al., Efficacy of interpersonal psychotherapy for depressed adolescents. Arch Gen Psychiatry (1999), 56, 573–579

Practice parameters for the assessment and treatment of children and adolescents with suicidal behavior. J Am Acad Child Adolesc Psychiatry (2001), 40 (Suppl. July), S 24–51

Schmidtke A et al., Suicide rates in the world: update. Arch Suicide Res (1999), 5, 81–89

Speckens AE, Hawton K, Social problem solving in adolescents with suicidal behavoir: a systematic review. Suicide and Life Threatening Behavoir (2005), 4, 365–387

Wichstrom L, Predictors of adolescent suicide attempts: a nationally representative longitudinal study of Norwegian adolescents. J Am Acad Child Adolesc Psychiatry (2000), 39, 603–610

Frühere Bearbeiter dieser Leitlinie
H. Braun-Scharm, F. Poustka

Jetzige Bearbeiter dieser Leitlinie
H. Braun-Scharm, F. Poustka, U. Gmelin

Korrespondenzadresse
PD Dr. med. Hellmuth Braun-Scharm
Facharzt für Kinder- und Jugendpsychiatrie
Abteilung für Kinder- und Jugendpsychiatrie
Virngrund-Klinik
Dalkinger Straße 8–12
73479 Ellwangen

Vernachlässigung, Misshandlung, sexueller Missbrauch

1 Klassifikation

Vernachlässigung, Misshandlung und sexueller Missbrauch sind relevante psychosoziale Belastungsfaktoren und werden deshalb auf der Achse V des MAS (assoziierte aktuelle abnorme psychosoziale Umstände) erfasst:
- Extrafamilialer Missbrauch (6.4)
- Sexueller Missbrauch innerhalb der Familie (1.4)
- Körperliche Kindesmisshandlung (1.3)
- Vernachlässigungssymptome wie Mangel an Wärme in der Eltern-Kind-Beziehung (1.0), Erziehung, die eine unzureichende Erfahrung vermittelt (4.2), unzureichende elterliche Aufsicht und Steuerung (4.1) und unangemessene Anforderungen und Nötigung durch die Eltern (4.3) sowie feindliche Ablehnung oder Sündenbockzuweisung (1.2).

Die Diagnose „Posttraumatische Belastungsstörung" (ICD-10 F43.1 bzw. DSM- IV 309.81) setzt voraus, dass die Person, bei der diese Diagnose gestellt wird, mit einem traumatischen Ereignis konfrontiert war. Sie findet sich deshalb gehäuft bei Kindern, die Opfer von Misshandlungen und Missbrauch wurden. Im Kontext früher Vernachlässigung, aber auch bei den anderen Misshandlungsformen gilt es, vor allem bei frühzeitigem Einwirken auch die Diagnose der reaktiven Bindungsstörungen des Kindesalters F94.1 zu beachten.

1.1 Definition

Vernachlässigung
Körperliche Vernachlässigung. Nicht hinreichende Versorgung und Gesundheitsfürsorge, die zu massiven Gedeih- und Entwicklungsstörungen führen kann (bis hin zum psychosozialen Minderwuchs).
Emotionale Vernachlässigung (Deprivation). Ein nicht hinreichendes oder ständig wechselndes und dadurch nicht ausreichendes emotionales Beziehungsangebot.

Misshandlung
Körperliche Kindesmisshandlung ist definiert als direkte Gewalteinwirkung auf das Kind durch Schlagen, Verbrennen, Verätzen, Schütteln, aber auch die Schädigung durch Intoxikation eines Kindes.
Emotionale Kindesmisshandlung ist unzureichend definiert und zeigt Überschneidung mit emotionaler Vernachlässigung (Achse V: 1.2 und 4.3, s.o.).
Ein Sonderfall ist das *Münchhausen-by-Proxy-Syndrom*: Misshandlungsform durch Vorspiegelung falscher Krankheitssymptome durch die Bezugspersonen; mit teilweise massiver iatrogener Belastung bzw. Schädigung des Kindes durch zahllose diagnostische Interventionen und inadäquate therapeutische Maßnahmen.

Sexueller Kindesmissbrauch
Sexuelle Handlungen mit Körperkontakt (insbesondere Brust- und Genitalbereich; sog. Hands-on-Taten) sowie das Vorzeigen von pornographischem Material bzw. das Herstellen von pornographischen Fotos, Filmen etc.

und der Exhibitionismus (Hands-off-Taten) durch eine wesentlich ältere jugendliche oder erwachsene Person. Besonders zu berücksichtigen sind Handlungen unter Ausnutzung von Abhängigkeitsverhältnissen. Ausgenommen sind gleichrangige Liebesbeziehungen unter Jugendlichen und Heranwachsenden.

1.2 Leitsymptome

Körperliche Symptome
- Verletzungen an untypischen Stellen (Gesäß, Rücken, Genitale, Innenflächen der Oberschenkel)
- Auffällige Verletzungsmuster (z.B. kreisrunde Zigarettennarben, Spuren der Herdplatte, Verbrühungen, Handabdrücke, Stockabdrücke, Abschnürungen, stumpfe Bauchtraumata)
- Bei massiv körperlich vernachlässigten Kindern fallen oft ein schlechter, manchmal sogar ein vitalgefährdender reduzierter Allgemeinzustand und ein katastrophaler hygienischer Zustand bei der körperlichen Untersuchung auf.

Bei chronischem sexuellem Missbrauch auch von kleineren Kindern sind die gynäkologischen Befunde oft vieldeutig.

Sexuell übertragene Infektionen und charakteristische Verletzungen im Genital- und Analbereich können wichtige Leitsymptome darstellen.

Bei Schwangerschaften von sehr jungen Mädchen muss an sexuellen Missbrauch gedacht werden.

Psychopathologische Symptome
- Manche misshandelten Kinder zeigen charakteristische Auffälligkeiten in der Interaktion wie z.B. ein sog. eingefrorenes Lächeln oder eine sog. eingefrorene Wachsamkeit
- Auffällig ist häufig eine Störung der Nähe-Distanz-Regulation
- Bei stark deprivierten Kindern: Polydipsie oder andere massive Störungen im Bereich der Ernährung, Versorgung oder des Schlafes
- Angst in Situationen, die an den Misshandlungskontext erinnern, z.B. gebadet oder abgeduscht werden etc.
- Altersinadäquate Ängste bei körperlicher Untersuchung oder ihre Verweigerung, insbesondere bei Anwendung von Instrumenten, z.B. Reflexhammer
- Sexualisiertes Verhalten.

Psychopathologisch ist die Beschreibung von Symptomen ganz unterschiedlichen Hinweischarakters wichtig (z.B. ein altersunangemessenes Sexualwissen, eine sexualisierte Sprache, insbesondere dann auffällig, wenn die sonstige Sprachentwicklung hinter dem Altersstand zurückbleibt; sexuelle Handlungen an Gleichaltrigen oder die sexuelle Distanzlosigkeit gegenüber erwachsenen Betreuungspersonen).

1.3 Schweregradeinteilung

Sie betrifft sowohl die Intensität der Einwirkung als auch das Ausmaß der Folgen.

Leichtere Formen der Misshandlung sind die wiederholte körperliche Züchtigung, die emotionale feindselige Ablehnung einem Kind gegenüber, eine Erziehung, die nicht hinreichende Erfahrungen vermitteln kann, oder sexuelle Handlungen wie Berühren der Brüste oder auch Kontakte mit Exhibitionisten.

Schwere Formen der Vernachlässigung und Kindesmisshandlung können das Kind in akute Lebensgefahr bringen und zu bleibenden schweren Schädigungen führen. Im juristischen Sinne besonders schwere Formen sexueller Gewalt sind Vergewaltigungshandlungen mit Verletzungen und dem Einsatz brutaler körperlicher Gewalt, um die Gegenwehr des Opfers zu brechen. Häufig nutzen Täter, welche in einer Beziehung zum Kind stehen, ihre Machtposition, sodass für die Schwere der Folgen neben der Art der Handlungen (genitale, anale oder orale Penetration) auch die Häufigkeit der Tat (chronische Taten sind belastender als einmalige) und die Nähe des Täters zum Kind (Taten durch Bezugspersonen, insbesondere Väter, Stiefväter) beachtet werden müssen. Taten durch Bezugspersonen zeitigen in der Regel schwerere psychische Folgen als solche durch Fremdtäter, selbst wenn ausgeprägte Gewalt ausgeübt wurde.

Für die Beurteilung des Schweregrades ist auch die Beachtung der Kombination von Misshandlungsformen relevant. Isolierte Misshandlungen sind eher die Ausnahme. Deprivierte Kinder haben ein höheres Risiko, Opfer von sexuellem Missbrauch zu werden, und leiden häufig unter schwereren psychischen Folgen des Missbrauchs.

1.4 Untergruppen

Einmalige Taten. Meist akute Ereignisse, deren Hergang relativ klar zu ermitteln ist und die häufig einer dringenden Akutversorgung und einer Nachsorge bedürfen.

Chronische Handlungen. Häufig unklares Symptombild mit unspezifischen Verhaltensauffälligkeiten, unterschiedlich alten Narben und Misshandlungsspuren, widersprüchlichen Angaben aus dem Umfeld etc. Sie sind hinsichtlich der weiteren psychischen Bearbeitung häufig noch belastender als akute einmalige Taten und stellen ein ständiges Problem der Ermittlung der Eingriffsschwelle sowohl in der ärztlichen Diagnostik und Behandlung wie auch in der psychosozialen Betreuung durch die Jugendhilfe dar.

1.5 Ausschlussdiagnose

Ausgeschlossen werden müssen andere medizinische Ursachen für auffällige Befunde wie z.B. eine Blutungsneigung, Unfälle, Verletzungen durch andere Ursachen (cave Plausibilität!). Angebliche akzidentelle Stürze aus geringer Höhe (Bett, Wickeltisch) sind keine plausible Ursache für intrakranielle Blutungen.

2 Störungsspezifische Diagnostik

2.1 Symptomatik

Bei Verdacht auf Vernachlässigung, Misshandlung oder sexuellem Missbrauch ist immer eine kinder- und jugendpsychiatrische Diagnostik erforderlich, weil in der Regel eine Krisenintervention und meist eine psychotherapeutische Nachbetreuung indiziert sind.

Zunächst erfolgt eine ausführliche Eigen- und Familienanamnese. Wegen der Verschleierungstendenzen und der forensischen Relevanz müssen auf die Fremdanamnese (Schule, Kindergarten) und die Befunddokumentation besonderer Wert gelegt werden.

- Notwendig ist die Anamnese der Entwicklungsgeschichte des Kindes, seine psychosoziale Vorgeschichte einschließlich früherer Misshandlungs- und Missbrauchserfahrungen oder anderer Traumata sowie die medizinische Eigenanamnese.
- Dokumentiert werden aus Eigen-, Familien- und Fremdanamnese Veränderungen im Verhalten und Auffälligkeiten der Verhaltensweisen (einschl. der Überprüfung der Übereinstimmung aus den verschiedenen Quellen).
- Dokumentiert werden ebenfalls eine evtl. Misshandlungs- und/oder Missbrauchsvorgeschichte der Eltern, die Einstellung

und Verhaltensweisen der Familie im Umgang mit Sexualität, Scham, Strafe, Gewalt und Versorgung.
- Ferner soll ein Einblick in den kulturellen Kontext gewonnen werden (Schamgrenzen, Erziehungspraktiken).
- Während dieser Teil der Anamnese strukturiert und auch durch gezieltes Nachfragen erhoben wird, sollten Befragungen zum Tathergang wegen späterer evtl. notwendiger Äußerungen zur Glaubhaftigkeit der Aussage mit einer anderen Befragungsmethodik erhoben werden.
- Dabei ist primär auf die Generierung von so genanntem Freitext zu achten. Eine möglichst breite, offene Frage sollte das Kind und die Erwachsenen jeweils zunächst zur freien Erzählung des Erlebten bringen.
- Suggestive Nachfragen müssen unbedingt vermieden werden.
- Muss durch Nachfragen präzisiert werden, so empfehlen sich Fragen mit Mehrfachauswahl (vgl. Stellungnahme der Fachgesellschaften zur Glaubwürdigkeitsbegutachtung).
- In der Akutsituation müssen die medizinische Behandlungsbedürftigkeit und die Bedrohung des Betroffenen eingeschätzt werden, um Schutz durch Behandlung oder eine Inobhutnahme – falls nötig – zu gewährleisten.
- Bei chronischen unklaren Belastungssituationen muss vor einem übereilten Handeln gewarnt werden, da eine nicht hinreichend vorbereitete Intervention häufig größeren Schaden anrichtet, als dem Kind wirklich Hilfe zu bringen.
- Es ist unabdingbar, sich ein Bild davon zu machen, welche Institutionen, Helfer etc. schon mit dem Kind befasst waren bzw. gleichzeitig befasst sind. Im Bereich von sexuellem Missbrauch, Misshandlung und Vernachlässigung sind Delegationsketten zwischen Helfern und anderen staatlichen Institutionen typisch. Sie stellen ein iatrogenes Belastungsmoment dar.
- Zentral ist die Klärung motivationaler Aspekte bei der Genese der Aussage.

Beobachtung der Eltern-Kind-Beziehung
- Elterliche Ablehnung/Vernachlässigung, besonders bei jungen Kindern von Bedeutung
- Anzeichen einer Rollenumkehr zwischen Kind und Elternteil (Parentifizierung).

2.2 Störungsspezifische Entwicklungsgeschichte

- Alle genannten Misshandlungsformen (speziell auch sexueller Missbrauch) kommen in allen Altersstufen vor.
- Säuglinge und Kleinkinder sind aber in wesentlich stärkerem Maße abhängig von einer hinreichenden Versorgung und Pflege, sodass in dieser Altersgruppe die Vernachlässigung mit Mangelversorgung die schwersten Gesundheitsfolgen nach sich zieht.
- Bei Kleinkindern finden sich typische Misshandlungsmuster wie z.B. Schütteltraumen, multiple unklare Frakturen etc.
- Das Münchhausen-by-Proxy-Syndrom wurde in jeder Altersstufe beobachtet; hinweisend ist hier eher der emotionale Zuwendungsgewinn, den **die Bezugsperson** durch die Aufregung und Besorgnis im Krankenhaus erhält.

Notwendig sind immer eine Exploration verschiedener Quellen, eine Beobachtung im Hinblick auf Hinweise zur gegenwärtigen und früheren elterlichen/mütterlichen Vernachlässigung und Ablehnung sowie auf psychiatrische Probleme der Eltern, die die Wahrnehmung der kindlichen Bedürfnisse beeinträchtigen (Alkohol, Sucht, Depression, Psychose).

2.3 Psychiatrische Komorbidität und Begleitstörungen

Da Vernachlässigung, Misshandlung und sexueller Missbrauch relativ häufig vorkommen, ist jedes kinder- und jugendpsychiatrisch bekannte Störungsbild auch in Kombination mit diesen Übergriffen und Belastungsfaktoren beschrieben worden. Insgesamt ist das Risiko für die betroffenen Kinder deutlich erhöht, irgendeine Verhaltensauffälligkeit oder psychische Störung zu entwickeln, wenn die im Abschnitt 1 genannten Belastungsfaktoren vorliegen. Dennoch lassen sich gewisse Häufungen feststellen:

- Bei früh massiv deprivierten Kindern wird häufig im Kindes- und Jugendalter die Diagnose einer Bindungsstörung gestellt (sie geht nicht selten im Erwachsenenalter in eine Persönlichkeitsstörung über).
- Schwere Misshandlungs- und Missbrauchstraumata gehen häufig mit posttraumatischen Belastungsstörungen einher.
- Unter misshandelten und sexuell missbrauchten Jugendlichen findet man gehäuft Alkoholismus und andere Formen des Substanzmissbrauchs sowie Angststörungen, Depressionen, Suizidalität und selbstbeschädigendes Verhalten.
- Prospektive Langzeituntersuchungen belegen ein erhöhtes Risiko für Depressionen. Externalisierende Verhaltensstörungen treten gehäuft vor allem bei früh und chronisch misshandelten Kindern und Jugendlichen auf.
- Isolierte Misshandlung oder isolierter sexueller Missbrauch sind selten; häufig wird eine Kombination mit emotionaler und physischer Vernachlässigung gesehen (I).

2.4 Störungsrelevante Rahmenbedingungen

Vernachlässigung, Kindesmisshandlung und sexueller Missbrauch gehören zu den häufigen psychosozialen Belastungsbedingungen in der Kinder- und Jugendpsychiatrie, mit ca. $1/3$ der Inanspruchnahmepopulation. Das Münchhausen-by-Proxy-Syndrom ist extrem selten. Es handelt sich häufig um sehr dramatische Einzelfälle.

- Risikofaktoren sind Armut, psychische Erkrankungen oder Sucht der Eltern bzw. eines Elternteils, Teenager-Mutterschaft.
- Geschlechterhäufigkeit und Dunkelfeld: Mädchen sind vom sexuellen Missbrauch häufiger betroffen (Verhältnis nach Definition und Informationsquelle: 2:1; 3:1–4:1). Pädophile Täter sind meist auf Jungen in einer ganz bestimmten Altersgruppe in der Vorpubertät orientiert, daher sind hierbei Jungen häufiger betroffen.

In der Kriminalstatistik rechnet man mit deliktspezifischen Dunkelfeldern. So ist z.B. das Dunkelfeld bei Exhibitionismus nach Einschätzung des BKA am geringsten und für intrafamiliale Taten am höchsten. Taten durch Fremdtäter werden signifikant häufiger angezeigt, intrafamiliale Taten bleiben der Strafjustiz meistens verborgen. Die einzelnen Misshandlungsformen treten häufig kombiniert auf, z.B. ist das Missbrauchsrisiko bei vorangehender Vernachlässigung erhöht. Bei solchen Kombinationen mit langer Einwirkungszeit der belastenden Lebenssituationen kommt es zu deutlich schwereren psychischen Folgen. Der psychische Zustand (Depression!) und die Ressourcen der erwachsenen Bezugspersonen sind ein wesentlicher Einflussfaktor für Kinderschutzmaßnahmen und auch den klinischen Verlauf.

2.5 Apparative, Labor- und Testdiagnostik

◢ Bei schwerer Vernachlässigung und bei unklaren Misshandlungsfragestellungen klärt das allgemeine Laborscreening entsprechende Vitalparameter ab.
◢ Bei Vergiftungsverdacht oder dem Verdacht der Beeinflussung durch Alkohol oder Drogen müssen entsprechende toxikologische Untersuchungen durchgeführt werden.
◢ Sichtbare Misshandlungsspuren sowie der Allgemeinzustand sollen wegen der eventuellen forensischen Relevanz möglichst gut nachvollziehbar fotografisch und schriftlich dokumentiert werden. Spermaspuren etc. müssen asserviert und einer genetischen Untersuchung zugeführt werden.
◢ Bei unklaren Frakturen oder Verdacht auf ein Schütteltrauma sind entsprechende bildgebende Verfahren (Röntgen, Szintigraphie, Ganzkörper beim Kleinkind, CT, MRT) indiziert.
◢ Der Einsatz eines Verhaltensscreenings (z.B. CBCL) empfiehlt sich sowohl zur Kontaktaufnahme wie auch zur weiteren Exploration, z.B. hinsichtlich sexualisierten Verhaltens.

2.6 Weitergehende Diagnostik und Differenzialdiagnostik

In unklaren Situationen muss zunächst z.B. durch stationäre Aufnahme der konkrete Kinderschutz hergestellt werden, dann ist auch die Beobachtung im stationären Milieu von hervorragendem diagnostischen Wert. Manche Mitteilungen können Kinder erst in einer ihnen vertrauten Atmosphäre machen.
◢ Bei Verdacht auf Kindesmisshandlung müssen scheinbare körperliche Misshandlungsspuren auf andere, nichttraumatische Ursachen hin differenzialdiagnostisch abgeklärt werden. Bildgebenden Verfahren kommt besondere Bedeutung bei protrahierten Misshandlungen und bei Verdacht auf Schütteltraumata zu. Eine gründliche körperlich-neurologische Diagnostik inkl. Augenhinterspiegeln und eine Erfassung der üblichen klinisch-chemischen Labor- und Gerinnungsparameter ist unabdingbar.
◢ Die gynäkologische Befunderhebung bei Verdacht auf sexuellen Missbrauch ist immer dann rasch geboten, wenn die Möglichkeit besteht, kurz nach der Tat Spermaspuren zu asservieren, bzw. um akute Verletzungen zu behandeln und zu dokumentieren.
◢ Bei Verdacht auf sexuellen Missbrauch muss der Entstehungsgeschichte der Aussage und des Verdachtes besondere Aufmerksamkeit geschenkt werden. Differenzialdiagnostisch sind sexuell getönte psychotische inhaltliche Denkstörungen, Pseudologien etc. zu beachten. Es gibt keine spezifischen Verhaltenssymptome, die einen klaren Rückschluss auf Missbrauch als Ursache zulassen.

2.7 Entbehrliche Diagnostik

Nicht jeder Missbrauchsverdacht muss automatisch eine gynäkologische Untersuchung nach sich ziehen (s.o.). Eile ist nur dann geboten, wenn sonst Spuren verwischt oder vernichtet werden könnten. Das Münchhausen-by-Proxy-Syndrom ist charakterisiert durch eine endlose Reihe entbehrlicher diagnostischer Maßnahmen. Hier ist es wichtig, dass Kliniker auf der Basis üblicher Plausibilitäten der Versuchung weiterer Diagnostik widerstehen und die Misshandlungstatsache ins Auge fassen. Dabei ist ein geradezu kriminalistisches Vorgehen (genaues Protokoll: Wer kommt wann für wie lange zum Kind, sukzessiver Kontaktausschluss einzelner Personen etc.) notwendig.

3 Multiaxiale Bewertung

3.1 Identifizierung der Leitsymptome

Eigenanamnese und Fremdanamnese sind Ausgangspunkt der Krisenintervention. Abgeschätzt werden müssen:
- Ressourcen im häuslichen Milieu (Wer hält zum Kind? Wer sucht Hilfe? Wer vertuscht?)
- Auslösende aktuelle Konflikte und Probleme in der Familie
- Rekonstruktion der Aussagegenese (Wem hat sich das Kind zuerst anvertraut? Mit wem hat es des Weiteren darüber gesprochen? Was ist bisher passiert?)

Bei akutem oder Erstkontakt ist ein Gespräch mit einer sorgeberechtigten Person zur Abklärung des weiteren Risikos unabdingbar.

3.2 Identifizierung weiterer Symptome und Belastungen

- Die Frage nach Schlaf, Alpträumen etc. weist häufig auf Symptome der posttraumatischen Belastung wie auf konkrete Ängste und Misshandlungsumstände hin.
- Bei Vernachlässigungsverdacht ist eine genaue Entwicklungsdiagnostik unabdingbar. Intelligenz und gute verbale Fertigkeiten können sich protektiv auswirken.
- Wichtig ist, ein Gesamtbild der psychosozialen Belastungsfaktoren (unter Einschluss der Einschätzung des Funktionsniveaus der Familie in Hinsicht auf kindliche Bedürfnisse) zu gewinnen.
- Auch Schulversäumnisse (z.B. Fernbleiben vom Sportunterricht, damit Misshandlungsspuren nicht gesehen werden)

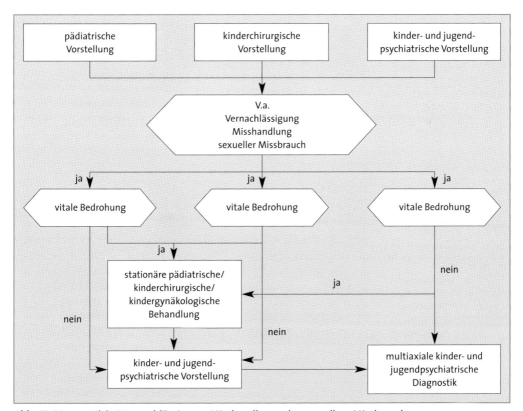

Abb. 65: Diagnostik bei Vernachlässigung, Misshandlung oder sexuellem Missbrauch

etc. sollten detailliert identifiziert werden.
◢ Soziale Integration des Kindes: Gibt es einen Freundeskreis? Wer sind wichtige Bezugspersonen?

Siehe auch Abbildung 65 und 66.

3.3 Differenzialdiagnosen und Hierarchie des diagnostischen und therapeutischen Vorgehens

Zur Differenzialdiagnostik des Missbrauchs siehe Stellungnahme der kinder- und jugendpsychiatrischen Fachgesellschaften zur Glaubwürdigkeitsbegutachtung.
◢ In der Akutsituation muss die Diagnostik zu einem Ergebnis führen, das die Entscheidung ermöglicht, ob das Kind mit hinreichender Sicherheit ins bisherige

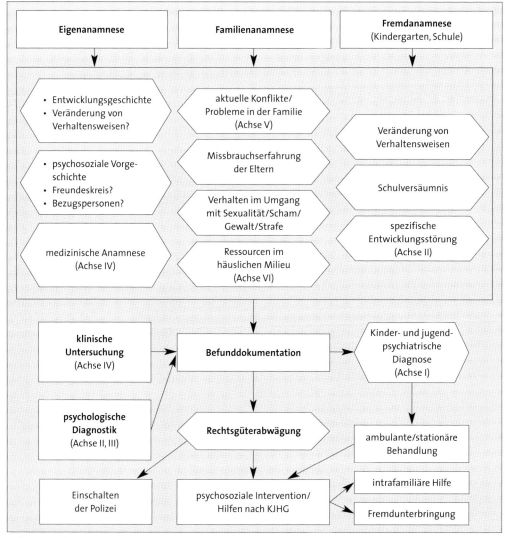

Abb. 66: Multiaxiale Diagnostik bei Vernachlässigung, Misshandlung oder sexuellem Missbrauch

Milieu zurückkehren kann, z.B. mit Hilfen dort verbleiben kann, oder ob andere Maßnahmen zu seinem Schutz ergriffen werden müssen. Empirisch begründete Methoden zur Risikoabschätzung können zur Verbesserung der Prognose beitragen und die Hilfeplanung unterstützen. Standardisierte Risikofaktoren-Checklisten und/oder konsensusbasierte Entscheidungsmodelle sollten zur Anwendung gelangen (III).
◢ Diagnostisch und therapeutisch ist es wichtig, die Situation mit allen Beteiligten anzusprechen. Verleugnung oder Offenheit, Abstreiten oder Bereitschaft Hilfe anzunehmen bilden dabei wichtige Prognosekriterien. Eine genaue Diagnostik der psychischen Folgen und der eventuellen spezifischen Entwicklungsrückstände führt zu einem differenzierten Therapieplan.

4 Interventionen

4.1 Auswahl des Interventionssettings

Wichtig sind Ruhe und Zeit in der akuten Krise.
◢ Wenn Sorgeberechtigte mit Misshandlungs-, Missbrauchs- oder Vernachlässigungsverdacht konfrontiert werden, muss das Kind in einer geschützten Position sein (z.B. Möglichkeit der Inobhutnahme – § 42 KJHG – oder stationären Aufnahme im Hintergrund).
◢ Vermeiden von Schuldvorwürfen oder aggressiven Konfrontationen bzw. Vorhaltungen an die Eltern
◢ Am Schutz und an der Sicherheit des Kindes orientierte Gesprächsführung
◢ Bei Mitteilungen von Kindern keine falschen Versprechungen! Einem Kind kann zu dessen eigenem Schutz keine absolute Vertraulichkeit versprochen werden. Wenn ein Kind dem Untersucher ein „Geheimnis" anvertraut und dieser absolute Verschwiegenheit zusichert, wird er ohnmächtiger Mitwisser im Misshandlungssystem.
◢ Konkretes Aufgreifen der Ängste des Kindes. Vielen Kindern ist von den Tätern die Heimunterbringung angedroht worden. Wichtig ist deshalb konkretes Zeigen von Schutzmöglichkeiten, wie stationäre Unterbringung etc., zum Abbau irrationaler Ängste und Vorstellungen. Nur bei hinreichendem Schutz für das Kind kann ein ambulantes Setting gewählt werden, sonst sind stationäre Maßnahmen zum Schutz erforderlich.

Solche stationären Maßnahmen sind:
◢ Kinder- und jugendpsychiatrische und psychotherapeutische Behandlung (nur bei Behandlungsindikation)
◢ Pädiatrische/kinderchirurgische/kindergynäkologische Behandlung (bei entsprechender Behandlungsindikation)
◢ Stationäre Kriseninterventionsangebote der Jugendhilfe; Kindernotdienst, Jugendnotdienst, Mädchenhäuser, Kurzzeitpflege etc.

4.2 Hierarchie der Behandlungsentscheidung und Beratung

Kinderschutz ist das oberste Interventionsziel. Die Behandlungsentscheidungen müssen am Kindeswohl orientiert sein. Möglichkeiten des Schutzes sind stationäre Unterbringung, welche bei unkooperativen Sorgeberechtigten juristisch durch folgende Maßnahmen abgesichert werden kann: Inobhutnahme § 42 KJHG (SGB VIII) sowie vorläufige Einschränkung des elterlichen Aufenthaltsbestimmungsrechtes (§§ 1666 und 1666a BGB, familiengerichtliche Maßnahmen). Bei diesen Interessenkollisionen soll ein Verfahrenspfleger (§ 50 FGG) eingesetzt werden.
◢ Die Interessen von Strafverfolgungsbehörden nach hoher Detailaufklärung

- und ständiger erneuter Überprüfung von Aussagen müssen im Einzelfall zurückstehen, wenn sie dem Kind nicht zugemutet werden können.
- Es gibt keine Anzeigepflicht für die genannten Delikte. Die Delikte sind aber Offizialdelikte. D.h., sobald Polizei oder Staatsanwaltschaft von einem solchen Delikt Kenntnis erlangen, muss entsprechend dem Legalitätsprinzip ermittelt werden. Insofern bedeutet das Einschalten der Polizei eine sehr weitgehende Entscheidung, die in der Regel nicht (insbesondere nicht im Affekt) von einer Einzelperson getroffen werden sollte (im Nachtdienst Rücksprache mit Hintergrunddienst; am Tag Visitenentscheidung, Teambesprechung o.Ä.).
- Wichtig ist die ausführliche Dokumentation aller Befunde sowie der Äußerungen der befragten Personen, aber auch der einzelnen Handlungsschritte. Behandlungsalternativen oder Dilemmata sollen in der Falldokumentation aufgezeigt werden – was für die eine und was für die andere Alternative sprach (Rechtssicherheit bei eventuellem Scheitern der Maßnahme).
- Nur vertretbare Risiken eingehen! Ist die Gesamtsituation zu unklar und bestehen massive psychische Belastungen, ist häufig die stationäre Aufnahme wegen dieser psychischen Belastungen konsensfähig und für alle Beteiligten akzeptabel. Vorsicht, durch die stationäre Aufnahme scheint das Problem für alle anderen Beteiligten zunächst gelöst, und die Klinik hat die Last für das weitere Fallmanagement allein zu tragen; die meisten weiteren Hilfen müssen aber im Bereich der Jugendhilfe realisiert werden. Bei einem (teilweisen) Eingeständnis bzw. bei klar benannten Tatverdächtigen und Handlungsabläufen sind Interventionen im bisherigen Milieu eher möglich als bei kompletter Verleugnung.
- Die Behandlung des Kindes zielt darauf ab, zunächst Sicherheit, Schutz und Vertrauen herzustellen. Negative Äußerungen über Misshandler oder Missbraucher des Kindes sollten vermieden werden, da die Kinder insbesondere dann eine ambivalente Beziehung zu diesen haben, wenn sie die Bezugspersonen sind.
- Verhaltenstherapeutische Maßnahmen zum gezielten Abbau von sexualisiertem Verhalten und Stereotypien
- Die besten Wirksamkeitsnachweise, vor allem hinsichtlich der Reduzierung posttraumatischer Belastungssymptome, gibt es für die traumafokussierte kognitive Verhaltenstherapie nach sexuellem Missbrauch, bei der bewährte kognitiv-behaviorale mit traumaorientierten Techniken kombiniert werden (II–I). Bei Beteiligung eines nicht missbrauchenden Elternteils an der Behandlung können weitere Verbesserungen wie die Reduzierung depressiver, unspezifisch-internalisierender sowie externalisierender Symptome, sexualisierten Verhaltens der betroffenen Kinder/Jugendlichen und eine Reduzierung depressiver Symptome der Bezugspersonen erreicht werden (II). Auch bei körperlichem Missbrauch und bei durch miterlebte Gewalttaten traumatisierten Kindern und Jugendlichen haben sich kognitiv-verhaltenstherapeutische Interventionen mit Einbeziehung der Eltern zur Reduzierung gewalttätigen elterlichen Verhaltens und zur Verringerung der Symptomatik des Kindes bewährt. Für EMDR liegen im Kindes- und Jugendalter erste Untersuchungen vor, allerdings überwiegend Einzelfalluntersuchungen und lediglich eine bislang nicht replizierte randomisierte kontrollierte Studie mit geringer Fallzahl (III).
- Kompetenzaufbau in einem auf differenzierte Diagnostik fußenden Stufenkonzept
- Weitergehende integrierte Therapie-, Förder- und Hilfeplanung.

Psychopharmakologische Behandlung ist in der Regel a priori nicht indiziert. Bei massiven Schlafstörungen, massiver Angst, selbstverletzendem Verhalten etc. sind ggf. entsprechende Behandlungsmaßnahmen flankierend einzuleiten. In Bezug auf selbstverletzendes impulsives Verhalten haben sich atypische Neuroleptika in offenen Studien als erfolgreich erwiesen (Evidenzniveau IV). Risperidon ist ab dem Alter von 5 Jahren in Deutschland für die Behandlung impulsiv-disruptiven Verhaltens zugelassen worden.

4.3 Besonderheiten bei ambulanter Behandlung

Diagnostik und Differenzialdiagnostik können ambulant erfolgen, z.B. wenn der Schutz im häuslichen Milieu oder einer anderen Einrichtung gewährleistet ist. Eine ambulante Nachbetreuung nach Rückkehr ins häusliche Milieu und nach der Einführung unterstützender Maßnahmen, wie Familienhelfereinsatz etc., ist dringend zu empfehlen, sodass eine außen stehende Vertrauensperson für das Kind etabliert wird.

Das große Problem aller ambulanten Maßnahmen im Kinderschutzbereich sind die damit verbundenen Risiken für weitere Übergriffe. Deshalb müssen entsprechende Behandlungsentscheidungen als Rechtsgüterabwägungen ausführlich dokumentiert werden.

Bei Misshandlungs-, Vernachlässigungs- und Missbrauchsverdacht bestehen bei der ambulanten Behandlung erheblich erhöhte Risiken des Kontaktabbruchs.

4.4 Besonderheiten bei teilstationärer Behandlung

Teilstationäre Behandlung empfiehlt sich z.B. gerade bei kooperativen, aber vernachlässigenden Müttern zur intensiven Förderung und Therapie der Kinder bei gleichzeitiger Erhaltung der familialen Beziehungen und der Möglichkeit zu intensiver Elternarbeit/-training. Gelegentlich gibt es für diese Gruppe von Patienten auch schon die Möglichkeit einer gemeinsamen Akutaufnahme von vernachlässigender Mutter und ihren Kindern zu einem ersten Intensivtraining und dann den Übergang in teilstationäre Behandlung.

4.5 Besonderheiten bei stationärer Behandlung

Die stationäre Krisenintervention dient der Behandlung der psychiatrischen Symptomatik und stellt gleichzeitig akut Kinderschutz her.

4.6 Jugendhilfe- und Rehabilitationsmaßnahmen

Der Umgang mit Kindesmisshandlungen, Vernachlässigung und Missbrauch bedingt eine enge Zusammenarbeit aller helfenden Professionen unter Einbeziehung des Herkunftsmilieus. Häufig wird von „Vernetzung" gesprochen. Empirische Untersuchungen zum institutionellen Umgang mit den betroffenen Kindern zeigen aber, dass Delegationsketten mit sehr belastenden Folgen für die Kinder typisch und mit Belastungen verbunden sind (II). Deshalb:
- Zuständigkeiten klären
- Fallkoordinator einsetzen
- Rechtzeitig – wenn nötig – das Familiengericht einschalten (Verfahrenspfleger, Eingriffe ins Sorgerecht und Aufenthaltsbestimmungsrecht)
- Als Krisenintervention Inobhutnahme (§ 42 KJHG)
- Durch kontinuierliche Anbindung an Sozialdienste wird bei bereits durch Misshandlung aufgefallenen Familien eine

Reduzierung des Wiederholungsrisikos erreicht (II).

Leider lässt sich trotz aller Anstrengungen in den meisten Fällen in den Herkunftsfamilien so wenig bewegen, dass viele Kinder zu ihrem Schutz dauerhaft in ein anderes betreutes Milieu (Adoption, Pflegefamilie, Heim) wechseln. Eine zentrale Aufgabe der Kinder- und Jugendpsychiatrie und -psychotherapie in diesem Kontext ist es, die neuen Betreuungspersonen des Kindes mit kompetenten, förderungsrelevanten Informationen zu versorgen. Weiter ist es notwendig, massive psychische und Verhaltensfolgen der frühen Traumatisierungen zu behandeln. Neue Bezugspersonen müssen im Umgang mit dem Kind und mit der Herkunftsfamilie unterstützt und beraten werden.

Für Jugendliche kann die Teilnahme an Selbsthilfegruppen eine deutlich entlastende Funktion haben.

Zu effektivem Handeln im Bereich des Kinderschutzes ist eine Kenntnis der rechtlichen Situation und der rechtlichen Interventionsmöglichkeiten und ihrer Implikationen unabdingbar.

4.7 Entbehrliche Therapiemaßnahmen

- Teilweise bestehen bei Laien, aber auch bei Fachleuten aus nichttherapeutischen Berufen Vorstellungen, dass solche tief gehenden Traumata besonders intensiv besprochen und immer wieder durchgearbeitet, „verarbeitet" werden müssen. Insofern wird bisweilen auch im Beratungskontext immer wieder auf die Misshandlungs- oder Missbrauchserlebnisse fokussiert, was die Betroffenen erheblich überlasten und beeinträchtigen kann.
- In der Behandlung gilt es, gelungene Abwehrleistungen, die die Person vor einer Überflutung durch die massiven traumatischen Belastungen schützen, zu respektieren bzw. entsprechende Fähigkeiten aufzubauen, um ein Zurechtkommen im Alltag ohne Flashbacks und andere spezifische Symptome zu ermöglichen.
- In den letzten Jahren sind eine Fülle von spezifischen Therapieansätzen für traumatisierte Personen entwickelt worden. Im Bereich der Therapie von Kindern und Jugendlichen stehen gesicherte Befunde über Risiken und Nebenwirkungen z.B. der EMDR (s. auch Leitlinie „Reaktionen auf schwere Belastungen und Anpassungsstörungen") noch aus, sodass solche Verfahren noch nicht als Standardbehandlung angesehen werden können und per se nicht isoliert außerhalb einer tiefenpsychologisch fundierten oder verhaltenstherapeutischen Behandlung eingesetzt werden dürfen.
- Die außergewöhnlichen Entstehungsbedingungen der Störungsbilder und Belastungen dürfen nicht dazu führen, empirisch nicht fundierte Behandlungsansätze zu legitimieren, vielmehr gelten auch in diesem häufig stark ideologisch diskutierten Kontext die üblichen Anforderungen an die Sicherheit von Interventionen.

5 Literatur

Cohen J et al., A multisite, randomized controlled trial for children with sexual abuse-related PTSD symptoms. J Am Acad Child Adolesc Psychiatry, (1996), 43, 393–402

Fegert JM (Hrsg.) (2001) Begutachtung sexuell missbrauchter Kinder. Fachliche Standards im juristischen Verfahren. Luchterhand, Neuwied

Fergusson DM, Lynskey MT, Horwood LJ, Childhood sexual abuse and psychiatric disorder in young adulthood: I. Prevalence of sexual abuse and factors associated with sexual abuse. J Am Acad Child Adolesc Psychiatry (1996a), 35, 1355–1364

Fergusson DM, Lynskey MT, Horwood LJ, Childhood sexual abuse and psychiatric disorder in young adulthood: II. Psychiatric outcomes of childhood sexual abuse. J Am Acad Child Adolesc Psychiatry (1996b), 35, 1365–1374

Frank R, Räder K, Bayerisches Staatsministerium für Arbeit und Sozialordnung, Frauen, Familie und Gesundheit (1994) Früherkennung und Intervention bei Kindesmisshandlung. Forschungsbericht. München

Jaberghaderi N et al., A comparison of CBT and EMDR for sexually-abused Iranian girls. Clinical Psychology Psychotherapy (2004), 11, 358–368

Manly JT et al., Dimensions of child maltreatment and children's adjustment: Contributions of developmental timing and subtype. Developmental and Psychopathology (2001), 13, 759–782

Deutsche Gesellschaft für Kinder- und Jugendpsychiatrie und Psychotherapie (DGKJP) und Bundesarbeitsgemeinschaft, Stellungnahme zur Glaubwürdigkeitsbegutachtung. Zeitschrift für Kinder- und Jugendpsychiatrie und Psychotherapie (1999), 27, 72–75

Frühere Bearbeiter dieser Leitlinie
J. M. Fegert, K. Tiedtke, R. Frank

Jetzige Bearbeiter dieser Leitlinie
J. M. Fegert, R. Frank, L. Goldbeck, D. Höhne, R. Schepker

Korrespondenzadresse
Prof. Dr. med. Jörg M. Fegert
Klinik für Kinder- und Jugendpsychiatrie/Psychotherapie
Universität Ulm
Steinhövelstraße 5
89075 Ulm

Sexuell delinquentes Verhalten

1 Klassifikation

Sexuell delinquentes Verhalten ist zunächst ein Symptom und noch keine Diagnose. Einige Arten sexuell delinquenten Verhaltens lassen sich in ICD-10 „Störungen der Sexualpräferenz" (F65) zuordnen. Es gibt jedoch auch sexuell delinquentes Verhalten, das keiner spezifisch sexuellen psychischen Störung nach ICD-10 zuzuordnen ist.

1.1 Definition

Jede sexuelle Handlung an einem anderen Menschen, die gegen den Willen dieses Menschen vorgenommen wird, kann als sexuell delinquentes Verhalten beschrieben werden. Somit gehören sowohl Vergewaltigung als auch von anderen als störend erlebte Selbstbefriedigung zu den symptomatischen Verhaltensweisen.

Im Unterschied zu Sexualdelikten unter Erwachsenen bzw. unter gleichaltrigen Jugendlichen spielt Einwilligung keine Rolle für die Beurteilung der Delinquenz von sexuellen Handlungen mit, an oder vor Kindern durch einen Jugendlichen. Dazu zählen sexuelle Handlungen mit Körperkontakt, Zeigen bzw. Herstellen pornografischer Fotos und Filme sowie Exhibitionismus (s.a. Achse 5 des Multiaxialen Klassifikationsschemas (MAS), Abschnitte 1.4 und 6.4). Diese Handlungen stellen delinquentes Verhalten dar, da Kindern die geistige Reife für eine Einwilligung fehlt, da sie das Selbstbestimmungsrecht des Kindes verletzen und es einem erheblichen Risiko aussetzen (z. B. nachhaltige Störungen der psychosexuellen Entwicklung, Traumatisierungen, weitere psychische Störungen). Es kommt vor, dass Kinder behaupten, dass sie die sexuellen Handlungen auch gewollt hätten. Sie versuchen damit, ihre Machtlosigkeit und das Verhalten des Täters umzudeuten. Um sich bei innerfamiliärem Missbrauch z.B. das Vertrauen in Bruder und Eltern, die dies nicht verhindert haben, zu bewahren wird eine Erklärung gefunden, die Bruder und Eltern von jeder Schuld freispricht. Der Täter trägt jedoch die Schuld, nicht ein verführerisch erscheinendes Kind.

1.2 Störungsbilder und Sexualdelikte

Störungen der Sexualpräferenz nach ICD-10 (F65)

▲ *Exhibitionismus (F65.2)*: Wiederkehrende oder anhaltende Entblößung der Genitalien vor meist gegengeschlechtlichen Fremden in der Öffentlichkeit, ohne zu einem näheren Kontakt aufzufordern oder diesen zu wünschen. Meist wird das Zeigen von sexueller Erregung begleitet und im Allgemeinen kommt es zu nachfolgender Masturbation.

▲ *Voyeurismus (F65.3)*: Wiederkehrender oder anhaltender Drang, anderen Menschen bei sexuellen Aktivitäten oder intimen Tätigkeiten, z.B. Entkleiden, zuzusehen ohne Wissen der beobachteten Person. Zumeist führt dies beim Beobachtenden zu sexueller Erregung und Masturbation.

- *Pädophilie (F65.4)*: Sexuelle Handlungen Jugendlicher an deutlich jüngeren Kindern oder sich in der Vorpubertät bzw. in einem frühen Stadium der Pubertät befindenden Kindern.
- *Sonstige Störungen der Sexualpräferenz (F65.8)*: Zu den delinquenten sexuellen Handlungen unter dieser Rubrik gehören obszöne Telefonanrufe und Pressen des eigenen Körpers an andere Menschen zur sexuellen Stimulation in Menschenansammlungen.

Andere Sexualdelikte
- *Sexueller Missbrauch*:
 (s.a. Kap. Vernachlässigung, Misshandlung, sexueller Missbrauch, S. 423, sowie operationalisierte diagnostische Richtlinien zum sexuellen Missbrauch innerhalb bzw. außerhalb der Familie auf Achse 5 des MAS).
  – Sexuelle Handlungen mit, an oder vor einer Person unter 14 Jahren durch eine Person, die das 14. Lebensjahr vollendet hat (§ 176 StGB)
  – Sexuelle Handlungen mit, an oder vor einer Schutzbefohlenen (§ 174 StGB)
  – Sexuelle Handlungen mit, an oder vor einer Person, die widerstandsunfähig ist wegen einer geistigen oder seelischen Krankheit oder Behinderung einschließlich einer Suchtkrankheit oder wegen einer tief greifenden Bewusstseinsstörung oder aus körperlichen Gründen (§ 179 StGB)
- *Sexualmord*: Mord im Zusammenhang mit Sexualdelikten (§ 211 StGB)
- *Vergewaltigung*: Nötigung einer anderen Person mit Gewalt, durch Drohung mit gegenwärtiger Gefahr für Leib oder Leben oder unter Ausnutzung einer Lage, in der das Opfer der Einwirkung des Täters schutzlos ausgeliefert ist, sexuelle Handlungen des Täters oder eines Dritten an sich zu dulden oder an dem Täter oder einem Dritten vorzunehmen (§ 177 StGB, mit Todesfolge § 178 StGB).
- *Zeigen oder Herstellen pornografischer Fotos und Filme*: unter Beteiligung von Kindern und/oder gegen den Willen der fotografierten bzw. gefilmten Personen (u.a. § 184b StGB).

1.3 Schweregradeinteilung

Eine standardisierte kategoriale Schweregradeinteilung hat sich bisher nicht etabliert. Zur dimensionalen Beurteilung des Ausprägungsgrads können die folgenden Merkmale herangezogen werden:
- Altersunterschied zwischen Täter und Opfer
- Art der sozialen Beziehung zwischen Täter und Opfer
- Art des sexuellen Verhaltens
- Fehlendes Einverständnis beim sexuellen Kontakt
- Dauer, Intensität und Häufigkeit der sexuellen Aktivität
- Spezifische Tatbegehungsmerkmale (Tatplanung, Anzahl der Tatorte, Verkleidung, Tatwaffen, Annäherungsstrategie an Opfer, Personifizierungskennzeichen)

Altersunterschied zwischen Täter und Opfer
Je größer die Altersdiskrepanz zwischen den beteiligten Personen ist, desto unangemessener ist die sexuelle Aktivität. Falls der Täter deutlich älter ist als das Opfer, kann dies auf Schwierigkeiten des Täters hinweisen, mit Gleichaltrigen Kontakte einzugehen und zu gestalten.

Art der sozialen Beziehung zwischen Opfer und Täter
Die Extreme dieses Kontinuums beziehen sich auf „völlig unbekannt" einerseits und „Mitglied derselben Kernfamilie" andererseits. Sexuelle Beziehungen zu den Extremen deuten auf besonders unangemessenes Verhalten hin.

1 Klassifikation

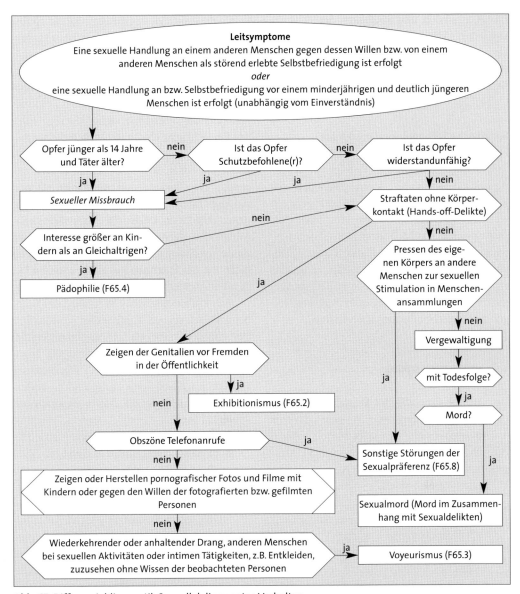

Abb. 67: Differenzialdiagnostik Sexuell delinquentes Verhalten

Art des sexuellen Verhaltens

Abweichungen der gezeigten Verhaltensweisen vom sonstigen Entwicklungsstand des Täters weisen auf unangemessenes Verhalten hin. Z.B. können mehr Kenntnisse und Erfahrungen vorliegen als in der entsprechenden Altersgruppe zu erwarten sind. Symbolische oder ritualisierte Verhaltenselemente können auf nicht-sexuelle Bedürfnisse hinweisen.

Fehlendes Einverständnis beim sexuellen Kontakt

Sexuelle Handlungen, die nicht auf gegenseitigem Einverständnis und Gleichberechtigung beruhen, müssen als delinquent gewertet werden. In extremen Formen können die sexuellen Handlungen zur Demütigung, Verletzung oder Bestrafung eingesetzt werden.

Dauer, Intensität und Häufigkeit der sexuellen Aktivität
Der Schweregrad hängt auch davon ab, wie oft, wie lange schon, wie ausschließlich die sexuelle Aktivität stattfand und ob zwanghafte Züge eine Rolle spielen.

Spezifische Tatbegehungsmerkmale
Durch die gezielte Analyse von spezifischen und kriminalpsychologisch relevanten Tatbegehungsmerkmalen kann zusätzlich ein Rückschluss auf den Schweregrad gezogen werden. Beispielsweise kann eine hohe Tatplanung (z. B. das Mitführen von Fesselungswerkzeugen, Verkleidung des Täters, Cruising) oder die Annäherungsstrategie an das Opfer ein Hinweis auf eine kognitive Ausgestaltung der Tatbegehung oder zugrunde liegende abweichende Fantasien liefern.

1.4 Untergruppen

Die Gruppe jugendlicher Sexualstraftäter ist besonders heterogen.

Abweichendes Sexualverhalten kann hinsichtlich des *Delinquenz*grades in 3 Untergruppen unterschieden werden:
1. Sexuelle Devianz als Sexualverhalten, für welches eine juristische, gesellschaftliche und klinische Bedeutung besteht (sexueller Missbrauch von Kindern, Vergewaltigung, Exhibitionismus, Sexualmord)
2. Atypisches Sexualverhalten, für welches eine primär gesellschaftliche und klinische, oft aber kaum juristische Bedeutung besteht. Hierzu zählen Voyeurismus, obszöne Telefonanrufe, Wäschefetischismus, Fesselung und Züchtigung, Sadismus, Transvestismus, Transsexualität. Ob eine juristische Bedeutung besteht, hängt hier vor allem vom Einverständnis des Objektes der sexuellen Handlungen ab.
3. Sexualverhalten, für welches eine gesellschaftliche Bedeutung bestehen mag, und für welche klinische Bedeutung nur dann vorliegt, wenn der Klient selbst darüber besorgt ist. Hierzu zählen Homosexualität und sexuelle Dysfunktionen.

Die *strafrechtliche* Klassifikation der Sexualdelikte findet sich im 13. Abschnitt des Besonderen Teils des Strafgesetzbuches (StGB). Unter der Bezeichnung „Straftaten gegen die sexuelle Selbstbestimmung" wird in den Paragraphen 174–184c StGB eine Vielzahl divergierender Handlungsweisen aufgeführt, denen auf der Täter-, wie auf der Opferseite, sehr unterschiedliche Fallgruppen und Konstellationen entsprechen. Sexualmord als Mord im Zusammenhang mit sexuellen Handlungen ist nicht im 13. Abschnitt des StGB, sondern bei den Tötungsdelikten (§ 211 StGB) aufgeführt.

Aus kriminologischer Sicht wird der Kernbereich der sexuell motivierten kriminellen Handlungen in drei Hauptgruppen unterteilt:
- **Sexuelle Gewaltdelikte**: Sexuelle Nötigung, Vergewaltigung (§§ 177), sexuelle Nötigung und Vergewaltigung mit Todesfolge (§ 178 StGB) sowie Sexualmord (§ 211 StGB)
- **Sexuelle Missbrauchsdelikte**: Sexueller Missbrauch von Kindern (§§ 176, 176a und b StGB), von Schutzbefohlenen (§ 174 StGB), von Gefangenen, Verwahrten oder Kranken in Anstalten (§ 174a StGB), unter Ausnutzung einer Amtsstellung bzw. eines Beratungs-, Behandlungs- oder Betreuungsverhältnisses (§§ 174b, c StGB), sexueller Missbrauch Widerstandsunfähiger (§ 179 StGB)
- **Sexuelle Belästigungsdelikte**: Exhibitionistische Handlungen und Erregung öffentlichen Ärgernisses (§§ 183, 183a StGB). Die sexuelle Belästigung von Kindern wird strafrechtlich als sexueller Kindesmissbrauch gemäß § 176 Abs. 4 Ziff. 1 StGB verfolgt.

Hinsichtlich **Vorbelastungen** und **Rückfällen** können 5 Verlaufstypen unterschieden werden:

1. **Einmaltäter**
2. **Gelegenheitstäter** begehen zwar vor und/oder nach einer Verurteilung wegen einer Sexualstraftat weitere sexuelle Übergriffe; es bleibt aber bei einer einzigen sanktionierten *Sexual*straftat.
3. **Aus- oder Umsteiger** sind schon mindestens zweimal wegen eines Sexualdeliktes verurteilt worden; danach kommt es aber zu keiner weiteren *einschlägigen* sanktionierten Tat.
4. **Einsteiger** sind Täter, die kein früheres ersichtliches *Sexual*delikt begangen haben, aber einschlägig rückfällig werden
5. **Serientäter** werden mehrfach wegen der Begehung von Sexualdelikten verurteilt (mindestens drei einschlägige Verurteilungen).

Des Weiteren können Täter, die ihre Delikte *allein* begehen, von *Gruppen*tätern unterschieden werden.

1.5 Ausschlussdiagnosen

Sexuelle Handlungen, die gesetzlich zulässig sind und mit Einverständnis der an den sexuellen Handlungen beteiligten Person(en) stattfinden.

Ebenfalls kein sexuell delinquentes Verhalten liegt vor bei gleichrangigen Beziehungen unter Kindern und Jugendlichen mit beidseitigem Einverständnis und sexuellen Handlungen, die gesetzlich zulässig sind.

2 Störungsspezifische Diagnostik

2.1 Symptomatik

Interview mit Jugendlichem und Eltern (getrennt und teilweise je nach Thema zusammen, ggf. zusätzlich mit anderen Familienmitgliedern oder einem festen Partner/einer festen Partnerin des Jugendlichen)

- Genaue Exploration der ausgeführten sexuellen Handlungen mit den begleitenden Emotionen
- Exploration der Onaniephantasien
- Exploration subjektiver und objektiver Belastungsfaktoren wie eigener erlebter sexueller Missbrauch, eigene erlebte körperliche Misshandlung, Anwesenheit bei körperlicher Misshandlung in der eigenen Familie bzw. im Familienersatzsystem
- Exploration hinsichtlich sozialer Randständigkeit in der Gleichaltrigengruppe, Erfahrungen von Ausgrenzung, Demütigung, Abwertung und Kränkungen
- Fragen nach bisheriger Unterstützung bei der Bewältigung dieser Erfahrungen

Vom Jugendlichen außerdem zu erfragen
- Familienbeziehungen und ihre Qualität
- Peer-Beziehungen und ihre Qualität
- Freizeitverhalten
- Bestrafte Delinquenz und Dunkelfelddelinquenz
- Alkohol- und Drogenkonsum
- Sexuelle Entwicklung
- Selbstbild

Von den Eltern außerdem zu erfragen
- Umgang in der Familie mit Sexualität und Schamgrenzen allgemein
- Sexuelle Entwicklung des Jugendlichen
- Umgang mit Problemen, familiäre Ressourcen (Stress, sozioökonomischer Status, soziale Integration/Isolation)
- Elterliche Erziehungsmethoden (Strenge, Grenzsetzungen, Vernachlässigung, Gewährenlassen, Inkonsistenz)
- Umgang mit Aggressionen des Jugendlichen
- Konfliktlösungsstrategien

Über Fremdbefunde zu erfassen (Ermittlungsakten, Gerichtsurteile, rechtsmedizinische Befunde)
- Hinweise auf Tatplanung (z.B. mehrere Tatorte, betrügerisch-manipulative Annäherungsstrategie an Opfer; Verkleidung des Täters, Tatwaffen mitgebracht/ vom Tatort wieder entfernt)
- Hat der Täter Gegenstände vom Tatort oder Opfer mitgenommen (Souvenir/ Trophäe) oder sind z.B. Fotografien vom Opfer/Tatort angefertigt worden?
- Gibt es im rechtsmedizinischen Befund Hinweise auf Personifizierungsmerkmale („Over-Kill", Depersonifizierung, emotionale Wiedergutmachung)?
- Welcher Tatablauf wird anhand der objektiven Tatbestandsmerkmale festgestellt (Diskrepanz zur Schilderung des Täters?)

2.2 Störungsspezifische Entwicklungsgeschichte

Erleben sexueller oder körperlicher Gewalt oder Anwesenheit in solchen Situationen z.B. in der eigenen Familie führt in früheren Entwicklungsphasen zu Gefühlen von Ohnmacht und Hilflosigkeit. Diese Gefühle werden in mittleren Entwicklungsphasen durch entsprechende sexualisierte Fantasien zur Schädigung Anderer kompensiert und im Jugendalter ausagiert und sollten daher exploriert werden.

Entwicklung des Kindes/Jugendlichen
- Vorgeschichte bezüglich körperlichem und/oder sexuellem Missbrauch
- Ausbildung von Gewissen und Schuldgefühlen
- Entwicklung von selbstkontrolliertem Verhalten allgemein
- Steigerung der sexuellen Aktivität hinsichtlich Intensität und Häufigkeit kann auf zugrunde liegende psychische Dekompensationen, d.h. zunehmende psychische Schwierigkeiten beim Täter hinweisen.
- Welche sexuellen Fantasien begleiten die sexuelle Aktivität oder gehen ihr voraus? Fantasien können Aufschlüsse über die tatsächlichen sexuellen Interessen eines Täters liefern und sind deshalb wichtige Hinweise für eine diagnostische Einschätzung (u.a. für ein mögliches Entwicklungspotenzial der sexuellen Aktivität).
- Spezielle Besonderheiten der Opfer: Spezielle Charakteristika oder Opferqualitäten, die für den Täter bedeutungsvoll sind, können Hinweise auf Fixierungen oder andere Auffälligkeiten des Täters oder der zugrunde liegenden Bedürfnisse des Täters geben.

2.3 Psychiatrische Komorbidität und Begleitstörungen

Aus rezidivanalytischen Studien ist bekannt, dass jugendliche Sexualstraftäter insgesamt gehäuft vor und nach dem Sexualdelikt bzw. den Sexualdelikten andere Delikte begehen. Angesichts dieser oft zusätzlich vorhandenen allgemeinen delinquenten Belastung und des Umstandes, dass Sexualstraftaten ein Ausdruck von Dissozialität sein können, ist primär von Störungen des Sozialverhaltens (F90.1, F91, F92) auszugehen.

Andererseits ist bei jugendlichen Sexualstraftätern von einer äußerst heterogenen Gruppe auszugehen. Es mangelt an Vergleichsgruppen und die kleinen, hochausgelesenen Erhebungsgruppen setzen sich so unterschiedlich zusammen, dass eine Zusammenschau kaum möglich erscheint. Gesicherte Angaben zu Häufigkeiten bezogen auf die verschiedenen Untergruppen liegen bisher nicht vor. Zusätzlich zu den Störungen des Sozialverhaltens werden in der Literatur folgende Störungen als bei sexuelldelinquentem Verhalten gehäuft auftretend beschrieben: Hirnorganische Störungen (F0), Psychische und Verhaltensstörungen durch psychotrope Substanzen (F10-F19), Affektive Störungen (F30-F39), Angststörungen (F40-F41), Posttraumatische Belastungsstörung (F43.1), Anpassungsstörungen (F43.2), Schizoide Persönlichkeitsstörung (F60.1), Dissoziale Persönlichkeitsstörung (F60.2), Emotional instabile Persönlichkeitsstörung (F60.3), Kombinierte und andere Persönlichkeitsstörungen (F61), Sonstige abnorme Gewohnheiten und Störungen der Impulskontrolle (F63.8), Multiple Störungen der Sexualpräferenz (F65.6), Tief greifende Entwicklungsstörungen (F84).

2.4 Störungsrelevante Rahmenbedingungen

Faktoren in der Umgebung des Jugendlichen, die Grenzüberschreitungen erleichtern bzw. weniger dramatisch erscheinen lassen:
- Verfügbarkeit pornografischen Materials jeder Ausprägung
- Fehlende Schamgrenzen im sozialen Umfeld, in dem der Jugendliche lebt
- Fehlende Beziehungen zu Gleichaltrigen
- Verfügbarkeit jüngerer oder sozial/intellektuell nicht gleichwertiger Opfer

Häufige Belastungsfaktoren
- (Früh-)kindliche Entwicklungsverzögerungen und Verhaltensauffälligkeiten
- Reduziertes Selbstwertgefühl
- Außenseiter, Einzelgänger, gestörtes Kontaktverhalten
- Sexuell infantil oder frühreif
- Körperliche Auffälligkeiten (dadurch die Befürchtung, von angemessenen potenziellen Sexualpartnern abgelehnt zu werden und in der Folge mangelnde Bemühungen um Aufbau angemessener sexueller Beziehungen)
- Gewalttätiges Familienklima
- „Sexualisierte Familienatmosphäre" bzw. für die Kinder sichtbarer und erfahrbarer unangemessener Umgang mit Sexualität
- Unvollständige Familie
- Mehrfacher Wechsel der Bezugspersonen
- Längere Heimaufenthalte

2.5 Apparative, Labor- und Testdiagnostik

- *Spezifische Verfahren*: Multiphasic Sex Inventory für Jugendliche (MSI-J); Verfahren zur Risikoeinschätzung Estimate of Risk of Adolescent Sexual Offense Recidivism (ERASOR). Bei älteren Jugendlichen und Heranwachsenden wird z.T. auch das für Erwachsene evaluierte Verfahren Sexual Violence Risk-20 (SVR-20) eingesetzt, für das allerdings bzgl. Minderjähriger bisher keine ausreichend evaluierten Daten vorliegen.
- Persönlichkeitsverfahren: z.B. Freiburger Persönlichkeitsinventar (FPI), Fragebogen zu Kompetenz- und Kontrollüberzeugungen (FKK), Hamburger Neurotizismus- und Extraversionsskala für Kinder und Jugendliche (HANES KJ)
- Ergänzende altersbezogene Testdiagnostik bezüglich Intelligenzniveau und Teilleistungsstörungen
- Körperliche und neurologische Untersuchung bei Hinweisen auf körperliche bzw. neurologische Schädigung
- Screeninguntersuchungen bei Verdacht auf Alkohol-, Drogen-, und/oder Medikamentenmissbrauch

2.6 Weitergehende Diagnostik und Differenzialdiagnostik

Es gibt Hinweise darauf, dass pränatale Alkoholexposition besonders häufig zu unangemessenem Sexualverhalten im Jugendlichen- und Erwachsenenalter führt. Die bei diesem Personenkreis häufig persistierenden Defizite in Gedächtnis und exekutiven Funktionen wie Treffen von Entscheidungen, Planung, Initiative, Setzen von Prioritäten, Sequenzieren, motorische Kontrolle, emotionale Regulation, Problemlösung, Impulskontrolle, Setzen von Zielen, Beobachtung der Ergebnisse von Handlungen und Selbstkorrektur erfordern Anpassungen hinsichtlich Diagnostik und Behandlung der Sexualdelinquenz. Gezielte Anamneseerhebung und Diagnostik hinsichtlich des Vorliegens eines embryofetalen Alkoholsyndroms (z.B. unterstützt durch Fotos im Säuglings- und Kleinkindalter) sind daher u.U. sinnvoll.

2.7 Entbehrliche Diagnostik

- Apparative Diagnostik bezüglich hirnorganischer Störungen, wenn keine anamnestischen Hinweise oder Verdachtssymptome vorliegen

3 Multiaxiale Bewertung

Neben der Beurteilung auf den sechs Achsen des MAS muss die Beurteilung des Rezidivrisikos für einschlägige und andere Delikte erfolgen. In mehreren Verlaufsstudien war für jugendliche Sexualstraftäter das Rezidivrisiko für Sexualstraftaten geringer als für andere Straftaten. Gemeinsamkeiten und Abweichungen zwischen Risikofaktoren für einschlägige Rückfälle von erwachsenen und jugendlichen Sexualdelinquenten sind noch nicht ausreichend geklärt. Die aufgeführten Aspekte sind daher als vorläufig zu betrachten.

Risikofaktoren für gewalttätiges Sexualverhalten
- *Anamnestische Hinweise auf eine Störung der psychosozialen Anpassung*: Sexuelle Deviation, Täter war selbst Opfer von Kindesmissbrauch, schwere psychische Störung, Alkohol-/Drogenproblematik, suizidale/homizide Gedanken, Beziehungsprobleme, Beschäftigungsprobleme, nicht-sexuelle gewalttätige Vordelinquenz, gewaltfreie Vordelikte, früheres Bewährungsversagen
- *Anamnestische Hinweise auf Sexualdelinquenz*: Hohe Deliktfrequenz, multiple Formen der Sexualdelinquenz, physische Verletzung der Opfer, Waffengebrauch/Todesdrohung gegen Opfer, Zunahme der Deliktfrequenz oder Deliktschwere, extremes Bagatellisieren oder Leugnen und deliktfördernde Ansichten
- *Fehlen realistischer Zukunftspläne*: Fehlen realistischer Pläne und Ablehnung weiterer Interventionen.

Risiko für Rezidive sexueller Delikte
- Mehrere Opfer
- Kindliche Opfer
- Opfer ist viel jünger
- Völlig fremde Opfer
- Kein gemeinschaftliches Handeln
- Tat nicht unter Alkoholeinfluss
- Mehrere Sexualdelikte in der Vorgeschichte
- Behandlungsabbrüche in der Vorgeschichte

Insgesamt lassen sich die Risikomerkmale vorläufig in folgenden Kontext stellen: Junge einschlägig Rückfällige weisen eine so hohe Tatbereitschaft auf, dass es kaum enthemmender Faktoren bedarf, um sie zu dem Delikt zu veranlassen. Sie benötigen weder die Dynamik einer gemeinsamen Tatbegehung noch die enthemmende Wirkung des Alkohols. Statt „günstiger" Situationen wählen sie fremde Opfer, bei denen sie von fehlendem Einverständnis ausgehen *müssen*. Die Opfer werden nicht in der eigenen Altersgruppe bei gemeinsamer Freizeitgestaltung „gefunden", sondern aktiv gesucht. Dies und der Umstand, dass sie häufiger mehrere Opfer haben, zeigen zudem, dass Handlungsziel nicht der Kontakt zu einer individualisierten Person ist, der gegenüber persönliche Motive handlungsleitend sind. Nicht die vorgefundene Situation mit ihren vermeintlichen Möglichkeiten, sondern intrinsische Faktoren lösen die Tat aus.

3.1 Identifizierung der Leitsymptome

Folgende Aspekte sollen anamnestisch geklärt werden:
- Genaue Beschreibung der sexuell devianten Handlungen
- Genaue Beschreibung der auslösenden/begleitenden/folgenden Emotionen
- Analyse des Ablaufs in Bezug auf Planung vs. Impulsivität
- Erfragen von Gewaltanteilen
- Erfragen von Anteilen sexueller Befriedigung (paraphiles Verhalten?), von anderen emotionalen Zuständen und Gewinnen trennen
- Nähere Spezifikation des Opfers bzw. der Opfer
- Sind ein oder mehrere Leitsymptome vorhanden?
- Wie lange bestehen die Leitsymptome bereits?
- erneuten diese Symptome im Rahmen einer anderen psychischen Störung?

3.2 Identifizierung weiterer Symptome und Belastungen

Bestehen Entwicklungsstörungen? Finden sich Hinweise auf eine emotionale Instabilität? Wie ist der Zugang des Jugendlichen zur eigenen emotionalen Befindlichkeit? Besteht Substanzmissbrauch? Zeigt der Jugendliche dissoziale Verhaltensweisen? Bestehen schulische Leistungsdefizite? Besteht ein reduziertes Intelligenzniveau? Liegen chronische körperliche Erkrankungen bzw. Behinderungen vor, die schlecht bewältigt werden? Bestehen Störungen, die eine soziale Ausgrenzung bedeuten oder die die Funktionen von Sexualorganen betreffen? Besteht delinquentes oder gewalttätiges Verhalten in der Familie? Besteht chronische Disharmonie zwischen den Eltern? Bestehen oder bestanden körperliche Misshandlung und/oder sexueller Missbrauch? Bestehen psychische Störungen bei Familienangehörigen? Bestehen unzureichende Lebensbedingungen? Ist die Beziehung zu Gleichaltrigen gestört? Gehört der Betroffene einer Randgruppe an? Ist der Jugendliche eingebunden in soziale Strukturen und zeigt er Kooperationsbereitschaft?

3.3 Differenzialdiagnosen und Hierarchie des diagnostischen und therapeutischen Vorgehens

Zur Differenzialdiagnostik siehe Abbildung 67, zur Hierarchie des therapeutischen Vorgehens siehe Abbildung 68.

4 Interventionen

Bisherige Studienergebnisse schwanken hinsichtlich Rückfälligkeit bei jugendlichen Sexualstraftätern je nach berücksichtigtem Zeitraum zwischen etwa 4% und 79%. Das Rückfallrisiko ist offenbar niedriger als bei erwachsenen Sexualstraftätern. Andererseits ist von einer äußerst heterogenen Gruppe auszugehen und es spricht viel dafür, dass bei jugendlichen Sexualstraftätern das Risiko, erneut ein Sexualdelikt zu begehen, höher ist als das Risiko für ein sexuelles Erstdelikt in der Allgemeinpopulation. Die aus anderen kriminologischen Studien bekannte Episodenhaftigkeit der Delinquenz junger Menschen, die im Regelfall eine eher zurückhaltende kriminalrechtliche Reaktion ratsam erscheinen lässt, gilt bei Sexualdelikten, vor allem bei fremden Opfern und größerem Altersabstand zum Opfer, nicht in gleicher Weise.

Bei einer Vielzahl von Sexualdelikten sind situative Aspekte wie sozialer Stress, Alkoholeinfluss, Gruppendruck oder besondere Tatgelegenheiten wesentliche Entstehungsmerkmale, sodass in diesen Fällen eine erneute Sexualstraftat dann nicht zu erwarten ist, wenn zukünftig andere situative Bedingungen gegeben sind. Dies ist z.B. bei innerfamiliären Missbrauchern der Fall, deren Opfer aus Tätersicht lediglich leicht verfügbare Ersatzobjekte waren. Weitere sexuelle Übergriffe sind bei solchen Tätern dann wenig wahrscheinlich, wenn ihnen durch geeignete Maßnahmen geeignete Opfer nicht mehr zur Verfügung stehen. Anders verhält es sich jedoch bei Tätern, deren sexuelle Handlungen Ausdruck einer allgemein dissozialen Störung oder einer spezifischen sexuellen Abweichung sind. Hier ist die nachhaltige Reduzierung des Rückfallrisikos nur durch gezielte therapeutische Interventionen erreichbar, da die deliktrelevante Neigung meist auch nach längeren Freiheitsstrafen noch bestehen bleibt.

Jugendliche, die ein spezifisches Programm erfolgreich durchlaufen, haben ein niedrigeres Rückfallrisiko sowohl hinsichtlich einschlägiger als auch anderer Delikte (III).

Ziel der Behandlung jugendlicher sexuell Delinquenter ist, dass es erstens keine weiteren Übergriffe mehr gibt und zweitens die Jugendlichen in die Lage versetzt werden, ein möglichst selbstbestimmtes, aber psychosozial angepasstes Leben zu führen.

Im Mittelpunkt der Therapie steht die Arbeit mit dem Deliktszenario, in dem Realitätsverzerrungen, Tilgungen von missbrauchsbezogenen Erlebnisinhalten, das Bagatellisieren emotionaler Zustände sowie das Verleugnen eigener Handlungen aufgehoben werden sollen. Ziel ist es, Selbstkontrolle hinsichtlich der delinquenten Handlungen einzuführen und zu stärken, sowie den Lernprozess der Jugendlichen hinsichtlich ihres Delikts und des Deliktvorlaufes voranzubringen.

Eine deliktorientierte, auf jugendliche Sexualstraftäter zugeschnittene spezifische Behandlung unter Einbezug einer entsprechenden Peergroup ist notwendig. Eine Fokussierung auf das spezifische Delikt und dessen Entstehung beim jugendlichen Sexualstraftäter ist von zentraler Bedeutung. Darüber hinaus müssen zahlreiche sich noch in der Entwicklung befindliche Bereiche berücksichtigt werden. Dies gilt für die Sexualentwicklung ebenso wie für die Entwicklung der persönlichen Identität und die Entwicklung sozialer Rollen und Beziehungen. Effektive Programme zielen direkt auf die Probleme, die in Zusammenhang mit der Tat stehen, und beinhalten außerdem Sexualerziehung sowie Methoden zur Entwicklung neuer konstruktiver, gesellschaftlich angemessener sozialer Fertigkeiten bei den Tätern. Module zur Rückfallprophylaxe sollten ebenfalls enthalten sein.

Kognitiv-behaviorale Konzepte in Verbindung mit erziehenden und unterstützenden Maßnahmen unter Einbeziehung des Familiensystems sind nach der bisherigen Datenlage offenbar am wirksamsten (III). Im Vordergrund steht Gruppentherapie in einer Gruppe sexuell delinquenter Jugendlicher, ergänzt durch Einzeltherapie. Die Dauer der bisher etablierten Behandlungsprogramme umfasst in der Regel etwa 2 Jahre. Gemeindenahe Anschlussmaßnahmen sind notwendig.

▲ Störungsspezifische Behandlung hinsichtlich der Kernsymptomatik mit Aufklärung und Beratung (Psychoedukation) einschließlich Strategien zur Überwindung der meist starken Bagatellisierungs- und Leugnungstendenzen (Hier sind störungshomogene Gruppen von Vorteil)
▲ Kognitive Verhaltenstherapie zur Verringerung und/oder Verbesserung der Kontrolle des problematischen sexuellen Ver-

langens (z.B. Reizüberflutung, kognitives Umstrukturieren, Entwickeln von Empathie für das Opfer)
▲ Methoden zur Erweiterung adäquater sexueller Interessen/Fertigkeiten (z.B. Training sozialer Kompetenzen, Selbstbehauptungstraining, Sexualerziehung, Paartherapie)
▲ Erarbeitung eines Zugangs zur emotionalen Befindlichkeit: Kreativtherapien (Musik, Kunst)
▲ Aufklärung und Beratung der Eltern und der Erzieher/Lehrer oder anderer wichtiger Bezugspersonen
▲ Interventionen in der Familie
▲ Klare Regelungen bzgl. Beziehungsaufnahme zu Personen, die potenzielle Opfer darstellen. Z.B. werden potenzielle Opfer und Erziehungsberechtigte vom sexuell-delinquenten Jugendlichen in Begleitung seines Therapeuten/Bezugsbetreuers über die Taten des Jugendlichen klar informiert und alle Beteiligten müssen ihr Einverständnis geben zur Fortsetzung der Beziehung bzw. eine Fortsetzung untersagen und kontrollieren.
▲ Verlaufskontrolle
▲ Behandlung komorbider Störungen (Psychotherapie, Pharmakotherapie)

Sind Psychotherapie und pädagogische Maßnahmen hinsichtlich der Kernsymptomatik nicht ausreichend, kommt u.U. eine zusätzliche pharmakologische Behandlung zur Libidosenkung bei paraphilen und nichtparaphilen hypersexuellen Störungen in Betracht. Eine medikamentöse Behandlung ausschließlich zur Reduzierung des Sexualtriebs stellt einen Eingriff in die persönliche Freiheit des Individuums dar und bedarf deshalb der schriftlich dokumentierten freiwilligen Zustimmung des Betroffenen bzw. in entsprechenden Fällen des gesetzlichen Vertreters nach eingehender ebenfalls zu dokumentierender Aufklärung über zu erwartende Wirkungen und mögliche Risiken und Nebenwirkungen. Eine Antiandrogenbehandlung kann in Deutschland weder vom Arzt noch vom Richter angeordnet werden. An eine Therapieablehnung hat man sich strikt zu halten.

Während zur medikamentösen Behandlung erwachsener Sexualstraftäter eine Reihe von Studien und teils langjährige Erfahrungen vorliegen, ist die Datenlage bzgl. der Behandlung jugendlicher Sexualstraftäter unzureichend. Vereinzelte Berichte liegen vor für Leuprolid und Cyproteronacetat sowie SSRI, Risperidon und Naltrexon hinsichtlich Abnahme von übermäßig häufigem Masturbieren, Zunahme von Erregungskontrolle, Abnahme von übermäßig häufigen sexuellen Fantasien und Abnahme von das Behandlungsprogramm störenden sexuellen Fantasien. SSRI sollen neben der Hypersexualität auch ggf. vorliegende zwanghafte Elemente bzgl. des sexuell delinquenten Verhaltens positiv beeinflussen.

Für den Einsatz von Androgenen ist die Pubertätsentwicklung in der Regel mit 16 Jahren ausreichend vorangeschritten. Vor Behandlungsbeginn werden jedoch immer in Zusammenarbeit mit Andrologen der individuelle Entwicklungsstand der sexuellen Reifung und der endokrinologische Status des Jugendlichen beurteilt. Eine dabei ggf. diagnostizierte verfrühte oder verzögerte Pubertätsentwicklung bedarf der Abklärung.

4.1 Auswahl des Interventionssettings

Die Verantwortung für den Gesamtprozess tragen Justiz und Jugendamt unter Beteiligung der Eltern. Ein klarer juristischer Rahmen ist aufgrund der meist starken Bagatellisierungs- und Leugnungstendenzen erforderlich. Die Erstattung einer Anzeige bzw. die daraus drohenden Konsequenzen können Behandlungsmotivation und -verantwortung u.U. positiv beeinflussen.

Ob eine *ambulante* Behandlung ausreicht oder eine *stationäre* Behandlung notwendig ist, hängt u.a. ab von
- der Einordnung des Jugendlichen im Hinblick auf sein Gefährdungspotenzial
- der Kooperationsbereitschaft des Jugendlichen und der Erziehungsberechtigten
- der Behandlungsbedürftigkeit komorbider Störungen
- dem Vorhandensein spezifischer Behandlungsangebote vor Ort
- der Einbindung in betreuende, kontrollierende Strukturen vor Ort
- Begleitmaßnahmen (z.B. Heimunterbringung).

Unterschiedliche Settings/Gruppen sind erforderlich je nach
- Alter (strafmündig oder nicht)
- kognitiven Fähigkeiten (geistige Behinderung oder eher durchschnittliche Intelligenz)
- Geschlecht.

4.2 Hierarchie der Behandlungsentscheidung und Beratung

- In der Regel steht hinsichtlich der Kernsymptomatik die spezifische Gruppenpsychotherapie im Vordergrund, begleitet durch Einzeltherapie und pädagogische Maßnahmen sowie Behandlung der komorbiden Störungen
- Sind Psychotherapie und pädagogische Maßnahmen hinsichtlich der Kernsymptomatik nicht ausreichend, kommt u.U. je nach Symptomatik des Patienten eine zusätzliche pharmakologische Behandlung in Betracht.
- Sind therapeutische und pädagogische Maßnahmen nicht ausreichend, müssen die juristischen Rahmenbedingungen diesbezüglich überprüft werden.

4.3 Besonderheiten bei ambulanter Behandlung

Rezidivgefahr bzw. Gefährdungspotenzial. Die im Vergleich zur stationären Therapie verringerten Kontrollmöglichkeiten müssen verantwortbar sein.

Komorbide Störungen. Kinder- und jugendpsychiatrische Diagnostik zum Ausschluss komorbider Störungen (z.B. Alkohol- oder Drogenabhängigkeit) ist erforderlich. Es darf keine Begleitstörung vorliegen, die einer stationären Behandlung bedarf.

Opferschutz. Die grundlegende Voraussetzung für die Aufnahme einer ambulanten Therapie ist die Sicherstellung des Schutzes der von den Übergriffen Betroffenen. Insbesondere wenn die sexuelle Gewalt innerhalb der Familie stattfand, muss das betroffene Kind vor weiteren Übergriffen sicher geschützt sein.

Stabile äußere Lebenssituation. Die Lebensrealität der Jugendlichen ist häufig von Beziehungs- und Kontaktproblemen sowie anhaltenden schulischen oder beruflichen Misserfolgen gekennzeichnet. Dies wiederum führt zu einer chronischen Labilisierung des Selbstwertgefühls und erhöht die Wahrscheinlichkeit der Kompensation durch erneute sexuelle Übergriffe. Daher ist es unerlässlich, den Jugendlichen durch begleitende pädagogische Maßnahmen neue Perspektiven zu eröffnen. Dies betrifft sowohl eine stabile Wohnsituation, regelmäßige Schulbesuche als auch zufriedenstellende Freizeitaktivitäten.

Offenlegung der Übergriffe. Von dem Jugendlichen müssen die Übergriffe in dem bisher bekannt gewordenen Umfang eingeräumt werden. Ein Erklärungsmodell und die volle Übernahme der Verantwortung werden in der Therapie erarbeitet.

Kooperation aller Beteiligten. Die ambulante Therapie ist ein Baustein einer gesamten psychosozialen Behandlung und muss in verbindliche, kontinuierliche und transparente Kooperationsbeziehungen eingebettet sein. Die Kontinuität muss durch regelmäßige Hilfegespräche zusammen mit dem Jugendlichen sichergestellt sein, der gesamte Hilfeprozess im Rahmen eines Case-Managements sollte durch den zuständigen Allgemeinen Sozialen Dienst koordiniert werden. Regelmäßige Eltern- und Familiengespräche werden angestrebt.

Sicherstellung von Kontinuität. Regelmäßige Teilnahme ist eine Voraussetzung für den Erfolg einer ambulanten Therapie. Es müssen daher zu Beginn klare Absprachen über die Konsequenzen bei Wegbleiben oder häufigen Absagen erfolgen. Eine kontrollierende Person (Jugendamt, Jugendgerichtshilfe) wird benannt, die im Falle eines Abbruches oder eines Ausschlusses von der weiteren Therapie benachrichtigt wird, und die dann gegebenenfalls Sanktionen einleitet.

Folgende Ziele sollten vor **Abschluss der Therapie** erreicht sein:
- Stabile Lebenssituation, befriedigende Perspektive (beruflich, Freizeit)
- (Sexuelle) Beziehungen zu Peers, Aufbau eines sozialen Netzwerks
- Erklärungsmodell für Übergriffe in den Lebenskontext einordnen können, Bedeutungszusammenhang erkennen können.
- Empathie für andere Menschen aufbringen können. Nicht nur Empathie mit dem Opfer, sondern auch Empathie in einem umfassenderen Sinne als Einfühlung in die Bedürfnisse und Gefühle anderer Menschen.

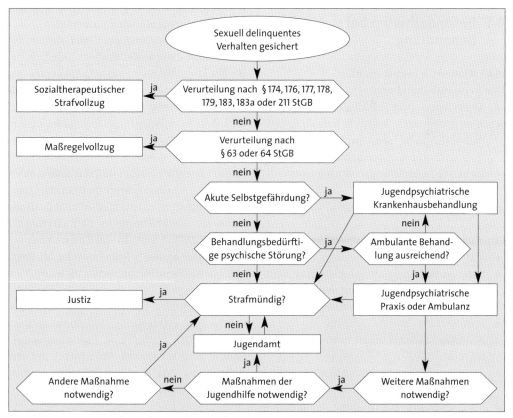

Abb. 68: Auswahl des Interventionssettings bei sexuell delinquentem Verhalten

- Gefährdungssituationen erkennen und beschreiben können, Handlungsalternativen entwickeln.
- Entwicklungsaspekte: Ablösung von Eltern, abgegrenzte Beziehungen leben und aushalten können.
- Sprache finden für das eigene Erleben, Fähigkeiten zum emotionalen Differenzieren, Ausdrücken eigener (Gewalt-) Erfahrungen.
- Übereinstimmung von Selbsteinschätzung und Fremdeinschätzung.

4.4 Besonderheiten bei teilstationärer Behandlung

Bisher liegen keine systematischen Erfahrungen zu tagesklinischer Behandlung vor.

4.5 Besonderheiten bei stationärer Behandlung

Indikationen für eine stationäre Krankenhausbehandlung:
- Akute Eigen- oder Fremdgefährdung
- Spezifische ambulante Behandlung ist nicht möglich bzw. ausreichend oder wohnortnah nicht verfügbar
- Stationär behandlungsbedürftige psychiatrische Begleitstörung
- Ausgeprägte Rezidivgefahr

Prinzipien der stationären Behandlung
- Stationäre Milieutherapie
- Enge Verzahnung zwischen Alltag und Therapie zur Überwindung der Bagatellisierungs- und Leugnungstendenzen
- Fokussierung auf die Station als therapeutische Gemeinschaft und Gruppentherapie
- Arbeit mit dem Bezugssystem (Familie, Heim)
- Diagnostik und Behandlung der komorbiden Störungen

- Bei stationär behandlungsbedürftigen Kindern und Jugendlichen mit sexuell delinquentem Verhalten wird in der Regel das Jugendamt einbezogen.
- Kontakte mit Jugendgericht bzw. Bewährungshelfern sind bei Straffälligkeit notwendig
- Eine stufenweise Weiterbehandlung (nach der stationären Krankenhausbehandlung in der Regel stationäre Jugendhilfemaßnahmen und ambulante Behandlung)

4.6 Jugendhilfe- und Rehabilitationsmaßnahmen

Spezifische stationäre Jugendhilfe- bzw. Rehabilitationsmaßnahmen kommen in Betracht, wenn eine stationäre Krankenhausbehandlung nicht (mehr) indiziert ist, jedoch
- intensive und umfassende pädagogische Maßnahmen erforderlich sind,
- zur Gewährleistung des Opferschutzes eine hohe externe Kontrolle erforderlich ist,
- ein langfristiges pädagogisch-therapeutisches Angebot für Kinder und Jugendliche notwendig ist,
- Integrationsbedarf in familiäre Ersatzstrukturen besteht.

Ist die Therapie beendet und das Risiko eines erneuten sexuellen Übergriffs deutlich reduziert, kann der Jugendliche oftmals, sofern nicht die Rückführung in den elterlichen Haushalt möglich ist, in der Einrichtung bis zum Abschluss der Schule bzw. Ausbildung, ggf. auch länger, verbleiben. Auch die Verselbstständigung bis zum Leben in einer eigenen Wohnung kann – soweit möglich – von hier aus erfolgen.

Nach der stationären Jugendhilfemaßnahme sind spezifische Nachsorge und ein Hilfesystem, das dem Jugendlichen weiterhin zur Seite steht, erforderlich.

4.7 Maßregelvollzug

Die Voraussetzungen für eine Unterbringung in einer Maßregelklinik folgen aus dem Strafgesetzbuch:

§ 63 StGB:
Hat jemand eine rechtswidrige Tat im Zustand der Schuldunfähigkeit (§ 20) oder der verminderten Schuldfähigkeit (§ 21) begangen, so ordnet das Gericht die Unterbringung in einem psychiatrischen Krankenhaus an, wenn die Gesamtwürdigung des Täters und seiner Tat ergibt, daß von ihm infolge seines Zustandes erhebliche rechtswidrige Taten zu erwarten sind und er deshalb für die Allgemeinheit gefährlich ist.

§ 64 StGB:
(1) Hat jemand den Hang, alkoholische Getränke oder andere berauschende Mittel im Übermaß zu sich zu nehmen, und wird er wegen einer rechtswidrigen Tat, die er im Rausch begangen hat oder die auf seinen Hang zurückgeht, verurteilt oder nur deswegen nicht verurteilt, weil seine Schuldunfähigkeit erwiesen oder nicht auszuschließen ist, so ordnet das Gericht seine Unterbringung in einer Entziehungsanstalt an, wenn die Gefahr besteht, daß er infolge seines Hanges erhebliche rechtswidrige Taten begehen wird.
(2) Die Anordnung unterbleibt, wenn die Entziehungskur von vornherein aussichtslos erscheint.

Für Jugendliche gelten die entsprechenden Paragraphen aus dem Jugendgerichtsgesetz:

§ 7 JGG:
Als Maßregeln der Besserung und Sicherung im Sinne des allgemeinen Strafrechts können die Unterbringung in einem psychiatrischen Krankenhaus oder einer Entziehungsanstalt, die Führungsaufsicht oder die Entziehung der Fahrerlaubnis angeordnet werden (§ 61 Nr. 1, 2, 5, 6 StGB).

§ 93a:
(1) Die Maßregel nach § 61 Nr.2 des StGB wird in einer Einrichtung vollzogen, in der die für die Behandlung suchtkranker Jugendlicher erforderlichen besonderen therapeutischen Mittel und sozialen Hilfen zur Verfügung stehen.
(2) Um das angestrebte Behandlungsziel zu erreichen, kann der Vollzug aufgelockert und weitgehend in freien Formen durchgeführt werden.

Stets ist für die Feststellung einer Maßregel gemäß § 246a StPO ein Sachverständigengutachten erforderlich.

Bisher stehen in Deutschland jedoch nur wenige spezifische Behandlungsplätze im Maßregelvollzug für Jugendliche zur Verfügung.

4.8 Sozialtherapeutischer Strafvollzug

In Betracht kommen Verurteilungen nach Vergewaltigung und sexueller Nötigung (§§ 177, mit Todesfolge § 178 StGB), Sexualmord (§ 211 StGB), Sexuellem Missbrauch von Kindern (§§ 176, 176a und b StGB), von Schutzbefohlenen (§ 174 StGB); von Gefangenen, Verwahrten oder Kranken in Anstalten (§ 174a StGB), unter Ausnutzung einer Amtsstellung bzw. eines Beratungs-, Behandlungs- oder Betreuungsverhältnisses (§§ 174b, c StGB), sexuellem Missbrauch Widerstandsunfähiger (§ 179 StGB) sowie exhibitionistischen Handlungen und Erregung öffentlichen Ärgernisses (§§ 183, 183a StGB).

Sozialtherapie ist für erwachsene Sexualstraftäter mit Freiheitsstrafen über zwei Jahren gesetzlich verpflichtend vorgeschrieben. Für jugendliche Sexualstraftäter erscheint dies ebenfalls sinnvoll, die Aufnahme in sozialtherapeutische Abteilungen im Jugendvollzug erfolgt jedoch bisher auf freiwilliger Basis.

Die bisher eingerichteten Behandlungskonzepte sehen einen Behandlungszeitraum von bis zu 2 Jahren vor. Komponenten sind Soziotherapie zur Förderung von Kommunikation, Regelbewusstsein sowie selbständiger Strukturierung des Lebensumfeldes, Psychotherapie als kognitiv-verhaltenstherapeutische Gruppen- und Einzeltherapie sowie Kunsttherapie, Sozialpädagogik zur Förderung sozialer Kompetenzen, Bildung und Ausbildung als protektive Faktoren für die berufliche Eingliederung nach Entlassung, Ergotherapie zur Förderung von Basiskompetenzen und Freizeitarbeit zur Ausbildung eines strukturierten Freizeitverhaltens.

4.9 Kritische und entbehrliche Therapiemaßnahmen

- Alleinige medikamentöse Behandlung
- Alleinige nondirektive Therapie
- Alleinige unspezifische Therapie ohne Deliktorientierung und -thematisierung
- Bei Aversionsverfahren zeigten sich zum Teil Erhöhungen der Rückfallraten.
- Eine chirurgische Kastration ist in Deutschland erst nach dem vollendeten 25. Lebensjahr gesetzlich erlaubt und bedarf der Einwilligung.

5 Literatur

Efta-Breitbach J, Freeman KA, Recidivism and resilience in juvenile sexual offenders: an analysis of the literature. J Child Sex Abus (2004), 13, 257–279

Gruber T, Waschlewski S, Deegener G (2003) Multiphasic Sex Inventory für Jugendliche (MSI-J). Fragebogen zur Erfassung psychosexueller Merkmale bei jugendlichen Straftätern. Hogrefe, Göttingen 2003

Clauss M, Karle M, Günter M, Barth G (Hrsg.) (2005) Sexuelle Entwicklung – sexuelle Gewalt. Grundlagen forensischer Begutachtung von Kindern und Jugendlichen. Pabst Science Publishers, Lengerich

Hebebrand K, Hebebrand J, Remschmidt H, Medikamente in der Behandlung von Paraphilien und hypersexuellen Störungen. Fortschritte der Neurologie, Psychiatrie (2002), 70, 462–475

Köhler D, Müller S, Hinrichs G (2005) Die Tatortanalyse auf dem empirischen Prüfstand. In: Saimeh N (Hrsg.), Was wirkt? Prävention – Behandlung – Rehabilitation, 148–166. Psychiatrie-Verlag, Bonn

Meyer-Deters W (2003) Minderjährige sexuelle Mißbraucher – Eine Herausforderung für die Jugendhilfe. In: Braun G, Hasebrink M, Huxoll M (Hrsg.), Pädosexualität ist Gewalt. (Wie) Kann die Jugendhilfe schützen? 79–102. Beltz, Weinheim

Müller-Isberner R, Gonzalez Cabeza S, Eucker S (2000) Die Vorhersage sexueller Gewalttaten mit dem SVR-20. Institut für Forensische Psychiatrie, Haina 2000

Remschmidt H, Schmidt MH, Poustka F (Hrsg.) (2006) Multiaxiales Klassifikationsschema für psychische Störungen des Kindes- und Jugendalters nach ICD-10 der WHO. 5. Aufl. Huber, Bern

Rotthaus W, Gruber, T, Die systemische Behandlung jugendlicher Sexualstraftäter. PiD – Psychotherapie im Dialog (2004), 5, 120–127

Schmelzle M, Knölker U (2002) Therapie unter Zwang? Gruppenpsychotherapie jugendlicher Sexualdelinquenten. Pabst Publishers, Lengerich

Spitczok von Brisinski U, Alsleben R, Zahn W, Sozialtherapie für Sexualstraftäter im Jugendvollzug. Zeitschrift für Strafvollzug und Straffälligenhilfe (2005), 3, 131–137

Walker DF, McGovern SK, Poey EL, Otis KE, Treatment effectiveness for male adolescent sexual offenders: a meta-analysis and review. J Child Sex Abus (2004), 13, 281–293

Worling JR, Curwen T (2001) The ERASOR – Estimate of Risk of Adolescent Sexual Offense Recidivism; Version 2.0. SAFE-T Program, Thistletown Regional Centre, Toronto

Bearbeiter dieser Leitlinie

Ingo Spitczok von Brisinski, Thomas Gruber, Günter Hinrichs, Christa Schaff

Korrespondenzadresse

Dr. med. Ingo Spitczok von Brisinski
Kliniken für Psychiatrie und Psychotherapie des Kindes- und Jugendalters
Rheinische Kliniken Viersen
Horionstraße 14
41749 Viersen

Leitlinie für die Grundlagen der Psychotherapie im Fachgebiet der Kinder- und Jugendpsychiatrie, Psychosomatik und Psychotherapie

Präambel

In dieser Leitlinie werden die Grundlagen einer allgemeinen Psychotherapie bei Kindern und Jugendlichen beschrieben. Sie ergänzen und ersetzen nicht die störungsspezifischen Leitlinien für die einzelnen kinder- und jugendpsychiatrischen und psychotherapeutischen Krankheitsbilder (http:\\www.awmf-online.de).

1 Grundlagen

1.1 Evidenzbasierung

Es gehört zu den ethischen Grundgeboten eines „nihil nocere" ärztlich- und psychologisch-psychotherapeutischer Praxis, dass keine Verfahren zur Anwendung kommen, die schaden oder nur ungenügend helfen. Jeder Therapeut *(Die männliche Form wird im gesamten Text der Einfachheit halber und mit der Absicht benutzt, dass die weibliche Form immer impliziert ist.)* ist verpflichtet, sich nach kritischer Würdigung an Ergebnissen der Psychotherapieforschung auszurichten, seine Behandlungspraxis gegebenenfalls umzustellen und vor allem jederzeit über das Rational seiner Tätigkeit Auskunft zu geben. Persönliche, subjektive Erfahrungen sollten nur dann in eine Beurteilung der psychotherapeutischen Wirksamkeit einfließen, wenn sie in einem Mindestmaß objektiviert worden sind bzw. andernorts evaluiert wurden.

1.2 Theoriebasierung

Jedes psychotherapeutische Verfahren benötigt eine theoretische Fundierung. Nur die Kombination von Theorie und empirischer Überprüfung macht eine Anerkennung eines Verfahrens als wissenschaftlich fundiert möglich. Jeder Psychotherapeut ist in der Pflicht, sein Handeln auch hinsichtlich einer theoretischen Fundierung zu überprüfen und gegebenenfalls transparent zu machen. Dabei versteht es sich von selbst, dass die Theorie sich innerhalb des von der Scientific community anerkannten Rahmens bewegen sollte. Eine beständige Überprüfung aktueller Entwicklungen der jeweiligen Theorie gehört ebenso dazu.

2 Therapeutenvariablen

2.1 Aus- und Weiterbildung

Jede psychotherapeutische Beschäftigung mit Kindern und Jugendlichen setzt eine entsprechende fundierte Ausbildung voraus. Zur Psychotherapie von Kindern- und Jugendlichen sind bei der Bundesärztekammer/Kassenärztlichen Bundesvereinigung derzeit anerkannt:
▲ Analytische Psychotherapie
▲ Tiefenpsychologisch fundierte Therapie
▲ Verhaltenstherapie.

Die Psychotherapierichtlinien sind zum Teil durch das Psychotherapeutengesetz in ihren Formulierungen nicht mehr gültig, betreffen zudem nur die ambulanten psychotherapeutischen Leistungen.

Im Rahmen der psychosomatischen Grundversorgung sind Autogenes Training, Jacobsonsche Relaxation und Hypnose anerkannt. Jedes Verfahren hat eigene curriculare Aus- und Weiterbildungsgänge, die von unterschiedlicher Dauer und Intensität sind. Unabhängig von diesen Curricula ist eine grundsätzliche Ausbildung in der klinischen Kinder- und Jugendpsychiatrie – unabhängig von Grundberuf bzw. -ausbildung – unabdingbar. Dies ist wichtig, um beispielsweise eine fundierte Differenzialdiagnostik vornehmen zu können oder auch um eine stationäre Behandlungsbedürftigkeit einzuschätzen. Selbsterfahrungsanteile gehören zur Ausbildung. In die Weiterbildung zum Facharzt für Kinder- und Jugendpsychiatrie und -psychotherapie sind diese psychotherapeutischen Weiterbildungsinhalte integriert.

2.2 Integrität

Die intensive Arbeit mit Kindern und Jugendlichen, die sich naturgemäß immer in einem besonderen Abhängigkeitsverhältnis zu Erwachsenen, und damit auch zu ihrem Psychotherapeuten, befinden, macht einen besonders sorgfältigen Umgang mit missbräuchlichen Impulsen, Tendenzen oder auch Strukturen notwendig. Dazu gehört, dass der Psychotherapeut frei ist von innerer oder äußerer Abhängigkeit vom Patienten und seiner Familie. Er muss zu jeder Zeit von einem sachlich begründbaren unabhängigen Standpunkt aus das therapeutische Geschehen beurteilen können, in der absoluten Verpflichtung eines „nihil nocere". Dies bezieht sich auf alle Phasen der Behandlung von der Diagnostik über die Indikationsstellung bis zur Beendigung der Therapie.

Der Psychotherapeut muss sich in Kenntnis aller allgemeinen und spezifischen juristischen Bedingungen jederzeit im Rahmen der Gesetze und Verordnungen bewegen. Auch der ethische Rahmen (s.u.) ist einzuhalten, z.B. keine übermäßige Abhängigkeit erzeugen oder sich bereichern u.a.m.

Psychotherapie darf auch nicht verwechselt werden mit pädagogischen Maßnahmen, auch wenn jede Psychotherapie im Kindes- und Jugendalter entwicklungsbedingt ohne pädagogische Momente nicht auskommt. Sie gehören aber regelhaft reflektiert und begründet.

2.3 Therapeutische Haltung

Jeder Patient muss sich zu jeder Zeit darauf verlassen können, dass der Therapeut keine eigenen Wünsche und Impulse an ihm oder seiner Familie befriedigt. Die Behandlung muss unabhängig von besonderen weltanschaulichen oder religiösen Anschauungen erfolgen. Jeder Therapeut ist in diesem Zusammenhang verpflichtet, für eine angemessene eigene Psychohygiene zu sorgen, weil andernfalls die Gefahr wächst, ungestillte Bedürfnisse (z.B. nach Zuneigung, Anerkennung oder auch Sexualität) mittelbar oder unmittelbar am Patienten zu befriedigen. Die therapeutischen Räumlichkeiten müssen diesen Anforderungen genügen.

In einem impliziten oder expliziten Behandlungsvertrag werden die materiellen Regelungen zwischen Therapeut und Patienten vereinbart. Hiervon unabhängig ist der Therapeut verpflichtet, die Behandlungsbedürftigkeit des Patienten in den Vordergrund zu stellen. Dies gilt auch für bestimmte, individuelle Vorbedingungen, die ein Therapeut an eine Behandlung knüpft (nicht zu verwechseln mit spezifischen Rahmenbedingungen, die zur Durchführung psychotherapeutischer Verfahren als notwendig von der jeweiligen Fachgruppe anerkannt sind). Grundsätzlich steht jeder Psychotherapeut in dem Spannungsverhältnis von Behandlungsverpflichtung (s. auch Fürsorgepflicht) und Aufrechterhaltung eines Behandlungsrahmens, was in bestimmten Fällen im Widerspruch stehen kann. Hier muss in jedem Einzelfall abgewogen werden, wann die Unabhängigkeit des Psychotherapeuten eingeschränkt werden muss. Zur Notwendigkeit der Supervision im Rahmen der Aus- und Weiterbildung siehe Kapitel 2.1 und 8.5.

Gegenüber jedem Patienten und seiner Familie besteht eine Fürsorgepflicht. Es muss für den Therapeuten immer darum gehen, zu überprüfen, wann er in welchem Ausmaß aktiv stützend und versorgend wird und wann welche Entscheidungen dem Kind und seiner Familie überlassen werden können oder müssen. Dies kann z.B. bedeuten, dass Eltern geraten wird, ihr Kind gegen seinen Willen zu einer stationären Behandlung einweisen zu lassen, oder es kann bedeuten, einen Jugendlichen wieder gehen zu lassen, der sich trotz beeinträchtigender Symptomatik nicht behandeln lassen möchte. Hier ist allerdings zwischen unterschiedlichen Krankheitsbildern und Schweregraden zu unterscheiden. Bei Störungen, bei denen eine fehlende Krankheitseinsicht störungsimmanent ist, darf z.B. nicht lange zugewartet werden, bis eine dringende Behandlungsempfehlung ausgesprochen oder auch der Versuch unternommen wird, das Kind/den Jugendlichen zumindest eine gewisse Zeit auch gegen seinen Willen zu behandeln. Die Entscheidung über das Ausmaß der Fürsorgehaltung ist also auch immer abhängig von der Prognose und den potenziellen Chronifizierungs- und Gefährdungsprozessen, die durch die Erkrankung für den Patienten entstehen. Der bloße geäußerte Wille bzw. Unwille eines Patienten reicht nicht aus, um bestimmte Behandlungsmaßnahmen nicht einzuleiten. In jedem Fall gehört eine angemessene Aufklärung des Patienten und/oder seiner Eltern über das Krankheitsbild und Folgen einer unterlassenen Behandlung dazu. Juristisch kann eine ungenügend wahrgenomme Fürsorgepflicht zum Straftatbestand einer unterlassenen Hilfeleistung führen.

3 Ethische Grundlagen

Die Verbände der Kinder- und Jugendpsychiatrie, Psychosomatik und Psychotherapie der Bundesrepublik Deutschland haben 1999 folgende ethische Grundsätze verabschiedet:

„Jeder Therapeut ist verpflichtet, berufsethische Grundsätze zu respektieren. Dazu gehören, die Abhängigkeit des Patienten nicht auszunutzen, die besondere therapeutische Beziehung zu schützen sowie die eigene berufliche Kompetenz zu erhalten und zum Wohle des Patienten zu nutzen.

Ein Verstoß gegen berufsethische Grundsätze liegt insbesondere dann vor, wenn ein Therapeut

- den Patienten oder seine Sorgeberechtigten immateriell, finanziell oder sonst materiell ausbeutet,
- den Patienten während oder nach der Diagnostik und/oder Behandlung sexuell missbraucht oder mit einem Patienten während oder nach der Diagnostik und/oder Behandlung eine sexuelle Beziehung eingeht oder in anderer schädigender Weise einen Machtmissbrauch begeht,
- die Aufklärungspflicht verletzt,
- die Schweigepflicht verletzt,
- Daten von Patienten und/oder Dritten ohne Zustimmung des Betroffenen ('informed consent') veröffentlicht,
- eine eigene schwere psychische Störung einschließlich Suchterkrankungen nicht behandeln lässt und dadurch seine ärztlichen/psychotherapeutischen Pflichten verletzt,
- sonst gegen die Regeln guter wissenschaftlicher Praxis verstößt."

Für das therapeutische Handeln haben die allgemeinen psychiatrischen Gesellschaften mit der Resolution von Madrid (1996) ethische Leitlinien formuliert. Sind Urteils- und Einwilligungsfähigkeit des Patienten eingeschränkt, sind die darauf bezogenen rechtlichen Regelungen unter dem Gesichtspunkt des Wohles des Patienten maßgebend.

Jeder Therapeut hat die Pflicht, alle gesetzlichen und ethischen Grundlagen seines Handelns zu kennen und anzuwenden. Die Fachgesellschaften in der Kinder- und Jugendpsychiatrie, Psychosomatik und Psychotherapie haben neben ethischen Leitlinien auch Kommissionen ins Leben gerufen, die über die Einhaltung wachen und im Konfliktfall Patienten und Therapeuten zur Verfügung stehen.

4 Prinzipien für die Diagnostik

Psychotherapeutische Interventionen bedürfen einer ausführlichen und eingehenden Diagnostik, da ihre Indikation in der Regel störungsspezifisch erfolgt. Die diagnostische Zuordnung und Klassifikation sollte nach der ICD-10 bzw. dem DSM in der jeweils aktuellen Form erfolgen. Der diagnostische Prozess sollte in der Regel durch standardisierte Verfahren, z.B. Interviews oder Fragebogenverfahren, ergänzt werden.

4.1 Multiaxiale Klassifikationsdiagnostik (MAS nach ICD-10)

Die nosologische Erfassung psychischer Störungen erfolgt deskriptiv. Um den besonderen Gegebenheiten im Kindes- und Jugendalter gerecht zu werden, müssen mehrere Dimensionen erfasst werden. Deshalb besteht das Grundprinzip der Diagnostik im Kindes- und Jugendalter in einer multiaxialen Betrachtungsweise.

Hierbei wird auf der ersten Achse das klinisch-psychiatrische Syndrom abgebildet. Auf der zweiten Achse werden umschriebene Entwicklungsstörungen festgehalten, die sich beispielsweise als Entwicklungsstörungen schulischer Fertigkeiten zeigen. Auf der dritten Achse wird das Intelligenzniveau verschlüsselt, auf der vierten Achse werden körperliche Krankheitssymptome benannt, unabhängig davon, ob sie in einem vermeintlichen Zusammenhang mit der psychischen Störung stehen oder nicht. Die fünfte Achse ermöglicht eine Verschlüsselung von assoziierten aktuellen abnormen psychosozialen Umständen, während die sechste Achse einer Globalbeurteilung der psychosozialen Anpassung vorbehalten ist. Die multiaxiale Diagnostik gibt nicht nur nosologische Hinweise auf bestimmte psychische Störungsbilder, sondern macht auch körperliche und psychosoziale Risikofaktoren deutlich.

4.2 Operationale psychodynamisch orientierte Diagnostik (OPD-KJ)

Insbesondere für psychodynamisch orientierte Psychotherapien gibt es zum MAS-System ein ergänzendes operationalisiertes Befundsystem zur Erfassung psychodynamischer Aspekte. Es soll zu einer besseren Standardisierung in der psychodynamischen Diagnostik beitragen, wobei die Evaluation der verschiedenen Bereiche noch nicht abgeschlossen ist.

Auf der Achse Beziehung erfolgt die operationalisierte Einschätzung beobachtbarer Interaktionsmerkmale, basierend auf der Tatsache, dass zwischen intrapsychischen mentalen Modellen und interpersonalen Beziehungen ein bedeutsamer Zusammenhang besteht.

Auf der Konfliktachse werden überdauernde intrapsychische Konflikte operationalisiert erfasst.

Die Achse Struktur gibt Hinweise auf die aktuelle Integration des Erlebnis- und Handlungsrepertoires eines Kindes, das über die Einschränkung im Rahmen der klinischen Symptomatik hinausgeht. Unter Zugrundelegung alterstypischer Ankerbeispiele wird das Integrationsniveau als Strukturniveau auf einer siebenstufigen Skala eingeschätzt.

Die Achse Behandlungsvoraussetzungen bezieht sich auf die subjektiven Dimensionen des Leidensdrucks und spezifischer Therapievoraussetzungen.

4.3 Differenzialdiagnostik

Neben einer ausführlichen mehrdimensionalen Erfassung der psychischen Störungssymptomatik ist es notwendig, bedeutsame Aspekte der Krankheitsentstehung differenzialdiagnostisch zu erfassen. Somatische, psychische und soziale Einflussfaktoren müssen individuell differenziert gewichtet werden. Zum Beispiel müssten folgende Fragen und ähnliche andere gestellt werden:
- Ist die seelische Störung in einem Zusammenhang mit seelischen Verletzungen in der Biographie zu sehen?
- Ist die aktuelle psychische Störung durch somatische Faktoren (mit-) bestimmt?
- Gibt es regelhafte soziale Mechanismen für die Aufrechterhaltung einer seelischen Störung?
- Gibt es Eskalationsprozesse in der Wechselwirkung mit dem sozialen Umfeld?

Erst durch diese differenzialdiagnostisch ätiopathogenetischen Überlegungen lässt sich eine Differenzialindikation erstellen.

4.4 Spezifische diagnostische Aspekte

Zur Therapieplanung ist die Erfassung weiterer wichtiger Bedingungsfaktoren notwendig und zu beachten:

Komorbidität
Im Kindes- und Jugendalter muss besonders berücksichtigt werden, dass eine Reihe von Störungsbildern eine hohe Komorbidität mit anderen zeigen (z.B. hohe Komorbidität zwischen Angst und Depression). Die psychotherapeutische Intervention sollte immer einer psychischen Leitsymptomatik zugeordnet sein. Das Hauptsyndrom bildet die Grundlage für die Therapieindikation.

Im Rahmen einer empirisch orientierten Therapieplanung zu Therapiebeginn sollte geschaut werden, ob für die Hauptsymptomatik ein empirisch validiertes störungsspezifisches Manual vorliegt. Dies sollte dann mit der Behandlungsmotivation und den Behandlungsanliegen des Patienten und seiner Bezugsperson in Einklang gebracht werden.

Entwicklungsaufgaben. Neben den diagnostischen Einschätzungen im engeren Sinne muss auf alterstypische Entwicklungsaufgaben eingegangen werden. Wenn durch die psychische Störung bestimmte Entwicklungsaufgaben, wie z.B. Identitätsentwicklung oder Autonomieentwicklung unmöglich werden, muss eine ressourcenorientierte Psychotherapie auch diesen entwicklungsförderlichen Aspekten Rechnung tragen.

Aspekte der Selbstentwicklung. Unabhängig von psychiatrischer Diagnose und Entwicklungsaufgaben sollten psychotherapeutische Interventionen eine Stärkung der Ich-Struktur zum Ziele haben. Stabilisierung des Selbstwertes, Verbesserung der Selbstakzeptanz und der Selbstverfügbarkeit sollten Teil der psychotherapeutischen Zieldefinition sein.

Bindung. Die Bindungsmuster zu wichtigen Bezugspersonen, die schließlich in mentalen Modellen als Beziehungserwartung und Beziehungsfähigkeit aktuell zum Ausdruck kommen, spielen in der Psychotherapie eine große Rolle.

Da die Grundlage jeder Psychotherapie eine basale Vertrauensbeziehung ist, müssen mögliche Bindungsstörungen als potenzielle Störfaktoren der psychotherapeutischen Beziehung Berücksichtigung finden. Unsicher vermeidende, ambivalent unsichere und desorganisierte Bindungsmuster können bei Jugendlichen als entsprechende mentale Modelle verankert sein.

Spiel. Spielsituationen stellen einen wichtigen diagnostischen Bestandteil dar. Das Kind zeigt sich in seiner freien Phantasie, in seiner Fähigkeit, Aspekte des persönlichen Alltags in die Spielsituation zu übertragen und auf diese Weise Aspekte der emotionalen Differenzierung der Selbstkontrolle unter Phantasietätigkeit erkennbar werden zu lassen.

Körperliche Untersuchung
(s. auch Anleitung „Körperliche Untersuchung)

Die Erhebung eines körperlichen und neurologischen Befundes ist als integraler Bestandteil der psychiatrischen Diagnostik bei Kindern und Jugendlichen aufzufassen. Sie erfolgt mit der Zielsetzung, seelisches und körperliches Leiden zu erkennen, indem sie Befunde erhebt, die zur Erklärung krankhafter Störungen dienen. Sie beinhaltet grundsätzlich die Untersuchung aller Körperteile sowie die neurologische Untersuchung. Voraussetzung für ihre Durchführung ist das Vertrauen der Untersuchten und ihrer Sorgeberechtigten in das ärztlich-ethische Handeln untersuchender Ärztinnen und Ärzte sowie der achtungsvolle Umgang der Untersucher mit dem Untersuchten. Hierbei ist es notwendig, Schamgrenzen und Körpergrenzen bei Kindern zu respektieren und eine behutsame Vorgehensweise zu wählen, die die Möglichkeit des Beiseins von Bezugspersonen oder die Durchführung der körperlichen Untersuchung durch gleichgeschlechtliche Therapeuten einschließt. Auf diese Weise soll den Bedürfnissen nach Einhaltung der Intimitätsgrenzen Rechnung getragen werden. Die körperliche Untersuchung erfolgt in der Regel durch einen ärztlichen Kollegen vor Aufnahme einer kinder- und jugendpsychiatrischen oder psychotherapeutischen Behandlungsmaßname. Im Einzelfall ist zu prüfen, ob die körperliche Untersuchung und notwendige weitere Folgeuntersuchungen von einem anderen Arzt als dem behandelnden vorgenommen werden sollten, um den psychotherapeutischen Prozess nicht zu stören. Bei gegengeschlechtlichen Untersuchern sollte insbesondere im Jugendalter auf die Anwesenheit einer gleichgeschlechtlichen Bezugsperson geachtet werden.

5 Störungsspezifische differenzielle Psychotherapieindikation

Nicht jedes psychotherapeutische Verfahren eignet sich für alle psychischen Störungen gleichermaßen gut. Je nach Art und Schwere der Störung sowie den Begleitumständen ist nach der Diagnostik eine Differenzialindikation zu stellen, die neben der Diagnose, dem Schweregrad und den Begleitumständen auch soziale Faktoren und z.B. die Infrastruktur des Patientenumfeldes berücksichtigt. So kann es beispielsweise kontraindiziert sein, ein Kind hochfrequent zu behandeln, wenn der Fahrtaufwand erheblich wäre oder dadurch altersgemäße Kontakte zu Gleichaltrigen behindert werden.

Grundsätzlich muss vor Beginn einer Psychotherapie entschieden werden, ob ein aufdeckendes oder eher ein symptomorientiertes Vorgehen sinnvoll ist. Dies muss unter Beachtung der vorliegenden empirischen Evidenz im Rahmen der o. g. Therapieplanung (störungsspezifisches Vorgehen, Behandlungsanliegen des Patienten, Ressourcenanalyse, Motivationssteigerung sowie komplementäre Beziehungsgestaltung) geschehen.

6 Verlaufsbeurteilung

Um die Effektivität der begonnenen psychotherapeutischen Maßnahmen zu überprüfen, ist eine regelmäßige Verlaufsbeurteilung notwendig. Diese sollte neben einer Einschätzung durch den Therapeuten auch Informationen von den Eltern sowie dem sozialen Umfeld, z.B. Kindergarten oder Schule, beinhalten. Sollten sich die begonnenen Maßnahmen als wenig effektiv erweisen, ist zu überprüfen, ob und in welchem Umfang ergänzende oder andere Interventionen notwendig sind.

7 Informed consent

Wie jede medikamentöse Behandlung kann auch jede psychotherapeutische unerwünschte Wirkungen haben. Der oft umfangreiche Eingriff in das Leben eines Kindes und seiner Familie macht es notwendig, mögliche unerwünschte oder auch unausweichliche und für den Patienten negative Effekte vor dem Beginn der Behandlung zu reflektieren und zu kommunizieren; diese betreffen sowohl psychotherapeutische als auch psychopharmakologische Maßnahmen.

Kind/Jugendlicher
Das Kind/der Jugendliche als Indexpatient muss von Beginn an alters- und entwicklungsgemäß in die Diagnostik und Behandlung einbezogen werden. Auch wenn eine Indikation zur Behandlung eines Kindes gegen seinen Willen – zum eigenen Wohl – besteht, muss sich jeder Therapeut um die weitestmögliche Freiwilligkeit und das Einverständnis des Kindes/des Jugendlichen bemühen. Im Rahmen eines informed consent muss über alle Grundlagen und Bedingungen der psychotherapeutischen Behandlung aufgeklärt werden. Dasselbe gilt für die Teilnahme an wissenschaftlichen Studien und deren Publikation.

Eltern/Erziehungsberechtigter
Eine Behandlung eines Kindes/Jugendlichen ohne Einverständnis der sorgeberechtigten Eltern ist nur nach entsprechender Rechtsgüterabwägung zur Abwehr einer akuten Gefahr für den Patienten möglich. Es sollte immer im Sinne einer konstruktiven Behandlung sein, die Eltern soweit wie möglich in die Behandlung einzubeziehen. In jedem Fall ist es erstrebenswert, mit den Eltern einen umfangreichen informed consent herzustellen.

Schweigepflicht/Rechtsgüterabwägung
Grundsätzlich steht jeder Psychotherapeut ohne Ausnahme unter Schweigepflicht. Während im Kindesalter die sorgeberechtigten Eltern ein Anrecht auf Information über Inhalte der Psychotherapie haben, ändert sich dies – ohne eindeutige juristische Regelung – im Jugendalter. Hier kann es besonders wichtig sein, einem Jugendlichen eine umfangreiche Schweigepflicht zuzusichern. Allerdings kann dies in einem Rechtsgüterwiderspruch zu den elterlichen Rechten und Pflichten stehen. Verhindert ein Therapeut z.B. durch Nichtweitergabe der Information über den Drogenkonsum des Jugendlichen ein Eingreifen der Eltern, so kann ein Gericht zu dem Schluss kommen, dass in diesem Fall das Rechtsgut der elterlichen Sorge höher einzustufen ist als das der Schweigepflicht gegenüber dem Patienten. In jedem Einzelfall sollte auf der Grundlage einer vertrauensvollen Zusammenarbeit vor Beginn der Behandlung angesprochen werden, was unter die Schweigepflicht fällt bzw. inwieweit sich die Eltern darauf verlassen können, in ihren Erziehungsrechten und -pflichten nicht eingeschränkt zu werden. Im Therapieprozess bzw. bei neuen Gegebenheiten ist dies immer wieder neu zu hinterfragen und gemeinsam mit Patient und Patientin sowie Bezugsperson abzustimmen.

Ist Gefahr im Verzuge, muss die Schweigepflicht in jedem Fall hinterfragt werden, z.B. bei akuter Suizidalität oder Fremdgefährdung.

8 Prinzipien für die Therapieindikation, -planung und -durchführung

Psychotherapeutische Behandlungen müssen in einem angemessenen Setting erfolgen und sich den jeweiligen Rahmenbedingungen der Therapie anpassen. Hierbei sind folgende generelle Aspekte zu beachten: einerseits die Komplexität des therapeutischen Prozesses und andererseits auch die Einbeziehung der Familie bzw. des Umfeldes sowie der Entwicklungsstand der betroffenen Kinder und Jugendlichen.

MultImodalität
Im Rahmen kinder- und jugendpsychiatrischer Behandlungen kann die Psychotherapie oft nur einen wichtigen Baustein des Gesamtbehandlungsplanes bilden. Wenn noch andere Therapieformen zur Anwendung kommen, ist es notwendig, dafür zu sorgen, dass die Richtlinien und Leitlinien der psychotherapeutischen Behandlung auch im Gesamtbehandlungsplan anwendbar bleiben. Begleitende medikamentöse Therapien, soziotherapeutische Ansätze oder Beratung der Eltern können in synergistischer Kombination mit der psychotherapeutischen Behandlung eingesetzt werden. Es bleibt zu prüfen, ob multimodale Behandlungen in der Hand eines Therapeuten verbleiben oder ob beispielsweise die medikamentöse Therapie und die Psychotherapie von unterschiedlichen Therapeuten wahrgenommen werden, die sich dann in spezifischen Fallkonferenzen über den Gesamtbehandlungsplan austauschen.

Begleitende medikamentöse Behandlung
Das Zusammenwirken einer medikamentösen Behandlung und einer Psychotherapie wurde wiederholt aus ideologischen Gründen in Frage gestellt. Die therapeutische Realität hat gezeigt, dass Psychotherapie und Medikation nicht in einem grundsätzlichen Widerspruch zu sehen sind und dass beide Therapieansätze in synergistischer Kombination Erfolg versprechende Ergebnisse zeitigen.

Begleitende Co- und Zusatztherapien
Oft wird es der Fall sein, dass neben den psychotherapeutischen Behandlungen auch spezifische Fachbehandlungen wie Musiktherapie, Kunsttherapie, Tanztherapie oder Ergotherapie zur Anwendung kommen. In diesen Fällen ist es wichtig, dass durch interdisziplinäre Abstimmung eine Gleichrichtung des therapeutischen Feldes erfolgt und alle Co- und Zusatztherapien in Bezug auf ihre Therapieziele sowie die pathogenetischen Vorstellungen mit den psychotherapeutischen Vorgehensweisen kompatibel sind.

Differenzierung des Settings
Für ambulante, teilstationäre und stationäre Psychotherapie gelten unterschiedliche Festlegungen. Vollstationäre Therapiesettings lassen die Milieubedingungen besser kontrollieren, wobei entsprechende Beziehungsmuster zwischen dem Patienten und dem therapeutischen Team ausreichend zu reflektieren sind. Unter ambulanten und teilstationären Bedingungen bleiben die Patienten in ihren Ursprungsmilieus integriert. Auf die erhöhte Regressionstendenz unter vollstationären Bedingungen ist unbedingt zu achten. Patienten mit strukturellen Schwächen (z.B. Borderline-Patienten) sollten in nicht zu stark regressionsfördernden Milieubedingungen behandelt werden. Für psychiatrische Patienten unter geschlossenen Bedingungen und für forensisch geschlossene Settings gelten spezifische Behandlungsregeln, die Selbstgefährdungstendenzen des Patienten und Fremdgefährlichkeit in Rechnung stellen.

Freiwilligkeit

Psychotherapeutische Prozesse sind in der Regel unter Bedingungen der Freiwilligkeit in Gang zu setzen. Es kann aber erforderlich sein, sie auch unter beschützenden oder freiheitsentziehenden Rahmenbedingungen durchzuführen. Auch dann ist Psychotherapie nur unter aktiver Einwilligung des Patienten möglich und Erfolg versprechend.

Beachtung von Alter und Entwicklungsstand

Psychotherapeutische Maßnahmen haben auf altersgerechte Weise zu erfolgen. Die Wahl von Spielsituationen, Trainingsmodulen oder Gesprächskontexten hat den entsprechenden Entwicklungsstand des Patienten, seine Reflexions- und Verbalisierungsfähigkeit zu berücksichtigen.

Indikationsbezogenes Setting (Einzel-, Gruppen- oder Familientherapie)

Je nach spezifischer Indikation der Psychotherapie als Einzeltherapie, Gruppentherapie oder Familientherapie müssen unterschiedliche Settings gewählt werden. Es gilt die Regel, dass bei kleineren Kindern das einzeltherapeutische Setting durch familienbegleitende Maßnahmen ergänzt wird. Bei älteren Jugendlichen kann die Einzeltherapie auch ohne regelhafte Einbeziehung der Familie erfolgen.

Frequenz, Umfang, Sitzungsdauer und räumliche Ausstattung

Die Therapiefrequenz richtet sich nach Behandlungsverfahren, Entwicklungsalter des Patienten und Schweregrad des Störungsbildes, wobei in der Regel Interventionen einmal pro Woche ausreichend erscheinen. Für hochfrequente Psychotherapien gelten besondere Indikationsrichtlinien.

- Die *Anzahl der Therapiesitzungen* sollte mit den Patienten und deren Angehörigen vom Beginn an vorläufig festgelegt werden. In regelmäßigen Abständen sollten Bilanzsitzungen zur Abschätzung des Therapieumfanges erfolgen.
- Die *Sitzungsdauer* richtet sich nach therapeutischem Verfahren, Schweregrad der Symptomatik und Entwicklungsalter des Patienten. Sie sollte nicht überfordernd sein und Ermüdungen des Patienten vermeiden.
- Die *räumliche Ausstattung* sollte freundlich, emotional ansprechend und nicht zu herausfordernd sein. Übertriebene Spielzeugangebote können Kinder überfordern. Die Einrichtung sollte kindgerecht und kindersicher sein.
- Insbesondere sollte dem Gesichtspunkt der Problemaktualisierung Rechnung getragen werden, z.B. durch familientherapeutische Sitzungen bzw. Therapiesitzungen mit den Bezugspersonen aufgrund der spezifischen Situation von Kindern und Jugendlichen.

8.1 Einbeziehung der Eltern und des Umfeldes

In der Behandlung von Kindern und Jugendlichen ist die Einbeziehung des Umfeldes von zentraler Bedeutung. Häufig ist es nur so möglich, einen Transfer aus der therapeutischen Situation in die problematischen Situationen hinein zu erreichen. Die Therapieziele lassen sich ohne einen solchen Generalisierungseffekt meistens nicht erreichen.

Einbeziehung der Eltern und Familie, ggf. anderer Bezugspersonen

In der Regel sind die sorgeberechtigten Eltern die Auftraggeber einer psychotherapeutischen Behandlung. Eine Aufnahme der Behandlung – auch eines Erstgespräches mit Jugendlichen – bedarf immer der zumindest nachträglichen Genehmigung durch die Eltern. Dies macht eine minimale Einbeziehung der Eltern regelhaft unabdingbar.

Darüber hinaus gilt es im Rahmen der Indikationsstellung zu klären, in welchem Umfang die Eltern therapeutisch einbezogen werden können oder sollten. Hier ist im Sinne des Kindes möglichst klar zu trennen zwischen einer Familientherapie, sporadischen Familiensitzungen und/oder begleitenden Elterngesprächen. Dabei ist im Rahmen eines transparenten und klar abgesprochenen Settings immer dafür Sorge zu tragen, dass Aspekte der Schweigepflicht (s.o.) sowie einer therapeutischen Kommunikationspflicht gegeneinander abgewogen werden.

Eine wichtige Rolle kommt einer Einbeziehung von Geschwistern zu. Es darf nicht unterschätzt werden, welche Auswirkungen eine psychische Erkrankung und ihre Behandlung für Geschwisterkinder haben kann. Wenn eine Einbeziehung in die Einzeltherapie nicht sinnvoll erscheint, kann eine Überweisung zu einem Kollegen sinnvoll sein oder auch mal begleitende Geschwistergespräche. Ohne Frage gibt es auch Indikationen für Geschwistertherapien, in denen alle Geschwister gleichzeitig in einem gemeinsamen Setting behandelt werden.

Die sporadische oder regelmäßige Einbeziehung von Großeltern wird immer dann von Bedeutung sein, wenn transgenerationale Prozesse von Bedeutung sind und die Großeltern erreichbar und motiviert sind.

Einbeziehung des weiteren Umfeldes
Einbeziehung des Kindergartens/der Schule. Nicht selten sind es Lehrer, die den Anstoß für eine Behandlung des Kindes geben, und nicht selten ist der soziale und kognitive Schulerfolg ein bedeutsamer Indikator für eine erfolgreiche Therapie. In Absprache mit den Patienten und ihren Familien ist in der Regel eine Einbeziehung der Schule hilfreich. Dies gilt insbesondere immer dann, wenn Lehrer sich in spezifischer Weise auf das Indexkind einstellen können, abgesehen davon, dass fremdanamnestische Daten aus der Schule oft von wichtiger Bedeutung sind. Gegen Ende der Behandlung ist eine Information an Lehrer immer dann sinnvoll, wenn diese das Kind weiterhin unterstützend begleiten sollen (und können) oder auch weiterhin gemeinsam mit den Eltern rechtzeitig eine erneute Exazerbation der Symptomatik erkennen sollen.

Einbeziehung der Peer-Gruppe. Nur unter besonderen Umständen werden Informationen von Freunden oder Klassenkameraden eingeholt. Die Einbeziehung von Geschwistern, Freunden und Gleichaltrigen in ein therapeutisches Setting erfolgt nur bei spezifischer Indikation.

8.2 Therapieziele und -planung

Jeder Behandlung sollte eine sorgfältige Therapieplanung vorausgehen. Diese schließt die Definition von umschriebenen Therapiezielen ein, die dem Patienten und seinen Eltern gegenüber transparent gemacht werden. Therapieziele sollen das Prinzip der Symptomlinderung als Grundlage haben, entwicklungsorientiert sein und die Interessen der Patienten, ihrer Eltern und die Möglichkeiten des Therapeuten in angemessener Weise berücksichtigen. Der Therapeut soll bezüglich der Erstellung von Therapieanträgen ausreichend ausgebildet sein; über die Honorarfrage und die Erstattung eines eventuellen Ausfallhonorars müssen vor Therapiebeginn klare Vertragsvereinbarungen existieren.

Theoriegeleitetes Vorgehen
Wie schon unter 1.2 erwähnt, ist eine Theoriebasierung des jeweiligen psychotherapeutischen Vorgehens Voraussetzung für eine anerkannte Psychotherapie. Dies gilt darüber hinaus auch für das spezifische Vorgehen im Rahmen einer Behandlung. Jede persönliche Erfahrung muss immer mit wissenschaftlichen Publikationen abgeglichen und Abweichungen gut begründet werden. Jedes Vorgehen, jede Intervention muss sowohl in Bezug auf eine theoretische Herleitung als auch in Bezug auf empirisches Wissen begründbar sein.

8.3 Dokumentation

Die Therapieziele und die therapeutischen Fortschritte müssen zu jedem Termin ausführlich dokumentiert werden. Für den Therapeuten und den Patienten müssen die grundsätzlichen Themen und wichtige Ereignisse jeder Therapiestunde durch das Dokumentationssystem jederzeit nachvollziehbar sein. Die Dokumentation muss auch über das Ende der Therapie hinaus aufbewahrt werden. Die Dokumentation hat in elektronischer oder Papierform zu erfolgen.

Jede Behandlung sollte mit entsprechenden Abschlussberichten in ihrem Gesamtverlauf dokumentiert und an abgebende bzw. weiterführende Stellen weitergeleitet werden.

Eine Einbeziehung der Kinder/Jugendlichen und Eltern ist in den meisten Fällen sinnvoll, da davon ausgegangen werden muss, dass (entgegen der gängigen Rechtsprechung) z.B. Hausärzte diese Berichte auf Verlangen den Eltern aushändigen.

Insbesondere ist es anzustreben, größtmögliche Transparenz über die erstellten Diagnosen und über die gegebenen Therapieempfehlungen herzustellen, um die Compliance mit und die Effizienz der Maßnahmen zu erhöhen.

8.4 Umgang mit spezifischen Problemen

Probleme innerhalb des Behandlungssettings
Schwierige Therapieverläufe mit plötzlichen und/oder anhaltenden Problemen bedürfen immer einer sorgfältigen Dokumentation (s. auch Kap. 8.3). Oft empfiehlt es sich, eine Supervision, eine Intervision oder das Gespräch mit einem Kollegen zu suchen. Drohen Therapieabbrüche, so ist besonders sorgfältig zu prüfen, ob alle Maßnahmen im Rahmen der Sorgfaltspflicht erfüllt sind – keinesfalls dürfen Kinder und Jugendliche vorschnell bzw. nachlässig, z.B. nur aufgrund vermeintlich fehlender Motivation, aus der Behandlung entlassen werden. Eine Einbeziehung der Eltern – auch unter Brechung der Schweigepflicht (s. auch Kap. 7) – muss immer geprüft werden. Der Freiwilligkeit der Behandlung durch den kindlichen/jugendlichen Patienten muss immer die Fürsorgepflicht des Therapeuten bzw. der Therapiebedürftigkeit gegenüber gestellt werden.

Gewalt. Jede Form von Gewalt gegenüber den Patienten im Rahmen einer Psychotherapie verbietet sich. Aber auch gewaltsames Verhalten durch Patienten muss dann unterbunden werden, wenn dieses durch den Patienten selbst mit therapeutischer Unterstützung nicht mehr steuerbar ist – auch dann, wenn es im Rahmen der zu behandelnden Störung verstehbar ist. Körperliche Kontakte des Therapeuten zu Patienten sind im Grundsatz immer obsolet, es sei denn in Ausnahmesituationen, in denen Selbst- oder Fremdverletzung verhindert werden muss.

Sexualität
Jeder Psychotherapeut ist in der Pflicht, seine persönliche Psychohygiene so zu steuern, dass keinerlei Bedürfnisse gegenüber Patienten entstehen. Das gilt besonders für sexuelle Impulse und auch Verführungssituationen durch Patienten. Hier sind die ethischen Vorgaben besonders sorgfältig zu prüfen und zu beachten.

Probleme außerhalb des therapeutischen Settings
Auch wenn der Psychotherapeut nur bedingt Informationen über das Verhalten des Patienten außerhalb der laufenden Behandlung erhält, ist er dennoch verpflichtet, sich im Rahmen seiner Möglichkeiten immer ein Bild davon zu machen. In den meisten Fällen wird es genügen, sich auf die Schilderungen des Patienten zu verlassen, aber es kann z.B. notwendig werden, aktiv bestimmte

Sachverhalte abzufragen oder auch einmal zusätzlich zu Elterngesprächen fremdanamnestische Informationen einzuholen. Bestimmte Störungsbilder sind, wie oben geschildert, nur im gewohnten Umfeld zu diagnostizieren und zu therapieren.

Risikoverhaltensweisen
Eine Überprüfungspflicht kann insbesondere dann entstehen, wenn der Patient außerhalb der Therapie Risikoverhaltensweisen, insbesondere Drogenabusus betreibt. In diesen Fällen muss immer überprüft und im Zweifelsfall nachgewiesen werden, welche Maßnahmen der Psychotherapeut ergriffen hat, um die potenzielle und/oder tatsächliche Gefahr vom Patienten fern zu halten.

Selbst- und Fremdgefährdung
Besonders schwierig kann die Überprüfungspflicht werden, wenn eine akute, latente oder chronische Selbst- und/oder Fremdgefährdung vorliegt. Bei akuter Suizidalität ist immer zu prüfen, ob der Rahmen der ambulanten Behandlung gesprengt und eine stationäre Einweisung unumgänglich ist. Aber auch unmittelbar angedrohte Fremdgefährdungen bedürfen u.U. der Einschaltung exekutiver Bereiche des Staates. Bei latenten und chronischen Verläufen ist der Psychotherapeut immer auf seine persönliche Einschätzung angewiesen, die ihn immer zur besonderen Sorgfalt verpflichtet. Hier kann die Einschaltung eines Kollegen unter der Maßgabe eines Second look sinnvoll sein.

8.5 Supervision

Auch nach Beendigung von Aus- und Weiterbildungen, die in der Regel Supervision als Prinzip des jeweiligen Curriculums vorschreiben, ist die Frage nach einer fortlaufenden Inter- und/oder Supervision nach Beendigung der Ausbildung sorgfältig zu klären. Jeder Psychotherapeut kommt auch nach langjähriger Erfahrung immer mal wieder in Behandlungsprozesse, die so schwierig sind, dass eine Besprechung mit einem Supervisor sinnvoll erscheint. Hierbei ist das Maß an Verantwortungsteilung im Vorwege immer zu besprechen. Es empfiehlt sich, die Supervisionen entsprechend in den Behandlungsunterlagen zu dokumentieren. Eine Supervision entbindet den Therapeuten nicht von seiner umfassenden Behandlungsverantwortung, theoretisch sind jedoch auch Fälle denkbar, in denen das Befolgen des Rates eines erfahrenen Kollegen dazu führt, dass bei juristischen Folgen auch der Supervisor mit in die Verantwortung genommen wird.

Zu unterscheiden ist zwischen kontinuierlichen und sporadischen Supervisionen, wobei es der Sorgfaltspflicht des jeweiligen Therapeuten unterliegt, zu unterscheiden, wann welche Form in Frage kommt. Denkbar sind auch Fälle, in denen es die Sorgfaltspflicht des Therapeuten unausweichlich macht, einen supervisorischen Prozess einzuleiten.

8.6 Interaktionsbezogene Fallarbeit (IFA/Balint-Gruppen)

Die regelmäßige Beteiligung an kollegialer Fallarbeit und qualifizierter IFA- bzw. Balint-Gruppen-Leitung sollte genutzt werden, um spezifische Fallkonstellationen und Beziehungsprobleme zu diskutieren. Hierdurch können eigene Unsicherheiten abgebaut, Fehleinschätzungen korrigiert und Erfahrungen anderer Therapeuten einbezogen werden.

8.7 Beendigung der Behandlung

Inhaltlich bedeutet das Ende einer Psychotherapie immer, dass eine alters- bzw. entwicklungsgerechte Ankündigung und Einbeziehung des Endes erfolgt. Es versteht sich von selbst, dass weiterführende private Beziehungsaufnahmen in den Bereich der Kunstfehler gehören.

Die Beendigung einer psychotherapeutischen Behandlung ist immer sorgfältig und vor allem rechtzeitig zu planen. Unabhängig von einem genehmigten Stundenkontingent ist an Verlaufsmerkmalen und weiteren zusätzlichen Indikatoren zu prüfen, wann eine Beendigung sinnvoll oder notwendig erscheint. Zusätzliche Indikatoren können sein: zeitlicher Aufwand für das Kind/den Jugendlichen, Einschränkung von Freizeit und Kontakten zu Gleichaltrigen u.a.m. Der Nutzen und die Nebenwirkungen (s.o.) sind auch bei der Frage der Beendigung sorgfältig zu prüfen. Die Orientierung an den von der Krankenkasse genehmigten Stunden kann hierbei nur ein sehr grober Anhalt sein.

Eine Verlängerung der Behandlung über den Grenzstundenwert hinaus kann indiziert sein, insbesondere für nachfolgende Kriseninterventionen bzw. aktuelle psychotherapeutische Maßnahmen bei Rezidiven. In diesen Fällen muss die Einschätzung rechtzeitig mit Patient und/oder Eltern besprochen werden und nach juristisch zulässigen und für beide Vertragsseiten materiell vertretbaren Lösungen gesucht werden.

Einleitung weiterführender Maßnahmen
Ist absehbar, dass sich an eine psychotherapeutische Behandlung weiterführende Maßnahmen im Sinne ärztlicher Behandlungen, einer Rehabilitation und/oder Jugendhilfemaßnahmen anschließen sollten, so ist rechtzeitig unter Berücksichtigung der kindlichen und familiären Ressourcen dafür Sorge zu tragen, dass diese Maßnahmen beantragt und eingeleitet werden. Auch im Rahmen einer laufenden Behandlung kann es sinnvoll sein, begleitende Maßnahmen zu initiieren. Hier ist eine Absprache bzw. Koordination der jeweiligen Maßnahmen unerlässlich.

Zunehmend orientieren sich Eltern an veröffentlichten Leitlinien der Behandlung. Dies kann dazu führen, dass der behandelnde Therapeut bei Abweichungen um Rechtfertigung gebeten wird oder auch juristische Konsequenzen drohen. Keine Behandlungsleitlinie in der Psychotherapie oder Medizin hat den verbindlichen Charakter einer Verordnung oder eines Gesetzes. Dennoch orientieren sich auch Gerichte zunehmend an ihnen. So sollte jeder Therapeut Abweichungen gut dokumentieren und im Zweifelsfall auch begründen können (z.B. durch wissenschaftliche Publikationen).

Kunstfehler können sich auf falsche Behandlungen und/oder Unterlassungen beziehen. Es ist hilfreich, die vorhandenen Leitlinien im Rahmen des Informed consent anzusprechen und auf dieser Grundlage die vorgeschlagenen Therapiemaßnahmen zu begründen.

9 Literatur

Arbeitskreis OPD-KJ (Hrsg.) (2003) Operationalisierte Psychodynamische Diagnostik im Kindes- und Jugendalter. Huber, Bern

Grawe, K (2004) Neuropsychotherapie. Schattauer, Stuttgart

Lehmkuhl U (Hrsg.) (2003) Ethische Grundlagen in der Kinder- und Jugendpsychiatrie und Psychotherapie. Vandenhoeck & Ruprecht, Göttingen

Roth A, Fonagy P (1996) What works for whom? Guilford Press, London

Warnke A, Lehmkuhl G (Hrsg.) (2003) Kinder- und Jugendpsychiatrie und Psychotherapie in der Bundesrepublik Deutschland. Schattauer, Stuttgart, New York

Internetseiten
Arbeitsgemeinschaft der Wissenschaftlichen Medizinischen Fachgesellschaften: www.uni-duesseldorf.de/WWW/AWMF/awmfleit.htm; www.awmf.net

Deutsche Gesellschaft für Kinder- und Jugendpsychiatrie, Psychosomatik und Psychotherapie (DGKJP): www.dgkjp.de

The American Academy of Child and Adolescent Psychiatry: www.aacap.org

Bearbeiter dieser Leitlinie
F. Resch, G. Lehmkuhl, M. Schulte-Markwort

Korrespondenzadresse
Prof. Dr. med. Franz Resch
Zentrum für psychosoziale Medizin
Klinik für Kinder- und Jugendpsychiatrie
Universitätsklinikum Heidelberg
Blumenstraße 8
69115 Heidelberg

Kinder- und jugendpsychiatrische Untersuchung
Mit Anleitung zur körperlichen Untersuchung unter Beachtung ethischer Grundsätze

Definition

Die Untersuchung von Kindern und Jugendlichen mit psychiatrischen Störungen soll Aussagen über deren emotionalen, kognitiven, körperlichen und funktionellen Zustand machen. Hierbei sind Aspekte der Familie, Schule, der Gesellschaft und Kultur mit zu beachten. Die Exploration und Untersuchung sollte Symptome, Entwicklungsstörungen und damit verbundene Einschränkungen und Behinderungen erfassen. Der Untersucher hat Symptome und Diagnosen entsprechend ihrer Bedeutung zu beurteilen und einen entsprechenden Behandlungsplan zu entwickeln. Bei vielen Kindern und Jugendlichen liegen komorbide Störungen vor, so dass eine einzelne Diagnose nicht ausreicht.

Ziele

Hauptziel der psychiatrischen Untersuchung ist die Diagnose und Indikationsstellung sowie die differenzielle Planung von psychotherapeutischen, psychosozialen und medizinischen Interventionen zur Verminderung von psychischen Auffälligkeiten. Hierbei sind folgende Fragen zu klären:
- Liegt eine relevante psychopathologische Symptomatik vor und wenn ja, welche Störungen sollten differenzialdiagnostisch ein- bzw. ausgeschlossen werden?
- Welcher Schweregrad liegt vor?
- Welche Bedingungen liegen vor, die die Prognose sowie den Behandlungsprozess nachhaltig beeinflussen (auch in Bezug auf assoziierte aktuelle abnorme psychosoziale Umstände s.u.)?
- Welche Behandlungsmaßnahmen sind indiziert?
- Wie lassen sich Therapieempfehlungen umsetzen und die Kooperation des Kindes und seiner Familie für die Behandlung erreichen?

Die spezifischen Ziele **im diagnostischen Prozess** betreffen:
- den aktuellen Vorstellungsanlass,
- die Beurteilung des Entwicklungsstandes des Kindes, Ausmaß und Hintergrund der Verhaltensauffälligkeiten, Funktionsdefizite und/oder subjektive Belastungen,
- die Erfassung von potenziellen individuellen familiären oder Umgebungsfaktoren, die zur aktuellen Belastung beitragen oder sie begünstigen bzw. verbessern können.

Da psychiatrische Diagnosen verschiedene Aspekte zu berücksichtigen haben, besteht die Notwendigkeit multipler Zuordnungen wie sie im multiaxialen Klassifikationsschema vorgenommen werden. Im diagnostischen Prozess tragen diese Mehrfach-Kategorisierungen dazu bei, die jeweilige Symptomatik sowie relevante Bereiche differenziert zu erfassen.

Aus Gründen der Praktikabilität erfolgte eine Begrenzung der so genannten Achsen, die möglichst eindeutige und klinisch relevante Informationen für möglichst viele Fälle liefern. Es handelt sich um folgende sechs Dimensionen:
- Klinisch-psychiatrisches Syndrom
- Umschriebene Entwicklungsstörungen
- Intelligenzniveau
- Körperliche Untersuchung
- Assoziierte aktuelle abnorme psychosoziale Umstände

- Globalbeurteilung des psychosozialen Funktionsniveaus.

Spezifische Aspekte im Kindes- und Jugendalter

Die psychiatrische Untersuchung von Kindern unterscheidet sich in vielerlei Hinsicht von der der Erwachsenen. Insbesondere beeinflussen Entwicklungsfaktoren das klinische Bild der Symptomatik. Darüber hinaus ist der Entwicklungsprozess durch eine hohe Variabilität von Verhaltensmustern gekennzeichnet. Vorübergehende oder isolierte Probleme wie Furcht, Unruhe und Stimmungsschwankungen kommen im Kindesalter häufig vor und sind von dauerhaften Störungen abzugrenzen. Ein wesentlicher Fokus der Untersuchung besteht daher neben der Beurteilung des aktuellen psychischen Status darin, die Entwicklungsverläufe und Bedingungen mit ihrem jeweiligen Funktionsniveau und der sozialen Adaptation zu erfassen. Der diagnostische Prozess ist daher durch die Abgrenzung von normalem und auffälligem Verhalten im Entwicklungsverlauf gekennzeichnet unter Beachtung der faktischen Manifestationen in bestimmten Altersbereichen und der unterschiedlichen Ausprägung und Form von Störungen in Abhängigkeit von der jeweiligen Entwicklungsphase.

Stärker als bei Erwachsenen ist das kindliche Funktionsniveau und Wohlbefinden viel stärker von der familiären und schulischen Situation abhängig. Insofern kann das Kind bzw. der Jugendliche nicht alleine betrachtet werden, sondern nur unter Einbeziehung verschiedener Informationsquellen, die das Umfeld ausreichend gut beschreiben können.

Bei der Untersuchung des Kindes ist zu beachten, dass seine Mitteilung über Gefühle und Erfahrungen von Reifungs- und Entwicklungsfaktoren abhängig ist. Dies setzt eine hohe Einfühlung und Kompetenz des Untersuchers voraus. Informationen, die über das Kind erhoben werden, verlangen möglicherweise eine andere als nur sprachliche Kommunikation. Darüber hinaus ist zu beachten, dass die Untersuchungssituation für das Kind häufig irritierend und belastend ist, sodass es mit Rückzug, Verweigerung und wenig Offenheit reagieren kann. Aus diesen Gründen benötigt man häufig mehrere Termine, um ausreichende und valide Informationen vom Kind zu erhalten. Für die klinische Untersuchung von Kindern sollten deshalb mehrere Stunden eingeplant werden, die neben der Zeit für das Kind auch ein Elterngespräch einschließen und – falls klinisch notwendig – auch weitere Kontakte wie Hausbesuche, Verhaltensbeobachtungen in der Schule oder im Kindergarten umfassen.

Informationsquellen

Eine umfassende diagnostische Einschätzung der Problematik des Kindes/Jugendlichen und seiner psychosozialen Bedingungen setzt voraus, dass Informationen von mehreren Quellen zusammengetragen werden. Hierzu gehören der Patient, seine Familie, Informationen von der Schule bzw. dem Kindergarten und frühere Befunde und Arztberichte. In den meisten Fällen sind die Eltern oder andere Hauptbezugspersonen, das Kind selbst und Erzieher oder Lehrer die wichtigsten Informationsquellen. In der Regel sollte eine direkte Exploration der Betroffenen erfolgen. Bei Kindern, die im Zusammenhang mit dem Jugendamt oder der Jugendgerichtsbarkeit vorgestellt werden und bei Kindern, die in Einrichtungen leben, müssen auch Informationen aus Institutionsberichten von Einzel-, Familien- oder Bewährungshelfern oder von Betreuern aus den Einrichtungen eingeholt werden. Bei Kindern, die stationär in Kinderkliniken oder in kinder- und jugendpsychiatrischen Kliniken untergebracht sind, sind Beobachtungen und Einschätzungen des Pflegepersonals und anderer Therapeuten heranzuziehen. Nach Möglichkeit sollte mit Eltern sowie ihren Kindern/Jugendlichen sowohl alleine als auch gemeinsam gesprochen werden, um eine ausreichende Offenheit zu gewährleisten, aber auch das familiäre Interaktionsverhalten beurteilen zu können. In welcher Reihenfolge diese Gespräche geführt werden, sollte der klinischen Notwendigkeit überlassen bleiben. Bei ganz jungen Kindern können ein oder mehrere initiale Elterngespräche zunächst sinnvoll sein, um erst dann das Kind alleine oder mit den Eltern kennen zu lernen. Bei Jugendlichen sollte hingegen der Erstkontakt immer gemeinsam oder ohne Eltern erfolgen. Ausnahmen sind dann zu berücksichtigen, um im Einzelgespräch mit der Bezugsperson des Jugendlichen eine evtl. Gefährdung (z.B. Suizidtendenzen) zu erfassen.

Explorations-/Interviewverfahren
Elterninterview
- Gründe für die Vorstellung des Kindes
- Aktuelle Symptome, Stärken und Beschwerden
- Entwicklungsgeschichte
  - Kognitive und schulische Funktionen
  - Beziehung zu Gleichaltrigen
  - Familiäre Beziehungen
  - Somatische Entwicklung und frühe Erkrankungen
  - Emotionale Entwicklung, Temperament und psychischer Befund
  - Entwicklung von Normen und Werten
  - Interessen, Hobbys und Beschäftigungen
  - Belastende Lebensereignisse
  - Frühere psychiatrische Behandlungen
- Familiärer und gesellschaftlicher Hintergrund
  - Eltern und Sorgeberechtigte
  - Soziales Umfeld
- Familiäre Erkrankungen und psychiatrische Belastungen

Kindinterview
- Psychopathologischer Untersuchungsbefund
- Spezifische Interviewtechniken für Kinder
  - Interaktive Spieltechniken
  - Projektive Techniken
  - Exploration
- Aufbau des Kinderinterviews, Vorbereitung und spielerische Kontaktaufnahme
- Vorstellungsanlass
- Wichtige Lebens- und Funktionsbereiche
- Erhebung psychopathologischer Symptome

Folgende Punkte sollten bei jeder Exploration als Anleitung, bzw. als Konklusion dienen:
- Die Bedeutung von standardisierten Instrumenten: Standardisierte Interviews sollten zumindestens bekannt und eingeübt sein, um auch im freien Gespräch einen strukturierten Rahmen als Anleitung zu ermöglichen.
- Diagnose und Integration der Ergebnisse
- Mitteilung der Ergebnisse und Empfehlungen

Anleitung zur körperlichen Untersuchung

Ethische Grundsätze

Die Entwicklung des Vertrauensverhältnisses macht die Beachtung von Grundsätzen erforderlich, die für das gesamte diagnostische und therapeutische Handeln gelten. Ihre Beachtung engt die körperliche Untersuchung nicht ein, sondern sichert ihre Durchführung gegen Zweifel ab.

Das Vertrauensverhältnis eröffnet den priviligierten ärztlichen Zugang zum Körper, der ethisch eine besondere Verantwortung bedingt [Fegert 2002]. Gegebenenfalls wird die Übertragung auf einen anderen Untersucher erforderlich, weil die körperliche Untersuchung eine nachfolgende therapeutische Beziehung beeinträchtigen kann.

Vier Prinzipien ärztlich-ethischen Handelns sind in der „Berufsordnung für Ärzte"

der Bundesärztekammer festgelegt [Wiesing 2000]. Sie beinhalten:
1. Die Selbstbestimmung des Patienten zu respektieren
2. Im besten Interesse des Patienten handeln
3. Nicht zu schaden
4. Begrenzte Mittel gerecht zu verteilen

Um Verletzungen der Integrität von Patienten vorzubeugen, hat die gemeinsame Ethikkommission der drei Deutschen Fachgesellschaften für Kinder- und Jugendpsychiatrie und -psychotherapie folgenden Grundsatz für ethisches Handeln formuliert [Z. Kinder-Jugendpsych. 29, 150–151 (2001)]: „Unvermeidbar ist der therapeutischen Beziehung ein Ungleichgewicht zu eigen, das den Kinder- und Jugendpsychiater und Therapeuten mit Macht ausstattet. Die sich daraus ergebende besondere Schutzbedürftigkeit der Patienten sowie die Loyalitätspflichten gegenüber dem Kind bzw. Jugendlichen und grundsätzlich auch gegenüber seinen Eltern erfordern die Beachtung sowie die Einhaltung ethischer Normen."

Praktische Durchführung
Einwilligung in die Untersuchung
Diagnostik und Therapie setzen die Einwilligung des Patienten voraus. Bei Minderjährigen erfolgt die Einwilligung stellvertretend durch die Eltern bzw. Sorgeberechtigten. Im Einzelfall kann diese grundsätzliche Regelung zum Problem werden [Warnke et al. 2003], wenn Eltern die Erkrankung des Kindes absichtlich erzeugt haben oder vortäuschen (artifizielle Störung), die Untersuchung verweigern und/oder Misshandlung/Missbrauch vorliegt. Über die Einrichtung einer Betreuung durch das zuständige Vormundschaftsgericht kann die Einwilligung von dort erfolgen.

Dem Kind soll grundsätzlich Einwilligungsfähigkeit zugestanden werden; es steht aber im persönlichen Ermessen des Arztes, es in die Entscheidung einzubeziehen. Jugendliche sollen in der Regel mit entscheiden.

Ziel der körperlichen Untersuchung
Die Untersuchung von Patienten in der Kinder- und Jugendpsychiatrie und -psychotherapie ist eine ärztliche Untersuchung, die die körperliche Untersuchung zusammen mit Befunderhebungen in anderen Bereichen als unabdingbaren Bestandteil enthält. Sie erfolgt mit der Zielsetzung, seelisches und körperliches Leiden zu erkennen, indem sie Befunde erhebt, die zur Erklärung krankhafter Störungen dienen. Sie beinhaltet grundsätzlich die Untersuchung aller Körperteile sowie die neurologische Untersuchung. Voraussetzung für ihre Durchführung sind das Vertrauen der Untersuchten und ihrer Sorgeberechtigten in das ärztlich-ethische Handeln untersuchender Ärztinnen und Ärzte sowie der achtungsvolle Umgang der Untersucher mit dem Untersuchten.

Die **körperliche Untersuchung** folgt in der Regel auf die Erhebung der Anamnese und die Exploration, die den für die Untersuchung notwendigen Kontakt herstellen. Sie soll in einer ruhigen Atmosphäre bei nicht abgeschlossener Tür stattfinden. Patienten und Angehörige sind über Zweck und Ablauf der Untersuchung aufzuklären. Bei jungen Kindern ist die Anwesenheit eines Elternteils zu empfehlen, bei älteren Kindern und Jugendlichen ist, soweit praktikabel, die Untersuchung (durch gleichgeschlechtliche Untersucher) in Anwesenheit von (gleichgeschlechtlichen) Dritten zu empfehlen. Die Untersuchung im unbekleideten Zustand kann – auch wiederholt – notwendig werden. Die Wiederholung erfordert eine Begründung. Andererseits kann sich die körperliche Untersuchung in der Kinder- und Jugendpsychiatrie und -psychotherapie, je nach Vorgeschichte und Fragestellung, auf die Inspektion und eine orientierende neurologische Untersuchung beschränken (Untersuchung des motorischen Systems im Sitzen/

Stehen/Laufen, der Reflexe (unter Einschluss der Haltungs- und Stellreflexe), der Sensibilität und der Hirnnerven). Grundsätzlich sollen ein allgemeiner Körperstatus erhoben, Körpergröße und Gewicht, Kopfumfang und Blutdruck gemessen sowie Sehvermögen und Gehör orientierend geprüft werden. Die vollständige körperliche Untersuchung eines akut psychotischen und verwirrten Patienten darf zurückgestellt werden, bis ein besserer Kontakt möglich ist, es sei denn, eine organische Ursache für das Zustandsbild muss ausgeschlossen werden. Untersuchungsergebnisse sind schriftlich in der Krankenakte zu dokumentieren.

Körperliche Befunddokumentation
Fotografische und Videoaufnahmen des Körpers und von Körperregionen bedürfen der vorherigen Genehmigung durch die Sorgeberechtigten bzw. der Zustimmung seitens des Kindes/Jugendlichen. Sie stellen Befunddokumente dar, die für klinische und/oder wissenschaftliche Zwecke nutzbar sind. Ihre Aufbewahrung erfolgt entweder in der Krankenakte oder in einem gesicherten, nur ausgewählten Personen zugänglichen Archiv. Ein abweichendes Vorgehen kann bei forensischen Fragestellungen (z.B. fotografische Sicherung von Misshandlungsspuren) angezeigt sein. Eine entsprechende Dokumentation ist erforderlich. Dabei müssen die jeweiligen Datenschutzbestimmungen eingehalten werden.

Die Untersuchung des Genitale und die rektale Untersuchung
Die Untersuchung des Genitale im Rahmen der kinder- und jugendpsychiatrischen Untersuchung erfolgt durch Inspektion am stehenden oder liegenden Patienten. Sie ermöglicht die Einschätzung des Reifungszustandes und beim männlichen Patienten eine Orientierung über Hodengröße, Hodenhochstand und den Zustand der Vorhaut. Eine detaillierte Untersuchung incl. Palpation soll nur dann erfolgen, wenn sich aus der Inspektion Hinweise auf Anomalien ergeben.

Die Untersuchung des weiblichen Genitale erfolgt durch Inspektion. Die vaginale Untersuchung muss durch Spezialisten erfolgen. Die neurologische Untersuchung in der Genital- und Gesäßregion erfordert ebenfalls nur kurzfristig die unbekleidete Exposition zur Prüfung von Sensibilität, Reflexen und Motorik, falls sich aus Symptomatik und Vorgeschichte Hinweise auf Störungen in diesem Bereich ableiten lassen.

Die rektale Untersuchung erfolgt nicht als Routine, sondern nur, wenn Symptomatik und Vorgeschichte Hinweise auf Störungen ergeben. Weitergehende apparative Untersuchungen (Uroflow-Diagnostik, rektale Manometrie) sind hierfür spezialisierten Untersuchern vorbehalten.

Untersuchung bei Verdacht auf sexuellen Missbrauch
Kinder- und Jugendliche, bei denen der Verdacht auf sexuellen Missbrauch besteht, müssen unter den besonderen Vorzeichen dieser Fragestellung körperlich untersucht werden, sofern sie einer Untersuchung zustimmen. Da das Ergebnis dieser Untersuchung die Aufdeckung von Handlungen sein kann, die die gestörten Familienbeziehungen zusätzlich belasten und ggf. legale Konsequenzen nach sich ziehen, sind Misstrauen von Angehörigen und Ängste der Betroffenen groß. Entsprechend hoch sind die Anforderungen an die Fähigkeit der Untersuchenden zur Vertrauensbildung. Die Untersuchung soll deshalb durch Ärztinnen und Ärzte erfolgen, die über spezielles Wissen verfügen und im Umgang mit dem Problem erfahren sind (Kinder-Gynäkologen, -Urologen, u. a.).

Die Leitlinien der American Academy of Child and Adolescent Psychiatry [1988] enthalten detaillierte Vorschläge für die körperliche Untersuchung unter dieser Fragestellung.

Literatur

American Academy of Child and Adolescent Psychiatry, Practice Parameters for the Psychiatric Assessment of Children and Adolescents. J Am Acad Child Adoles Psychiatry (1995), 31, 1386–1402

Berufsordnung für die deutschen Ärztinnen und Ärzte der Bundesärztekammer (2000) In: Wiesing U (Hrsg.) Ethik in der Medizin, 63–75, Philipp Reclam jun., Stuttgart

Döpfner M et al. (2000) Diagnostik psychischer Störungen im Kindes- und Jugendalter. Hogrefe, Göttingen

Ethische Grundsätze in der Kinder- und Jugendpsychiatrie und -psychotherapie. Gemeinsame Ethikkommission der Deutschen Gesellschaft für Kinder- und Jugendpsychiatrie, der Bundesarbeitsgemeinschaft der leitenden Ärzte in der Kinder- und Jugendpsychiatrie und des Berufsverbandes für Kinder- und Jugendpsychiatrie und -psychotherapie. Z. Kinder-Jugendpsychiat (2001); 29, 150–151

Fegert JM (1993) Sexuell missbrauchte Kinder und Recht, Bd. II, Die körperliche Untersuchung. S. 22, Volksblatt-Verlag, Köln

Fegert JM (2002) Sexueller Missbrauch von Schutzbefohlenen und Abhängigen in Krankenbehandlung, Therapie und Pädagogik. In: Fegert JM, Wolff M (Hrsg.) Sexueller Missbrauch durch Professionelle in Institutionen. Votum-Verlag, Münster

Guidelines for the Clinical Evaluation of Child and Adolescent Sexual Abuse. Position Statement of the American Academy of Child and Adolescent Psychiatry. J Am Acad Child Adolesc Psychiat (1988), 27, 655–657

Poustka F et al. (1994) Elterninterview zur Achse Fünf: Assoziierte aktuelle abnorme psychosoziale Umstände des Multiaxialen Klassifikationsschemas für psychiatrische Erkrankungen im Kindes- und Jugendalter (ICD-10) (Lifetime-Version) (nach dem Glossar des WHO-Dokuments: MNH/PRO/86.1 1.Rev. Genf, 1988) Revidierte Fassung vom Aug. 1991/Nov. 1992, Swets Test Deutschland, Frankfurt

Remschmidt H, Schmidt MH, Poustka F (Hrsg.) (2006) Multiaxiales Klassifikationsschema für psychische Störungen des Kindes- und Jugendalters nach ICD-10 der WHO. Mit einem synoptischen Vergleich von ICD-10 mit DSM-IV. 5. Auflage. Hans Huber, Bern

Warnke A (2003) Ethische Fragen in der Kinder- und Jugendpsychiatrie und -psychotherapie. In: B. Herpertz-Dahlmann et al. (Hrsg.) Entwicklungspsychiatrie, 358–372. Schattauer, Stuttgart

Autoren (allgemeiner Teil)
G. Lehmkuhl, F. Poustka

Autoren (körperliche Untersuchung)
Ethikkommission der drei Kinderpsychiatrischen Fachgesellschaften
Federführung: J. Martinius

Leitlinien Rehabilitation

1 Psychosoziale Rehabilitation

Die Rehabilitationsrichtlinien über Leistungen zur medizinischen Rehabilitation haben sich für die Maßnahmen, die von den Krankenkassen finanziert werden, geändert (Gültigkeitsbereich von SGB V). Nach § 23 und 24 SGB V und § 30 SGB IX sind Kinder hiervon nicht betroffen, die Frühförderung benötigen oder nach § 43 a SGB V von Behinderung bedroht sind. Die Rehabilitationsrichtlinien gelten jedoch mit Ausnahme der oben erwähnten Beschränkung für Jugendliche und junge Erwachsene.

Die Rehabilitationsfähigkeit, Rehabilitationsbedürftigkeit und die Rehabilitationsprognose sind bei der Verordnung medizinischer Rehabilitation durch geeignete Vertragsärzte der Krankenkassen zu begutachten. Ferner muss in Zukunft bei der Verordnung medizinischer Rehabilitation die Internationale Klassifikation der Funktionsfähigkeit, Behinderung und Gesundheit (ICF) angewandt werden. Bei Maßnahmen der Rentenversicherung (s. unter 4.2 Kostenträger), wie z.B. in der stationären Suchthilfe, bei Maßnahmen der zuständigen Jugendämter oder der überörtlichen Sozialhilfe gelten entsprechend andere Vorgehensweisen; hier umfasst ein festgelegtes Antragsverfahren auch eine Untersuchung durch den jeweils behandelnden Arzt (s. auch unter 4.2 Servicestellen für Rehabilitation).

Nach § 2 Absatz 1 SGB IX sind Menschen behindert, wenn ihre körperlichen Funktionen, geistigen Fähigkeiten oder die seelische Gesundheit mit hoher Wahrscheinlichkeit länger als 6 Monate vom dem typischen Zustand des jeweiligen Lebensalters abweichen und daher die Teilhabe an der Gesellschaft beeinträchtigt ist.

1.1 Definition psychosozialer Rehabilitation

Nach dem IX. Sozialgesetzbuch ist die psychosoziale Rehabilitation Teil der medizinischen Rehabilitation. Folgende Ziele psychosozialer Rehabilitation werden im Gesetzestext benannt:
- Hilfen zur Krankheitsverarbeitung und Bewältigung von Behinderung
- Förderung der sozialen Kompetenz durch Training sozialer und kommunikativer Fähigkeiten
- Reduktion von Handicaps
- Teilnahme am sozialen Leben und Teilhabe am Arbeitsleben
- Verwirklichung des Rechts auf ein selbstbestimmtes Leben

Hilfen zur psychosozialen Rehabilitation können nur erteilt werden, wenn nach einem Analyseschema der ICF (International Classification of Functioning) ein Hilfeplan erarbeitet wird und daraus notwendige psychosoziale Hilfen abgeleitet werden. Das Schema der ICF ist sowohl auf körperlich kranke und behinderte Menschen anwendbar als auch auf psychisch erkrankte Personen.

Bevor ein Hilfeplan erstellt wird, muss nach der ICF die Anpassungsleistung untersucht werden und eine Verhaltensanalyse erfolgen. Vorhandene Fähigkeiten, Aktivität und Partizipation müssen untersucht werden. Die psychosozialen Lebensumstände müssen analysiert und erfasst werden.

Aus dem Schema der ICF geht hervor, dass psychosoziale Lebensumstände, Anpassungsleistung und Verhalten die Fähigkeiten, Aktivitäten und die Partizipation beeinflussen.

2 Rehabilitationsspezifische Diagnostik

Vor der Einleitung rehabilitativer Maßnahmen muss eine Rehabilitationsdiagnostik erfolgen, die mit der Rehabilitationsplanung und den Rehabilitationszielen dem Kostenträger vorzulegen ist. Die Diagnostik umfasst nicht nur kinder- und jugendpsychiatrische und neuropsychologische Diagnostik, sondern insbesondere sonderpädagogische und vorberufliche Diagnostik im Hinblick auf Fähigkeiten und Ressourcen. So dienen z.B. 3-wöchige Arbeitserprobungen, Eignungsanalyse und längerfristige Berufsfindungsmaßnahmen einer vorberuflichen Diagnostik, um zusammen mit dem Jugendlichen eine im Hinblick auf den zu erlernenden Beruf Erfolg versprechende berufliche Maßnahme in die Wege zu leiten.

Bei der rehabilitationsspezifischen Diagnostik in Bezug auf schulische und berufliche Rehabilitation sind insbesondere Rehabilitationsziele und Fähigkeiten des Patienten zu berücksichtigen.

2.1 Diagnostik nach der ICF

Die Internationale Klassifikation der Funktionsfähigkeit, Behinderung und Gesundheit (ICF) ist die von der WHO weiterentwickelte Form der Internationalen Klassifikation der Schädigungen, Fähigkeitsstörungen und Beeinträchtigungen (ICIDH) und wurde im Mai 2001 für den internationalen Bereich beschlossen. In den Ausführungen der WHO zur ICF wird hervorgehoben, dass die Klassifikation sowohl für psychisch kranke Personen als auch für Personen mit körperlicher Erkrankung anwendbar ist. Hinsichtlich der Teilhabe am Arbeitsleben in einem kurzen Zeitraum sei es unerheblich, ob eine Person an einer Angina oder einer Depression erkrankt sei. Abbildung 69 zeigt die Wechselwirkungen zwischen den Komponenten der ICF.

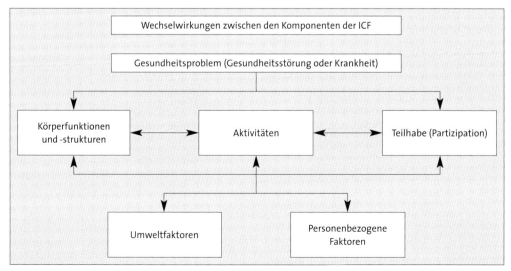

Abb. 69: Schema der ICF

2 Rehabilitationsspezifische Diagnostik

Wie aus Abbildung 69 zu ersehen ist, beeinflussen Umweltfaktoren und personenbezogene Faktoren die Körperfunktionen, Aktivitäten und Teilhabe. Umweltfaktoren und personenbezogene Faktoren werden oft als Kontextfaktoren benannt und zusammengefasst. Personenbezogene Faktoren umfassen Geschlecht, ethnische Zugehörigkeit, Alter, Bildung, Ausbildung und Beruf, Biographie und Erziehung, Lebensstil, Persönlichkeitsfaktoren und Coping-Faktoren. Psychosoziale gefährdende und belastende Umweltfaktoren im Kindes- und Jugendalter können mit der Achse V der ICD-10 erfasst werden. Neben den gefährdenden Lebensumständen sollten zusätzlich Ressourcen und schützende Faktoren im psychosozialen Umfeld beschrieben werden, da sie bei der Rehabilitation unterstützend genutzt werden können.

Unter Aktivitäten und Partizipation (Teilhabe) werden nach der ICF 9 Bereiche angegeben (s. Tab. 9).

Die Beeinträchtigung der Bereiche 1–9 wird als Beeinträchtigung der Aktivitäten und Teilhabe bezeichnet. Die Aktivitäten und Partizipation nach der ICF werden in Tabelle 1 dargestellt. Jeder der 9 Bereiche der ICF setzt sich aus vielen Teilbereichen zusammen. Die 9 Bereiche und die sie definierenden Teilbereiche sind in der ICF für Kinder und Jugendliche der WHO beschrieben. Teilbereiche können aufgrund ihres inhaltlichen Umfangs in Tabelle 1 nur beispielhaft genannt werden. Die ICF ist 5-stufig skaliert: Ein Problem ist

- nicht vorhanden,
- geringfügig ausgeprägt,
- besteht mittelmäßig,
- ist ausgeprägt,
- ist extrem stark vorhanden.

Krankheitsbedingte Belastungen in menschlichen Beziehungen und familiären Umfeld können durch Verbesserung der Aktivität und Teilhabe und der Verbesserung der funktionellen Unabhängigkeit der betroffenen jugendlichen Person vermindert werden.

Tab. 9: Bereiche der ICF und Beispiele für die dazugehörigen Teilbereiche

Bereiche der ICF	Teilbereiche (Beispiele)
1. Lernen und Wissensanwendung	Sensorische Erfahrungen, Beobachten, Problemlösen, Entscheidungsfindung, Erlernen von Kulturtechniken
2. Allgemeine Aufgaben und Leistungsanforderungen	Tägliche Bewältigung von Aufgaben und Pflichten, Aufgabendurchführung, Zeiteinteilung, Stressbewältigung
3. Kommunikation	Verstehen von Zeichen, Symbolen, Bildern, Gesten, Körpersprache
4. Mobilität	Transfers wie Fortbewegung vom Liegen ins Sitzen (vom Bett auf den Stuhl)
5. Selbstversorgung	Waschen, Körperpflege, Anziehen, Essen, Trinken
6. Haushaltsführung	Einkaufen von Nahrung, Kleidern, Putzen, Aufräumen, Reparaturen
7. Interpersonelle Interaktionen	Sozial angemessene Interaktionen mit Familienmitgliedern, Freunden, Fremden
8. Größere Lebensbereiche wie finanzielle Eigenständigkeit, Berufstätigkeit	Berufsausbildung, Arbeit und Beschäftigung
9. Soziales und bürgerliches Leben in der Kommune, Freizeitgestaltung	Religion, politisches Leben

2.2 Rehabilitationsziele

Rehabilitationsziele müssen mit der Beantragung einer Rehabilitationsmaßnahme vom Antragsteller benannt werden. Sie müssen realistisch und für den Betroffenen erreichbar sein. Sie müssen in Übereinkunft mit den Jugendlichen und deren Eltern entwickelt und während der Rehabilitation umgesetzt werden. Während längerer schulischer oder beruflicher Rehabilitationsmaßnahmen erfolgen Entwicklungsgespräche über erreichte und zukünftige Rehabilitationsziele in regelmäßigen, meist halbjährlichen Abständen mit dem Rehabilitationsteam, dem Rehabilitanden und dessen Eltern sowie dem Kostenträger. In diesen Entwicklungsgesprächen werden ggf. neue Entwicklungsziele formuliert und die Durchführungspraxis der Rehabilitation modifiziert.

2.3 Rehabilitationsfähigkeit

Rehabilitationsfähigkeit besteht, wenn der jugendliche Rehabilitand aufgrund der kognitiven, psychischen und körperlichen Verfassung die notwendige emotionale und körperliche Belastbarkeit sowie Motivation besitzt, um bei der Durchführung der Rehabilitationsmaßnahmen mitwirken zu können. Stationäre Rehabilitationsfähigkeit nach SGB V setzt ausreichende soziale Gruppenfähigkeit sowie kognitive, emotionale und motivationale Ressourcen voraus.

Ferner muss der Patient über eine ausreichende Mobilität verfügen. Ein jugendlicher Rehabilitand sollte fähig sein, die zusammen mit ihm und seinen Eltern ausgesuchte Rehabilitationsmaßnahme bewältigen zu können.

Noch bestehender, häufiger Drogenabusus oder akute Suizidalität, zu niedriges Gewicht bei Anorexia nervosa oder akute psychotische Symptomatik sind mit einer Rehabilitationsfähigkeit im Sinne medizinischer, schulischer oder beruflicher Rehabilitation nicht vereinbar; hier ist kinder- und jugendpsychiatrische Behandlung in Kliniken der Primärversorgung angezeigt. Mangelnde Compliance bei Einnahme von Psychopharmaka oder Antiepileptika kann ein Ausschlusskriterium für die Rehabilitationsfähigkeit sein.

Zuletzt besteht bei der Rehabilitation eine gesetzliche Mitwirkungspflicht des Rehabilitanden nach § 60 ff. SGB I. Hierzu gehört auch mit der Antragstellung zur Rehabilitation die Schweigepflichtentbindung über persönliche Daten, die dem zuständigen Rehabilitationsteam, das nicht nur aus medizinischem Personal besteht, offen gelegt werden müssen. Wirkt der Rehabilitand beim Rehabilitationsprozess nicht mit oder kann er krankheitsbedingt über längere Zeit nicht mitwirken, kann deswegen die Rehabilitationsmaßnahme sowohl vom Kostenträger als auch von der Einrichtung abgebrochen werden.

2.4 Rehabilitationsbedürftigkeit

Bei der Beurteilung der Rehabilitationsbedürftigkeit müssen rehabilitationsrelevante Schädigungen, nicht nur vorübergehende alltagsrelevante Beeinträchtigungen der Aktivitäten und Teilhabe im Bereich der Kommunikation, der Mobilität, der Selbstversorgung, des häuslichen Lebens, der interpersonellen Aktivitäten und der bedeutenden Lebensbereiche wie Arbeit und Beschäftigung eingeschätzt werden.

Ergebnisse aktueller Assessments sind bei der Beurteilung der Rehabilitationsbedürftigkeit zu berücksichtigen.

Die rehabilitationsrelevanten Kontextfaktoren wie persönliches und familiäres Umfeld (Achse V der ICD-10) ebenso wie familiäre und psychosoziale Ressourcen und berufliches/schulisches Umfeld (z.B. Überforderungssituation) sowie soziales Umfeld müssen in der Verordnung medizinischer Rehabilitation im Formblatt 61 Teil B ausgefüllt werden.

Rehabilitationsbedürftigkeit besteht, wenn aufgrund der seelischen und/oder körperlichen Erkrankung eines Kindes oder Jugendlichen voraussichtlich nicht nur vorübergehende alltagsrelevante Beeinträchtigungen der Aktivität vorliegen, durch die eine Beeinträchtigung der Teilhabe am sozialen Leben oder Arbeitsleben zustande kommen. Die normale Entfaltung alltagsrelevanter Aktivitäten sowie die Teilhabe am sozialen Leben und Arbeitsleben ist bedroht oder kann nicht stattfinden. Die Entwicklung des Kindes oder Jugendlichen ist dadurch gefährdet. Rehabilitationsbedürftigkeit besteht dann auch über den kurativen Ansatz hinaus, wenn aufgrund der Erkrankung oder Behinderung ein mehrdimensionaler Ansatz der medizinischen Rehabilitation erforderlich ist (z.B. Rehabilitation von Kindern mit Schädel-Hirn-Trauma und neuropsychiatrischen Erkrankungen).

2.5 Rehabilitationsprognose

Bei der Einschätzung der Rehabilitationsprognose bei der Beantragung medizinischer Rehabilitation muss beurteilt werden, ob eine positive Rehabilitationsprognose besteht bezüglich der Schädigungen, der Aktivitäten und Teilhabe, der Kontextfaktoren und der Ziele aus Sicht des Patienten.

Die Rehabilitationsprognose ist eine dem Kostenträger gegenüber medizinisch begründete Wahrscheinlichkeit für den Erfolg der Leistungen zur medizinischen Rehabilitation. Sie basiert auf den Daten der ICF des Hilfesuchenden und auf den Untersuchungen zur Rehabilitationsdiagnostik. Sie berücksichtigt den bisherigen Verlauf der Erkrankung, Komplikationen oder Rückbildung und beachtet individuelle Ressourcen und individuelle Rehabilitationsziele sowie psychosoziale Kontextfaktoren. Die Rehabilitationsprognose bezieht sich auf einen definierten Zeitraum, in dem das gewählte Rehabilitationsziel durch eine geeignete Rehabilitationsmaßnahme erreicht werden soll.

3 Multiaxiale Bewertung

Die multiaxiale Bewertung erfolgt nach dem Schema der ICF. Bewertet werden die 9 Bereiche der ICF hinsichtlich der Teilhabe und Aktivitäten. Die psychosozialen Umstände werden nach der Achse V der ICD-10 codiert und dahingehend untersucht, welchen Einfluss sie auf Körperfunktionen, Teilhabe und Aktivität haben. Zudem müssen Ressourcen und unterstützende Faktoren im psychosozialen Umfeld eruiert werden, die bei der Rehabilitation hilfreich sein können. Zur Beurteilung der personenbezogenen Faktoren werden die kinder- und jugendpsychiatrischen Diagnosen herangezogen, ferner geeignete Assessments wie Fragebogen zu Coping-Stilen, Fragebogen zu Temperament und Persönlichkeit oder Fragebogen zu Stressverarbeitung. Auch bei den personenbezogenen Faktoren muss eine Bewertung erfolgen, welchen Einfluss sie auf Körperfunktionen, Teilhabe und Aktivität haben.

4 Interventionen

4.1 Auswahl des Interventionssettings

Maßnahmen zur Teilhabe am vorschulischen und schulischen Leben sowie am Arbeitsleben

Maßnahmen zur Teilhabe im Vorschulalter. Im Vorschulalter kann Frühförderung mehrfachbehinderter Kinder in geeigneten Frühförderzentren die Integration und Teilhabe dieser Kinder verbessern. Ebenso stehen Sonderkindergärten (Sprachheilkindergärten, heilpädagogische Kindergärten etc.) zur Eingliederung zur Verfügung. Bei der Rehabilitationsbehandlung eines Kindes im Vorschulalter im Krankenhaus wird die Mitaufnahme einer Begleitperson in der Regel finanziert (§ 43 Abs. 3 SGB V).

Maßnahmen zur Teilhabe im Schulalter. Solange Berufsschulpflicht gegeben ist, erfolgt schulische und vorberufliche Rehabilitation über die Kostenträger der schulischen Rehabilitation. Man unterscheidet zwischen folgenden Maßnahmen:
- Berufsvorbereitende Maßnahmen (Berufsvorbereitungsjahr/BVJ)
- Lebensvorbereitungsjahr (LBVJ), wenn noch keine Ausbildungsfähigkeit gegeben ist.

Diese Maßnahmen werden nicht über das Arbeitsamt finanziert und sind Teil der schulischen Rehabilitation.

Schulische Rehabilitation als mehrjährige Maßnahme zwecks Erreichen eines qualifizierten Schulabschlusses kann als Maßnahme zur Teilhabe mit Internatsunterbringung an dafür geeigneten Rehabilitationszentren überregional und jenseits der Landesgrenzen stattfinden. Diese Form der schulischen Rehabilitation wird in Zusammenarbeit mit den Behörden der jeweiligen Bundesländer beantragt. Die Eltern können selbst mit dem Sozialdienst eines solchen Rehabilitationszentrums und den jeweils zuständigen Kostenträgern eine mehrjährige schulische Rehabilitation beantragen; Genehmigungen von Schulbehörden in den jeweiligen Bundesländern sind dazu nicht notwendig.

Schulen für Kranke an Kliniken obliegen der Länderhoheit und der damit verbundenen Schulaufsicht. Es gelten die Regelungen des jeweiligen Bundeslandes, in dem die Einrichtung liegt; gegebenenfalls liegen individuelle Sonderregelungen vor.

Maßnahmen zur Teilhabe nach abgeschlossener Schulzeit und Berufsschulpflicht: Vorberufliche und berufliche Rehabilitation
Bisher wurden nach abgeschlossener Schulzeit Maßnahmen wie Arbeitserprobung und Berufsfindung sowie berufliche Rehabilitation mit 2- bis 3-jähriger Ausbildung beim Behindertenberater des Arbeitsamtes für die Jugendlichen beantragt. Wenn noch keine Ausbildungsfähigkeit bestand, wurden berufliche Förderlehrgänge oder arbeitstherapeutische Förderung in Berufs- und Trainingszentren in die Wege geleitet. In der letzten Phase der beruflichen Ausbildung an einem Rehabilitationszentrum erfolgt die Vermittlung in Betriebe über den Sozialdienst der Rehabilitationszentren.

Zum 01.01.2005 haben sich die vorberuflichen Maßnahmen geändert. Das neue Fachkonzept der Bundesanstalt für Arbeit, das zu Beginn 2005 bundesweit umgesetzt wurde, umfasst neue Förderkonzepte für berufsvorbereitende Bildungsmaßnahmen (BvB). Ziel dieses neuen Förderkonzeptes ist die Vermeidung oder schnelle Beendigung von Ausbildungs- und Arbeitslosigkeit, die Verbesserung der beruflichen Handlungsfähigkeit von Jugendlichen und jungen Erwachsenen und die Erhöhung des Qualifizierungsniveaus.

Die berufsvorbereitende Bildungsmaßnahmen (BvB) sind gedacht für „lernbeeinträchtigte, behinderte und sozial benachteiligte Personen, deren Entwicklungsstand eine erfolgreiche Ausbildung in einem anerkannten Ausbildungsberuf oder eine gleichwertige Berufsausbildung noch nicht erwarten lässt". Diese Maßnahmen werden entsprechend den besonderen Bedürfnissen dieses Personenkreises durch sozialpädagogische Unterstützung betreut und begleitet.

Im Einzelnen erfolgt in Zukunft im Rahmen der BvB-Maßnahmen eine Eignungsanalyse (maximal 2 Wochen), dann die Grundstufe (maximal 6 Monate), die Förderstufe (maximal 5 Monate), die Übergangs-

qualifizierung, die Bildungsbegleitung und eine Qualifizierungsplanung. Die Grundstufe umfasst folgende Module:
- Allgemeiner Grundlagenbereich
- Berufsorientierung
- Grundfertigkeiten
- Kulturtechniken
- Lerntechniken
- Sozialkompetenz
- Medienkompetenz
- Arbeitsverhalten.

Als Ergebnis nach Absolvieren der Grundstufe kann der Übergang in die Ausbildung erfolgen. Falls Ausbildungsreife besteht, aber noch keine Ausbildungsaufnahme möglich ist, erfolgt eine Übergangsqualifizierung. Falls eine Ausbildungsreife nicht besteht, erfolgt im Anschluss an die Grundstufe die Förderstufe. Die Bausteine der Eignungsanalyse, der Grundstufe und der Förderstufe sind nicht notwendigerweise miteinander verknüpft und können separat für den Rehabilitanden beantragt werden.

Maßnahmen zur Teilhabe bei Ausbildungsunfähigkeit: Werkstätten für Behinderte (WfB)
Die Aufnahme in einer Werkstatt für Behinderte ist mit einem entsprechenden ärztlichen Gutachten beim Behindertenberater des Arbeitsamtes für den betreffenden Jugendlichen (Formblatt W) zu beantragen. Die Werkstätten für Behinderte verfügen über einen Eingangsbereich und einen Trainingsbereich. Eine begleitende Internatsunterbringung kann ebenfalls beantragt werden. Spezielle Werkstätten für psychisch kranke Personen sind vorhanden und können in Absprache mit dem Kostenträger nach dem Prinzip der Regionalität ausgesucht werden. Es werden nur Jugendliche in Werkstätten für Behinderte aufgenommen, die aufgrund von körperlicher, seelischer oder geistiger Behinderung zum Zeitpunkt der Aufnahme und wahrscheinlich längerfristig nicht in der Lage sind, eine berufliche Rehabilitation oder Berufsausbildung vorzunehmen. Werkstätten für psychisch kranke Personen sind teils auch an den psychiatrischen Landeskrankenhäusern angesiedelt, die vorberufliche Rehabilitation leisten.

4.2 Einrichtungen, Kostenträger und Antragstellung

Adressen geeigneter Einrichtungen
Die Adressen der Frühfördereinrichtungen und der Berufsbildungswerke und Rehabilitationszentren werden vom Bundesministerium für Arbeit und Sozialordnung herausgegeben und können dort angefordert werden. Zu beachten ist, dass die Berufsbildungswerke in Deutschland unterschiedliche Angebotsleistungen hinsichtlich der vorberuflichen Förderung und der auszubildenden Berufe haben. Es gibt Berufsbildungswerke für lernbehinderte Jugendliche, die handwerkliche Berufe ausbilden. Es gibt ferner Berufsbildungswerke für den Personenkreis der blinden Personen.

Die schulische Rehabilitation mit Zuweisung in geeignete Sonderschulen wird in Zusammenarbeit mit örtlichen sonderpädagogischen Beratungsstellen in die Wege geleitet, kann aber auch in Zusammenarbeit mit anerkannten Klinikschulen beantragt werden. Entsprechende Adressen und Verzeichnisse sind vor Ort von den Schulämtern zu erhalten. Die Einbeziehung der zuständigen Jugendämter ist unbedingt notwendig, da die entstehenden Kosten für schulische Rehabilitation für Jugendliche mit seelischer Behinderung eine Leistung nach § 35 a darstellen.

Servicestellen für Rehabilitation
Die Rehabilitationsträger sind verpflichtet, behinderten oder von Behinderung bedrohten Menschen sowie ihren Vertrauenspersonen Beratung und Unterstützung anzubieten (§ 22 SGB IX). Die Servicestellen für Rehabi-

litation, die in jedem Landkreis und jeder kreisfreien Stadt eingerichtet wurden, sind gesetzlich dazu verpflichtet, trägerübergreifend und anbieterneutrale, umfassende Hilfen anzubieten. Sie stehen jedem Rat- und Hilfesuchenden in Fragen der Rehabilitation zur Verfügung. Die Servicestellen helfen bei der Antragsstellung zur Rehabilitation. Sie sind verpflichtet, die sozialrechtliche Zuständigkeit eines Kostenträgers rasch und ggf. parallel zu klären. Es ist gesetzlich geregelt, dass bei vorliegendem Rehabilitationsbedarf der erstangegangene Kostenträger Vorleistungen erbringen muss, um zu verhindern, dass im Falle eines Streits der Kostenträger ungebührliche Wartezeiten zum Nachteil der betroffenen Person entstehen, die Rehabilitationsmaßnahmen ersucht.

Kostenträger

Krankenkassen sind zuständige Kostenträger für medizinische Rehabilitation, wenn z.B. die Vermeidung von Pflegebedürftigkeit bei eingeschränkter Teilhabe aufgrund einer Krankheit im Vordergrund steht. Für die schulische Rehabilitation sind bei Kindern und Jugendlichen bei primärer körperlicher oder bei geistiger Behinderung Träger der überörtlichen Sozialhilfe zuständig. Rentenversicherungsträger sind leistungspflichtig bei Kinderheilverfahren. Rentenversicherungsträger, je nach regionalen Besonderheiten auch die Träger der Jugendhilfe, sind für Maßnahmen der stationären Suchtentwöhnung zuständig, was u.a. damit zu erklären ist, dass viele Entwöhnungseinrichtungen keine Belegungsverträge mit Krankenkassen haben. Unter Umständen muss bei nicht erfüllten Anspruchsvoraussetzungen bzgl. Leistungen der Rentenversicherung eine besondere Vereinbarung getroffen werden. Maßnahmen ambulanter Suchtentwöhnung für Jugendliche sind aus inhaltlichen Gründen leistungsträgertechnisch bisher bundesweit nicht entwickelt.

Bei vorrangiger seelischer Behinderung sind die Jugendämter für die Maßnahmen der schulischen Rehabilitation als Kostenträger zuständig. Arbeitsämter sind als Kostenträger für Berufsfindung, Arbeitserprobung und berufliche Förderlehrgänge und berufsvorbereitende Maßnahmen sowie berufliche Rehabilitation zuständig. Unfallkassen oder Gemeindeunfallversicherungsverbände kommen als Kostenträger bei Kindern und Jugendlichen infrage, die infolge von Unfällen Rehabilitation benötigen.

Prinzip der Regionalität

Längerfristige Rehabilitationsmaßnahmen (schulische und berufliche Rehabilitation) müssen das Prinzip der Regionalität berücksichtigen. Dies wird von den Kostenträgern verlangt, da zum einen der Kontakt zur Familie besser gewahrt werden kann, zum anderen sich Kosten für Wochenendheimfahrten reduzieren. Die jeweilige Regionalität schulischer und beruflicher Rehabilitationsmaßnahmen ist bei der Beantragung unbedingt zu beachten, da sonst eine Ablehnung des Antrags erfolgen kann.

Antragstellung: Formblätter zur Beantragung von Rehabilitation

Das Formblatt A wird angewandt, um ambulante schulische Rehabilitation zu beantragen. Dieses Formblatt ist zur Verwendung in der Eingliederungshilfe nach dem BSHG geeignet, wird aber auch mit geringen Modifikationen für Jugendliche mit drohender seelischer Behinderung verwandt, für die nach § 35 a SGB VIII eine Leistungsentscheidung bei den Jugendämtern ersucht wird. Für stationäre schulische Rehabilitation psychisch kranker und körperlich kranker Kinder und Jugendlicher wird überregional das Formblatt HB angewandt. Bei der Beantragung schulischer Rehabilitation von körperlich kranken Jugendlichen mit begleitender psychischer Erkrankung muss vom Antragsteller beantwortet werden, ob die zur Rehabilitation führende Erkrankung primär psychischer oder körperlicher Natur ist.

Für die Beantragung von medizinischer Rehabilitation in Rehabilitationskliniken für Jugendliche und junge Erwachsene gilt ein neues Formblatt nach der ICF (Formblatt 60 + 61). In der Beantragung der Rehabilitation von Kindern, die von Behinderung bedroht sind, hat sich nichts geändert.

Begleitende Hilfen zur Rehabilitation
Die begleitenden Hilfen während schulischer oder beruflicher Rehabilitation müssen vom Antragssteller in den entsprechenden Formblättern benannt werden und bei psychisch kranken Kindern und Jugendlichen begleitende kinder- und jugendpsychiatrische Behandlung umfassen. Hier sind Sonderschulen und Berufsbildungswerke auszusuchen, die über solche begleitende psychiatrische Dienste verfügen. Gegebenenfalls muss mit einem niedergelassenen Kinder- und Jugendpsychiater vor Ort eine Vereinbarung zur begleitenden Behandlung während der Rehabilitation getroffen werden.

Unter begleitenden Hilfen zur Rehabilitation können in den Formblättern vom beantragenden Arzt zudem spezielle Fördermaßnahmen angegeben werden; zum Beispiel kann der Antragsteller begleitende logopädische, ergotherapeutische oder psychomotorische/krankengymnastische Behandlung beantragen.

4.3 Besonderheiten bei ambulanter kinder- und jugendpsychiatrischer Rehabilitation

Ambulante Rehabilitation zu Lasten der Krankenkassen kann von Ärzten in kinder- und jugendpsychiatrischen Praxen und an Rehabilitationszentren mit Institutionsambulanzen erfolgen, die über eine entsprechende Zulassung gemäß den neuen Antragsverfahren der Kassenärztlichen Vereinigung (KV) verfügen. Antragsberechtigt für die Verordnung von Leistungen zur stationären medizinischen Rehabilitation zu Lasten der GKV sind ab dem 31.03.2005 Ärzte mit dem Zusatztitel Rehabilitationswesen oder Sozialmedizin, dem Facharzt für Rehabilitationsmedizin oder Ärzte für Kinder- und Jugendpsychiatrie, die 1 Jahr in einer Rehabilitationsklinik gearbeitet haben. Alternativ für die Zulassung ist der Nachweis über mindestens 20 Rehabilitationsgutachten auch für andere Sozialleistungsträger, insbesondere Rentenversicherungsträger, zu führen oder eine entsprechende Weiterbildung nachzuweisen.

Die ambulante kinder- und jugendpsychiatrische Rehabilitation beinhaltet die Koordinierung ambulanter rehabilitativer Maßnahmen. Eine enge Zusammenarbeit mit den Jugendämtern, Schulen und Schulämtern, sonderpädagogischen Beratungsstellen, Kliniken und Praxen unterschiedlicher Natur ist unumgänglich.

4.4 Besonderheiten bei der ambulanten schulischen Rehabilitation

Im Falle längerer Krankheit können durch eine ärztliche Stellungnahme sonderpädagogische Hilfen und Hausunterricht für chronisch kranke Kinder und Jugendliche beantragt werden. Diese umfassen derzeit ca. 6 Stunden/Woche. Für Kinder, die z.B. nach einem Schädel-Hirn-Trauma kognitiv verlangsamt sind, kann unter Vorlage der neuropsychologischen Testbefunde Zeitverlängerung bei Klassenarbeiten in den zuständigen Schulen beantragt werden. Ferner kann bei von Behinderung bedrohten Kindern und Jugendlichen mit erhöhtem schulischen Förderbedarf integrative Beschulung beantragt werden. Falls ambulante Maßnahmen der schulischen Rehabilitation erschöpft sind, kann schulische Rehabilitation auf ärztlichen Antrag teilstationär an einem Rehabilitationszentrum stattfinden. Der Rehabilitand ist dann Tagesschüler eines Rehabilitationszentrums. Teilstationäre schulische Rehabilitation ist jedoch nur möglich, wenn regional in der Nähe des Elternhauses des betroffenen Kindes ein entsprechendes Rehabilitationszentrum vorhanden ist.

4.5 Besonderheiten bei der ambulanten stufenweisen Wiedereingliederung ins Arbeitsleben

Stufenweise Wiedereingliederung ins Arbeitsleben kann bei Jugendlichen und jungen Erwachsenen, die sich vor der Erkrankung in beruflicher Ausbildung befanden oder bereits berufstätig waren, bei der Krankenkasse beantragt werden. Die Belastungsfähigkeit bei stufenweiser Wiedereingliederung ins Arbeitsleben nach akuter Erkrankung und erfolgter Rehabilitation ist dem Kostenträger mit einem zeitlichen Stufenplan darzulegen.

4.6 Besonderheiten bei der stationären medizinischen Rehabilitation

Kinder können eine medizinische, stationäre psychiatrisch-psychosomatische Kinderrehabilitation erhalten, wenn ein Elternteil versichert ist oder das Kind Waisenrente bezieht. Jugendliche, die nach Beendigung der Schulzeit angefangen haben, versicherungspflichtig zu arbeiten, sind selbst anspruchsberechtigt.

Stationäre medizinische Rehabilitation für Jugendliche mit psychiatrischen oder psychosomatischen Erkrankungen findet in geeigneten Rehabilitationskliniken statt. Kostenträger sind die Krankenkassen, Rentenversicherungsträger und ggf. auch Berufsgenossenschaften. Die Maßnahmen sind auf 6–8 Wochen zeitlich begrenzt. Zur Rehabilitation von suchtkranken Jugendlichen gibt es Kliniken, die eine entsprechende Spezialisierung aufweisen; die Zeiträume der Behandlung umfassen einige Monate.

Bei der Beantragung medizinischer Rehabilitation muss künftig die Rehabilitationsbedürftigkeit, die Rehabilitationsfähigkeit und die Rehabilitationsprognose beurteilt werden. Antragsberechtigt sind Ärzte, die Zusatzqualifikationen haben, wie einleitend unter 4.3 ausgeführt ist. Die Beantragung von medizinischer Rehabilitation für Kinder, die von Behinderung bedroht sind, fällt nicht unter die Rehabilitationsrichtlinien und wird gesondert geregelt.

4.7 Besonderheiten der stationären schulischen oder beruflichen Rehabilitation

In der Amtssprache der Kostenträger versteht man unter stationärer Rehabilitation ferner alle Rehabilitationsmaßnahmen, die zu einem stationären Aufenthalt mit Internatsunterbringung an einem Rehabilitationszentrum führen. Hierzu zählen Maßnahmen der schulischen und beruflichen Rehabilitation mit Internatsunterbringung. Die Maßnahmen der schulischen und beruflichen Rehabilitation dauern mehrere Jahre, da sowohl schulische Ausbildung als auch berufliche Ausbildung an Rehabilitationszentren zeitlich – meist um ein Jahr Ausbildungszeit – verlängert sind.

5 Literatur

Bundesagentur für Arbeit (1/2004) Berufsvorbereitende Bildungsmaßnahmen (BvB) der Bundesanstalt für Arbeit (BA), neues Fachkonzept, BA-Rundbrief,
Bundesministerium für Arbeit und Sozialordnung (1998) Die Lage der Behinderten und die Entwicklung in der Rehabilitation, Berlin
Bundesministerium für Arbeit und Sozialordnung (1991) Einrichtungen und Stellen

der Frühförderung in der Bundesrepublik Deutschland, ein Wegweiser.
Bundesministerium für Arbeit und Sozialordnung (1999) Berufsbildungswerke: Einrichtungen zur beruflichen Eingliederung jugendlicher Behinderter
Bundesministerium für Arbeit und Sozialordnung (4/2002) Fragen und Antworten für die Praxis zur Umsetzung des Neunten Buches Sozialgesetzbuch (SGB IX) – Rehabilitation und Teilhabe behinderter Menschen, Berlin
Richtlinien des Gemeinsamen Bundesausschusses über Leistungen zur medizinischen Rehabilitation (Rehabilitationsrichtlinien) nach § 92 Abs.1 Satz Nr. 8 SGB V in der Fassung vom 16. März 2004 (BAnz. S. 6769). Dtsch Ärztebl (4/2004), 101 (17), B986–995
Bundesarbeitsgemeinschaft für Rehabilitation (1993), Arbeitshilfen für die Rehabilitation schädel-hirnverletzter Kinder und Jugendlicher. Und: Arbeitshilfen für die Rehabilitation von an Asthma bronchiale erkrankten Kindern und Jugendlichen. Schriftenreihen, Berlin
Bundesarbeitsgemeinschaft für Rehabilitation (2001) Wegweiser – Rehabilitation und Teilhabe behinderter Menschen, 13. Aufl. Frankfurt
Bundesarbeitsgemeinschaft für Rehabilitation (1998) Gemeinsames Rahmenkonzept für die Durchführung stationärer medizinischer Maßnahmen der Vorsorge und Rehabilitation für Kinder und Jugendliche. Frankfurt
Bundesarbeitsgemeinschaft für Rehabilitation (1996) Arbeitshilfe für die Rehabilitation von Suchtkranken – Alkohol – Drogen – Medikamente, Frankfurt
Internationale Klassifikation der Funktionsfähigkeit, Behinderung und Gesundheit (ICF) (2001). http:\\www.who.ch

Bearbeiter dieser Leitlinie
R. Voll, R. Schepker, F. Poustka, A. Engellandt-Schnell

Korrespondenzadresse
PD Dr. Renate Voll
Fachkrankenhaus Neckargemünd
Im Spitzerfeld 25
69151 Neckargemünd

Alphabetische Übersicht über die in den einzelnen Leitlinien behandelten Störungen

Agoraphobie (F40.0)	277
Alpträume (F51.5)	132
Amnesie, dissoziative (F44.0)	100
Angst- und depressive Störung, gemischt (F41.2)	291
Angststörung	
– generalisierte (F41.1)	291
– sonstige gemischte (F41.3)	291
Anorexia nervosa (F50.0)	117
– atypische (F50.1)	117
Artikulationsstörungen (F80.0)	189
Asperger-Syndrom (F84.5)	226
Autismus	
– frühkindlicher (F84.0)	225
– atypischer (F84.1)	227
Bewegungsstörungen	
– dissoziative (F44.4)	100
– stereotype (F68.1, F98.4)	379
Bindungsstörung des Kindesalters	
– reaktive (F94.1)	311
– mit Enthemmung (F94.2)	311
Brandstiftung, pathologische (Pyromanie) (F63.1)	157
Bulimia nervosa (F50.2)	117
– atypische (F50.3)	117
Depressive Episoden (F32)	57
Detrusor-Sphinkter-Dyskoordination	340
Dranginkontinenz, idiopathische	328
Elektiver Mutismus (F94.0)	303
Enkopresis (F98.1)	343
Enuresis nocturna	
– primäre isolierte	327
– primäre symptomatische	327
– sekundäre	327
Exhibitionismus (F65.2)	437
Fugue, dissoziative (F44.1)	100
Funktionsstörung, somatoforme autonome (F45.3)	110

Fütterstörung im frühen Kindesalter (F98.2)	357
Glücksspiel, pathologisches (F63.0)	153
Harninkontinenz, bei Miktionsaufschub	328
Hypersomnie, nichtorganische (F51.1)	131
Insomnie, nichtorganische (F51.0)	131
Intelligenzminderungen unterschiedlicher Schweregrade (F70–F73)	179
Krampfanfälle, dissoziative (F44.5)	100
Lese- und Rechtschreibstörung (F81.0)	207
Manische Episode (F30)	45
Pädophilie (F65.4)	437
Panikstörung (F41.0)	291
Pavor nocturnus (F51.4)	131
Persönlichkeitsstörungen	
– spezifische (F60)	141
– kombinierte und sonstige (F61)	141
– organische (F07.0)	3
– Persönlichkeits- und Verhaltensstörungen, sonstige organische, aufgrund einer Krankheit, Schädigung oder Funktionsstörung des Gehirns (F07.8)	2
Phobien	
– soziale (F40.1)	277
– spezifische (isolierte) (F40.2)	277
Poltern (F98.6)	402
Postenzephalitisches Syndrom (F07.1)	2
Psychische und Verhaltensprobleme in Verbindung mit der sexuellen Entwicklung und Orientierung (F66)	175
Psychische und Verhaltensstörungen durch psychotrope Substanzen (F1)	13
Psychosyndrom, organisches, nach Schädelhirntrauma (F07.2)	2
Reaktionen auf schwere Belastungen und Anpassungsstörungen (F43)	87
Rechenstörung (F81.2)	207
Rechtschreibstörung, isolierte (F81.1)	207
Rett-Syndrom (F84.2)	230
Schizophrenien (F20)	33
Schlafstörungen im Säuglingsalter	359
Schlafwandeln (F51.3)	132
Schmerzstörung, anhaltende somatoforme (F45.4)	110
Schreien, exzessives, im Säuglingsalter	357
Sensibilitäts- und Empfindungsstörungen, dissoziative (F44.6)	100
Sexualverhalten, delinquentes	437
Somatisierungsstörung (F45.0)	109
– undifferenzierte (F45.1)	109
Sprachstörung	
– expressive (F80.1)	197
– rezeptive (F80.2)	197

Stehlen, pathologisches (Kleptomanie) (F63.2) 160
Störungen
  – affektive (F3) 45
    – anhaltende (F34) 57
    – bipolare (F31) 45
  – desintegrative, sonstige (F84.3) 230
  – dissoziative (Konversionsstörungen) 99
    – gemischt (F44.7) 99
    – sonstige (F44.8) 99
    – nicht näher bezeichnete (F44.9) 99
  – durch Alkohol (F10) 15
  – durch Cannabinoide (F12) 16
  – durch Halluzinogene (F16) 17
  – durch Kokain (F14) 16
  – durch Lösungsmittel, flüchtige (F18) 18
  – durch multiplen Substanzgebrauch und Konsum sonstiger psychotroper
    Substanzen (F19) 18
  – durch Opioide (F11) 16
  – durch Sedativa und Hypnotika (F13) 16
  – durch Stimulanzien, andere einschl. Koffein (F15) 17
  – durch Tabak (F17) 18
  – emotionale, mit Trennungsangst (F93.0) 291
  – Geschlechtsidentität des Kindesalters (F64) 167
  – hyperkinetische (F90) 239
    – mit Intelligenzminderung und Bewegungsstereotypien (F84.4) 180
  – hypochondrische (F45.2) 110
  – induzierte wahnhafte (F24) 33
  – phobische (F93.1) 277
  – psychotische, akute, vorübergehende (F23) 33
  – rezidivierende depressive (F33) 57
  – schizoaffektive (F25) 33
  – schizotype (F21) 33
  – Schlaf-Wach-Rhythmus, nichtorganische (F51.2) 131
  – schulischer Fertigkeiten, kombinierte (F81.3) 208
  – Sexualpräferenz 437
  – somatoforme
    – nicht näher bezeichnete (F45.9) 110
    – sonstige (F45.8) 110
  – soziale Ängstlichkeit (F93.2) 277
  – Sozialverhalten
    – auf den familiären Rahmen beschränkte (F91.0) 255
    – bei fehlenden sozialen Bindungen (F91.1) 265
    – bei vorhandenen sozialen Bindungen (F91.1) 265
    – mit oppositionellem Verhalten (F91.3) 265
  – Sozialverhalten und Emotionen, kombinierte (F92.0, F92.8) 265
  – wahnhafte (F22) 34

Stottern (F98.5)	393
Stupor, dissoziativer (F44.2)	100
Suizidalität im Kindes- und Jugendalter	409
Ticstörungen (F95)	319
Trance und Besessenheitszustände (F44.3)	100
Trichotillomanie (F63.3)	163
Vernachlässigung, Misshandlung, sexueller Missbrauch	423
Voyeurismus (F65.3)	437
Zwangsgedanken oder Grübelzwang, vorwiegend (F42.0)	73
Zwangsgedanken und -handlungen, gemischt (F42.2)	74
Zwangshandlungen (Zwangsrituale), vorwiegend (F42.1)	74

Zielvorgaben und praktische Hinweise zur Begutachtung

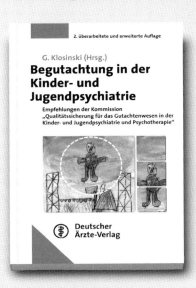

Kinder, Jugendliche und deren Familien zu begutachten, ist eine schwierige Aufgabe für jeden Sachverständigen. Dieses Werk stellt die Rahmenbedingungen und Zielvorgaben für die **häufigsten Gutachten** in der Kinder- und Jugendpsychiatrie vor. Sie erhalten wichtige **Hilfestellungen und Anregungen** zum Abfassen der Gutachten.

- Standards zu den 10 wichtigsten Gutachten
- Kriterien der Gutachtenerstellung – transparent gemacht
- Ethische Aspekte der Begutachtung

Neu in der 2. Auflage:
- Maßregelvollzug für Jugendliche
- Hinweise zur Abrechnung

Mit Ihren Gutachten auf der sicheren Seite!

2. überarb. und erw. Aufl. 2007, 158 Seiten
ISBN 978-3-7691-0517-9

broschiert **€ 29,95**

Damit Sie auf dem aktuellen Stand der Wissenschaft sind!

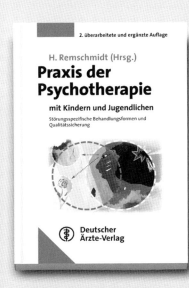

Sie behandeln psychisch auffällige Kinder und Jugendliche? Hier lesen Sie, welche Methoden der modernen Psychotherapie bei den häufigsten Störungsbildern wirksam und angemessen sind.
Dozenten des Marburger Weiterbildungsseminars für Kinder-, Jugendlichen- und Familientherapie nennen die Ziele einer erfolgreichen Therapie und definieren aus der Praxis Kriterien zur Qualitätssicherung Ihrer Arbeit.

Psychotherapie bei:
- hyperkinetischen Störungen
- depressiven Störungen
- Angststörungen
- Störungen des Sozialverhaltens
- Zwangsstörungen
- Posttraumatischen Belastungsstörungen

2. überarb. und erg. Auflage 2004,
265 Seiten, 20 Abbildungen, 62 Tabellen
ISBN 978-3-7691-0463-9

broschiert **€ 39,95**

Bestellungen bitte an Ihre Buchhandlung oder Deutscher Ärzte-Verlag, Versandbuchhandlung:
Postfach 400244, 50832 Köln; Tel. (0 22 34) 7011-314 / Fax 7011-476
E-Mail: vsbh@aerzteverlag.de

Das gesicherte aktuelle Wissen zur ADHS

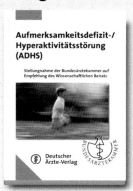

Ein interdisziplinärer Arbeitskreis aus Kinder- und Jugendpsychiatern, Psychiatern, Pädiatern und Pharmakologen hat den aktuellen Stand des Wissens zum Thema zusammengetragen: evidenzbasiert und leitlinienorientiert.
Die wichtigsten Themenkreise, die im Zusammenhang mit der ADHS bzw. HKS immer wieder erörtert werden, werden verständlich behandelt.

- Definition und Klassifikation nach ICD-10 und DSM-IV
- Diagnostik und Differenzialdiagnostik
- Multimodale Therapie
- Verlauf und Prognose
- ADHS im Erwachsenenalter

**Mit Fragen-Antworten-Katalog –
schnelles Nachschlagen, sichere Information.**

2006, 130 Seiten,
ISBN 978-3-7691-1238-2
broschiert € **19,95**

Wenn Herzrasen nicht von verliebt sein kommt

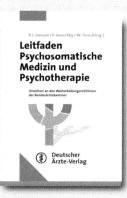

Deuten Sie psychosomatische Symptome richtig: Eine stringente Gliederung speziell im Kontext der häufigsten Krankheitsbilder bietet Ihnen rezeptartig Hilfe bei der Diagnose psychosomatischer Erkrankungen.
Anschließend wird die Wahl der indizierten Therapieoption vor dem Hintergrund psychotherapeutischer Verfahren erläutert:

- alle psychosomatischen und psychoneurotischen Störungen und deren evidenzbasierte Psychotherapie
- deckt die Inhalte der Weiterbildung zum Facharzt Psychosomatische Medizin und Psychotherapie ab
- sortiert analog zur Klassifikation der ICD-10
- Kriterien der Begutachtung und Qualitätssicherung
- Hinweise zur Abrechnung

2006, 580 Seiten, 27 Abbildungen,
31 Tabellen
ISBN 978-3-7691-0452-3
broschiert € **39,95**

Qualitätsmanagement für Ihre Praxis

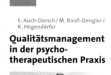

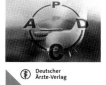

- Verschiedene Systeme im Vergleich
- Methoden und Konzepte
- Kosten und Nutzen von QM
- Fallbeispiele aus der Praxis
- QM innerhalb eines Netzwerks
- QM als Ergänzung zur Fachsupervision

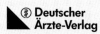

Bestellungen bitte an Ihre Buchhandlung oder Deutscher Ärzte-Verlag, Versandbuchhandlung:
Postfach 400244, 50832 Köln; Tel. (0 22 34) 7011-314 / Fax 7011-476
E-Mail: vsbh@aerzteverlag.de

2006, 139 Seiten,
ISBN 978-3-7691-1218-4
broschiert € **29,95**